DIETRICH ECK (Hg.)

Supervision in der Psychiatrie

Psychiatrie-Verlag

Die Deutsche Bibliothek – CIP-Einheitsaufnahme

Supervision in der Psychiatrie: Dietrich Eck (Hg.)

– Bonn: Psychiatrie-Verl. 1998

ISBN 3-88414-214-3

© 1. Aufl., Psychiatrie-Verlag gem. GmbH, Bonn 1998
Umschlaggestaltung: bild-werk, Dorothea Posdiena, Dortmund

Gestaltung und Satz: Iga Bielejec, Mainz

Druck und Bindung: Clausen & Bosse, Leck

Inhalt

Einleitung: Supervision in der psychiatrischen Einrichtung

Man tut nicht wohl, sich allzulange im Abstrakten aufzuhalten,
Leben ist im Lebendigen zu finden.
J.W.v. Goethe

Supervision in der Psychiatrie ist eine berufsbezogene beratende Tätigkeit mit dem Ziel der Förderung beruflicher Kompetenz einzelner oder eines Teams. Sie dient der Verbesserung der Leistungsfähigkeit der Institution Psychiatrie und ihrer Behauptung am Markt.

Ziel von Supervision ist es, den Mitarbeitern zu einer selbstkritischen, mehrperspektivischen Wahrnehmung ihrer Arbeit mit den Patienten und ihres Klinikalltags zu verhelfen, immer auch bezogen auf den sozialen und sozialpolitischen Kontext, in dem sie stehen.

Auf den historischen Pfaden der letzten 100 Jahre begegnen wir dem Supervisor zunächst als Aufseher, Kontrolleur und Anleiter von Laienhelfern im Rahmen verschiedener Wohltätigkeitsorganisationen. Inspiriert vom Zeitgeist und der Psychoanalyse S. Freuds, wird der Supervisor seit den 20er Jahren immer mehr zum Pädagogen und Psychotherapeuten, zum Analysator von Gegenübertragung und zum Aufspürer von intrapsychischen Konflikten der um Rat Nachsuchenden. Erst mit Beginn der 70er Jahre verläßt er wieder die Einzelpraxis und geht im Zuge der allgemeinen gesellschaftlichen Entwicklung mit »hinaus« in die Institutionen. Er entwickelt sich vom Fall- zum Teamsupervisor und zum Organisationsberater. Die Organisation selbst wird zum Klienten. Die Spuren dieser Entwicklung sind in den vorliegenden Artikeln immer wieder gut zu entdecken.

Manche Autoren vertreten vom Schwerpunkt ihres Ansatzes her mehr soziologische und sozialwissenschaftliche Grundpositionen, manche verknüpfen Supervision mit psychotherapeutischen Modellen, und insbesondere im letzten Teil des Buches kommen organisationsdynamische Ansätze zu Wort.

Gemeinsames Anliegen aller Autoren ist es, die Welt der Psychiatrie wahrnehmen zu helfen, sie in ihrer großen Komplexität zu erfassen und Vorschläge für Veränderungen durch Supervision zu diskutieren.

Vor diesem Hintergrund verfolgt das vorliegende Praxis-Buch – geschrieben von Leuten aus dem Feld der Psychiatrie für Leute in psychiatrischen Einrichtungen – verschiedenste Ziele:
1. Es soll verständlich und praxisnah sein.

2. Es soll Ängste vor Supervision abbauen und Lust auf Supervision machen.

3. Es soll die Schwere der Krankheitsbilder von Patienten in der Psychiatrie und den damit verbundenen besonderen Umgang in Behandlung und Supervision darstellen.

4. Es soll die besonderen Arbeits- und Behandlungsbedingungen in psychiatrischen Institutionen herausstellen.

5. Es soll die Stellung aller in der Psychiatrie Tätigen berücksichtigen, vom Krankenpfleger bis zum Chefarzt, vom Ergotherapeuten bis zum Verwaltungsleiter, und soll so einen Beitrag zur schärferen Abgrenzung der Berufsgruppen voneinander, zum besseren Verständnis füreinander und zur besseren Integration in gemeinsame Behandlungsteams leisten.

6. Es soll Supervision in seinen vielfältigen Möglichkeiten und in seinen verschiedenen Ansatzformen darstellen.

7. Es soll eine auch kritische Bestandsaufnahme von Supervision in der Psychiatrie sein, zusammen mit der Frage, wohin sich die Supervision und die Psychiatrie entwickeln könnten.

Der *erste Teil* des Buches beschäftigt sich mit Grundfragen zur Supervision: mit Ängsten vor Supervision und ihrer Installierung, mit Hilfen zur Wahl des »richtigen« Supervisors, aber auch mit Diskussionen, ob etwa externe der internen Supervision vorzuziehen ist, ob der Supervisor Erfahrungen im psychiatrischen Feld haben soll oder dies eher hinderlich ist, ob man Fall- oder Teamsupervision bevorzugen sollte, schließlich auch, wer aus Einrichtungen an der Supervision teilnehmen sollte und so weiter.

Der *zweite Teil* des Buches stellt das in der psychiatrischen Institution arbeitende Team in den Mittelpunkt. Ein solches Team hat vieles gemeinsam mit Teams aus anderen Arbeitsbereichen wie zum Beispiel Wirtschaftsunternehmen – aber es hat eben doch einen anderen und besonderen Hintergrund, nämlich die Behandlung schwer psychisch beeinträchtigter Patienten, die spezifische Bewältigungsmuster ausgebildet haben, um mit diesen Störungen umgehen zu können. Diese Bewältigungsmuster bilden sich in den Umgangsformen innerhalb des Teams oft spiegelbildlich ab. Inhalt von Supervision ist auch, dies gemeinsam herauszuarbeiten, es zu erkennen und für das Verstehen des Patienten zu nutzen.

Ein Team in der Psychiatrie ist auf Behandlung von Patienten ausgerichtet. Jedes Teammitglied steuert seinen Anteil zu einem Behandlungserfolg bei. Supervision kann helfen, gemeinsames therapeutisches Handeln und gemeinsame therapeutische Haltungen auch zwischen verschiedenen Berufsgruppen zu etablieren. Und Supervision kann helfen, Ideologien von Teams und von Institutionen zu reflektieren, zu hinterfragen oder zu implantieren.

Dabei muß Supervision auch der Frage auf der Spur bleiben, wie es in psychiatrischen Behandlungsteams zu typischen Burn-out-Phänomenen kommen kann und wie Früherkennung und Beseitigung möglich ist.

Der *dritte Teil* bildet das Kernstück des Buches. Er beschäftigt sich mit der Vielfalt der Erkrankungen in der Psychiatrie. In diesem Hauptteil wird das jeweils sehr spezielle und spezifische Vorgehen in der Supervision herausgearbeitet, das in Behandlungsteams notwendig ist, wo schwerpunktmäßig bestimmte Patientengruppen wie Schizophrene, Patienten mit depressiver und suizidaler Symptomatik, Borderline-Patienten sowie Patienten in der Forensik, in der Gerontopsychiatrie und in der Kinder- und Jugendpsychiatrie behandelt werden.

Der *vierte Teil* des Buches gibt einen Überblick über supervisorische Verfahren, die über die klassische Fall- oder Teamsupervision hinausgehen und die in den letzten Jahren immer häufiger in psychiatrischen Einrichtungen anzutreffen sind. Der Ansatzpunkt dieser Verfahren bewegt sich weg von der Supervision eines einzelnen Behandlers oder einer Gruppe hin zur Betrachtung und Beratung der Organisation Psychiatrie in Form von Organisationsentwicklung. Hilfen zur Entwicklung verbesserter Kommunikationswege und Abläufe; Schaffung eines Miteinanders, das die Arbeitszufriedenheit und die Identifikation mit der Arbeit und der Institution Krankenhaus verbessern hilft durch die Entwicklung einer gesunden *Organisationskultur*; Einleitung von Veränderungsprozessen im Krankenhaus »von oben«. Supervision als Beratung von Leitungskräften in Form von *Coaching* kommt ebenso zu Wort wie die Verbesserung der Behandlung psychisch Kranker durch aktive *Qualitätszirkelarbeit*.

In den letzten Jahren seit dem Bestehen der »Personalverordnung Psychiatrie« ist Supervision »vorgeschrieben« und gilt als Qualitätsmerkmal. Supervision ist in der Psychiatrie salonfähig geworden – oft in vieler Munde, zeitweise mißbraucht als eine »Modeerscheinung«, manchmal fast ein »Unwort«.

In diesem Buch werden auch kritische Worte zu hören sein, denn Supervision hat eben nicht nur Wirkungen, sondern auch *Nebenwirkungen*. Auch bei Supervision lohnt es sich, auf dem Beipackzettel nach den Gefahren bei der Anwendung zu schauen. Dies gilt sowohl für Einzel- oder Teamsupervision als auch für Coaching (Leitungsberatung) oder Organisationsberatung.

Es wird der Frage nachgegangen, wo Supervision Gefahr läuft, mißbraucht zu werden, etwa um Leitungsschwäche zu kaschieren, um Mitarbeiter in Institutionen zu vertrösten, zu beruhigen oder um die Aufdeckung von Konflikten und Mißständen zu vermeiden. Wann dient Supervision als Alibi, um anders gelagerte Probleme zu verschleiern?

Und noch eine Besonderheit finden Sie in diesem Buch: Als Autoren haben sich Kolleginnen und Kollegen aus den verschiedensten Herkunftsberufen beteiligt: Pflegepersonal, Psychologen, Sozialpädagogen, Soziologen, Betriebswirte, Ärzte. Denn: Vom Pflegehelfer bis zum ärztlichen Direktor, alle sollten zu Wort kommen. Und für die Mitarbeit sei allen an dieser Stelle herzlich gedankt!

Die Autorinnen und Autoren stammen nicht nur aus unterschiedlichen Grundberufen, sondern haben auch sehr verschiedene therapeutische Ausrichtungen. Mich persönlich hat es besonders gefreut, daß es möglich war, hiermit einen Beitrag zu leisten zur Methodenintegration und damit die oft künstlich und zum Schaden der individuellen Behandlung der Patienten aus verschiedensten Motiven heraus aufrechterhaltene Abgrenzung und Ausgrenzung verschiedener Verfahren untereinander zu überwinden. Dies ist kein Buch über »Theorien zur Supervision«. Dieses Buch wurde geschrieben und zusammengestellt für die Praxis. Es gibt Hilfestellungen und Orientierungen sowohl für Menschen, die Supervision suchen, als auch für Supervisoren, die Aufträge in der Psychiatrie annehmen. Es liefert eine Bestandsaufnahme, informiert, wägt ab, kritisiert und versucht, einen Blick in die Zukunft zu werfen.

Ich wünsche viel Spaß dabei!

Dietrich Eck, November 1997

DIETRICH ECK

Supervision in der Psychiatrie –
Ein mehrperspektivischer Ansatz

Es gibt viele verschiedene Definitionen von Supervision. Supervision kann verstanden werden als ein Rekonstruktionsprozeß und als Beratung zur Förderung der beruflichen Kompetenz einzelner oder eines Teams. Sie ist Hilfe und Anleitung zur Selbstwahrnehmung.

Supervision hat primär die Aufgabe, Hilfen zur Handhabung schwieriger beruflicher Situationen bereitzustellen. Supervision ist primär keine therapeutische Aktivität und dient damit nicht der Regression oder der Durcharbeitung biographischer Probleme der Supervisanden. Supervision dient der Verbesserung der Leistungsfähigkeit der Institution Krankenhaus als Ganze und seiner Behauptung am Markt.

Die Interaktion zwischen dem Supervisor und den Supervisanden oder einem (therapeutischen) Team ist ein Dialog, in dem der Supervisor die professionellen Handlungsvollzüge der einzelnen oder des Teams bzw. seiner Mitglieder zu verstehen sucht.

Vor dem Hintergrund intrapsychischer, zwischenmenschlicher, institutioneller und gesellschaftlicher Zusammenhänge wird das zu supervidierende Geschehen gemeinsam neu ausgeleuchtet. Auf diese Weise gelangt man zu erweiterten, vertieften bzw. insgesamt veränderten Sichtweisen der eigenen Praxis, die dann im Idealfall angemessenere Handlungsweisen nach sich ziehen (SCHREYÖGG 1991)

Voraussetzung für eine Supervision

Zwischen dem Supervisor und dem Behandlungsteam bzw. dem Trägerverein ist ein Minimum an Werte- und Handlungskonsens notwendig. Der Supervisor muß die Institution innerlich bejahen, das Praxisfeld Psychiatrie muß ihm bekannt sein. Er sollte also über Feldkompetenz (siehe Heltzel in diesem Band) und über Erfahrungen im Arbeiten in Institutionen verfügen (Konzept-Konformität), sonst kommt es notwendigerweise zu Dissonanzen.

Oft sind theoretische Positionen und fachliche Ansichten des Supervisors »Fremdsprachen« für die Teammitglieder, und beides muß erst adaptiert werden. Hierzu muß die eigene theoretische und fachliche Position des Supervisors transparent und damit hinterfragbar werden. Klare Absprachen über seine Aufgabe (z. B. Fall- oder Teamsupervision) sind notwendig. Ziele der Supervision können sein: auf der horizontalen Ebene die Verbesserung der therapeutischen Arbeit durch gezielte Fallsupervision, durch die Installierung eines multiprofessionellen Teams, die Einführung eines Bezugspflegesystems; auf der vertikalen Ebene Leitungsberatung in Form von Coaching (siehe Schreyögg in diesem Band).

Ferner müssen klare Absprachen getroffen werden über Ort, zeitlichen und finanziellen Rahmen sowie darüber, wer an der Supervision teilnimmt. Diese Absprachen zwischen dem Supervisor, den Supervisanden und dem Auftraggeber (z. B. einer Klinikleitung) müssen *vor* Beginn einer Supervision getroffen werden. Sie können allerdings – wieder in Absprache mit allen Beteiligten – im Laufe einer Supervision modifiziert werden.

Das mehrperspektivische Modell der Supervision

Der Supervisor fungiert aufgrund seiner personalen, sozialen und fachlichen Kompetenz als Feedback-Instanz, Katalysator, Wissensvermittler und Berater in personaler Auseinandersetzung, ganz wie es Kontext und Situation erforderlich machen. Supervision hat das Ziel, einzelne Supervisanden oder Behandlungsteams in der Psychiatrie auf dem Weg zu einer selbstkritischen, mehrperspektivischen Wahrnehmung von sich, dem Team und der Klinik, in der sie arbeiten, zu unterstützen. Um die Vielgestaltigkeit von Wirklichkeit (MERLEAU-PONTY 1966) überschaubar zu machen, braucht Supervision Modelle.

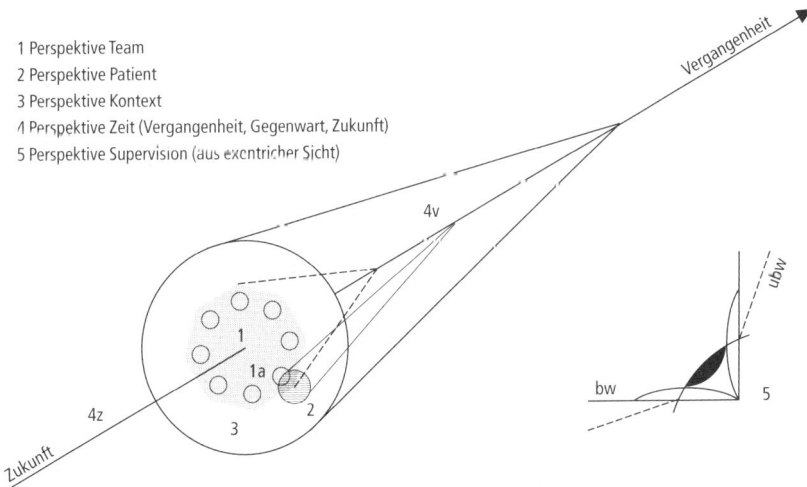

Mehrperspektivenmodell bei Teamsupervision (angelehnt an Gruppenmodell von FRÜHMANN, 1986/87)

In diesem Modell (FRÜHMANN 1986) hat der Supervisor in einer Supervision das Team als Ganzes in den Blick zu nehmen (1). Danach speziell den Supervisanden (1a), den geschilderten Patienten (2) und seine Beziehung zum Supervisanden (1a und 2) und zum gesamten Team (1 + 2). Von der Art der therapeutischen Einrichtung (z. B. Psychiatrisches Krankenhaus, therapeutische Übergangseinrichtung u. ä.), also vom unmittelbaren Arbeitskontext (3), gehen institutionalisierte Anforderungen aus, d. h. formale Regeln, die das psychotherapeutische Handeln im Team mitbestimmen.

Der gesellschaftliche Kontext, in dem die gesamte Einrichtung steht, ihr gesellschaftlicher Auftrag, die Einstellung der Gesellschaft zu psychisch Kranken und natürlich im Spiegel dessen die Geldgeber (Rentenversicherer, Krankenkassen), all das determiniert die Funktionen des einzelnen Therapeuten und gibt Ziele vor. Ebenfalls muß die Geschichte der Einrichtung, ihre Vergangenheit und die Möglichkeit der zukünftigen Entwicklung, soweit sie antizipierbar ist (z. B. Mittelknappheit, Anerkennung als Reha-Einrichtung, neue Konkurrenten im Gesundheitssektor usw.), mit in Betracht gezogen werden (4).

Mehrperspektivität bedeutet also die gleichzeitige Zusammenschau von Gruppendynamik, institutionellem Hintergrund und biographischer Struktur der Teammitglieder, das Verstehen des zu behandelnden Patienten sowie der interpersonellen Begegnung zwischen Patient und Teammitglied. Sie ist zentriert in der Wahrnehmung des Supervisors und stellt gleichzeitig die gelebte Dialektik von Involvierung und Exzentrizität dar.

In einer solchen komplexen Zusammenschau werden Konflikte in ihrer Ganzheit verstehbar. Aus seiner Position der Exzentrizität kann der Supervisor je nach Notwendigkeit, aber auch je nach eigener Geschichte und Zugehörigkeit zu verschiedenen Schulen verschiedene »Brillen« aufsetzen (SCHREYÖGG 1991).

Er kann die *Balint-Brille* aufsetzen, die spontanen Äußerungen der Teammitglieder und freie Assoziationen zum Patienten für Fallarbeit nutzen und die Übertragungs- und Gegenübertragungsphänomene zur Diagnostik heranziehen. Hier würde er sich also schwerpunktmäßig auf individuelle Fallarbeit zentrieren: Welche Assoziationen, welche Stimmungen entstehen in der Gruppe (1) vor dem Hintergrund der Vorstellung des Patienten (2).

Der Supervisor kann durch die *Mentzos-Brille* schauen, wie die intrapsychische Dynamik oder der intrapsychische Konflikt des Patienten zu verstehen ist (1a). Er könnte sich auch die *Lewin-Brille* aufsetzen und sich die Gruppendynamik innerhalb des Teams ansehen (1). Und er kann schließlich auch mit der *Selvini Pallazoli-Brille* systemisch betrachten, wie der Kontext der Arbeitssituation sich auf die Arbeit mit den Patienten auswirkt (3+2+1).

Jede Brille aktiviert andere Kommunikationsmuster und Durcharbeitungsmodi; die psychoanalytische vielleicht die der freien Assoziation oder Bilderung, eine psychodramatische vielleicht die Form des Rollenspiels, wie Moreno sie eingebracht hat, oder eine gestalttherapeutische die Form von »Arbeit mit dem leeren Stuhl«. Er sollte auch organisationstheoretische und sozialwissenschaftliche Optiken zur Verfügung haben sowie Wissen über Theorien zur Entstehung von Psychosen bereithalten. Idealerweise muß in der Supervision je nach Bedarf zwischen den Optiken gewählt werden können.

Solch idealtypische Bilder eines Supervisors sollten nicht entmutigen, denn ein solcher Supervisor wäre natürlich so etwas wie ein Supermann, könnte er sich doch auf allen Ebenen wie ein Seiltänzer mit großer Sicherheit bewegen. Das Wort »Supervision« gaukelt ja auch schon etwas vor, das nach »totalem Überblick« klingt und vom Anspruch her verunsichern kann. Der Supervisor soll zudem ja auch noch immer gleichzeitig in seiner Beziehung zum Supervisanden (1a+5), zum Team (1+5), in seinen eigenen biographischen Bezügen und in seinem eigenen Kontext jederzeit gut orientiert sein.

Bevor ich zur Schilderung zweier Fallbeispiele übergehe, möchte ich noch den für die supervisorische Arbeit mit psychiatrischen Patienten zentralen Begriff der Atmosphäre einführen, den ich nach H. SCHMITZ als »ergreifende Gefühlsmächte, die sich randlos in den Raum ergießen« definiere (1989).

Der Supervisor wird leiblich erfaßt von den Atmosphären, die über die Teammitglieder von den Patienten in die Supervisionssituation hereingetragen werden. Vor seinem inneren Auge entstehen dabei aus Einzelheiten des Wahrgenommenen Szenen und Bilder, Phantasien, Handlungsimpulse, Abfolgen von Handlungen und Widerspiegelungen, aus der Vergangenheit angestoßen und in die Zukunft hineinreichend. Das so entstehende szenische Geschehen muß zusammen mit den Teammitgliedern verstanden (PETZOLD 1990) und interpretiert werden. Ziel ist, hierdurch zu einer Freisetzung und Benennung von verborgenen, z. T. archaischen Realitäten zu kommen.

Gerade in der Arbeit mit Teams psychiatrischer Einrichtungen, die sich mit der Behandlung von psychoseerkrankten Patienten befassen, halte ich den Begriff der Atmosphäre und des szenischen Erfassens und Verstehens für wesentlich.

Zur Verdeutlichung hier zwei Fallbeispiele, welche sich mit der Supervision von Behandlungen schwerkranker psychotischer Patienten beschäftigen.

Supervision einer Arbeit mit einer psychotischen Patientin

Die Atmosphäre im Team wirkt geladen und angespannt, die Stimmung der Teammitglieder ist mißmutig, erschöpft. Äußerungen wie »Ich sehe keinen Sinn in der Arbeit, die Zusammenarbeit innerhalb des Hauses ist lausig« oder »Manchmal habe ich Lust, laut loszuschreien und die anderen richtig fertigzumachen« fallen.

Ich spreche meine Wahrnehmung an, daß etwas sehr Belastendes im

Raum liegt. Plötzlich kommt ein Fokus zum Vorschein. Eine Patientin ist in eine Krise geraten, in einem intensiven Einzelgespräch hat sie ihrer Therapeutin von dem nahenden Geburtstag ihres verstorbenen Kindes erzählt. Scheinbar ohne Gefühlsausdruck beschrieb sie ihr, wie sie eines Abends viele Kerzen angezündet und das Kind mit Kerzentalg übergossen und getötet hatte.

Diese Szene steht plötzlich im Raum, wie eine drohende Gefahr in der vollen Ausformung der Phantasie: Hexenbilder, schwarze Messen, der Film *Rosemarie's Baby* schießen mir durch den Kopf. Die Atmosphäre ist jetzt noch dichter und fast zum Schneiden. Die Bezugstherapeutin beginnt plötzlich in der Gruppe heftig zu schluchzen, ich setze mich zu ihr, lege meine Hand um ihre Schulter; sie scheint geschüttelt von tiefen Erlebnissen und Bildern. In mir gräbt sich die Vermutung ein: »nicht gewollt, ein nicht gewolltes Kind«. Ihre großen weinenden Augen scheinen ins Leere zu blicken. Ich sage etwas oder besser gesagt, es sagt etwas aus mir heraus wie »Gut, daß du heute hier bist«. Langsam beginnt sie sich zu beruhigen.

Wie schon erwähnt, sollte der Supervisor theoretische Modelle über die Genese und die Psychodynamik psychiatrischer Erkrankungen zur Verfügung haben. Im folgenden skizziere ich kurz zwei weitere hilfreiche Modelle.

Die Modelle von Bion und Mentzos

Bion (1897–1979) verdichtet mit seinem Bild des Containers (»Container-Contained«) eine Funktion des Supervisors in psychiatrischen Teams (LAZAR 1994). Wie in einen Container werden angstmachende Affekte aufgenommen und bewahrt.

Erweitern möchte ich das Bild des Containers zu dem eines Compostcontainers, auch wenn es nicht so schön klingt.

Wie ein Komposthaufen wird der Supervisor mit unverdauten Resten und Abfällen beladen. Er muß sie kompostieren, in kleinen Dosen zurückgeben, damit sie zur Düngung neuer Erkenntnisprozesse verwendet werden können und das Team dadurch wieder handlungsfähiger wird.

Wo sich solche frühen Atmosphären mitteilen, kommt es neben klaren strukturierenden Maßnahmen auch auf etwas an, was Winnicott mit »good enough mothering« bezeichnet. »Holding functions« des Supervisors werden verlangt, oder, um mit Lichtenberg zu sprechen, eine »ruhige Wachsamkeit«. Ein leiblich zugewandter Supervisor ist nötig, der nicht durch verschobenes, eigenes selbstentlastendes Verhalten die Orientierungsversuche der Teammitglieder stört, oder noch einmal mit Bion gesprochen: Der Supervisor muß über »negative capability« verfügen, also die Fähigkeit besitzen aufzunehmen, »mit dem Erlebten einfach sein können« (Bion zit. nach LAZAR 1994, S. 381) ohne zu erklären oder vorschnell zu deuten .

Die Beobachtungen aus der praktischen Arbeit mit schizophrenen Patienten legen die Vermutung nahe, daß die psychische Symptomatik als Lösungsversuch angesichts eines intrapsychischen Konfliktes zu verstehen ist. Er wird aktualisiert in der interpersonellen Begegnung.

MENTZOS (1992) beschreibt den Grundkonflikt des psychotischen Menschen als einen Selbst-Nicht-Selbst-Konflikt, als starke Sehnsucht nach Nähe und gleichzeitiger Angst vor Verschmelzung und Auflösung, als Sehnsucht nach Vereinigung und gleichzeitiger Angst, sich selbst im wahrsten Sinne des Wortes zu verlieren. Burnham spricht in diesem Zusammenhang von Bedürfnis-Angst-Dilemma (zit. aus BÖKER 1992).

Zur Arbeit mit Atmosphären und szenischem Erfassen

Vom Therapeuten und von den übrigen Gruppenmitgliedern wird die psychotische Symptomatik der Patientin durch die vermittelte Atmosphäre leiblich aufgenommen. Alle, auch der Supervisor, werden erfaßt von der Gewalt der »inneren Bühne« der Patientin, und sie werden in ihre »innere Welt« hineingezogen (M. Klein). Gefühle, die die Patientin nicht ausdrücken konnte, wie Angst, Wut, Auflösung, Verzweiflung und eine fast bodenlose Bedürftigkeit werden von der Therapeutin in der eigenen Geschichte mit Sinn versehen, nach-erlebt und quasi für die Patientin ausgedrückt.

Gehalten durch mich und die Gruppe, wird es für sie möglich, die Bedeutung und die existentielle Bedrohung der Patientin nachzuempfinden, und zwar nicht nur als kognitive, sondern auch als leiblich spürbare Erfahrung.

Oft erlebt ein Gruppenmitglied oder ein ganzes Team – wie in diesem Fall – stellvertretend für die Patienten deren frühen Szenen mit diesen innewohnenden bedrohlichen Atmosphären von z.T. apokalyptischen Ausmaßen. Ängste vor Zerfall, Wut, Zerstörung und Bedrohung sind in Teams, die sich intensiv auf psychotische Patienten einlassen, häufig im Raum, machen oft sprachlos bzw. suchen sich Bahnen auf anderen Ebenen.

Als Supervisor begebe ich mich mit auf die Bühne der inneren Welt der Patientin, als ob ich selbst dort stände (Lazar spricht von »intensiver introjektiver Identifizierung«), bin aber gleichzeitig auch Zuschauer, Theaterkritiker, kann also pendeln zwischen Involvierung und Exzentrizität.

Der Supervisor muß die über die Patienten ins Team ausgeschütteten, zum Teil unspezifischen, zum Teil überflutenden Gefühlswelten durch emotionale Differenzierungsarbeit wieder handhabbar, verstehbar und damit zuordbar machen und so unerträgliche Affekte in erträgliche Gefühle umwandeln. Da hierbei tiefe eigene Ängste, Wut, Schuld- und Schamgefühle mit an die Oberfläche gespült werden, gelingt dies nur vor dem Hintergrund einer Beziehungssicherheit im Team, zu den einzelnen Kollegen und zum Supervisor.

Im Umgang mit diesen frühen Schädigungen geht es für den Supervisor vor allem auch um Halten und Anwesenheit, um Halten statt Deuten, Halten und Aushalten der realen Hilfsbedürftigkeit angesichts der schweren Krankheitsbilder und der begrenzten therapeutischen Möglichkeiten. In der Arbeit mit den Teammitgliedern kann er modellhaft Szenen der Zuneigung, des Haltens und des Angenommenseins neben alten Szenen der Ablehnung und der Verletzung verankern. Hierdurch werden den toxischen früheren Atmosphären neue gute gegenübergestellt, was über die Teammitglieder an die Patienten weitergegeben werden kann.

Supervision als »narrative Praxis«

Manchmal ist es erst einmal notwendig, Platz zu geben für Klagen über zu schwere Arbeit, über Überlastungen, daß man auch im Privaten nicht mehr abschalten könne, oder über Ängste, daß Patienten dekompensieren könnten, Platz lassen auch für Diskussionen darüber, daß es zuwenig oder zuviel Ordnungen und Regeln gibt, daß man sich nicht genügend beachtet fühlt in der Schwere der Arbeit.

So wird die konflikthafte Alltagserfahrung im Umgang mit den schwerkranken Patienten oder, im Spiegel dessen, das Miteinander in der Institution Psychiatrie erzählend als »narrative Praxis« (PETZOLD 1990) in Szene gesetzt. Denn Klagen und Kritik oder zeitweiliger Rückzug haben nicht nur eine psychohygienische Funktion, es setzt auch in Abstand zum psychotischen Erleben des Patienten und zu der damit einhergehenden eigenen Erschütterung. Gegen den von Patienten erlebten Strukturverlust, der unentrinnbar erfaßt, setzt man so eine sicherere äußere (und damit auch innere) Struktur, um handlungsfähig zu bleiben oder wieder zu werden. Erst dann ist es wieder möglich, therapeutisch sinnvoll mit diesen schwerkranken Patienten zu arbeiten.

Supervision ist zugleich auch immer eine Art »Auftanken« für die Teammitglieder; die Supervisionssitzung wird zur Entlastungs- und manchmal auch zur Entgiftungsstation.

Supervision nach dem Suizid eines depressiv erkrankten Patienten

Ende der 80er Jahre führte ich eine fünftägige Fortbildung zum Thema Kriseninterventation an einer Klinik in Österreich durch. Die Prozesse über die Geschehnisse in einem Altersheim in Wien/Lainz (siehe auch Petzold/Petzold in diesem Band), wo es zu einer Serie von Patiententötungen gekommen war, standen sehr im öffentlichen Bewußtsein. Wohl auch vor diesem Hintergrund stand das Thema Tod und Schuld stark im Raum, begleitet jedoch von einer schweren bewegungslosen und sprachlosen Atmosphäre.

Ich spreche das Thema in der Gruppe an, und es ergibt sich zunächst zaghaft, wie nebenbei, daß sich ein Patient auf der Station vor einigen Tagen suizidiert hat.

Verschiedene Szenen stehen vor meinem inneren Auge. Ich nutze meine Vorstellungen und sehe einen erhängten Mann, ich sehe das Pflegepersonal zusammensitzen und schweigend vor sich hinblicken, ich sehe eine Putzkolonne sauber machen, den behandelnden Arzt fast wie in Ketten, Gerichtsszenen usw. Mir kommt ein Vortrag über den Umgang mit suizidalen Krisen in den Sinn, den ich eigentlich halten wollte, merke aber gleichzeitig, wie ich mich damit zu einem falschen Zeitpunkt der Atmosphäre entziehen würde, denn an dieser Stelle wäre es tatsächlich nur der Versuch, der Bewegungslosigkeit in mir und in der Gruppe zu entrinnen.

Ein Planspiel

Um die Situation zu konkretisieren, entschließe ich mich zur psychodramatischen Darstellung des Geschehens und schlage ein Planspiel vor.

Ich lasse die Situation so rekonstruieren, wie sie bei Bekanntwerden des Suizids auf der Station vorgefunden wurde. Im Rahmen der Möglichkeiten lasse ich auch die Räumlichkeiten möglichst genau nachstellen. In der Gruppe werden dann Rollen verteilt. Einige spielen Patienten nach, die sich auf der Station aufhalten, andere übernehmen die Rollen von Schwestern und Pflegern im Sozialraum, vom Arzt und von Psychologen in ihren Zimmern, die Rollen der Angehörigen des suizidierten Patienten und die Rolle des Primararztes. Jemand schlägt noch vor, die Presse, die politischen Kreisverbände und auch den Pastor mit einzubeziehen.

Das Planspiel wird in Szene gesetzt:

Am Morgen bei der Übergabe wird dem Arzt vom Pflegepersonal mitgeteilt, daß Herr X sich suizidiert hat. Schon nach kurzer Zeit fallen fast alle beteiligten Mitspieler wie in einem Dornröschenschloß wiederum in eine große Lähmung. Die Behandler erscheinen fast handlungsunfähig, lediglich die Patienten kommen und fragen, wann denn die Visite anfange, wo denn der Mitpatient geblieben sei; es bilden sich Gerüchte. Das Personal sitzt wie gelähmt beisammen, manche räumen auf, und auf die Patienten wird zunehmend aggressiv reagiert.

Die Situation wird langsam immer aufgeheizter. Jetzt kommen auch noch die Verwandten und verlangen Aufklärung und drohen, die Presse einzuschalten. In einer Konferenz mit dem Primararzt und den Stationsärzten hat man Angst, etwas könne an die Öffentlichkeit geraten. Einer sagt, man wisse ja gar nicht, ob dieser Patient nicht doch eines ganz natürlichen Todes gestorben sei.

Aus dieser Lähmung befreit plötzlich eine Gruppenteilnehmerin, die eine schizophrene Patientin spielte. Sie steht auf, beginnt zu tanzen und sich über alle Regeln hinwegzusetzen. Sie geht sehr nahe an alle Leute heran und tut dann plötzlich so, als verrichte sie ihre Notdurft mitten im Raum. Immer wieder ruft sie:»Der Primar ist ein Trottel, zeigt ihn an, er ist ein Trottel.«

Mit diesem von uns später nach dem Namen der Patientin (hier von mir abgewandelt) als »Radunski-Phänomen« genannten Vorgang zeigt sie uns auf, was wirklich passiert war. Schuldgefühle der Mitarbeiter, Angst vor der Öffentlichkeit, Wut auf die Patienten, kurz: Das gesamte narzißtische Gleichgewicht war ins Wanken geraten. Von seiten der Krankenhausleitung wurde ein solches Vorkommnis auf der Station fast als verboten angesehen. Die Verhinderung von Aufsehen um jeden Preis war, gerade nach den Vorfällen in Lainz, als oberstes Prinzip festgesetzt. Von der Spitze der Hierarchiepyramide bis zur Basis wurde mehr Energie auf eine Exkulpierung gelegt als auf das Verstehen des Prozesses. Quasi von oben verordnet, galt Suizidalität damit nur als etwas um jeden Preis zu Vermeidendes und mithin als Bedrohung des gesamten Systems. Vor diesem Hintergrund mußten eigene Todesängste, eigene Verletzlichkeiten, ja, auch eigene Suizidalität verdrängt werden.

Nach dem Erkennen der Zusammenhänge ist es plötzlich möglich, über die Ebene der Institution zu dem Umgang der Teammitglieder miteinander zu kommen. Sie sprechen an, was sie sich in solchen Situationen voneinander wünschen würden. Und es entwickelt sich ein sehr intensiver emotionaler Austausch über eigene suizidale Impulse und Erfahrungen sowie über die Ängste, darüber zu sprechen. Auch der katholische Hintergrund des Krankenhauses insgesamt und der meisten Mitarbeiter spielt hierbei eine große Rolle.

Am Ende kam ich dann doch noch zu meinem Vortrag über suizidale Krisen, jetzt aber nicht akademisch ohne Bezug zum Kontext, mehr im Dienste der eigenen Abwehr, sondern jetzt gefüllt mit der Wahrhaftigkeit personaler Geschichte und getragen vom emotionalen Austausch in der Gruppe. Und dazu lieferte die Situation natürlich auch noch Ansätze zum psychodynamischen Verstehen eines schwerkranken depressiven Patienten mit all seinen aggressiven Regungen, seiner gefühlten Ausweglosigkeit und Gebremstheit sowie seiner massiven Schuldproblematik (siehe auch Wolfersdorf in diesem Band).

Supervision in der psychiatrischen Institution

Ich möchte an dieser Stelle ein paar Bemerkungen anschließen, die sich mit der Arbeit in psychiatrischen Institutionen beschäftigen. Ich meine die Auswirkungen der Krankheit, der Brüchigkeit der Patienten, die die Arbeit in der Psychiatrie so unterscheidbar besonders macht von anderen Institutionen.

Brüchigkeit und »ver-rückte« psychotische Atmosphären stülpen sich zeitweise wie Handschuhe über die Mitarbeiter. Oft hört man: »Ich bin abends so geschafft, und dabei habe ich doch gar nichts getan.« Die teilweise übernommene Innenwelt psychotischer Patienten findet also leibliche Resonanz, wirkt selbstlabilisierend und muß abgewehrt werden. Offensichtlich benutzen hierbei Mitarbeiter und die Institutionen ähnliche Abwehrmechanismen wie Patienten selbst (siehe hierzu Becker in diesem Band).

Für die Supervision ist das Verständnis dieser Prozesse wichtig, um die oft starke gegenseitige Entwertung und den Zynismus von therapeutisch Tätigen innerhalb von Teamsupervisionen zu verstehen. Gerade die Entwertung anderer scheint mir ein fast internalisierter psychiatrie-immanenter Mechanismus des Umgehens miteinander zu sein. Und auch dies ist, ähnlich wie bei den Patienten, eine Möglichkeit, sich zu stabilisieren und die Identität zu sichern.

Es ist offensichtlich leichter, sich gegenseitig zu bekämpfen, sich somit voneinander zu unterscheiden und sich anders, besserwissender, höherwertiger und damit wieder abgegrenzt zu erleben, als Gemeinsames zu sehen und solidarisch zu handeln.

Ein anderer Teil von Ängsten und Ärger, gesteigert bis zu Haßgefühlen, ist vielleicht ebenfalls vor dem Hintergrund des Umgangs mit der psychotischen Welt der Patienten zu verstehen. Die Verwaltung mit ihrem betriebswirtschaftlich orientierten Denken, mit einem anderen, eher mechanistischen Menschenbild, die natürlich auch objektiv immer mehr Platz einnimmt, wird zum Gegner. Sie wird zu einem Apparat anonymisiert. Fast im Sinne einer projektiven Identifizierung wird versucht, in einem gemeinsamen Kampf der Ärzte und des Pflegepersonals gegen die Verwaltung wieder Sicherheit zu gewinnen. Die Verwaltung wird zum natürlichen Gegner – oft sogar zum Feind – der therapeutisch arbeitenden Kollegen.

Aber trotz dieses klaren Feindbildes kann selbst der formalistischste Verwaltungsapparat mit immer kleinlicher und verrückter werdenden Anordnungen, Regeln und Dienstanweisungen die Welt nicht so sicher machen, wie es die frühe Welt der psychotisch Erkrankten nötig hätte, der auch wir als therapeutisch Tätige in diesem Feld ausgesetzt sind. Gut und Böse muß unterscheidbar sein und bleiben, alles muß identifizierbar und ganz richtig sein – wenn nicht, passiert etwas ganz Schreckliches.

Burnout in der Psychiatrie

Wenn man in Betracht zieht, wie sensibel schizophrene Patienten auf Atmosphären reagieren, scheint es geradezu paradox, den Patienten Rückzugsmöglichkeiten, z. B. in Privatzimmern, vorzuenthalten. Sie brauchen Abgrenzungsmöglichkeiten, müssen die Tür hinter sich zumachen können, wenn Beziehungen bedrohlich werden. Und das gilt auch für das Pflegepersonal. Es ist nicht einfach faul, wenn es Kaffee trinkt, es ist auch innerlich bedroht und kann sich zum Teil nicht anders helfen als durch Distanzierung (siehe den Beitrag von Becker in diesem Band).

Intrapsychisch geht es um Gefährdung von Selbstkonzepten, Brüchigwerden eigener psychischer Strukturen, Mangel an eigenen Ressourcen, um nur einiges zu nennen. Neben der privaten sozialen Situation spielt bei Labilisierungen natürlich auch das professionelle Setting sowie der institutionelle Rahmen eine große Rolle. Untersuchungen aus der Streßforschung zeigen übereinstimmend, daß das Krankenpflegepersonal fast doppelt so stark belastet ist wie die Durchschnittsbevölkerung.

Vier Momente werden herausgestellt:

1. Zeitdruck, Zeitstreß (Arbeiten können nicht richtig beendet werden, ständige Arbeitsunterbrechungen),
2. unangemessene, unfreundliche, abwertende Kommunikation mit Ärzten,
3. Kommunikationsprobleme im Team,
4. Umgang mit schwerkranken Patienten, mangelnde Vorbereitung, Überidentifikation, mangelnde Coping-Strategien.

Dies führt auf Dauer zu schädlichen Konsequenzen, wie sie unter dem Begriff »Burnout« zusammengefaßt werden (siehe Fengler in diesem Band) Ich erwähne das an dieser Stelle, weil ich denke, daß eine gute Supervision hier vorbeugend wirken kann und muß.

Unter »Burnout« wird ein Prozeß verstanden, in welchem ein ursprünglich engagierter Mitarbeiter sich als Reaktion auf in der Arbeit erfahrenen Streß aus seinem Engagement zurückzieht. Es handelt sich hier also um einen seelischen Prozeß des Ausbrennens, einen Zustand emotionaler, geistiger und körperlicher Erschöpfung, mit verminderter Leistungsfähigkeit, chronischer Müdigkeit, ja Verrohung sowie mit dem Erleben von Entfremdung vom eigenen Selbst. In der Literatur ist man sich einig, daß am Anfang eines solchen Prozesses immer Merkmale stehen, wie Begeisterung und Engagement für die Arbeit. Man will anderen helfen, man will etwas verändern. Ein Mensch muß erst einmal entflammt gewesen sein, um später ausbrennen zu können. Burnout Syndrome treten eben dann auf, wenn es zu einer Diskrepanz zwischen Erwartungen und Wirklichkeit kommt, zu einer Dysharmonie zwischen Anforderungen und Ressourcen.

Supervision kann hier helfen, Überforderungen entgegenzuwirken und Selbstkonzepte der Supervisanden zu prüfen. Sie muß zudem Wissen über psychotische Psychodynamik, psychotische Erkrankungen und deren Behandlungsmöglichkeiten vermitteln. Supervision muß schließlich auch Wechselwirkungen zwischen institutionellen Gegebenheiten und therapeutischem Handeln ansprechen, um über das Verstehen dieser Zusammenhänge Handlungsalternativen anzustoßen.

Je schlechter die Mitarbeiter für ihre Tätigkeit ausgerüstet sind, desto anfälliger sind sie für Burnout-Reaktionen, da sie sich häufig inkompetent fühlen, was durch die beschriebenen Bewältigungsmechanismen der Patienten wie Ab- oder Entwertung oder projektive Identifizierung noch potenziert wird.

Aber auch gut ausgebildete Kräfte geraten in Schwierigkeiten, wenn die Institution ihnen keine Möglichkeit zur Mitsprache gibt, ihr Wissen und Können zu gebrauchen, ja, wenn sie gar daran gehindert werden, das zu tun, was eigentlich für die Patienten nötig wäre.

Wie die Burnout-Forschung zeigt, sind aber gerade das verantwortliche Eingebundensein in Projekte und die Möglichkeit zur Eigeninitiative etwas, was Kontinuitätserlebnisse vermittelt und dadurch Sinnerfahrung stiftet. Am wenigsten vom Burnout betroffen sind offensichtlich selbständige Unternehmer. Sie sind weniger bürokratischen Regeln ausgesetzt, können eher eigene Pläne und Initiativen entwickeln und umsetzen und so eine Planungskontinuität in ihrem Leben erhalten.

Anstrengung wird somit zum »positiven Streß«, der nicht schadet, sondern Engagement und Kreativität freisetzt.

Der Supervisor muß hier eine *institutionelle Brille* aufsetzen, Hemmnisse in der Institution erkennen und vielleicht auch organisationsberatend tätig werden (siehe Weigand in diesem Band). Er muß die Krankenhausleitung über Burnout-Gefahren in Kenntnis setzen. Er muß anregen, daß Mitarbeiter im Rahmen ihrer Möglichkeiten mitgestalten und mitbestimmen können und an gemeinsamen Planungen und Entscheidungen beteiligt werden; Mitarbeiter müssen eigene Ideen verwirklichen und selbständig arbeiten können.

Psychiatrie im Umbruch

In neuerer Zeit wird die Institution bzw. die Organisation Psychiatrie immer mehr selbst zum Klienten. Der Supervisor wird vor allem in größeren Krankenhäusern zum Organisationsberater. Dahinter steht die Erkenntnis, daß eine Organisation eben doch keine Familie mit Großeltern, Eltern und Kindern ist, sondern einen viel formaleren Charakter hat, sich in individuelle formale Regeln und Strukturen gießt und bestimmte Aufgabenteilungen, eine bestimmte Kultur und bestimmte politische Prozesse der Mitglieder untereinander in Gang setzt. Auch Organisationen sind kontinuierlichen lebendigen Lernprozessen unterworfen.

Mit Hilfe seiner *organisationstheoretischen Brille* muß der Supervisor unklare Gruppenstrukturen und Kompetenzbereiche, nicht festumrissene Aufgaben oder Rollenverteilungen, überfordernde Arbeitsbedingungen erkennen und beseitigen helfen. An dieser Stelle kann das Bestehen auf Fallsupervision, also das Aussparen von Organisations- oder Teamproblemen, der institutionellen Abwehr dienen. Coaching hält als gezielte Form der Personalentwicklung, als Schulung von Führungskräften, als Leitungsberatung mit dem Anspruch der »Veränderung von oben« Einzug in die Psychiatrie von heute (siehe Schreyögg in diesem Band).

In den letzten Jahren haben sich eine Vielzahl supervisorischer Ansätze entwickelt, und es hat sich eine Haltung umfassender Konzept- und Methodenpluralität entfaltet. Anders als in der therapeutischen Szene ist eine Methodenintegration und Methodenvielfalt im Bereich Supervision viel selbstverständlicher. Aber auch im Bereich der Supervision in der Psychiatrie haben fach- und feldspezifische Spezialisierungen stattgefunden. H. PETZOLD (1997) wirft hier die Frage der Evaluation supervisorischer Prozesse auf. Welche Wirkung haben bestimmte Formen der supervisorischen Intervention (im guten wie im schlechten Sinne) bei welchen Problemen? Neben der Überprüfbarkeit dieser Effekte fordert er die Entwicklung übergreifender Leitwerte und Theoriekonzepte.

Immer mehr Behandlungsteams sind nicht nur mit Personen aus verschiedenen Berufsfeldern besetzt, z. T. sind auch verschiedene Nationalitäten und Kulturkreise unter den Mitarbeitern vertreten. Hier treffen unterschiedliche Sozialisationen und Werthaltungen aufeinander, die sich verstehen lernen müssen. Hinzu kommen Migrationsproblematiken, so daß fremde Sprachen und Kulturen auf einer Station zusammentreffen sowie Erfahrungshintergründe der Patienten hier nicht mehr mit denen der Behandler übereinstimmen.

Zusammenfassung

Ich habe Supervision vorgestellt als Rekonstruktionsprozeß und als Beratung zur Förderung beruflicher Kompetenzen in der Praxis. Ihr Verlauf wird neben der auszuhandelnden Zielbestimmung durch emotionale, interaktionale Phänomene und durch den organisatorischen Kontext mitdefiniert. Die Erkrankung der Patienten bestimmt sowohl die intrapsychischen als auch die interpersonalen Phänomene mit und wirkt sich auf die Regelgestaltung des organisatorischen Kontextes aus.

Besonders in der Arbeit mit psychiatrischen Patienten kommt es in Teams zu großen affektiven Belastungen mit bekannten Schwankungen zwischen Überengagement und Überdistanzierung. Die sich in der Beziehung direkt oder atmosphärisch mitteilenden Gefühle existentieller Bedrohung der Patienten führen auf seiten der Mitarbeiter zur Labilisierung und Ausbildung von Abwehrmechanismen, die denen der Patienten ähneln. Zum Teil verstellen sie auf der kollegialen Ebene eine gute Zusammenarbeit. Einen Teil der Bedürfnisse der existentiellen Sicherung übernimmt die Institution durch Bereitstellung von Regeln und Normen.

Die Entwicklungsgeschichte der Supervision verläuft von der individuellen Supervision hinter verschlossenen Türen über die unterschiedlichen Varianten der Gruppensupervision zu Supervisionsformen, die versuchen, die Realität der Institutionen in der Arbeit mitzuberücksichtigen.

Hierbei sollte der Supervisor unterschiedliche »Brillen« für verschiedene Ebenen zur Verfügung haben:

- eine *agogisch-therapeutische Brille* zur Vermittlung von Wissen sowohl über die Psychopathologie als auch über die Kompetenzen und Performanzen des Patienten;
- eine Brille für die individuelle Arbeitsebene, auf der Themen vorkommen, die den lebensgeschichtlichen Hintergrund eines Teammitglieds erhellen;
- eine Brille für die interaktionale Arbeitsebene, auf der Schwierigkeiten zwischen Supervisand und Patient, Supervisand und Kollegen, Supervisand und Vorgesetzten bearbeitet werden, die die Zusammenarbeit behindern;
- eine Brille für die systemische und organisatorische Arbeitsebene, auf der unklare Konzepte, verwirrende Regeln, überfordernde Arbeitsbedingungen analysiert werden müssen.

Ziele von Supervision vor dem Hintergrund des vorgestellten Modells der Mehrperspektivität sind somit:

1. Fallarbeit
2. Kompetenzentwicklung
3. Organisationsentwicklung
4. Vorbeugung von Burnout-Phänomenen

Der Supervisor muß seine Ressourcen, Fertigkeiten und Fähigkeiten so einsetzen, daß er die Gruppe weitgehend an der Arbeit beteiligt. Dies ist nicht nur eine Frage der supervisorischen Ethik, sondern eine Frage der Zielsetzung. Supervision kann nicht darin bestehen, daß ein Superexperte mit großem Durchblick und brillanter Interventionstechnik Dinge regelt. Teams müssen befähigt werden, in selbstkritischer und mehrperspektivischer Wahrnehmung ihre Probleme eigenständig zu bewältigen. Sie müssen in der Entwicklung ihrer eigenen individuellen Fähigkeiten und Fertigkeiten gefördert und befähigt werden, eigenverantwortlich zu handeln.

Zum Erreichen dieser Ziele muß der Supervisor eine sorgsame solidarische Haltung haben. Er ist kein Ermittler, sondern ein Vermittler. Kränkungen von Teammitgliedern müssen vermieden, Gemeinsames muß gefunden werden. Seine Haltung muß geprägt sein von Respekt vor der Einmaligkeit des anderen.

Neugierde, Kreativität und engagiertes Dabeisein ist genauso wichtig wie innere Abstandnahme durch das Schauen aus der exzentrischen Position. Der Supervisor muß als Person spürbar bleiben, ohne sich verstricken zu lassen. Allzu abstinentes Verhalten oder zu technokratisches Vorgehen ist ein schlechtes Modell für Teammitglieder, die mit psychiatrischen Patienten arbeiten.

Literatur

BELARDI, N. (1994): Zur geschichtlichen Entwicklung: Von der Supervision zur Organisationsberatung. In: PÜHL, H. (Hg.): Handbuch der Supervision 2.

BÖKER, H. (1992): Wahn und Traum. In: MENTZOS, St. (Hg): Psychose und Konflikt. Göttingen.

ECK, D. (1989): Darstellungen einiger Theorien zur Genese der Schizophrenie. In: Sammelband Kongress »Lebens-Gestalt und Zeitgeschichte«. Hamburg.

ECK, D. (1995): Gestalttherapie/Integrative Therapie. In: STARK, M. u.a. (Hg.): Wege aus dem Wahnsinn. Bonn.

FRÜHMANN, R. (1986): Das mehrperspektivische Gruppenmodell. In: PETZOLD, H.; FRÜHMANN, R.: Modelle der Gruppe. Paderborn.

LAZAR, R.A. (1994): W.R. Bions Modell »Container-Contained« als eine psychoanalytische Leitidee in der Supervision. In: PÜHL, H. (Hg.): Handbuch der Supervision 2.

LEUSCHNER, M. (1985): Psychiatrische Anstalten – ein institutionalisiertes Abwehrsystem. In: *Psychiatr. Praxis*, 12, S. 111–115.

LICHTENBERG, J. (1991): Psychoanalyse und Säuglingsforschung. Berlin u.a.

MENTZOS, St. (1988): Interpersonale und institutionalisierte Abwehr. Frankfurt a.M.

MENTZOS, St. (1991): Psychodynamische Modelle in der Psychiatrie. Göttingen.

MENTZOS, St. (Hg.) (1992): Psychose und Konflikt. Göttingen.

MERLEAU-PONTY, M. (1966): Phänomenologie der Wahrnehmung. Berlin.

PETZOLD, H.G. (1990): Integrative Drama-Theorie und Szenentheorie. In: PETZOLD, H.; ORTH, I. (Hg): Die neuen Kreativitätstherapien. Paderborn.

PETZOLD, H.G. (1997): Multitheoretische und transdisziplinäre Perspektiven für den Diskurs im supervisorischen Feld. In: *DGSv aktuell*, 3, S. 24–26.

SCHMITZ, H. (1989): Leib und Gefühl. In: GAUSEBECK, H.; RISCH, G. (Hg.): Leib und Gefühl. Materialien zu einer philosophischen Therapeutik. Paderborn.

SCHREYÖGG, A. (1991): Die organisationsanalytischen Brillen des Supervisors. In: *Zeitschrift Gestalt und Integration*, 1, S. 49–63.

WEIGAND, W. (1998): Sozialarbeit – das Ursprungsland der Supervision. In: *Integrative Therapie*, 3–4.

WIERINGA, C.F. (1979): Supervision in ihren unterschiedlichen Entwicklungsphasen. In: Akademie für Jugendfragen (Hg.): Supervision im Spannungsfeld zwischen Person und Institution. Freiburg.

Grundfragen zur Supervision

FRAUKE ADAM

Erst mal nur unter uns!

Ängste und Sorgen vor der Teamsupervision aus der Sicht des Pflegepersonals

In einer Befragung von 96 Fachpflegekräften in einer Psychiatrischen Klinik sahen 32 Personen Supervision als notwendig, 64 als sinnvoll und keine als nicht sinnvoll an. Dennoch gab es bei Nachfragen erhebliche Vorbehalte bezüglich einer persönlichen Teilnahme an einer Supervision. Der folgende Beitrag wird dieser Diskrepanz nachspüren.

Supervision in psychiatrischen Teams ist in den letzten Jahren von einem Wertewandel betroffen gewesen. Ging es vor Jahren noch darum, Supervision bei den Klinikleitungen einzuklagen als deutliches Zeichen für die Bereitschaft zur reflektierten multiprofessionellen Teamarbeit und mit dem Ziel, eine adäquate sozialpsychiatrische Haltung zu etablieren, so stößt Supervision heute bei den Pflegeteams eher auf Widerstand, wobei die Motive vielschichtig sind.

Was früher als »erstrebenswertes Gut« angesehen wurde, wird heute aus Sicht der psychiatrisch Pflegenden nicht nur als hilfreich und entlastend, sondern auch als Belastung, Zeitverschwendung und zusätzlicher Streß erlebt.

Im allgemeinen wird Supervision zwar als sinnvoll akzeptiert, z. B., wenn es zu Verstrickungen in der pflegerisch-therapeutischen Beziehung kommt, Nähe-Distanzprobleme auftauchen oder die Belastung einzelner aufgrund hoher Fehlzeiten sichtbar werden.

Doch auch dann wird das Angebot Supervision nicht angenommen, sondern verstärkt Angst und Abwehr und potenziert das Gefühl, versagt zu haben. Neben diesen sehr persönlichen Ängsten wird in der Befragung noch eine weitere Befürchtung geäußert:

Die Bereitschaft der Klinikleitungen, Supervision als Qualitätsmerkmal in den Teams zu etablieren sowie die Finanzierung zu sichern, aber auch die Erwartung regelmäßiger Teilnahme aller Mitarbeiterinnen und Mitarbeiter, wird immer häufiger als Machtinstrument der Leitungen erlebt, dem sich die Pflegekräfte ausgeliefert fühlen.

Da diese Befürchtungen sicherlich auch bei anderen Berufsgruppen anzutreffen sind und sich dort nicht diese hohe Abwehr etabliert hat, muß das

Problem im Pflegeteam selbst vielschichtiger sein. Dies vermute ich unter anderem deshalb, weil ich hinter den Aussagen gegen die Supervision auch eine große Not und Bedürftigkeit unter den Pflegenden spüre.

Das wird noch deutlicher, wenn sich einzelne Pflegeteams darauf einlassen, gemeinsam diese Aussagen zu »entschlüsseln«.

Befragt nach eigenen Erfahrungen, Kenntnissen oder Wissen über Sinn und Zweck von Supervision wurden häufig folgende Vorbehalte von psychiatrischen Pflegekräften geäußert:

- »Wir brauchen keine Supervision, hinterher sind wir zerstrittener als vorher.«
- »Das ist doch wieder nur eine reine Arztveranstaltung.«
- »Alles, was wir hier sagen, wird hinterher gegen uns verwendet.«
- »Ich sage dann sowieso nichts, sonst habe ich hier ja auch nichts zu sagen.«
- »Zwingen kann mich keiner.«

Trotz dieser eindeutig negativen und angstbesetzten Einstellung der Supervision gegenüber halten, wie schon erwähnt, viele das Angebot Supervision für notwendig oder mindestens sinnvoll.

Als konfliktträchtige Themen wurden genannt:

- 40 mal Teamarbeit
- 20 mal Berufsgruppenkonflikte
- 18 mal mangelnde Akzeptanz des Pflegeberufes durch die beteiligten Berufsgruppen
- 18 mal Kommunikation mit anderen

Als »erlaubte und gewünschte« Supervisionsthemen wurden genannt:

- Fallbesprechungen
- Situationen aus der Praxis
- »Patientenorientierte Gespräche«

Als »verbotene« Themen dagegen ergaben sich:

- Gefühle bloßstellen
- »Auseinandernehmen« einzelner Teilnehmer
- Lächerlichmachen der eigenen Person
- Verstöße gegen Vertraulichkeit

Diese Antworten machen deutlich, daß Supervision aus der Sicht des Pflegepersonals zum Fortbildungsinstrument benutzt werden soll.

Ebenso klar wird die eindeutige Haltung, Teamkonflikte aus der Supervision auszugrenzen, aus Angst vor Bloßstellung oder der Sorge um die eigene Stellung im Team. Das Bedürfnis nach Überschaubarkeit und Sicherheit wird schon durch die Dynamik der Beziehungsgestaltung mit den Patienten erschüttert. Das Eingehen auf die Teamdynamik könnte in den Augen des Pflegepersonals dann zusätzlich zu noch mehr Irritationen führen.

Die fünf oben genannten Vor-Urteile gegenüber Supervision lassen sich noch einmal mit konkreten Erfahrungen erweitert ausformulieren.

»Wir brauchen keine Supervision, hinterher sind wir zerstrittener als vorher«

Hinter dieser Aussage verbirgt sich die Erfahrung einzelner, die die Supervision ohne deutliche Grenzziehung zwischen Selbsterfahrung und Supervision kennengelernt haben.

Die »mächtigeren« Berufsgruppen haben sich in der Wahl des Supervisors und der Zielsetzung durchsetzen können und ein Setting gestaltet, das mehr einer Therapiegruppe gleicht als einer begleitenden Supervision.

Daneben hat das Pflegepersonal auch kein Wissen über die Supervision und keine Kriterien, was erlaubt und was unerwünscht ist.

Hier schien endlich mal die Möglichkeit zu sein, dem ungeliebten Kollegen die »ehrliche Meinung« über sein Verhalten auf der Station zu sagen.

Traditionell wurden die Gruppen von Analytikern nach dem Balintgruppen-Modell geleitet und richteten sich somit fast ausschließlich an die teilnehmenden Ärzte.

Die in der Supervision angesprochenen Konflikte wurden im Stationsalltag ausagiert.

Die Pflege fühlte sich alleine gelassen und mit ihren Problemen nicht ernstgenommen. Hier kollidiert das Konzept psychoanalytischer Supervision mit der Sozialpsychiatrie.

»Dies ist doch sicher wieder eine reine Arztveranstaltung«

Hierhinter verbirgt sich das klassische hierarchische Gefüge der unterschiedlichsten Berufsgruppen in der Klinik mit seinen formalen und informellen Leitungsstrukturen. Dies ergibt sich schon aus der Tatsache, daß die einzige Berufsgruppe, die im Schichtdienst arbeitet, die Krankenpflege ist, und des weiteren, daß auch der jüngste und unerfahrenste ärztliche Kollege weisungsbefugt der Krankenpflege gegenüber ist. Diese autoritäre Bestimmung durch andere Berufsgruppen wird oft mit Trotz und Rückzug beantwortet, zumal wenn auch noch entwertendes Verhalten dazu kommt.

Dazu zählen etwa die im Klinikjargon gemachten Äußerungen wie »Wenden Sie sich ans Personal«, womit ausschließlich die Krankenpflege gemeint ist. Die Selbstverständlichkeit, daß Krankenpflege für den reibungslosen Ablauf der Supervision zuständig ist, vom Herrichten der Räumlichkeiten bis hin zum Bereitstellen desjenigen Kollegen, der »draußen« bleiben muß. Das bedeutet, daß mindestens ein Mitarbeiter des Pflegedienstes nicht an der Supervision teilnehmen kann, da er die Verantwortung für die Station übernehmen muß.

Daneben macht sich die hohe Fluktuation im Pflegebereich bemerkbar: Freie Stellen werden oft von in der Psychiatrie unerfahrenen Kollegen besetzt, die sich ausschließlich an der Meinung und dem Verhalten der »erfahrenen« Kollegen orientieren. Hinzu kommen Personalmangel und ein zunehmend verunsicherndes Klima aufgrund der Mittelknappheit in der Institution.

»Alles, was wir hier sagen, wird hinterher gegen uns verwendet«

Diese Aussage deutet auf erlebte Rahmenverletzungen während des Supervisionsprozesses hin. Hier scheint der emotionale Schutz für alle Beteiligten nicht gewährleistet gewesen zu sein.

Zögernde Offenheit und Selbstreflexion werden durch die Anwesenheit von »Vorgesetzten«, dem leitenden Arzt oder dem Psychologen, immer dann als Kontrolle erlebt, wenn im Alltag unbedachte Bemerkungen von ihnen kommen wie: »Das scheint ja Ihr Problem zu sein«, bis hin zu: »Wenn Sie so viel Angst vor dem Patienten haben, dann sind Sie wohl falsch in der Psychiatrie.«

»Ich sage dann sowieso nichts, sonst habe ich hier ja auch nichts zu sagen«

Dies scheint im engen Zusammenhang mit der defizitären Selbstdefinition der psychiatrischen Krankenpflege im multiprofessionellen Team zu stehen.

Krankenpflege, die als einzige Berufsgruppe über wenig Weiterbildungsmöglichkeiten verfügt, von den wenigen Ausnahmen der zweijährig sozialpsychiatrisch weitergebildeten Pflegekräfte abgesehen, die häufig auf attraktivere Arbeitsplätze außerhalb der Kliniken zurückgreifen, ist traditionell ein Heilhilfsberuf mit dem Schwerpunkt der Versorgung somatisch erkrankter Menschen. Erste zaghafte Versuche, die eigene Profession in den Mittelpunkt zu stellen und sich als eigenständige, unabhängige Berufsgruppe zu definieren, stoßen bei den anderen beteiligten Berufsgruppen nicht unbedingt auf Unterstützung. Die Aussage eines Chefarztes zum Thema Akademisierung der Krankenpflegeberufe: »Wenn erst mal alle Schwestern studiert haben, wer soll dann die Bettpfannen leeren?«

Da traditionell die Krankenpflege sowieso weniger zu sagen hat als Ärzte und andere Berufsgruppen, führt dieses sehr schnell zu depressiven Kommunikationsstrukturen bis hin zum Schweigen gerade in der Supervision.

»Zwingen kann mich keiner«

Wenn die menschliche Beziehung Gegenstand der Arbeit in der Psychiatrie sein soll, kann dies nur im gegenseitigen Einvernehmen stattfinden.

In der Realität erlebt sich das Pflegepersonal in einem immensen Konflikt. Es besteht eine Diskrepanz zwischen dem Versuch, offen und empathisch

dem Patienten zu begegnen und gleichzeitig eigene Emotionen zu unterdrücken, wenn der Patient doch mit Wut, Trotz und Verweigerung darauf
antworten darf.

Es entsteht zudem ein Konflikt, einerseits den eigenen hohen Ansprüchen
gerecht zu werden, und dem Ziel, dem Patienten zu helfen. Andererseits besteht der unbewußte Wunsch, sich zu wehren, zu verteidigen, zu schützen.

Diese Klärung und das Bewußtmachen des eigenen Erlebens der psychischen Befindlichkeit, der eigenen Verletzlichkeit, setzt ein hohes Maß an
Vertrauen und eine zwangsfreie Atmosphäre voraus, die nur in einem trag-
fähigen und stabilen supervisorischen Setting gewährleistet ist. Ansonsten
werden so sensible Themen wie Gewalt, Ekel oder Mißbrauch nie in der Supervision angesprochen werden.

Fazit

Aufgrund dieser beschriebenen Erfahrungen über Motive und Hintergründe
für die zunächst vordergründige allgemeine Zustimmung zur Supervision gepaart mit starken inneren Vorbehalten plädiere ich deutlich dafür, Teamsupervision nicht einfach anzuordnen. Statt dessen muß in individuellen Gesprächen Aufklärung über Arten und Möglichkeiten von Supervision gelei-
stet und somit entängstigend gewirkt werden.

Individuelle Lösungen für einzelne Teams müssen zugelassen sein, die dort
ansetzen, wo sich das Team der eigenen Einschätzung nach befindet, eine Art
»niederschwellige Supervision« oder der »kleinste gemeinsame Nenner« müssen gefunden werden.

Hier wäre das Angebot, für einen begrenzten Zeitraum Supervision ausschließlich für die Mitarbeiterinnen und Mitarbeiter des Pflegedienstes anzubieten, eine Möglichkeit, die defizitäre Selbstbeschreibung zu verändern, mit
dem Ziel, sich in einer zukünftigen Teamsupervision als gleichberechtigte
Teammitglieder einbringen zu können. Supervision müßte sich an den Lebenswelten der Pflege orientieren, am Alltag von Schichtdienst, Personalmangel und hohem Arbeitsdruck und dem Maß an Verletzbarkeit und Kränkung der jeweiligen Mitarbeiter.

Es müssen flexiblere Strategien erlaubt werden, um personale und soziale
Kompetenzen in Lern- und Lehrprozessen entwickeln zu können. Supervision hat hier die Aufgabe, eine einzelne Berufsgruppe in ihren Emanzipations-
und Professionalisierungsbemühungen zu unterstützen und zu begleiten, mit
dem Ziel, multiprofessionelle Teamarbeit zum Wohle der Patienten zu garantieren.

MARIA RAVE-SCHWANK

Supervision in der Psychiatrischen Klinik aus der Sicht der ärztlichen Direktorin*

Seit fast 10 Jahren findet in der Klinik für Psychiatrie und Psychotherapie Karlsruhe auf allen Stationen eine Teamsupervision statt. Sie wurde von meiner Vorgängerin im Amt installiert, und in den vergangenen Jahren gab es mehrfachen Wechsel der Supervisoren, so daß sich unsere Erfahrungen mit Supervision und Supervisoren mehren. An dieser Stelle interessiert vor allem die Frage, ob und wie die ärztliche Direktion die Aufgaben und Ziele der Klinik an die Supervisoren vermittelt und wie die weiteren konkreten Aufgaben des Direktors oder der Direktorin bei der Supervision aussehen. Dabei konzentriere ich mich auf die Supervision von *Teams* und lasse Einzelsupervisionen und vorgeschriebene Fallsupervisionen im Rahmen von Weiterbildungen beiseite.

Supervision als Qualitätsmerkmal

Bewerber fragen immer wieder in Vorstellungsgesprächen nach vorhandener Supervision, und in Stellenausschreibungen wird sie gelegentlich auf der »Haben-Seite« genannt. In Bremen wird sie auch von der Strukturkommission als Merkmal der Strukturqualität genannt. In Karlsruhe findet diese Supervision seit 1989 statt – stationsbezogen mit den acht Teams, dreiwöchig für 90 Minuten in der Dienstzeit. Der Supervisor kommt von außerhalb, ist also hierarchieunabhängig.

Um festzustellen, wie dieses Angebot beurteilt wird, habe ich – ausgehend von D. TÖNNISSEN, P. WECHSUNG u.a. (1994) – einen einfachen Fragebogen entworfen, der von 80 Mitarbeiterinnen und Mitarbeitern der Klinik anonym ausgefüllt wurde. Hier zunächst einige Daten über die Mitarbeiter der Klinik:

---

* Dem Beitrag liegt ein Vortrag »Supervision in Psychiatrischen Einrichtungen«, der im Juni 1997 in Bremen gehalten wurde, zugrunde. Dank sagen für die Hilfe bei der Auswertung möchte ich Herrn Dipl.-Psych. Joachim Grischke-Silber.

Fragebogen zur Supervision (N=80)

1.1 Sind Sie erst kurz, bis zu einem Jahr im Haus tätig?	10,0 %
1.2 Sind Sie schon länger als fünf Jahre hier tätig?	47,5 %
1.3 Sind Sie hier tätig als Pflegekraft?	60,0 %
1.4 Sind Sie hier tätig als Oberärztin, Ärztin, Psychologin?	13,8 %
1.5 Sind Sie hier tätig als Ergotherapeutin, Bewegungstherapeutin, Sozialarbeiterin?	25,0 %
1.6 Arbeiten Sie teilzeit?	33,8 %
1.7 Sind sie weiblich?	73,8 %
1.8 Arbeiten Sie hauptsächlich im Nachtdienst?	6,3 %

Die Teilnahme an der Supervision und die Zufriedenheit damit werden insgesamt so beurteilt:

2.1 Haben Sie noch nie an den Supervisionen teilgenommen?	0,0 %
2.4 Haben Sie öfter als zwölfmal teilgenommen?	71,3 %
2.5 Sind Sie grundsätzlich der Meinung, daß Supervision nützlich ist?	100,0 %
2.6 Haben Sie persönlich von der Supervision für Ihre Arbeit profitiert?	96,3 %
2.7 Sind Sie durch die Supervision schon sehr belastet/gekränkt worden?	11,3 %
Pflege	10,4 %
OA	18,2 %
Ergo	10,0 %
2.8 Halten Sie die Teilnahme des Oberarztes an der Supervision für wichtig?	66,3 %
Pflege	66,7 %
OA	54,5 %
Ergo	75,0 %
2.9 Sind Sie mit Ihrer jetzigen Supervisor/in zufrieden?	98,8 %

Zu den Inhalten der Supervision

3.1 Im ganzen genommen, steht nach Ihrer Erfahrung Ihr Umgang mit den Patienten im Zentrum der Supervision?	73,8 %
3.2 Stehen Fragen und Konflikte der Team-Mitglieder untereinander im Zentrum der Supervision?	37,5 %
3.3 Haben Sie schon einmal spontan ein eigenes Problem vorgebracht?	67,5 %
3.4 Haben Sie den Eindruck, daß in der Supervision offen gesprochen wird?	76,3 %
3.5 Haben Sie den Eindruck, daß der/die Supervisor/in Ihr Anliegen versteht?	96,3 %
3.6 Zwischen den Terminen, merken Sie sich Fragen, die Sie in der nächsten Supervision besprechen wollen?	78,8 %
3.7 Haben Sie nach der Supervision manchmal einen Patienten besser verstanden und konnten besser mit ihm umgehen?	97,5 %

Die Einschätzung der Supervision durch die Mitarbeiter ist also grundsätzlich sehr positiv. Es fällt auf, daß Ärzte, Oberärzte und Psychologen häufiger gekränkt wurden als die anderen Berufsgruppen. Etwa drei Viertel der Antwortenden nehmen an, daß offen gesprochen wird, ein Viertel zweifelt wohl daran. Eine positive Tönung der Antworten mag dadurch gegeben sein, daß die Mitarbeiter mit ihren Antworten die Supervision vor Einsparungen schützen wollen und daß bei unseren sehr kurzen Rücklaufzeiten nur die Hälfte der Mitarbeiter geantwortet hat; trotzdem bleibt eine positive Resonanz. Sie unterstützt die Annahme, daß Supervision inzwischen als Merkmal der Strukturqualität in psychiatrischen Einrichtungen gesehen wird.

Supervision und Krankenhausziele

Soll die Supervision mit den Krankenhauszielen verbunden sein? Falls ja, wäre es Aufgabe des Leiters, diese Ziele zu benennen. Bei uns stehen allem voran die *Vollversorgung* mit dem Ziel eines individuellen psychiatrisch-psychotherapeutischen Behandlungsangebotes sowie die *Präsenz* als therapeutische Aufgabe.

Es ist inzwischen viel diskutiert worden, daß neben den Fortschritten der Psychiatrie-Reform eine negative Entwicklung stehe, daß zwar viel *über* den Patienten gesprochen wird, aber weniger *mit* ihm. Dieses Problem hat G. SHEPHERD (1984) untersucht und dabei die Bedeutung des Territoriums gezeigt, wo sich Mitarbeiter aufhalten (der Aufenthalt im Territorium der Mitarbeiter erschwert die Kontaktaufnahme durch Patienten, der Aufenthalt im Territorium der Patienten erleichtert ihn). In der Personalverordnung Psychiatrie werden 40 % der Arbeitszeit als »patientenferne Zeit« (Konferenzen, Schreibarbeiten, Telefonate etc.) angenommen, aber beim Überprüfen wird deutlich, wie schnell diese Marke überstiegen und die Arbeitszeit zu mehr als der Hälfte patientenfern verbracht wird. Die Gründe hierfür habe ich an anderer Stelle ausführlich dargestellt (RAVE-SCHWANK 1987).

Ist die Supervision also eine Veranstaltung mehr, die das Zusammensein der Mitarbeiterinnen und Mitarbeiter untereinander, also ohne Patienten, unterstreicht, oder führt sie wieder zum Patienten hin? Und: Führt die Supervision dazu, sich dem Patienten neu zuzuwenden, weil die eigenen Kränkungen und Vorlieben wahrgenommen und verstanden werden, oder wird eine pseudopsychotherapeutische Kritik am Patienten gefördert? Wird der Patient neu verstanden, auch in seinen Fähigkeiten, Chancen, Ressourcen, oder bestätigt man, daß er und seine Angehörigen »sehr schwierig« sind?

Auch unser Krankenhausziel der *Vollversorgung* psychisch Kranker in Karlsruher, die eine stationäre Behandlung brauchen, muß sich nach meinem Ermessen auf die Supervision auswirken. Dies bezieht sich auch auf die diagnostische Zusammensetzung der Patienten.

Diagnosestatistik 1995 (ICD 9)

Hauptdiagnosen (1995):

Organische Psychosen (290–294)	10,4 %
Endogene Psychosen (295–299)	34,4 %
Psychogene Störungen und Reaktionen (300/301; 306–309)	18,2 %
Suchtabhängigkeit, Mißbrauch (303–305)	35,4 %
Patientenzahl/Episoden	1805
Verweildauer (in Tagen)	28,0
Belegung	96,3 %
Pflegesatz/Tag (DM)	314,57
Notfälle	1031

Bei der Erstellung der vorliegenden Statistik konnten die Daten von 12 % der 1995 behandelten Patienten noch nicht berücksichtigt werden.

Die Tatsache, daß mehr als ein Drittel der Patienten wegen Abhängigkeiten (95 % Alkohol) in Behandlung ist, ein weiteres Drittel wegen Psychosen und immerhin 10 % wegen organisch bedingten Psychosen (also Durchgangssyndrome nach Operationen, bei Hirntumoren und Gefäßkrankheiten) muß bedeuten, daß auch Menschen mit schlechter verbaler Kommunikation bei uns wichtig sind und Probleme machen, ohne daß eine Konfliktverarbeitung im eigentlichen Sinn ansteht. Die Fragen an den Supervisor heißen dann: Fördert die Supervision die Motivation zur *Vollversorgung*, d. h., interessiert der Supervisor sich auch für den hirnorganisch erkrankten Patienten, und wird er dadurch auch zum Modell für die Supervisanden? Fördert die Supervision die Wahrnehmung der *Geschichte* des Patienten, seiner Klagen, fördert sie das *Interesse* an ihm?

Aufgaben des Leiters bei der Supervision

Zu den *Auswahlkriterien* gehört bei uns Feldkenntnis in der Psychiatrie, psychotherapeutische Erfahrung und eine wenn möglich »reife Persönlichkeit«. Der Vorzug der psychotherapeutisch-psychoanalytischen Ausbildung hat sich in den vergangenen Jahren in Karlsruhe relativiert, zur Zeit sind von den sechs Supervisorinnen und Supervisoren nur drei psychoanalytisch ausgebildet. Häufig sind die nicht psychoanalytisch ausgebildeten Ärzte oder Psychologen in der Supervision aktiver. Außerdem wird das Paradigma von Übertragung und Gegenübertragung, das ja unbewußte Beziehungen bezeichnet, gelegentlich zu früh eingeschoben und verdeckt dadurch andere Beziehungsanteile wie mobil/immobil, einheimisch/asylsuchend, arbeitslos/mit Einkommen oder auch attraktiv/eher unschön, gebildet/wenig gebildet und sprachfähig, selbständig bei der Körperpflege/unselbständig.

Hilfe bei der *Auswahl* des Supervisors heißt auch, daß neben den Vorschlägen des Teams meine Vorschläge in Absprache mit dem Team zu bis zu drei Probesitzungen führen können. Diese Probesitzungen haben sich bewährt, ebenso die Vorgabe einer 5jährigen Dauer der Supervision. Einen schriftlichen Vertrag mit den Supervisoren machen wir nicht. Zur Vermittlung von Klinikzielen und Ereignissen lade ich die Supervisoren einmal pro Jahr zu einem einstündigen *Informationsgespräch* ein, und zwar am Supervisionstag. Die wichtigste Aufgabe des Ärztlichen Leiters ist aber nach meinem Dafürhalten die Herstellung eines *hierarchiefreien Raumes* zum Ausprobieren neuer Umgangsmöglichkeiten miteinander und mit den Patienten. Dazu gehört die Klärung der Bezahlung des Supervisors, die Klärung des Raumes für die Supervision und der Termine, die wir für das ganze Jahr an den Supervisor geben. Die Zufriedenheit der Teilnehmer ist mit 98 % in Karlsruhe sehr hoch. Wir gehen davon aus, daß die Supervision unter diesen Aspekten nicht nur den Ärztlichen Direktor entlastet, sondern einen Beitrag leistet zum Behandlungsziel. POLSTER (1985) formuliert es so:»Unsere Aufgabe in der Therapie ist es, bei der Wiederentdeckung der Progression im Leben zu helfen.«

Literatur

POLSTER, E.u. M. (1985): Gestalttherapie. Frankfurt.

RAVE-SCHWANK, M. (1987):»Angst essen Seele auf«. Zur Bewältigung der Angst im Psychiatrischen Alltag. In: *Hospitalis*, 3, S. 145–146.

RAVE-SCHWANK, M. (1996): Zur Qualität der psychiatrischen Arbeit. In: *Sozialpsychiatrische Informationen*, 1, S. 8–10.

SHEPHERD, G. (1984): Institutional Care and Rehabilitation. London.

TÖNNISSEN, D.; WECHSUNG, P. u.a. (1994): Die Evaluation des Supervisionsangebotes. Heidelberg, unveröff. Vortrag.

JÜRGEN LEMKE

Leitfaden für die Suche nach
dem richtigen Supervisor

Supervision ist ein Angebot von Beratung im Feld der Arbeit, das in den letzten Jahren im Bereich der Psychiatrie immer selbstverständlicher gesucht wurde. Gleichzeitig durchläuft Supervision oder besser gesagt: durchlaufen verschiedene Supervisionsansätze in den letzten zehn Jahren dynamische Entwicklungen. Diese Entwicklungen und die aus ihnen erwachsenen neuen Möglichkeiten sind in psychiatrischen Institutionen oft zuwenig oder nur ausschnittweise bekannt. Im folgenden Text möchte ich zum einen aufzeigen, wie für die verschiedenen Fragestellungen Antworten zu finden sind; zum anderen möchte ich vertraut machen mit den Möglichkeiten, die einige Neuerungen in der Supervision mit sich bringen.

Aus meiner Supervisionspraxis der letzten Jahre möchte ich zunächst drei Beispiele vorwegstellen.

Ein Pfleger, der in der Aufnahmestation arbeitet, verliert zunehmend den Spaß an seinem Tun, wird häufiger krank, fühlt sich auffallend müde und immer wieder mißgelaunt an seinem Arbeitsplatz.

Eine Stationsärztin bekommt Schwierigkeiten mit den ärztlichen Kollegen, aber auch mit dem Pflegepersonal. Gleichzeitig wird die Kommunikation zwischen den verschiedenen Berufsgruppen in dem multidisziplinären Team auf der Station immer unergiebiger und emotional aufgeladen.

Der Chefarzt eines Psychiatrischen Krankenhauses steht unter starkem Druck des Trägers, die Kosten zu senken, und möchte gleichzeitig Neuerungen in seine Institution einführen. Zusätzlich treten gehäuft Streitigkeiten zwischen der Verwaltung, den verschiedenen Hausdiensten (Küche, Wäscherei etc.) und dem pflegerischen und ärztlichen Bereich auf.

Die Verschiedenheit dieser Problemstellungen macht schon deutlich, daß es *die* Supervision nicht gibt und daß ganz unterschiedlich die Beantwortung der Frage ausfallen muß: Wozu brauchen die jeweiligen Einzelpersonen, Teams oder Abteilungen Supervision? Diese Frage kann der Mitarbeiter oder die Mitarbeitergruppe des Krankenhauses als Vorbereitung erst einmal selber bedenken. Dabei ist es nötig zu schauen, welche Probleme schon benennbar sind und, wenn möglich, wie sie gewichtet werden müssen.

Gehen wir noch einmal zurück zu dem ersten Beispiel: Die Symptomatik, die einem aus der sehr kurzen Beschreibung ins Auge springt, scheint eine individuelle somatische und emotionale zu sein. Gleichzeitig muß gefragt werden, inwieweit institutionelle Bedingungen diese mitbeeinflußt haben. Geht es darum, daß dieser Mitarbeiter sich durch eine Einzelsupervision beraten läßt, oder darum, daß das Team der Aufnahmestation mitbeteiligt wird? Ein weiterer Aspekt könnte eine Supervision über die Einbettung dieser Abteilung in den Klinikzusammenhang sein. Wenn wir diese Fragen beantworten können, wenn wir sie gewichtet haben und auch Klarheit über die Abfolge innerhalb der Supervision gewonnen haben, wartet das nächste Problem auf uns: Wie oft soll diese Supervision stattfinden, mit welchen Teilnehmern und von wem wird sie finanziert?

Bevor ich differenzierter auf diese Fragen eingehe, möchte ich verdeutlichen, daß es oft eine Aufgabe der Anfangsphase der Supervision ist, dies zu klären. Meistens besteht ein diffuses Unbehagen an der Arbeit, oder es wird monokausal nur ein Faktor des Problems gesehen. Supervision kann in dieser diagnostischen Phase helfen, ausgehend von den offensichtlichen Schwierigkeiten auch die mehr oder minder verdeckten zu finden, sowie andere Aspekte der Betrachtung, z. B. institutionelle, mit einzubeziehen.

Die Häufigkeit der Anzahl und Abfolge von Supervisionssitzungen hängt zum einen ab von den Mitteln, die für Supervision bereit stehen, zum anderen von der Zeit, die für Supervision von seiten der Institution eingeräumt wird, oder von der Zeit, welche die Mitarbeiter freiwillig über die Dienstzeit hinaus einbringen möchten.

Finanzierung

In etlichen psychiatrischen Kliniken wurde schon bei den Pflegesatzverhandlungen ein Etat für Supervision bewilligt. In solchen Einrichtungen ist es sehr viel einfacher, Supervision zu beantragen. Die Schwierigkeiten tauchen dann bei der Frage auf, wie der Gesamttopf auf Einzelpersonen, Teams und Abteilungen verteilt werden soll. In Kliniken, die noch keinen fixen Supervisionsetat haben, wird Supervision meist aus dem allgemeinen Fortbildungshaushalt bestritten. Das kann bewirken, daß zwar Geld im gewissen Umfang zur Verfügung steht, die Summe aber nicht ausreicht, um etwa den Supervisionsprozeß zu einem befriedigenden Ende zu bringen. Eine regelmäßige Supervision, die zum Ziel hat, die professionelle Kompetenz und das zwischenmenschliche Klima in einem Team zu verbessern, gelingt dann gut, wenn sie ausreichend häufig stattfindet.

In Fällen, wo dringend Supervision als nötig erachtet wird, aber nur unzureichend Mittel zur Verfügung stehen, ist zu überlegen, ob eine Mischfinanzierung denkbar ist, die so aussehen kann, daß ein Teil der Supervision von der Klinik bezahlt wird, ein anderer von den Teilnehmern.

Häufigkeit und Dauer

Neben der Finanzierung muß die Häufigkeit und Dauer der Supervision festgelegt werden. Handelt es sich um eine temporäre Krise, geht es um eine Umstellung auf einer Station, geht es um fachliche Begleitung, um emotionale Belastung, um eine Kommunikationsstörung oder um eine Mischung aus mehreren dieser Bereiche – je verschieden fällt der zeitliche Bedarf aus.

Zusammenfassend läßt sich zu dem ersten Beispiel sagen: Eine Vielzahl von Aspekten möglicher Supervision ist schon im Vorfeld zu klären. Die Anfangsfrage bei diesem Fall ist die nach Einzel- oder Gruppensupervision zum einen, Teamsupervision zum anderen. Bei der Entscheidung für Einzelsupervision würde sich der Pfleger aus unserem Beispiel einen persönlichen Supervisor suchen. Kostengünstiger ist es, in eine fortlaufende Supervisionsgruppe zu gehen, in der Mitarbeiter aus der Psychiatrie oder aus dem psychosozialen Bereich ihre Probleme mit der Arbeit und den Arbeitskollegen wie auch mit dem Setting einbringen. Mit Fremden aus einem ähnlichen Arbeitsfeld über Schwierigkeiten zu reden ist leichter als mit den eigenen Kollegen. Das setzt natürlich voraus, daß man in einer Einrichtung arbeitet, in der auch solche Gruppen angeboten werden.

Teamsupervision ist insbesondere dann indiziert, wenn die Symptome des einzelnen bei näherer Analyse auf Schwierigkeiten in der Zusammenarbeit mit anderen Kollegen oder auf Strukturprobleme innerhalb einer Station hinweisen. Individuelle Lösungen können zwar die Situation unseres Protagonisten verbessern, doch vermögen sie nicht die Bereiche zu klären, die gemeinsam im Team oder gar im Klinikverbund als Problemfelder erkannt und gelöst werden müssen.

Bei diesen Betrachtungen ist bislang ein Themenkreis ausgelassen worden, in dem die Supervision historisch wurzelt – nämlich die Fallarbeit. Aufgabe einer jeden Klinik und deren Mitarbeiter ist es, direkt oder indirekt die Patienten zu heilen. Da das in einem Psychiatrischen Krankenhaus auch immer Beziehungsarbeit mit Kranken bedeutet, müssen wir unser Augenmerk auch auf die Beziehung zwischen dem Pfleger und seinen Patienten richten. Inwieweit rühren seine Krankmeldungen, seine Müdigkeit oder seine Mißgelauntheit von einem Burnout durch eine Vielzahl verschiedener oder einzelner sehr intensiver Kontakte mit Patienten in der Aufnahmestation? Geht es um solche Fragestellungen, benötigt man auf der Suche nach Antworten einen Supervisor, der zugleich ein erfahrener Therapeut sein sollte und der sich von seiner Erfahrung her mit Patienten, mit Mitarbeitern und vor allem deren Beziehungsproblemen im Kontext einer Institution auskennt.

Im Beispiel mit der Stationsärztin kann ebenfalls im Vorfeld geklärt werden, ob Einzel-, Gruppen- oder Teamsupervision angebracht ist. So wie sich der Fall auf den ersten Blick darstellt, kann Einzel- und Gruppensupervision jedoch ausgeschlossen werden. Die Schwierigkeiten haben ihren Schwerpunkt hier wahrscheinlich innerhalb der Ärztegruppe und auch im multidisziplinären Stationsteam.

Feldkompetenz von Supervisoren

Für diese Problemlage scheint es mir notwendig, einen Supervisor (oder eine Supervisorin) zu finden, der insbesondere Feldkompetenz für die Arbeit auf Krankenstationen und in multidisziplinären Teams mitbringt. Gleichzeitig muß ein solcher »Berater« genügend Hintergrundwissen über das System Klinik und die Spezifika einer Psychiatrie besitzen.

Zur Feldkompetenz kann auch die eigene Arbeit des Supervisors in der Psychiatrie oder in ähnlichen Kliniken wie Psychosomatik hinzukommen. Die Frage, wieviel Feldkompetenz ein Supervisor braucht, ist letztlich schwer zu klären. Ebenso, wie wichtig es ist, daß er als »Super-Visor« alles überschaut oder als »Para-Visor« jemand ist, der von der Seite sieht (DÖRNER 1993). Reicht es für die Fragestellung aus, wenn die Supervisionsgruppe sich als »joint competence group« (PETZOLD/LEMKE 1979/1980) sieht, in die jedes Mitglied seine spezifische Feldkompetenz (vor allem aus der Arbeit in der Psychiatrie) und der Supervisor insbesondere seine supervisorische Kompetenz als Katalysator, als Moderator oder als Fachmann für Kommunikationsprobleme und Krisenbewältigung einbringt? (siehe Heltzel zur Feldkompetenz in diesem Band).

Leitungsschwierigkeiten

Stationsärzte erlangen ihre Position meist aufgrund ihrer fachlichen Kompetenz, weniger wegen ihrer Fähigkeit zu leiten. Eine Ärztin, die als Assistentin erfolgreich war und in der Kollegenschaft gut eingebunden arbeitete, kann in der Leitungsposition charakteristische Schwierigkeiten bekommen. Zum Beispiel zwingt Leiten immer wieder dazu, Entscheidungen zu treffen, die nicht von allen Mitarbeitern getragen werden. Das macht einsam. Besonders Menschen mit großem Harmoniebedürfnis haben damit Schwierigkeiten. Bei einer solchen Problematik bietet sich eine Leitungssupervision an. Sie kann entweder in einer Gruppe von Leitenden aus verschiedenen Abteilungen durchgeführt werden, um spezifische Probleme mit Macht, Hierarchie, Abgrenzung und mit veränderter Rollenidentität zu klären, oder die Betroffenen suchen sich eine Einzelsupervision, wie sie sich in der Form des Coaching findet. A. Schreyögg definiert Coaching als professionelle Form von Managementberatung auch für Führungskräfte aus dem Sozialmanagement (SCHREYÖGG 1995). Coaching wäre demnach eine supervisionsähnliche Form von Leitungsberatung, die auf die speziellen Probleme in diesem Bereich zugeschnitten ist.

In unserem zweiten Beispiel geht es sicher nicht nur um Schwierigkeiten bei der Leitung. In dieser kurzen Beschreibung wird auch deutlich, daß es auf der Station Probleme der Mitarbeiter untereinander gibt. Hier bietet sich besonders Team- oder, wenn es mehrere Teams gibt, Abteilungssupervision an. Wie auch schon bei der Einzelbegleitung ist an dieser Stelle zu fragen: Geht es um die Lösung einer akuten Krise? Geht es um Kommunikationsprobleme im Team? Liegen die Schwierigkeiten in den Arbeitsbedingungen? Resultieren sie aus Veränderungen in den Rahmenbedingungen? In welcher »Mischung« wirken diese verschiedenen Faktoren?

In Kliniken, die einen gesicherten Supervisionsetat haben und die deshalb ihre Mittel eine Zeit lang ganz für Innovation und Qualitätsverbesserung verwenden, könnte man daran denken, die ganze Institution als lernende Organisation zu sehen und einen komplexen Supervisionsprozeß einleiten, bei dem die Mitarbeiter lernen, ähnlich wie in den Qualitätszirkeln in der Industrie, die Arbeit permanent zu reflektieren, sich über die jeweiligen gemeinsamen Ziele und deren Wandel klar zu werden und so im Vorfeld Krisen zu verhindern oder deren Verlauf günstiger zu steuern. Eine so geartete Arbeit würde natürlich auch Neuerungen im therapeutischen Bereich oder etwa in der Begleitung durch Forschung etc. mit einschließen. Meines Wissens gibt es bisher in Deutschland kaum Supervisorenteams, die das leisten können.

Institutionssupervision

Die dritte Fallskizze befaßt sich mit einem Chefarzt und dessen Problemen. Die schon weiter oben beschriebene Leitungssupervison wäre hier indiziert. In diesem besonderen Fall (Kostendruck, fachliche und organisatorische Innovationen, bessere Integration der verschiedenen Abteilungen und der Subsysteme wie Küche, Wäscherei etc.) halte ich eine Supervision für erforderlich, die sich mit den Problemen der ganzen Institution beschäftigt sowie mit den Wechselwirkungen in ihrem Umfeld. Organisationen werden zwar meist von Einzelpersonen geleitet, die Prozesse in ihnen sind aber so vielschichtig und so eng vernetzt, daß eine Einzelperson solche Systeme kaum zu durchschauen vermag. Hier wird oft ein Team von Supervisoren angefragt, das über eine Vielzahl verschiedener Feldkompetenzen verfügt, die möglichst alle wesentlichen Aspekte des Klinikbereichs abdecken. Denkbar sind insbesondere auch Teams von Supervisoren und Organisationsberatern.

Bevor ich mich zu immer komplexeren Möglichkeiten der Supervision aufschwinge, ist es wichtig, innezuhalten und auf ihre Grenzen zu verweisen. Durch das Präfix »super« sind ihre Abnehmer immer wieder verführt, von ihr all die Dinge zu erwarten, die sie selber nicht leisten können. Supervisoren sind nicht die bessere Leitung, sie haben nicht das umfangreichere Fachwissen, sie sind keine Therapeuten, die Institutionen heilen. Sie sind Begleiter und Anreger auf dem Weg, Probleme zu diagnostizieren, zu verstehen und zu lösen. Sie helfen Orte zu finden für gemeinsames Lernen und für Veränderung. Vor allem übernehmen sie keine Verantwortung für die Handlungen der Menschen, die in der Psychiatrie arbeiten. Ihre Funktion ist eher die eines Katalysators, der einen Prozeß in Gang bringt und die Institution, das Team oder den einzelnen dann wieder »allein« weiter arbeiten läßt.

Supervision als interdisziplinär begründete Methode

Beschäftigte aus dem Feld der Psychiatrie suchen oft nach Supervisionsformen, die mit einer Methode oder einer Referenztheorie alle Probleme abdecken sollen oder sehen bisweilen nur die Schwierigkeiten als supervidierbar, die mit dieser Methode abgedeckt werden können. In den letzten Jahren hat sich viel in diesem Bereich geändert, was ich in diesem Rahmen nur kurz streifen kann. Die Annahme, ein Ansatz (Balintgruppe, analytische, systemische oder eine andere Supervision) könne alles abdecken, ist für moderne Supervision nicht ausreichend (siehe dazu den Beitrag von Eck in diesem Band). Mit dem Ansatz der interdisziplinären Methode (PETZOLD 1995), in die Theorien aus der Psychologie, der Soziologie, der Erwachsenenbildung etc. eingehen und in deren praxeologischen Ansätzen Elemente aus verschiedenen Therapieformen – aus der Gruppendynamik, aus dem Kommunikationstraining – verwendet werden, werden schon seit längerer Zeit neue Wege beschritten. Theorien aus der neueren Sozialpsychologie wie Attributionstheorie (KRAMPEN 1989), Kontrolltheorie (FLAMMER 1990) oder das Konzept der Selbstwirksamkeit (BANDURA 1977) konnten in der Supervision bisher nicht fruchtbar umgesetzt werden. Jeder, der also einen Supervisor sucht, sollte ihn auch nach seinen verschiedenen theoretischen Hintergründen befragen.

Auf der Suche nach dem Supervisor

Nach so vielen Vorüberlegungen, nach Gewichtung von Problemfeldern und Abläufen, nach Klärung inhaltlicher Wünsche und theoretischer Hintergründe geht es um die Suche nach lebendigen Menschen, auf die sich der einzelne oder das Team in gemeinsamer Arbeit einlassen will.

Da Supervisor kein geschützter Titel ist und sich jeder so nennen kann, muß zuerst geklärt werden, ob er oder sie eine Supervisionsausbildung hat. Dies kann man abkürzen, wenn man sich an einen Ansprechpartner wendet, der nur Supervisioren in seinen Verzeichnissen führt, die entweder eine Ausbildung bei einem anerkannten Institut, welches die Standards des Dachverbandes erfüllt, durchlaufen haben oder die auf Grund von Übergangsregelungen aufgenommen wurden, welche den Ausbildungen äquivalent sind. Da wäre zum einen die Deutsche Gesellschaft für Supervison (DGSv), Köln, zu nennen, zum anderen der Bund Deutscher Psychologen (BDP), Bonn. Der DGSv gehören als juristische Mitglieder 24 Ausbildungsinstitute der verschiedensten Ausrichtung an, der BDP führt eine eigene Ausbildung durch. Die Mitgliedschaften in den oben genannten Dachverbänden sagen aber nichts über spezifische Feldkompetenzen im psychiatrischen Bereich aus. In den Mitgliederverzeichnissen sind die Supervisoren nur alphabetisch oder nach Postleitzahlen geordnet. Das hilft, die Supervisoren zu finden, die in der näheren Umgebung arbeiten, gleichwohl ist es dann nötig, sie direkt zu kontaktieren und nachzufragen, ob sie über die speziellen Qualifikationen und Kompetenzen verfügen, die der jeweilige Supervisand oder die Supervisionsgruppe braucht. Doch auch das reicht zu einem Arbeitsbündnis noch nicht aus. Die eventuell zukünftigen Arbeitspartner müssen sich auch persönlich kennenlernen. Bei einem solchen Treffen spürt man beidseitig sehr schnell, ob man zu einem Menschen Vertrauen findet, ob die unmittelbar erlebte Sympathie für einen gemeinsamen Weg reicht. Dies kann nur im persönlichen Kontakt erfahren werden.

Der Weg über Adressenverzeichnisse ist meist eine mühselige Angelegenheit. Als günstiger erweist es sich, im kollegialen Umfeld nachzufragen, mit welchen Supervisoren zu welchen Themen gute Erfahrungen gemacht wurden. Ist man sich klar darüber, welche fachliche Richtung (systemischer Ansatz, integrative Supervision, analytisch orientierte Supervision etc.) der Supervisor haben soll, kann man mit einem Ausbildungsinstitut, das hier seinen Schwerpunkt hat, Kontakt aufnehmen und sich Adressen von Absolventen in einem solchen Institut geben lassen. Oft sind die Institute auch behilflich, wenn es um spezielle Feldkompetenzen geht.

Eine weitere Möglichkeit besteht darin, Kollegen aus der eigenen Einrichtung oder von anderen Kliniken zu befragen, welche Erfahrungen sie mit Supervisoren zu welchen Themen gemacht haben. Durch ein solches Verfahren erhält man eine Vorauswahl, die das Finden eines Supervisors deutlich erleichtert. Der unergiebigste Ort der Suche wäre wohl das Branchenverzeichnis. Supervision ist noch ein relativ junges Verfahren auf dem Weg zur Profession.

Supervisionskontrakte

Nehmen wir an, inzwischen ist ein Supervisor, eine Supervisorin gefunden, dann diente eine erste Sitzung dem Kennenlernen, eine weitere dem Herausarbeiten des Supervisionsauftrags und seiner Ziele. Schließlich fehlt, um den eigentlichen Supervisionsprozeß beginnen zu können, der Kontrakt, d.h. der gemeinsame Vertrag, in dem alle wichtigen Modalitäten der Supervision benannt sind und von allen beteiligten durch Unterschrift bezeugt werden.

In dem Kontrakt werden alle formalen Anteile der Supervision wie Zeit, Abstände der Sitzungen, Honorar, Terminabsagen und deren Modalitäten benannt. Hier wird auch festgeschrieben, welche Personen an der Arbeit teilnehmen, wie die im Kontrakt genannten Ziele evaluiert werden, welche weiteren Stellen in der Institution von den Sachergebnissen informiert werden und last not least wie lange die Supervision dauern soll. Falls die Klinikleitung die Supervision finanziert, was wohl meistens der Fall ist, muß auch der Geldgeber mit seinen Erwartungen an die Supervision in Form eines Dreieckskontraktes mit aufgenommen werden.

Literatur

BANDURA, A.L. (1977): Social learning theory. Englewood Cliff.

DÖRNER, K. (1993): Forum Supervision. Teamsupervision in der psychiatrischen Arbeit. Ein Gespräch mit Prof. Dr. K. Dörner. Münster.

FLAMMER, A. (1990): Erfahrung der eigenen Wirksamkeit. Einführung in die Psychologie der Kontrollmeinung. Bern.

KRAMPEN, G. (Hg.) (1989): Diagnostik von Attributionen und Kontrollüberzeugungen. Göttingen.

LEMKE, J. (1980): Supervision in Therapeutischen Wohngemeinschaften. In: PETZOLD, H.G.; VORMANN, G. (Hg.): Therapeutische Wohngemeinschaften. Erfahrungen, Modelle, Supervision. München.

PETZOLD, H.G.; LEMKE, J. (1979/1980): Gestaltsupervision in der Kompetenzgruppe. In: *Gestalt-Bulletin*, 3, 1979, und 1, 1980. Paderborn.

Petzold, H.G.; LEMKE, J.; RODRIGUEZ-PETZOLD, F. (1995): Feldentwicklung und supervisorisches Lernen – Überlegungen zur Weiterbildung von Lehrsupervisoren aus Integrativer Perspektive: Kontext, Ziele, Qualitätsprofil, didaktische Konzeption. In: *Gestalt und Integration*, 1, S. 298–345.

SCHREYÖGG, A. (1996): Coaching. Frankfurt a.M./New York.

WOLFGANG VOLLMOELLER

Interne oder externe Teamsupervision?
Die Frage nach der Leitungskompetenz
der Vorgesetzten
Ein Weg zu neuen Ufern

Über grundsätzliche Supervisionsmöglichkeiten in psychosozialen Tätig-
keitsfeldern gibt es inzwischen eine umfangreiche Literatur, wobei gerade das
»Team« als Ausgangspunkt unterschiedlichster Interventionsformen bis heute
eine schillernde Größe geblieben ist. Nicht zuletzt wurde oft allein im Vor-
handensein dieser besonderen »Interaktionsfigur« eine Lösung therapeutischer Probleme gesehen, während es sich beim Phänomen Team doch
zunächst immer nur um eine idealtypische Konstruktion multiprofessioneller
Kooperationsmöglichkeiten handelt (KISKER 1988; ROSE 1981). Eine Per-
vertierung des Teamprinzips wäre schließlich sogar dort anzunehmen, wo
konkrete Verantwortlichkeiten nirgends mehr festzumachen sind oder »Tea-
men« bereits weitgehend zu einer Beschäftigung mit sich selbst verkommen
ist. Obwohl speziell in psychiatrisch-psychotherapeutischen Einrichtungen
gerade die Person des Mitarbeiters schnell zum eigentlichen »Instrument« der
Behandlung werden kann, können Mitarbeiterzusammenkünfte auch keine
»selbsttherapeutischen« Veranstaltungen sein. Von vielen Besonderheiten, die
sich in diesem Zusammenhang problematisieren ließen, sollen im folgenden
einige Aspekte externer – im Gegensatz zu interner – Teamsupervision her-
ausgegriffen werden. Dabei geben gerade die langjährigen Erfahrungen aus
der eigenen Klinik Anlaß, bisherige Beurteilungsweisen zu überdenken.

Als ich Ende der 80er Jahre als Stellvertretender Ärztlicher Leiter an die
Psychiatrische Klinik der Ruhr-Universität Bochum kam, lief dort gerade
eine zunehmend lebhafter werdende Diskussion um Möglichkeiten, Stellenwert und Realisierbarkeit von sogenannter externer Teamsupervision für
einzelne Behandlungseinheiten bzw. Arbeitsgruppen (Stationen, Tagesklinik, Ambulanz etc.). Im Sinne von RUDNITZKI (1988) hätte damals von einer »vorgeburtlichen« Situation verschiedener Supervisionsgruppen gesprochen werden können. Die klinikinterne Thematik der »Hilfe von außen« war
seinerzeit auch angeregt von einer bundesweiten, durch verschiedene übergeordnete Institutionen unterstützten Meinungsbildung, wie sie sich u. a. 1986

in einer Schriftenreihe des Bundesministers für Jugend, Familie, Frauen und Gesundheit, dem »Leitfaden zur tagesklinischen Behandlung«, niederschlug: »In kleinen, überschaubaren Behandlungseinheiten mit betont soziotherapeutischer oder psychotherapeutischer Ausrichtung entwickelt sich zwangsläufig ein dichtes Kommunikationsgefüge.

Dies ist zwar, wie an anderer Stelle schon ausgeführt wurde, wünschenswert; es birgt aber die Gefahr der Ausbildung therapiewidriger Konfliktkonstellationen besonderer Art sowohl in den Zweierbeziehungen zwischen Patienten und Therapeuten als auch im Beziehungsnetz der ganzen Gruppe in sich, eine Schwierigkeit, der sich die Mitarbeiter stellen müssen.

Um dieses Konfliktpotential in Grenzen zu halten und um den Mitarbeitern die Auseinandersetzungen mit den genannten Schwierigkeiten zu erleichtern, ist es erforderlich, einen *von der Einrichtung unabhängigen* Berater oder Supervisor hinzuzuziehen. Eine solche Beratertätigkeit erstreckt sich im allgemeinen auf Sitzungen im Abstand von 2 bis 4 Wochen. Dafür erforderliche Mittel sind im Pflegesatz zu berücksichtigen.« (LEITFADEN 1986, S. 26f., Hervh. durch Verf.)

Hinter dieser Forderung steckte damals nicht zuletzt die Sorge einer sozialpsychiatrisch orientierten Expertengruppe um Alexander Veltin, den ehemaligen Direktor der Psychiatrischen Landesklinik Mönchengladbach-Rheydt, daß in therapeutischen Teams aus bestimmten Übertragungs- und Gegenübertragungsphänomenen sowie der Gruppendynamik unter den Mitarbeitern sehr leicht Schwierigkeiten entstehen könnten, die letztlich die Arbeitsfähigkeit der ganzen Einheit ernsthaft gefährden. Einen gewissen »offiziellen« Abschluß fanden entsprechende Überlegungen zur externen Teamsupervision dann schließlich im allgemeinen Teil zur Psychiatrie-Personalverordnung (PsychPV), die bekanntlich erstmals Grundsätze und Maßstäbe zur Personalbemessung in der stationären Psychiatrie näher spezifizierte (KUNZE/KALTENBACH 1992, S. 12): »Entsprechend dem hohen Stellenwert der Beziehungsebene in der therapeutischen Arbeit mit Patienten wurden *externe* Team-Supervision und Balint Gruppen ausdrücklich in den Minutenwerten für therapeutisches Fachpersonal als Regelaufgabe berücksichtigt. Dies führt zu Kosten für Honorare.« (Hervh. durch Verf.)

In meiner neurologischen Weiterbildungszeit wäre eine entsprechende Forderung nach Teamsupervision allerdings sicher bei allen therapeutischen Mitarbeitern auf großes Unverständnis gestoßen, während etwa die Teilnahme an patientenzentrierten Balint-Gruppen hier immer weitgehend verstanden und praktiziert wurde. Daß der neurologische Chef nicht nur letztverantwortlich alle Behandlungen supervidierte (und in seiner Abwesenheit die Leitende Oberärztin), sondern sich auch für eine patientengemäße Zusammenarbeit aller Therapeuten höchstpersönlich verantwortlich fühlte, stand selbst bei kritischen Mitarbeitern nie zur Diskussion. Aber selbst während meiner

Tätigkeit in einer psychoanalytisch ausgerichteten Universitätsklinik für Psychotherapie und Psychosomatik, wo es zudem von Anfang an eine entsprechende Tagesklinik gab, kamen nie ernsthafte Gedanken und Wünsche bezüglich einer eigenständigen, von außen geleiteten Teamsupervision auf. Hier fühlten sich die vorgesetzten Psychotherapeuten nämlich selbst jeweils ausreichend kompetent, um auf gruppendynamisch bedingte Arbeitsfähigkeitsstörungen ihrer Teams zu achten und ggf. angemessen zu intervenieren. Tatsächlich gab es auch in dieser Einrichtung nach meinem Wissen niemals gelähmte Teams, entscheidend gestörte Arbeitsabläufe, diffuse Behandlungskonzepte oder ekstatische Beziehungsgestaltungen durch das Personal, seien es nun Krankenschwestern oder Ärzte, schon gar nicht ernsthafte Unklarheiten in den einzelnen Verantwortungsbereichen. Andererseits waren hier, ebenso wie in der Neurologie, im Sinne »heterogener Teams« (aus Spezialisten mit verschiedenartiger Vorbildung) immer sehr unterschiedlich aus- und weitergebildete bzw. dementsprechend zum Einsatz kommende Mitarbeiter beschäftigt, die dies gegenseitig nicht nur zwangsläufig berücksichtigen mußten, sondern in der Regel auch sehr gut konnten.

Daß ich mich in unserer psychiatrisch-psychotherapeutisch arbeitenden Klinik nicht nur von Anfang an für eine zügige Umsetzung externer Supervisionsmöglichkeiten eingesetzt, sondern das weitere Geschehen auch aufmerksam verfolgt habe (VOLLMOELLER 1991a, 1991b, 1992a und 1992b) und die von mir geleitete, tiefenpsychologisch fundiert arbeitende Tagesklinik hier hausintern sogar den Anfang machte, hat sehr verschiedene Gründe. Neben einem prinzipiellen Interesse an der Ausschöpfung aller Hilfemöglichkeiten bzw. einer grundsätzlichen Offenheit für Neues und Vielversprechendes sollte hier sicher auch einem inzwischen von vielen Mitarbeitern ersehnten (im Sinne der Idee des erweiterten Dialogs) modifizierten »Leitungsmodell« nicht mit einer Haltung begegnet werden, die offensichtlich nicht einmal der im Gesundheitsreformgesetz vom 1. Januar 1989 festgeschriebenen Verpflichtung zu Qualitätssicherungsmaßnahmen (§ 137 SGB V) zu entsprechen schien. Das dort vorrangig genannte Ziel, nämlich Qualität zu entwickeln, zu erreichen, zu sichern und zu gewährleisten, sollte ja gerade mit dem Schwerpunkt einer Einbindung möglichst vieler Mitarbeiter erfolgen, nicht zuletzt unter Berücksichtigung ihrer neu entstandenen Supervisionswünsche (VOLLMOELLER 1989).

Zunächst einmal mußten bei uns die formalen Rahmenbedingungen durch Beschlußfassung in der Betriebsleitung der Klinik (bestehend aus Ärztlicher, Verwaltungs- und Pflegedienstleitung) geschaffen, d.h. im wesentlichen die hierfür angemessenen Dienstzeit- und Kostenregelungen gefunden werden. Während im weiteren schon endgültig feststand, daß der gesamte Zeitaufwand für eine solche Teamsupervision (innerhalb eines maximalen Jahreskontingents von jeweils 15 Doppelstunden) auf die dienstplanmäßige Arbeitszeit angerechnet werden konnte, gab es zu den unmittelbar anfallenden Supervisionskosten seitens der Institution zunächst jeweils nur einen Zuschuß von 50 %. Wegen der dadurch zwangsläufig entstehenden anteiligen Eigenbeteiligung für Supervisanden (welche als Fortbildungsaufwand steuerlich berücksichtigt werden konnte) war die Teilnahmeentscheidung jedes Mitarbeiters zunächst auch mehr oder weniger in sein persönliches Ermessen gestellt. Diese Anfangsregelung führte dazu, daß zumindest einige, letztlich aber sehr wenige Teammitglieder, denen z. B. externe Supervisionsformen noch sehr suspekt waren und/oder die selbst die relativ geringen Eigenkosten auf keinen Fall übernehmen, statt dessen lieber ihren sonstigen dienstlichen Aufgaben nachgehen wollten (und auch durften). Im Laufe der Zeit gab es dann aber in denjenigen Teams, die sich schon mehrheitlich für eine externe Supervision ausgesprochen hatten, kaum noch »Außenseiter«. In einer späteren Aktualisierung unserer Supervisionsrichtlinien, u. a. ausgelöst durch das Inkrafttreten der o. a. Psychiatrie-Personalverordnung, wurde schließlich die volle Kostendeckung durch die Klinik zugesagt (bis zu noch ausreichend bemessenen Höchstsätzen). Die jeweilige Supervisandengruppe mußte dafür in jeder Sitzung aber mindestens fünf Personen umfassen, sich immer im Klinikbereich treffen und seitens des externen Supervisors so geleitet sein, daß sie auch wirklich allen Mitarbeitern bzw. Angehörigen einer Berufsgruppe zugemutet werden konnte.

Der Dreieckskontrakt

Zwischen dem Träger der Klinik, vertreten wiederum durch die Betriebsleitung, und den von den Teams zunehmend angeworbenen Supervisoren wurden von nun an auch schriftliche Verträge geschlossen, die jeweils von beiden Seiten, ggf. sogar ohne Begründung, aber mit einer Frist von drei Wochen zum Monatsende gekündigt werden konnten (VOLLMOELLER 1990). Im Sinne eines »Dreieckskontrakts« (KALLABIS 1992) wurden dabei nicht zuletzt die konkreten Wünsche der Supervisanden eingebracht (z. B. Zeiten, Termine, Anzahl der Sitzungen), ganz abgesehen davon, daß auch die Teams selbst und nicht die Klinikleitung die eigentliche Auswahl trafen. Die Supervisoren, unterschiedlich berufserfahrene Personen mit einer angemessenen (jedoch nicht identischen) Zusatzausbildung, hatten allerdings vorab einen Nachweis ihrer speziellen Qualifikation zu erbringen und diesen ggf. gegenüber dem Team und/oder der Betriebsleitung zu erläutern, darüber hinaus immer eine Schweigepflichtserklärung zu unterschreiben.

Entsprechend einer dann jeweils standardisiert formulierten, im eigentlichen Vertragstext relativ pauschal gehaltenen Benennung von Inhalten und Zielen der erwarteten Supervision sollte diese im wesentlichen darin bestehen, dem betreffenden Klinikteam, d. h. einer bestimmten multiprofessionell zusammengesetzten Arbeitsgruppe, in Ergänzung zu allen sonstigen Möglichkeiten und Hilfen sowie unter Berücksichtigung der grundsätzlichen Zielsetzung des Krankenhauses (als Universitätsklinik und Institution der regionalen Vollversorgung) Unterstützung in der Überwindung möglicher »Reibungsverluste in der beruflichen Zusammenarbeit« zu geben.

Im Grunde waren die Teams danach völlig frei in der Wahl jeweilig zu supervidierender Themen. Da sich auch die externen Supervisoren in dieser Frage, insbesondere in den ersten Jahren, höchst flexibel zeigten, ergab sich bei uns letztlich bis heute eine bunte Vielfalt von Supervisionsinhalten, teils vorab im Team besprochen und mehrheitlich entschieden, teils spontan von demjenigen Teammitglied vorgetragen, das hierzu am meisten »Druck« verspürte. Die jeweiligen Vorgesetzten gaben dabei nur ganz vereinzelt Vorschläge ab, insbesondere wenn sie durch die Thematik irgendwie betroffen waren oder selbst an der Veranstaltung teilnahmen. Unter diesen Rahmenbedingungen wurden dann schließlich Arbeitsabläufe ebenso wie Arbeitsbeziehungen problematisiert, Ungerechtigkeiten und Kränkungen ebenso angesprochen wie Behandlungskonzepte und Verantwortungsbereiche. Immerhin durften jetzt auch »private« Ansichten geäußert oder ansonsten eher verdeckte Emotionen gezeigt werden, alles aber immer unter »Kontrolle«, »Aufsicht« oder »Leitung« (wörtl. Übersetzung vom engl. »supervision«) einer institutsfremden Fachkraft, eben dem externen Supervisor. Wenn an solchen Veranstaltungen (immer nach vorheriger Ankündigung oder grundsätzlicher Absprache) auch Mitarbeiter in vorgesetzter Funktion teilnahmen, z. B. die jeweiligen Oberärzte oder bereichsleitenden Ärzte, so wurden von den anderen Teilnehmern besonders gerne Probleme der hierarchischen Ebenen thematisiert, höchst selten diese Funktionsträger aber einmal »an den Pranger gestellt« oder für Vergangenes »zur Rechenschaft gezogen«. Zu einem ausgesprochenen Eklat innerhalb oder außerhalb des Teams kam es deshalb nie.

Um die gemeinsame Aufgabenerfüllung unserer Tagesklinik möglichst zu verbessern, habe ich selbst über mehrere Jahre als Supervisand an deren externer Teamsupervision teilgenommen. Im Laufe der Zeit konnte ich dabei erleben, wie sich in gewisser Abhängigkeit von Ausbildung und Feldkompetenz der Supervisoren unter deren Beratung entweder eher über alltagspraktische Probleme im Team, einschließlich schwieriger Urlaubsplanungen oder sonstiger Organisationsfragen, auseinandergesetzt wurde oder eher über zwischenmenschliche Aspekte, autoritäre Strukturen und persönliche Schwierigkeiten untereinander. Anfangs fast unmerklich, später aber zunehmend erkannt und schließlich sogar allgemein gewünscht, verschoben sich hier dann aber wie in fast allen Teamsupervisionen unserer Einrichtung die Inhalte mehr und mehr auf diagnostische und therapeutische Fragen bzgl. einzelner Patienten. Statt der Beziehungen untereinander standen damit wieder konkrete Versorgungsinhalte im Vordergrund, wobei jetzt auch von den Supervisoren weitgehend vermieden wurde, die Probleme mit den Patienten mehr oder weniger als Beziehungskonflikte untereinander zu deuten (BARTHE 1985). Dadurch schienen aber diejenigen unserer Supervisoren, die selbst länger in einer psychiatrisch-psychotherapeutischen Einrichtung gearbeitet hatten und insofern entsprechende Patienten gut kannten, deutlich im Vorteil, während Supervisoren mit fehlender oder geringer Psychiatrie-Erfahrung nun selbst gelegentlich in das »Schußfeld« der Supervisanden gerieten. Die im Prinzip von allen Beteiligten getragene Verschiebung von einer anfangs eher beziehungsorientierten Teamsupervision hin zu einer zuletzt eher teamorientierten Fallsupervision warf damit nicht nur Kompetenzprobleme auf, sie brachte die erwartete Tätigkeit des externen Supervisors auch wieder stark in die Nähe sonstiger (klinikinterner) Supervisionsveranstaltungen und -möglichkeiten.

Der kritische Rückblick

Unter diesem Blickwinkel ließe sich dann allerdings die Frage stellen, warum durch vorhandene fachkompetente und berufserfahrene Verantwortungsträger die institutsfremden Supervisoren nicht von vornherein ersetzt werden könnten. Warum sollte ein entsprechend erfahrener und gruppendynamisch geschulter Mitarbeiter der Klinik nicht ebenso positiv auf die eigentliche Arbeit und die alltäglichen Probleme einer therapeutischen Arbeitsgruppe einwirken können, insbesondere wenn ihm noch die dort behandelten Patienten samt ihrer Pathologie bekannt sind? Damit bleiben aber auch ernst zu nehmende Alternativen zur Praxis externer Teamsupervision, wie ich sie in der vorliegenden Tabelle einmal schematisch dargestellt habe, erhalten. Für unsere Klinik könnte ich sie mir inzwischen wieder gut vorstellen.

Möglichkeiten zur Bearbeitung arbeitswidriger Verhältnisse in einzelnen therapeutischen Teams

	bei mitarbeiter- und/oder organisationsbezogenen Problemen		bei patienten- und/oder therapiebezogenen Problemen	
	unter Förderung des Selbsterfahrungswunsches Einzelner	ohne gezielte Förderung von Selbsterfahrungsanteilen Einzelner	unter Förderung des Selbsterfahrungswunsches Einzelner	ohne gezielte Förderung von Selbsterfahrungsanteilen Einzelner
anzustrebende Supervision für betroffene Teammitglieder	**extern** jeweils im Rahmen einer allgemeinen Selbsterfahrungsgruppe	**intern** unter der Leitungskompetenz des (Disziplinar-) Vorgesetzten	**extern** jeweils im Rahmen einer fallbezogenen Selbsterfahrungsgruppe (Balint-Gruppe)	**intern** unter der Leitungskompetenz des (Fach-) Vorgesetzten
Aufgaben der Institution bzw. ihrer Leitung	Einstellung umfassend qualifizierten Fach- und Führungspersonals Förderung von Fort- und Weiterbildungsmöglichkeiten der Mitarbeiter einschließlich ihrer Teilnahme an Selbsterfahrungsveranstaltungen (-gruppen) ggf. Inanspruchnahme einer Instituts- bzw. Unternehmensberatung			

Gerade Führungskräfte in psychiatrisch-psychotherapeutischen Institutionen bzw. Anleiter entsprechender Arbeitseinheiten sollten doch in der Lage sein, sich von ausgesprochen situativ oder sehr persönlich geäußerten Befindlichkeiten ihrer Mitarbeiter so weit zu lösen, daß sie jeweils in der Lage bleiben, reflektierend und vorausschauend zu denken sowie integrativ und rücksichtsvoll zu handeln, ohne gleichzeitig das eigentliche Ziel, nämlich eine bestmögliche Behandlung der anvertrauten Patienten, aus dem Auge zu verlieren. Auch grundsätzliche Bewältigungsstrategien bei beruflichen Belastungen von Mitarbeitern sollten ihnen bekannt sein, ebenso natürlich sinnvolle Maßnahmen zur Förderung fehlender Handlungskompetenz. Nicht zuletzt berufsbezogene Konfliktsituationen aufgabenorientiert zu lenken und Interessenkonflikte zwischen verschiedenen Rollenträgern einer Institution zu bereinigen, sollte gerade in diesem beruflichen Feld jedem Vorgesetzten zugetraut werden können.

Was hier meist kritisch entgegengehalten wird, sind die geringe Neutralität und Objektivität eines internen Supervisors, so daß die atmosphärischen Rahmenbedingungen oft nicht stimmten und unter Mitarbeitern zu schnell Zuordnungen nach dem Täter-Opfer-Klischee entstehen würden (SCOBEL 1988). Diese Beurteilung, insbesondere in ihrer Schärfe und Pauschalität, vermag ich heute noch viel weniger als früher zu teilen.»Schuldfragen« kamen bei uns auch unter externer Teamsupervision gelegentlich auf, und interne Supervisionsveranstaltungen sind nicht zwangsläufig mit Streß und Angst verbunden. Letztlich dürfte es nämlich eine Frage der Leitungskompetenz und keine Frage der Klinikzugehörigkeit sein, ob es im Team zu einer integrierenden und identitätserhaltenden »Beratung« kommt und dadurch ein aufgabenbezogener Gruppenprozeß tatsächlich entsteht bzw. aufrechterhalten wird.

Unter »Leitungskompetenz« würde ich dann gleich mehreres verstehen: Führungskompetenz, Organisationskompetenz, fachliche und persönliche Kompetenz. Führungskompetenz erfordert sicher Verantwortungsbewußtsein, Ausgewogenheit im Urteil und Interventionsgeschick. Organisationskompetenz dürfte dagegen eher auf analytischem Blick, zielorientierter Planung und eigener Strukturiertheit aufbauen. Die jeweilige Ausbildung, angemessene Berufs- und Gruppenerfahrung sowie neueste Sachkenntnisse dürften schließlich die Basis fachlicher Kompetenz darstellen, während psychische Gesundheit, Lern- und Introspektionsfähigkeit vielleicht als Grundelemente persönlicher Kompetenz zu nennen wären.

Unbeantwortet erscheint dann allerdings noch die Frage, wie ggf. dem ausdrücklichen Selbsterfahrungswunsch von Teammitgliedern sinnvoll zu begegnen sei, insbesondere wenn dieser vor dem Hintergrund schwer faßbarer, stark emotionalisierter Beziehungsstörungen untereinander geäußert wird. Auch aus den Erfahrungen in unseren Supervisionsveranstaltungen erscheint es mir am sinnvollsten, hier im Team selbst jeweils nur auf die sachlichen, berufs- oder rollenbezogenen Anteile des Problems zu fokussieren, wobei ein institutsfremder Supervisor nicht zwangsläufig im Vorteil erscheint. Im Gegenteil, er muß sich als Berater immer genau vergewissern, was in der Gruppe selbst als flexible Dispositionsmasse überhaupt noch zur Verfügung steht und was ggf. zu nur schwer veränderlichen Rahmenbedingungen einer Arbeitseinheit gehört. Eine weitergehende, tiefenpsychologisch fundierte Selbsterfahrung einzelner Personen erscheint institutionell dann kaum noch möglich, insbesondere nicht im Kollegenkreis. Hier ist es sicher am sinnvollsten, die entsprechenden Supervisoren auch tatsächlich auswärts zu konsultieren. Die Fürsorgepflicht gegenüber Mitarbeitern und Patienten verlangt es aber, seitens der Institution bzw. ihrer Leitung entsprechende Maßnahmen großzügig zu fördern, wobei sich dann im einzelnen wieder fallbezogene Balint- oder allgemeine Selbsterfahrungsgruppen anbieten.

Literatur

BARTHE, H.-J. (1985): Gruppenprozesse in der Teamsupervision – konstruktive und destruktive Effekte. In: *Prax. Kinderpsychol. Kinderpsychiat.*, 34, S. 142–148.

BMJFFG (1986): Leitfaden zur tagesklinischen Behandlung. Schriftenreihe des Bundesministers für Jugend, Familie, Frauen und Gesundheit. Band 189. Stuttgart u. a.

KALLABIS, O. (1992): Gestaltung von Dreieckskontrakten – eine Kontraktierung zwischen drei Interessenvertretern. In: *Supervision*, 22, S. 14–29.

KISKER, K.P. (1988): »Team« – Erfahrungen mit einer problematischen therapeutischen Interaktionsfigur in der Psychiatrie. In: *Psychiat. Prax.*, 15, S. 149–154.

KUNZE, H.; KALTENBACH, L. (Hg.) (1992): Psychiatrie-Personalverordnung. Textausgabe mit Materialien und Erläuterungen für die Praxis. Stuttgart u. a.

ROSE, H.K. (1981): Grundfragen therapeutischer Teamarbeit in der Psychiatrie. In: *Psychiat. Prax.*, 8, S. 87–94.

RUDNITZKI, G. (1988): Teamsupervision – Geburtshilfe oder Abgesang für institutionelle Arbeitsgruppen. In: *Gruppenpsychother. Gruppendynamik*, 24, S. 354–363.

SCOBEL, W.A. (1988): Was ist Supervision? Göttingen.

VOLLMOELLER, W. (1989): Externe Qualitätskontrolle und Supervision: Aspekte zur Qualitätssicherung in der Psychiatrie. In: *Spektr. Psychiatr. Nervenheilk.*, 18, S. 15–16.

VOLLMOELLER, W. (1990): Rechtliche Aspekte externer psychiatrischer Supervisionen. In: *Sozialpsychiatrische Informationen*, 20, 2, S. 12–14.

VOLLMOELLER, W. (1991a): Aktuelle Aspekte von Teamsupervision in der Psychiatrie. In: *Psycho*, 17, S. 740–747.

VOLLMOELLER, W. (1991b): Zur Problematik externer Supervisionen in der Psychiatrie. In: *Psychiat. Prax.*, 18, S. 173–177.

VOLLMOELLER, W. (1992a): External supervision of psychiatric therapy teams. In: KÜHNE, G.-E. (Hg.): Aktuelle Aspekte der Psychiatrie. Jena, S. 140–142.

VOLLMOELLER, W. (1992b): Erfahrungen aus einer Klinik mit externer Team-supervision. In: JANSSEN, P.L. (Hg.): Psychotherapie durch das Team. Neuss, S. 197–208.

JÜRGEN HILLE

Fall- oder Teamsupervision – eine Alternative?

Die Mitarbeiter eines Stationsteams einer psychiatrischen Akutstation überlegen, ob und welche Art von Supervision eingeführt werden soll. Hubert ist seit über zwanzig Jahren Krankenpfleger in der Psychiatrie, zumeist auf Stationen mit chronisch kranken Patienten. Hubert steht dem Ansinnen sehr skeptisch gegenüber: »Auf Station x hatten wir mal Supervision, nein danke!« Lernschwester Beate ist freudig dafür und hofft, daß sie teilnehmen kann, obwohl sie nur noch ein halbes Jahr auf der Station sein wird. Der Oberarzt Müller ist zwar nicht dagegen (weil die Krankenkassen es wohl demnächst ohnehin fordern und auch bezahlen werden): »allerdings nur, wenn dies nicht in eine Selbsterfahrungsgruppe ausufert; da sollte dann nur über Fälle geredet werden«.

Stationspflegerin Susanne hat gerade ihre Stationsleitungskurse abgeschlossen und sehr positive Erfahrungen mit Supervision gesammelt. Sie ist energisch für Supervision, »aber nur, wenn dort auch über die Teamstrukturen und die Zusammenarbeit gesprochen wird, bei reiner Fallsupervision mache ich nicht mit. Fälle könnten wir auch in unserer Übergabe besprechen, wenn nur alle pünktlich wären und auch die Ärzte sich dran halten würden.«

Der Psychologe räumt ein, daß er persönlich die Supervision nicht benötige, da er schon im Rahmen seiner Therapieausbildung regelmäßig Supervision bekäme, aber er könne sich das auch für das Team vorstellen. Allerdings bestände er darauf, daß dies eine tiefenpsychologisch orientierte Supervision sein müsse.

Schwester Felicitas fragt an, ob die Supervision, wenn sie denn stattfinden würde, freiwillig oder verpflichtend für alle wäre und wann sie stattfinden solle, denn man hätte eh kaum Zeit, um sich um die Patienten zu kümmern. Sie bestehe darauf, die Frage der Freiwilligkeit zu klären, bevor sie bereit wäre, über dieses Thema noch weiter zu reden.

Da keiner genau Bescheid weiß, wird diese Frage zunächst (wie schon öfter) auf eine zukünftige Besprechung vertagt.

Sicherlich ist dieses Beispiel etwas pointiert und das Mißverstehen sowie das Aneinandervorbeireden in dieser Häufigkeit und Dichte überzogen. Dennoch habe ich im Rahmen meiner über fünfzehnjährigen Tätigkeit in der

Psychiatrie jede dieser Interaktionssequenzen entweder selbst erlebt oder entsprechende Berichte gehört. Was läuft in dem geschilderten Beispiel ab? Wieso kann die Frage nach der Einführung von Supervision schon so viel Gegensätze und Konflikte aufwerfen?

Viele Erklärungsebenen wären hier verstehbar: Huberts schlechte Erfahrungen, Beates Neugier, Herrn Müllers pragmatische Vorsicht, die hochmotivierte und fordernde Stationsleiterin, der therapieorientierte Psychologe und die die Frage nach der Freiwilligkeit fordernde und bezüglich der Zeit skeptische Felicitas.

Statt hier nun tiefgehende Analysen oder Spekulationen über die »inneren Motive« der Beteiligten anzustellen, will ich die einfachste Hypothese für diese verwirrende Besprechung über die Einführung von Supervision formulieren: Den Stationsmitgliedern fehlen teilweise Informationen darüber, was Supervision ist und bei welchen Aufgaben welche Supervisionsform nützlich sein kann. Sie reden auch deshalb aneinander vorbei, weil sie nicht Nachfragen (z. B.: Welche Erfahrungen hat Hubert denn genau gemacht?) und weil sie wahrscheinlich sehr unterschiedliche, nicht genau benannte Ziele bzw. Prioritäten oder Sorgen haben, die sie mit und über die Supervision durchsetzen oder berücksichtigt haben möchten.

Die folgenden Ausführungen sollen solche Defizite ausgleichen helfen und einen Überblick darüber geben, was Supervision ist, woher Supervision kommt, welche Arten von Supervision es gibt und bei welchen Aufgaben Supervision nützlich sein kann.

Die Frage nach Fall- oder Teamsupervision soll im Anschluß wieder aufgegriffen werden.

Was ist Supervision?

Supervision ist eine Form der Beratung zu berufsbezogenen Themen, die sich auf das Arbeitsfeld bzw. die Patienten beziehen. Das Ziel von Supervision ist die kontinuierliche Verbesserung der Arbeit. Dabei sollte der Gegenstand von Supervisionsprozessen nicht nur die Behandlungsqualität, sondern auch die Prozeß- und Strukturqualität beinhalten, wie z. B. die Qualität der Zusammenarbeit mit den Patienten und unter den Mitarbeitern, das (therapeutische) Klima auf der Station, die Qualität der Behandlungskonzeption etc.

Der Begriff und das Selbstverständnis von Supervision sowie die Praxis von Supervision haben sich im Laufe ihrer Entstehung gewandelt und sind in die wissenschaftliche Diskussion und Weiterentwicklung eingebunden.

Vom lateinischen Ursprung bedeutet »super« »über« und »videre« »sehen, schauen«. Der Supervisor hat durch seine von »außen« kommende Position eher die Möglichkeit, die Situation zu überschauen und mit den Supervisanden andere, evtl. auch neue Lösungen zu erarbeiten.

Bekannte Anwendungsformen von Supervision sind Praxisberatung, Fall-supervision, Teamsupervision, Konzept- und Organisationssupervision, Ein-zelsupervision (Coaching), Leitungssupervision und Intervision.

Woher kommt Supervision?

Die *erste der Haupttraditionen* der heutigen Supervsion kommt aus der Sozial-arbeit in der USA. Ursprünglich wurde Supervision vorwiegend als Praxisan-leitung durch den Vorgesetzten verstanden. Das damalige Konzept bestand darin, daß der berufserfahrenere Vorgesetze seinen Mitarbeitern systemati-sche und auf professionellen Grundsätzen beruhende Handlungsanleitungen zum Beispiel für den Umgang mit bestimmten Krankheitsbildern, Gruppen-situationen oder Arbeitsabläufen vermittelte. Auch heute noch ist dieses Su-pervisionskonzept anzutreffen und wird sinnvollerweise »interne Supervisi-on« genannt. Insbesondere in größeren Institutionen gibt es gelegentlich auch festangestellte Supervisoren, die aber keine Vorgesetztenfunktion haben.

Parallel zu dieser institutionsbezogenen Beratungspraxis entwickelte sich sehr früh die sogenannte Gruppensupervision. Hierbei reflektierten zumeist Kollegen aus dem therapeutischen, sozialen, pflegerischen Bereich, aber aus verschiedenen Dienststellen, gelegentlich sogar aus unterschiedlichen Arbeits-feldern und Berufsgruppen unter der Anleitung eines Supervisors ihre Arbeit.

Die Begriffe, die diese Art der Supervision beschreiben sind: Fallsupervisi-on, Gruppensupervision und Praxisberatung.

Eine *zweite Tradition* der Supervision liegt in der klinisch-therapeutischen Arbeit mit psychisch kranken bzw. Menschen mit auffälligen Verhaltenswei-sen (Drogengebrauch, Kriminalität).

Supervision diente hierbei besonders der (Selbst-)Kontrolle der langjährig tätigen Mitarbeiter. Gerade die Arbeit in sogenannten totalen Institutionen bringt immer wieder die Gefahr mit sich, in Routine zu verfallen und die Pa-tienten nicht mehr als einzigartige Personen zu sehen, sondern als Fall x von Station y.

Supervision diente hier primär der ständigen Neureflexion des Verhältnis-ses zu den einzelnen Patienten und der Kontrolle der eigenen gefühlsmäßigen Einstellungen und Verhaltensmuster. Dies war und ist in diesen Arbeitsfel-dern auch dadurch zumeist fortlaufend erforderlich, als abweichendes Ver-halten und insbesondere psychotisches sowie stark regressives Verhalten bei den meisten Menschen angst- und abwehrauslösend wirkt.

Verstärkend wirkt sicherlich, daß die Mitarbeiter in klinisch-therapeuti-schen und verwahrenden Institutionen tagtäglich genau mit den Menschen betraut sind, die die Gesellschaft nicht ertragen mag. Der gesellschaftliche Status und die Anerkennung für diese oft aufopferungsvolle Tätigkeit ist eben entsprechend mäßig und birgt abermals Gefahren für die Beziehung zu den

Patienten und der Mitarbeiter untereinander. Viele Supervisionskonzepte zielen hierbei sinnvollerweise über die Reflexion der Beziehungen zum Patienten hinaus auf die Bearbeitung und Klärung der Beziehungen der Mitarbeiter zueinander. Dabei spielen Themen wie Berufsgruppenkonflikte, Aufgaben- und Kompetenzverteilungen sowie Regelvereinbarungen eine bedeutende Rolle.

Ein besonders bekanntes Supervisionskonzept im klinisch-therapeutischen Bereich ist die »Balint-Gruppe«. Der Begründer Michael Balint war zwar Psychoanalytiker, ging aber mit der Einführung der Balintgruppen neue Wege, indem er ein Reflexionsmodell für die berufliche Tätigkeit von Ärzten (nicht für Psychoanalytiker) konzipierte.

Zentrale Bedeutung in dem Balintgruppen-Modell hat der »Spiegeleffekt«. Der Spiegeleffekt bezeichnet das Phänomen, daß die Gruppenteilnehmer (unbewußt) auf die psychodynamischen Botschaften des vorgestellten Falles reagieren und diese Dynamik sich in der Gruppe, in den verbalen und nonverbalen Reaktionen einzelner sowie den Beziehungen der Balintgruppen-Teilnehmer widerspiegeln. Der Balintgruppen-Leiter sammelt diese Reaktionen der Teilnehmenden und versucht diese zu einem besseren Verständnis des vorgestellten Patienten zu nutzen. Dies dient besonders der Erhellung der Übertragungs- und Gegenübertragungsreaktionen (eine Weiterentwicklung dieses Ansatzes findet sich bei KUTTER 1986).

Wichtige Merkmale der sich aus dieser Tradition entwickelnden Supervisionskonzepte sind:

- die therapeutische Orientiertheit,
- die zumeist externe Position des Supervisors ohne Vorgesetztenfunktion (institutionelle und gruppendynamische Unabhängigkeit, Rolleneindeutigkeit des Supervisors),
- die Nutzung der Teamdynamik oder weitergehend
- die Erweiterung des Supervisionsthemas auf die Beziehungen der Teammitglieder untereinander.

Insbesondere bei der Teamsupervision tritt in diesen Zusammenhängen oft die Frage auf, wer denn eigentlich zum Team gehört. Gehört der Abteilungsleiter, der Chefarzt, der Stationspfleger dazu (hierarchische Dimension)? Stellen die ärztlichen und pflegerischen Berufe nicht jeweils ein eigenes Team dar? Inwieweit gehören die Hilfskräfte zum (therapeutischen) Team? Was ist mit den Praktikanten, den stationsübergreifenden Sozialarbeitern und Arbeitstherapeuten, den Psychologen etc. (Dimension der Berufsgruppen)? Ich komme weiter unten darauf zurück.

Die Begriffe, die diese Art der Supervision beschreiben sind: therapeutische (Fall-)Supervision, Balintgruppen, Teamsupervision.

Die *dritte Tradition* bezieht sich auf den Aspekt der Organisation. Diese neuere Entwicklung zielt über die Reflexion der Beziehungen zu den Patienten und der Teammitglieder untereinander hinaus und hat die Reflexion und Bearbeitung der Organisation selbst (Arbeitsabläufe, Konzeption, Vernetzungs- und Öffentlichkeitsarbeit der Institution, Führungsstile, Mitarbeiterbeteiligung, Verantwortungs- und Kompetenzverteilungen etc.) im Blick. Die Begriffe, die diese Art der Supervision beschreiben, sind: Konzeptsupervision, Organisationssupervision und Institutionsberatung. Folgende Darstellung soll die wichtigsten Zielebenen von Supervision schwerpunktbezogen den Traditionen zuordnen:

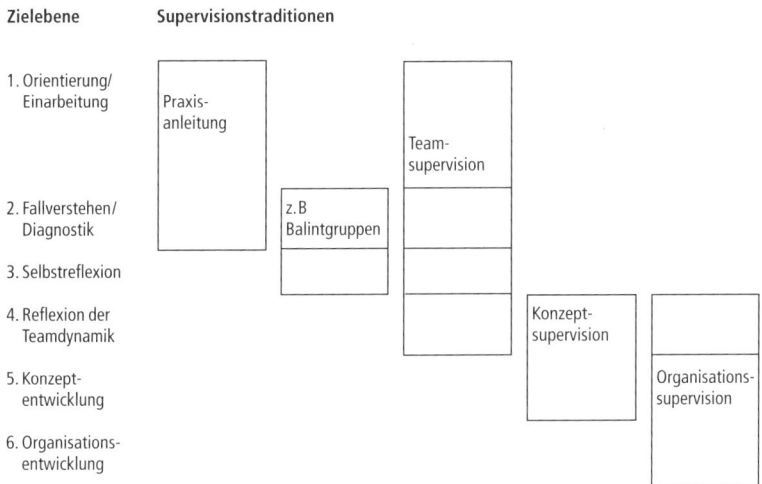

Wie aus der Übersicht zu ersehen ist, können insbesondere unter dem Begriff »Teamsupervision« mehrere Zielebenen bearbeitet werden. Daher bedarf eine Teamsupervision besonders der näheren Vereinbarung, welche Themen (in welchem Ausmaße) bearbeitet werden sollen.

Auf Stationen mit den Schwerpunkten Psychotherapie, Sucht oder spezifischer Rehabilitation besteht in der Regel ein intensiverer Bedarf für Konzeptsupervision. Diese Stationen arbeiten in der Regel konzeptorientierter und müssen zumeist den Kostenträgern gegenüber aktuelle und differenzierte Behandlungskonzeptionen vorweisen.

In der obigen Übersicht sind die Supervisionsformen Gruppensupervision, Einzelsupervision, Leitungssupervision, Coaching und Intervision nicht enthalten. Folgende Erläuterungen sollen die spezifische Nutzung auch dieser Supervisionsformen unterstützen helfen.

Gruppensupervision kann für die Zielebene 1-3 verwendet werden. Die Dynamik in der Gruppensupervision kann punktuell als Lernbeispiel genutzt werden, die unterschiedlichen Arbeitsteams der Teilnehmer bleiben dabei jedoch eher im Hintergrund.

Auch *Einzelsupervision* kann für die Zielebene 1-3 verwendet werden, aber die teamdynamischen Aspekte sind dabei kaum noch zu reflektieren. Einzelsupervision hat jedoch den Vorteil, daß der Supervisand die volle Supervisionszeit für sich zur Verfügung hat und durch die Zweiersituation auch besonders heikle oder peinliche Themen eher bearbeiten kann.

Leitungssupervision bietet sich z.B. für Einzelpersonen (Führungskräfte, Vorgesetzte, Pflegedienstleitung, Oberarzt) an. Häufigster Gegenstand einer Leitungssupervision ist das Führungsverhalten und persönliche Schwierigkeiten im Umgang mit Leitungs- und/oder Veränderungsprozessen. Leitungssupervision kommt im psychiatrischen Bereich nicht selten auch in Gruppenform vor, etwa bei Leitungsteams.

Leitungssupervision läßt sich für alle oben genannten Zielebenen verwenden. Die tatsächliche Nutzung hängt von den Vereinbarungen ab, die für den jeweiligen Supervisionsprozeß festgelegt wurden.

Coaching ist eine ganz spezifische Form der Supervision. Die Besonderheiten und der Name erklären sich eher aus der betriebswirtschaftlichen Herkunft dieser Beratungsform (näheres hierzu bei Schreyögg in diesem Band).

Intervision bedeutet, daß mehrere Kollegen sich gegenseitig supervidieren. Erfahrungsgemäß ist Intervision jedoch wegen der fehlenden »Neutralposition« schwierig und setzt eine sehr hohe Disziplin und Regelbefolgung (Ablaufregeln: wer, was, wann, mit wem; Kommunikationsregeln: Zuhören, Aussprechen lassen, Vermeidung von Bewertungen) sowie flexiblen Rollentausch (Supervisor-Supervisand) voraus.

Gelingende (und effektive) Intervisionsgruppen sind eher selten und setzen sehr viel Gemeinsamkeit voraus, etwa bei berufserfahrenen Psychotherapeuten nach ihrer (gemeinsamen) Therapieausbildung.

Quasi quer zu diesen Traditionen der Supervision lassen sich noch *methodische* Richtungen in der Supervision beschreiben. Die drei wichtigsten Richtungen lassen sich als psychoanalytisch, systemisch und integrativ markieren. »Markieren« deshalb, weil sich die methodischen Richtungen im gewissen Sinne auf Psychotherapieschulen zurückführen lassen, aber dennoch eigene, spezifische Konzepte für die Bearbeitung der beruflichen Probleme im Arbeitsfeld darstellen.

Über die Vor- und Nachteile dieser verschiedenen Richtungen ließen sich längere Abhandlungen verfassen (hierzu Schreyögg 1986 und 1991).

Aus Sicht der Praxis läßt sich dieses Thema auch vernachlässigen, denn in Analogie zu Erfahrungen über vergleichende Psychotherapiepraxis kann man davon ausgehen, daß sich Psychotherapeuten verschiedener Schulrichtungen im Laufe ihrer konkreten Praxis immer mehr annähern.

Wichtigere Auswahlkriterien für Supervisoren bestehen eher in der (psychiatrischen) Feldkompetenz, in der Zielvereinbarung für die jeweilige Supervision sowie in der persönlichen Eignung und Passung für das jeweilige Supervisionssteam (siehe Lemke in diesem Band).

Was kann Supervision in der psychiatrischen Arbeit leisten?

Der Schutz der Patienten

Die Besprechung unklarer Diagnosen, belastender oder verwirrender Behandlungsverläufe, die regelmäßige Reflexion der Beziehungen zu (einzelnen) Patienten oder auch von Beziehungen der Patienten untereinander kann sich sehr günstig auf die Qualität der Behandlung auswirken.

Wenn Menschen professionell mit Menschen arbeiten (behandeln, pflegen), dann sind Konflikte kaum zu vermeiden. Da die Beziehung zwischen Patienten und professionellen Helfern immer von unterschiedlicher Machtverteilung geprägt ist, besteht immer auch die Gefahr des Mißbrauchs der jeweiligen Macht, die insbesondere im psychiatrischen Arbeitsfeld in unterschiedlicher Weise auf die Mitarbeiter zukommt. Wo und wie können solche Phänomene besser bewußt gemacht, besprochen und verändert werden als in der Supervision? Supervision kann als ein effektives Instrument zum Schutz der Patienten genutzt werden!

Der Schutz der Mitarbeiter

Supervision kann weiterhin als Beitrag zur Psychohygiene der Mitarbeiter genutzt werden. Wie bereits weiter oben angedeutet, sind sowohl die krankheitsbedingten Anforderungen der Patienten an das Personal wie auch die oft nur geringen oder nur sehr langfristigen therapeutischen Erfolge sowie die mangelnde gesellschaftliche Anerkennung für den rehabilitativen Bereich Belastungsfaktoren, die nicht selten an einer sehr hohen Krankheitsquote der Mitarbeiter leicht erkennbar sind (vgl. Becker und zum Stichwort Burnout Fengler in diesem Band).

Supervision kann hier kommunikative Verstrickungen mit Patienten sowie auch im Mitarbeiterteam erkennen und aufzulösen helfen.

Die Förderung der Zusammenarbeit und des therapeutischen Klimas

Ungeklärte Beziehungen zwischen einzelnen Mitarbeitern und mehr oder weniger verborgene Machtkämpfe sowie verfeindete Fraktionen oder Berufsgruppen können ein Stationsklima (mindestens für einige) zur »Hölle« machen. Teamsupervision kann hier durch angeleitete Klärungsprozesse ein sehr effektives Instrument zur Verbesserung der Zusammenarbeit sowohl zwischen Mitarbeiterteam und Patienten als auch zwischen den Mitarbeitern sein.

Insbesondere durch die Unabhängigkeit des (externen) Supervisors (eben nicht alltäglicher Teil des Teams und der Institution und nur sehr begrenzt finanziell von der jeweiligen Institution abhängig) kann dieser viel leichter Tabus und atmosphärische Unstimmigkeiten, die dem therapeutischen Klima abträglich sind, ansprechen und zum Thema machen (siehe Vollmoeller in diesem Band).

Supervision als Fortbildung

Supervision hat auch eine Fortbildungsfunktion. Gerade im pflegerischen Bereich gibt es vielerorts (leider) keine oder nur eine geringe Fortbildungstradition (anders als bei vielen Ärzten). Geschickt aufgebaute Supervision hilft die Erfahrung (wieder) zu beleben, daß Lernen (in einer Gruppe) lebendig und konkret sein und auch direkt etwas für die alltägliche Praxis bringen kann. Darüber hinaus stellt die problemformulierende und lösungssuchende Ablauflogik von Supervision selbst immer auch eine (fortlaufende) Fortbildung aller Beteiligten dar (kontinuierliche Kompetenzerweiterung der Beteiligten).

Psychiatrie als lernende Organisation

Insbesondere im Rahmen von konzeptionell ausgerichteten Supervisionsprozessen und im Rahmen expliziter Organisationssupervision kann eine psychiatrische Abteilung das in der Praxis häufig zu beobachtende Schema »Wir sind eine gute Station« oder »Wir sind eine schlechte Station« überwinden lernen und sich statt dessen als eine lernende Organisation verstehen. Im wesentlichen geht es bei organisationsorientierter Supervision um die Einführung moderner Prinzipien der Organisationsentwicklung (VOLMERG 1996, S. 10f.). Das Prinzip der Beteiligung geht davon aus, daß:

- die **Nutzung der Kompetenzen vor Ort** die Chance einer sachangemessenen und durch die betreffenden Personen verantwortbaren und tragbaren Lösung erhöhen,
- die (Organisations-)Ziele nicht von oben verfügt werden, sondern erst über die **gemeinsame Verständigung** die Bereitschaft erhöht wird, diese **Ziele** auch gemeinsam zu tragen und effektiv umzusetzen,
- eine gut **funktionierende Kommunikation** die Basis für alle Veränderungsprozesse darstellt,
- **Transparenz aller Prozesse und Rückkopplung der Ergebnisse** wesentlicher Garant für einen kontinuierlichen Entwicklungsprozeß sind (lernende Organisation).

Fall- oder Teamsupervision?

Das eingangs erwähnte Beispiel zeigt auf, wie sehr Teams in der Phase des Überlegens, ob Supervision eingeführt werden soll, bereits um diese Frage ringen. Obwohl die entsprechenden Begriffe nicht explizit ausgeführt werden, hat jeder irgendwelche (unklaren) Vorstellungen und Erwartungen und versucht diese bei der Frage der Form einer möglichen Supervision einzubringen.

Für das Stationsteam im Eingangsbeispiel könnte es z. B. sinnvoll sein, zunächst einmal seine Zielvorstellungen und Rahmenbedingungen zu klären:

Einholung gezielter Information:

- Welche Arten von Supervision gibt? Was kann Supervision leisten?
- Kann Supervision finanziert werden und in welchem Umfang?
- Wann oder ab wann ist Supervision ein notwendig zu erbringender Qualitätsstandard?
- Für welche Berufsgruppen der im psychiatrischen Bereich Tätigen gilt die evtl. anstehende Supervisionspflicht?
- In welchen »Zeitfenstern« kann erfahrungsgemäß Supervision stattfinden, so daß andere Aufgaben der Station davon nicht zu sehr beeinträchtigt werden?

Klärung der aktuellen Zielvorstellungen für die Station:

- Welche Ziele verbindet die Mitglieder des Stationsteams mit einer möglichen Supervision?
- Welche sonstigen (Entwicklungs-)Ziele haben die Mitarbeiter für die Arbeit der Station?
- Welche Ziele möchte der Stationsarzt durch die Begrenzung auf Fallsupervision erreichen?
- Welche Ziele möchte die Stationspflegerin durch den Ausschluß von Fallsupervision erreichen?
- Welche Ziele möchte der Psychologe durch die Forderung einer psychotherapieorientierten Supervision erreichen?
- Was erhofft sich die Lernschwester von einer Supervision?
- Welche Erfahrungen hat Hubert damals genau gemacht? Welche Art von Supervision war das damals?

Entscheidungsfindung:

Mit Hilfe einer Liste könnten die alternativen Zielvorstellungen gesammelt und jeweiligen Umsetzungsvorschlägen gegenübergestellt werden. Dafür ist eine wichtige Voraussetzung, daß die Beteiligten die allgemeinen Vorstellungen möglichst konkret fassen. Also nicht: »Verbesserung der Teamstrukturen«, sondern etwa »regelmäßigere und pünktlichere Teilnahme von x und y bei Dienstübergaben« oder »effizienter ablaufende Dienstbesprechungen, d. h. ... «.

Eine Liste könnte z. B. nach folgendem Muster gestaltet werden:

Ziele	Umsetzungsmöglichkeit	Alternativen	Vor- und Nachteile des Vorschlags
Intensivere gemeinsame Besprechung schwieriger »Fälle«	Fallsupervision	Dienstbesprechung	x y z
		zusätzliche Fallkonferenzen unter Leitung des Oberarztes	x y z
Verbesserung der Teamstrukturen, hier: besser strukturierte Dienstbesprechungen	zeitlich begrenzte Organisationssupervision (z. B. zwei Sitzungen á 90 Minuten)	klarer vereinbarte Zuständigkeit für die Sitzungsleitung/ Moderation	x y z
		Tagesordnungvorschläge 1 Tag vorher einholen etc.	x y z

Die Inhalte der Spalte 4 »Vor- und Nachteile des Vorschlags« müssen auf der jeweiligen Station konkretisiert werden, daher steht in dem Muster nur x y z.

Die so erarbeiteten Umsetzungsvorschläge können nach einer gemeinsamen Erörterung (inkl. der Vor- und Nachteile der verschiedenen Alternativen) für eine Entscheidungsfindung genutzt werden. Dabei wird sich vielleicht auch die Eingangsfrage »Team- oder Fallsupervision« zunehmend differenzieren und in die Frage »Welche Ziele können mit welchen (supervisorischen) Mitteln erreicht werden?« umgewandelt werden können.

Sicherlich wird auch ein solches Verfahren nicht zu einer allgemeingültigen Lösung führen, sondern zu spezifischen Lösungen, die den jeweiligen unterschiedlichen Anforderungen des jeweiligen Teams entsprechen. Daher wird die Lösung auch mit den entsprechenden Supervisoren zu erörtern sein.

Sinnvoll können auch zeitlich dimensionierte Vorgehenspläne z. B. nach folgendem Muster sein:

Phase 1:	Zielfindungsphase	2 × eine Halbtagessupervision
Phase 2:	Fallsupervision (Schwerpunkt) mit gelegentlichem oder z. B. zyklischem Einbezug von Teamthemen	Fallsupervision schwerpunktmäßig, Einbezug von Teamthemen, wenn dies sich aus der Fallbesprechung heraus als sinnvoll erweist
Phase 3:	Organisationssupervision	Parallel zu der laufenden »Fallschwerpunktsupervision« wird in vierteljährlichem Abstand ein Organisationstag vereinbart
Phase 4:	Überprüfung des Entwicklungsmodells	Nach einem Jahr soll die letzte Organisationssupervision zu einer ausführlichen Überprüfung der Effizienz des Supervisionsmodells genutzt werden und zu neuen Modellen führen

Um einen solchen Prozeß in einem wenig supervisionserfahrenen Stations-team durchzuführen, kann es sehr hilfreich sein, hierfür mit einem entspre-chenden Supervisor für einen begrenzten Zeitraum zusammenzuarbeiten.

Supervisionserfahrene Stations- oder Leitungsteams könnten die hier vor-gestellten Überlegungen vielleicht nutzen, um ihre bisherigen Supervisions-erfahrungen auszuwerten und ggf. neue Formen auszuprobieren.

Insbesondere das Pflegepersonal soll hier ermuntert werden, seine eigenen Supervisionsinteressen aktiv einzubringen und sich nicht (wie leider allzu oft zu beobachten) an die berechtigten Interessen anderer Berufsgruppen »an-zuhängen« und dann daran zu leiden, daß diese Art der Supervision für sie nicht soviel bringt.

Literatur

VOLMERG, B. (1996): Methoden und Instrumente des Projektmanagements. Materialien zur Organisationsentwicklung. Universität Bremen.

SCHREYÖGG, A. (1986): Konzepte zur Supervisionsgruppe. In: PETZOLD, H. (Hg.): Modelle der Gruppe in Psychotherapie und psychosozialer Arbeit, Bd II. Paderborn.

SCHREYÖGG, A. (1991): Supervision – ein integratives Modell. Lehrbuch zu Theorie und Praxis. Paderborn.

RUDOLF HELTZEL

Supervisoren brauchen Feldkompetenz

Feldkompetenz als Voraussetzung qualifizierter Supervisionsarbeit

In der Supervisionsliteratur besteht weitgehende Einigkeit darüber, daß Supervisoren in Institutionen über eine Mehrfachqualifikation verfügen sollten. *Beratungskompetenz* setzt sich demnach zumindest aus zwei unterscheidbaren Dimensionen zusammen: einmal aus mehr oder weniger intensiv erworbenen (psycho-)therapeutischen Basisqualifikationen oder Kombinationen dieser Methoden, zum anderen aus einer sozialwissenschaftlichen Qualifikation, die Supervisorinnen und Supervisoren in die Lage versetzt, komplexe Systeme zu verstehen und beratend zu begleiten (FÜRSTENAU 1990, 1992). Die einen verstehen sich in diesem letzteren Zusammenhang als Institutionsanalytiker (WELLENDORF 1986), die anderen eher als Supervisoren, die den Grenzgang zur Organisationsberatung praktizieren (WEIGAND 1994; GOTTHARDT-LORENZ 1994; SCHREYÖGG in diesem Band) – gemeinsam ist ihnen jedoch die systembezogene, eben sozialwissenschaftliche oder organisationssoziologische Orientierung.

Dieser (relative) Konsens fehlt in bezug auf die Frage, ob *Feldkompetenz* eine notwendig zu fordernde Facette im Qualifikationsprofil von Supervisoren etwa in psychiatrischen Institutionen sein sollte (BELARDI 1994, 1996). In diesem Punkt liegen die Grundhaltungen ziemlich weit auseinander.

Für die Kritiker steht fest, daß Supervisoren mit eigener Psychiatrie-Erfahrung die Strukturen psychiatrischer Institutionen längst internalisiert haben und diese daher grundsätzlich nicht in Frage stellen können. Das ist der Grund, warum sie als Supervisoren ausgewählt werden: es soll nämlich alles beim alten bleiben (WOLF 1994; HEBERLE 1995). Das implizite Ideal dieser Supervisionskonzeptionen ist der im strengsten Sinne externe Supervisor als einer, der (noch) befremdet oder irritiert sein kann. Ein wesentliches Arbeitsmittel ist die Abwehrdeutung – jedenfalls erhält man diesen Eindruck bei der Lektüre entsprechender Arbeiten.

Den Gegenpol zu dieser Haltung stellen Supervisoren dar, für die Feldkompetenz eine unverzichtbare, zentrale Dimension qualifizierter Supervisionsarbeit ist. N. Belardi formuliert zugespitzt: »Supervision ohne Feldkompetenz ist eigentlich keine Supervision.« (BELARDI 1994, S. 194) Konsequenterweise gründet sich diese provokante Formulierung auf eine Auffassung von Supervision, die auch ein (reflektiertes) sozialpolitisches Engagement und den Einsatz für Innovationen zuläßt, die also das klassische analytische Neutralitätsideal zugunsten einer Identifikation mit der zu bewältigenden Aufgabe der Supervisanden relativiert (FÜRSTENAU 1990,1992; HELTZEL 1997). Ein Supervisor, der sich dieser Auffassung verpflichtet fühlt, rückt also in gewisser Weise näher an die Institution heran, mit der er zusammenarbeitet. Feldkompetenz hat, mit Abstand betrachtet, Vor- und Nachteile. Nachteilig kann sein, daß der Supervisor schon alles weiß, bevor er sich auf das zu verstehende Feld einläßt, daß es also schwieriger ist, sich die Neugier und die Unvoreingenommenheit zu erhalten, die Voraussetzung von Kreativität sind. Von Vorteil ist, daß ein solcher Supervisor sich auskennt im verzwickten Verhältnis von Klientel, Personal und Institution, daß er also ein Gespür für spezifische Themen, Übertragungskonstellationen und Rahmenbedingungen dieser Arbeit hat (BERKER 1994).

Die Haltung zum Thema »Feldkompetenz« hat aber sicherlich nicht nur fachlich-inhaltliche, sondern auch *berufspolitische* und *persönliche* Hintergründe.

Zunächst zum Berufspolitischen: Freiberuflich und ganztags als Supervisoren Tätige arbeiten oftmals methodenorientiert und versuchen der Not existenzieller Gefährdung durch eine möglichst breite Streuung ihrer Tätigkeitsfelder zu begegnen – eine sehr verständliche, aber nicht unproblematische Einstellung, wenn am Ende der marktübergreifende, omnipotente Alleskönner herauskommt. Wenn ich es richtig sehe, ist aber aktuell doch eine gewisse Tendenz zu Spezialisierung und Schwerpunktbildung, also zu einer Begrenzung von Kompetenzen zu beobachten, wie dies insbesondere für Supervisoren gilt, deren Hauptstandbein die (psycho-)therapeutische Arbeit mit bestimmten Klientengruppen ist: Sie können die (begrenzten) Zeiten, die sie für Supervisionsaufträge offenhalten, durchaus mit Anfragen aus ein oder zwei Schwerpunktbereichen abdecken und dabei ihre psychotherapeutischen Kompetenzen mit sozialwissenschaftlichen Interessen zusammenbringen, wenn sie sich auf psychosoziale Arbeitsfelder konzentrieren und spezialisieren.

Zum Persönlichen: Die individuellen Motive für oder gegen das Arbeitsfeld »Psychiatrie« können vielschichtig und höchst unterschiedlich sein. Für mich zum Beispiel war es lebensgeschichtlich bedeutsam, weiterhin intensiv Kontakt zu dem Feld zu halten, aus dem ich (beruflich) ursprünglich komme, der Psychiatrie eben. Dabei ermöglicht mir meine Tätigkeit als Externer bei aller Vertrautheit mit dem Feld zugleich ein relativ großes Ausmaß an Autonomie und Unabhängigkeit in der Arbeit. Diese Dialektik von Zugehörigkeit *und* Eigenständigkeit gefällt und entspricht mir, ist also etwa für meine Person und meinen Arbeitsstil stimmig.

Was ist nun eigentlich »Feldkompetenz«, und wie wird sie erworben und weiterentwickelt? P. Berker hat dies prägnant herausgearbeitet (BERKER 1992,1994). Seine Definition lautet: »Feldkompetenz meint die Wahrnehmung, das Verstehen und die Mitgestaltung der je spezifischen Felddynamik und der darauf antwortenden Organisationskultur (...). Feldkompetenz ist dementsprechend die Fähigkeit zur immer neuen Wahrnehmung eines komplexen Beziehungsgeflechts und die auf Fachwissen beruhende Gestaltung eines Lernprozesses.« (BERKER 1994, S. 351)

Felddynamik besteht aus drei unterscheidbaren Dimensionen, nämlich der Dynamik, die von Klienten (Patienten) ausgeht; der Dynamik, die sich unter und zwischen Professionellen entwickelt; und schließlich der Institutionsdynamik als übergreifendem Phänomen. Alle drei Komponenten der Felddynamik beeinflussen sich ständig wechselweise, und alle drei haben eine (verborgene, latente, unbewußte) Tiefendimensionen, was die Verhältnisse noch mehr verkompliziert (siehe Abbildung)!

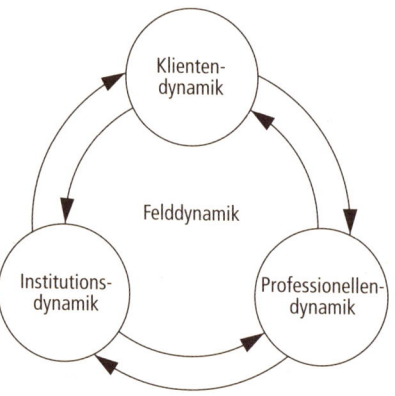

Die gegenläufigen Pfeile sollen die wechselseitigen Beeinflussungen der Teilkomponenten untereinander symbolisieren.

Um die wechselseitige Beeinflussung am Beispiel *psychiatrischer Institutionen* zu verdeutlichen: Die Art der Klienten (Patienten), die betreut werden, kann das Arbeitsklima in Teams oder die Organisationskultur insgesamt sehr bestimmen. So weiß jeder Professionelle, daß es gravierende Unterschiede zwischen suchttherapeutischen und allgemeinpsychiatrischen Abteilungen geben kann, was den Umgangsstil der Mitarbeiter untereinander angeht. Es ist in der Regel auch nicht gleichgültig, ob Kinder und Jugendliche oder Ältere, ob Menschen mit einheitlichen Krankheitsbildern oder Patienten mit den unterschiedlichsten Diagnosen in einer Einrichtung behandelt werden – die

Klientel wird Auswirkungen auf den Austausch der Mitarbeiter untereinander und auf das Befinden der Angestellten haben. Mitunter sind schon das Outfit und die Sprache der Teammitglieder Hinweise darauf, wer betreut oder behandelt wird. Psychotische oder borderlinenahe Patienten rufen in Mitarbeitergruppen und in ganzen Organisationen spezifische regressive Reaktionen hervor, die archaische Konflikte und Objektbeziehungsstörungen der Patienten widerspiegeln (KERNBERG 1996). Umgekehrt reagieren einzelne Patienten und Gruppen von ihnen oftmals höchst sensibel auf Probleme und Konflikte im Behandlungsteam oder zwischen Team und Leitung der Institution. Die Persönlichkeiten von Chefärzten haben mitunter gravierende Folgen für die Organisationskultur, ungelöste Konflikte in Leitungsteams können auf die Ebene der Mitarbeiter ausstrahlen und sogar auf Patientengruppen verschoben werden. Die spezifische Geschichte einer Institution, ihre (offizielle oder geheime) Ideologie und die in ihr wirkenden Mythen können die Organisationskultur entscheidend prägen (PÜHL 1996; THIEL 1996; SCHREYÖGG 1996). Schließlich haben die äußeren (ökonomischen, politischen, geographisch-regionalen) Rahmenbedingungen in der Regel Folgen für Patienten und Mitarbeiter von psychiatrischen Einrichtungen sowie für diese Institutionen selbst.

Die nicht einmal vollständige Abbildung soll zeigen, wie komplex die Verhältnisse sind, da sich die einzelnen Komponenten der Felddynamik ständig wechselseitig beeinflussen. Wenn man nun noch die Tiefendimension hineindenkt, wird die Komplexität noch gesteigert: In Gruppen psychiatrischer Patienten wirkt das Unbewußte, und zwar mit solcher Naturwüchsigkeit und Vehemenz, daß Ängste und Widerstände auch unter den Mitarbeitern der Institution, ja selbst in der Organisation als ganze unumgänglich sind. S. Mentzos hat dies schon vor geraumer Zeit mit dem Begriff der »institutionalisierten Abwehr« treffend beschrieben (MENTZOS 1977), und verschiedene andere Autoren versuchen den komplexen, teilweise verborgenen, latenten Prozessen mit unterschiedlichen Konzepten gerecht zu werden: T. Bauriedl spricht vom »Mycel« (BAURIEDL 1996), das in Institutionen wuchere; H. Pühl benutzt (in Anlehnung an die Gruppenanalyse von Foulkes) den Begriff der »institutionellen Matrix« (PÜHL 1996); und F. Wellendorf diskutiert, wie das »Unbewußte« der Institution als das »Nicht-Integrierte« nur im gemeinsamen, auf Beziehung basierenden Verständigungsprozeß zwischen Supervisor und Institution schrittweise erschlossen und damit ansatzweise integriert werden kann (WELLENDORF 1996).

Es ist offensichtlich, daß eine sinnvolle Supervision im psychiatrischen Kontext ohne die Fähigkeit, die beschriebenen Prozesse wahrzunehmen, zu verstehen und angemessen mitzugestalten, unmöglich ist. In *diesem* Sinne ist es Pflicht von Supervisoren, Feldkompetenz zu erwerben und kontinuierlich (lebenslang) weiterzuentwickeln. Will sagen: Eigene Erfahrung *mit oder in* der Psychiatrie sollte für Supervisoren, die in diesem Arbeitsfeld tätig sind oder tätig werden wollen, selbstverständlich sein – die Frage ist nur, wie sie erworben werden kann?

Der klassische Weg ist der einer Periode eigener Mitarbeit in psychiatrischen Arbeitszusammenhängen, mit all den Vorzügen, die dies für die Kenntnis psychiatrischer Patientengruppen und deren Dynamik sowie für die leibnahe Erfahrung von Rahmenbedingungen psychiatrischer Arbeit hat. Natürlich kann Feldkompetenz auch ohne eigene Erfahrung im Feld erworben und ausgebaut werden, nämlich durch systematische Erkundung, gezielte Schwerpunktbildung und Spezialisierung, aber auch dies ist, wenn es ernst genommen wird, ein durchaus aufwendiger Lernprozeß, der spezifisch gestaltet werden sollte (BERKER 1992).

Psychotherapeuten, die an der kassenärztlichen Versorgung teilnehmen möchten, müssen ein Minimum an psychiatrischer Erfahrung, z. B. einen Einführungskurs in psychiatrischer Diagnostik, nachweisen. Wer schon einmal Patienten behandelt hat, die im Rahmen einer psychotherapeutischen Kurzerfahrung (etwa einem einwöchigen Einführungskurs in eine psychotherapeutische Methode) psychotisch dekompensierten, ohne daß dies von den Kursleitern sinnvoll aufgefangen, geschweige denn bemerkt worden wäre, wird am Sinn solcher Pflichtauflagen für angehende Psychotherapeuten keine Zweifel haben. Eine vergleichbare Art von psychiatrisch-psychotherapeutischer Basisqualifizierung würde ich auch allen Supervisoren wünschen, die Aufträge in der Psychiatrie übernehmen wollen und noch keine eigene therapeutische Erfahrung mit entsprechenden Patientengruppen machen konnten. Vielleicht wäre dies am ehesten in Balint-Gruppen für Supervisoren zu gewährleisten. Umgekehrt gilt natürlich, daß Supervisoren mit psychotherapeutischer Grundausbildung, die ein Interesse an Supervisionstätigkeit im Bereich von Institutionen haben, zusätzliche Qualifikationen erwerben sollten, die in ihrer bisherigen Berufssozialisation nur eine untergeordnete Rolle spielten. Dies meint in erster Linie Kompetenzen, die sich auf Organisationssupervision, Organisationsberatung, Institutionsanalyse etc. beziehen, was bekanntlich nicht nur andere Weisen des Wahrnehmens und Verstehens, sondern auch differente Interventionspraktiken bedeuten kann.

Feldkompetenz als Fähigkeit, die spezifische Felddynamik in psychiatrischen Institutionen wahrzunehmen, zu verarbeiten und angemessen mitzugestalten, ist also eine unabdingbare Voraussetzung qualifizierter Supervision in der Psychiatrie. Feldkompetenz kann, muß aber nicht durch eigene Berufserfahrung in psychiatrisch-psychotherapeutischen Arbeitszusammenhängen erworben werden. In jedem Fall sollte sie bewußt angestrebt und kontinuierlich weiterentwickelt werden. Dabei ist es Aufgabe von Supervisoren herauszufinden, wieviel Nähe zum Feld einerseits, wieviel Distanz dazu andererseits für ihre Person stimmig und für ihren Arbeitsstil sowie den jeweiligen

Supervisionsauftrag fruchtbar sind. Mein fachliches Ideal ist eine flexibel handhabbare innere Balance des Supervisors, der dann so viel Feldkompetenz wie möglich hätte – verbunden mit der Befähigung, *trotzdem* immer wieder irritiert, neugierig, arglos, stutzend, überrascht, unwissend und hilflos zu sein. Diese Paradoxie gilt nach meiner Auffassung auch für praktizierende Analytiker und Psychotherapeuten: Auch in deren Arbeit geht es um die Dialektik von Vertrautheit und Fremdsein, um Wissen (Fachkompetenz) und Nichtwissen (Unvoreingenommenheit). Die immer wieder neue Herstellung dieser inneren Balance ist Aufgabe von Supervisoren.

Zur Felddynamik psychiatrischer Institutionen

Im folgenden gehe ich detaillierter auf einzelne Aspekte der Felddynamik in psychiatrischen Institutionen ein und orientiere mich dabei an den drei Dimensionen: Klientendynamik, Professionellendynamik und Institutionsdynamik. Ich greife jeweils nur bestimmte Facetten dieser Thematiken auf, und zwar anhand konkreter Beispiele aus meiner eigenen Supervisionspraxis.

Mein erstes Beispiel soll zeigen, wie spezifisch die Klientendynamik ist, mit der in der Psychiatrie tätige Supervisoren konfrontiert werden. Es stammt aus einer Fallsupervision. Ein Psychiater berichtet dabei von Gesprächskontakten mit einem chronisch-psychotischen Patienten, den er sehr mag. Der Patient ist ausdrucksstark, eigenwillig, manchmal bizarr, er wirkt lebendig und kreativ, und das alles gefällt dem Kollegen und führte ihn dazu, die Gesprächskontakte mit großem Interesse aufzunehmen. Um so erstaunlicher ist der Anlaß für den Bericht des Psychiaters: Er »gesteht« nämlich etwas beschämt, daß er wiederholt sehr müde geworden sei in den Sitzungen. Obwohl er ständig versucht, gegen diese Müdigkeit anzukämpfen, ist er einmal kurz eingeschlafen und stand mehrere Male unmittelbar davor »wegzunicken«. Er will es unbedingt verhindern, kann es aber nicht. Obwohl er den Patienten nach wie vor sehr mag, ist er mittlerweile fast froh, wenn akute Krisen ihn aus der Sitzung rufen, aber dann konstelliert es der Patient so, daß er doch Anrecht auf die ganze, ihm zugesprochene Sitzung erheben kann. Vor seinen lähmenden Einflußnahme gibt es scheinbar kein Entrinnen!

Diese Einflußnahme sieht so aus, daß der Patient die Themen, die besprochen werden, genauestens festlegt. Er bestimmt auch höchst direktiv, wann der Therapeut und vor allem auch, *wie* dieser sich einbringen soll. Dabei spricht er pausenlos und mit fast hypnotischer Eindrücklichkeit auf den Psychiater ein, so daß dieser eigentlich gar nicht zu Wort kommen kann. Versucht er es doch, wird der Patient noch energischer und direktiver, fährt ihm ins Wort, widerspricht, erklärt die Ausführungen des Doktors für unsinnig oder unpassend – um ihn irgendwann später unvermittelt zu fragen, was denn nun er als Therapeut von diesem und jenem denke?! Dann erwartet er ganz bestimmte Antworten, anderslautende Ideen werden übergangen, ignoriert, entwertet oder vernichtet. Diese letzte Formulierung wähle ich ganz bewußt, denn durch die dichte und »ungeschminkte« Schilderung des Kollegen entsteht mehr und mehr der Eindruck, daß es in den Stunden in einem tieferen Sinne um Leben und Tod geht, daß der Therapeut in seiner Lebendigkeit vernichtet werden soll. Dies spürt der Doktor körpernah, quasi vegetativ: »Es ist, als ob etwas Fremdes, eine fremde Kraft in mich hineinkriecht ... die Müdigkeit geht so in mich rein, ich bin dagegen völlig machtlos ... obwohl ich es nicht will, geht es so durch mich durch ... unheimlich ist das, wie eine Hypnose!« Die Ähnlichkeit mit dem Erleben eines schizophrenen Patienten ist auffällig. In der szenischen Darstellung des Kollegen wird dies noch plastischer, weil er, als er die ihn überfallende Müdigkeit vormacht, genauso wirkt wie sein von Blickkrämpfen geplagter Patient: die zwei sitzen offenkundig im selben Boot.

Was hier passiert, ist von vielen Psychose-Therapeuten mit teilweise unterschiedlichen Begriffen, aber insgesamt doch mit großer Übereinstimmung beschrieben worden (LEMPA 1995). Einmal stellt der Patient wohl mittels projektiver Identifizierung (OGDEN 1988) sein eigenes Dilemma dar, indem er es in seinem Gegenüber mit großer Eindrücklichkeit hervorruft. Dieser kann nun unmittelbar nachvollziehen, wie der Patient sich fühlt: ohnmächtig und fremden Kräften hilflos ausgeliefert. Zum anderen geht es um die Devitalisierung des als höchst bedrohlich erlebten Gegenübers, es geht um einen Kampf um Leben und Tod, um psychisches Überleben, weil der andere als vernichtend erlebt wird und deshalb gelähmt werden muß. Dabei geht es nicht so sehr um die Worte, die gesprochen werden, als um das, was nonverbal vermittelt wird. Der Umgang mit solch archaischen Konflikten erfordert spezifische Kompetenzen, die weder in das Schema psychiatrischer Standardtherapeutik noch in starre Schubladen klassisch-analytischer Arbeit passen (LEMPA 1995). Vielmehr kommt es darauf an, eine besondere Achtsamkeit für das eigene Körpererleben zu entwickeln, und es geht darum, »lebendig und wach zu bleiben«, wie Winnicott dies formulierte (AUCHTER 1991). Es geht darum, im Kontakt mit dem Patienten als reale, unterschiedene Person zu erscheinen, ohne für ihn unerträglich bedrohlich zu werden, und darum, unter Kollegen eine Form des Austausches zu entwickeln, die es erlaubt zu kommunizieren, was ansonsten in Körpersymptomen oder destruktivem Gegenübertragungs-Agieren Ausdruck fände.

Supervisoren, die einen solchen Verständnis- und Kommunikationsprozeß fördern wollen, sollten in der Lage sein, die in diesem Beispiel skizzierte Klientendynamik aufzunehmen, zu verstehen und hilfreich zu begleiten. Ohne spezifische eigene psychiatrisch-psychotherapeutische Kompetenz ist dies ein schwieriges Unterfangen.

Auch mein zweites Beispiel geht von einem Fallbericht aus, illustriert im weiteren Verlauf jedoch, wie Klientenebene und *Professionellendynamik* sich gegenseitig beeinflussen. Es handelt sich um ein Stationsteam, das in dieser Zusammensetzung noch nicht lange zusammenarbeitet. Mehrere Teammitglieder sind neu in der Psychiatrie, also relativ unerfahren, aber neugierig und ständig dabei dazuzulernen, insbesondere was die berufsgruppenübergreifende Kooperation im psychiatrischen Kontext angeht. Dieses Projekt (Entwicklung von teambezogener Arbeit) beschäftigt uns viel in der Supervision und macht allen Beteiligten Spaß.

Dieses Mal berichten die Anwesenden von einem Patienten mit narzißtischer Persönlichkeitsstörung, der heftige emotionale Reaktionen bei den Mitarbeitern und Mitarbeiterinnen auslöst. Während er in den Gesprächen mit dem Psychologen depressiv, verzweifelt, hilflos und zeitweise suizidal wirkt und daher vorwiegend Mitgefühl, Anteilnahme und Besorgnis auslöst, wirkt er auf das Pflegepersonal, insbesondere auf die Schwestern, je länger er auf Station ist, um so problematischer. Hier kehrt er den »Macho« heraus und zeigt sich von seiner am wenigsten sympathischen Seite: laut, angeberisch, uneinfühlsam und vor allem alles andere als psychisch krank oder hilfsbedürftig. Auch die Pfleger, die sich mehrfach und sehr angemessen um Kontakt bemühen, werden arrogant oder kühl abserviert. Die Schilderungen könnten polarer nicht sein: hier der Psychologe, der das kleine, verlassene und verzweifelte Kind im Patienten sieht; dort das Pflegepersonal, unter dem das Bild eines Mackers vorherrscht, der keiner Unterstützung bedarf.

In manchen Teams reicht diese vom Patienten provozierte oder nahegelegte Spaltung aus, um das Behandlungsteam ernsthaft und auf Dauer zu entzweien. Tatsächlich entstehen Spaltungen psychiatrischer Arbeitsgruppen oftmals genau so, wenn es nämlich nicht gelingt, diesen Prozeß durch eine gemeinsame Reflexionsarbeit aufzuhalten. Denn was der Patient hier sät, fällt ja in vielen Fällen auf fruchtbaren, weil berufspolitisch durch reale Konflikte belasteten Boden! Ältere Teams haben in der Regel auch eine mehr oder weniger leidvolle Vorgeschichte, was solche Themen angeht, so daß es mitunter an der Hoffnung mangelt, diesen gemeinsamen Leidenszustand überhaupt noch einmal verändern zu können.

Im berichteten Fall trat diese bedrückende Entwicklung nicht ein. Statt dessen fragte sich das junge, hoffnungsvolle und lernbereite Team, welchen *Sinn* das polar strukturierte Verhalten des Patienten haben könnte. Natürlich gibt es darauf nicht *eine* gültige Antwort, sondern verschiedene, sich ergänzende Vermutungen, deren Evidenz sich im gemeinsamen Prozeß des Verstehens ergibt. Etwa: Für den Patienten stellt der Aufenthalt auf einer psychiatrischen Station eine intensive und bedrohliche Kränkung dar, die sein mühsam aufrechterhaltenes inneres Gleichgewicht ernsthaft gefährdet. Er lebt von der zwanghaft aufgebauten Gewißheit, keine Hilfe von anderen zu brauchen, was in Anbetracht seiner Kindheitserfahrungen eine notwendige und lange Zeit auch halbwegs »erfolgreiche« Bewältigungsstrategie war. Die vertrauensvollen Gespräche mit dem Psychologen bewirken daher, obwohl der Patient sich verstanden und gehalten fühlen kann, auch eine erhebliche innere Irritation, da sich der Patient in für ihn unerträglicher Weise als hilfs- und anlehnungsbedürftig zeigt. Gerade weil dies so ist, *muß* er den Rest des Tages besonders »stark« und »unabhängig« erscheinen – nur so kann er sich getrauen, im Einzelkontakt mit dem Psychologen immer wieder einmal etwas von seiner »Schwäche« zu zeigen. Natürlich ruft er auf diese Weise Ablehnung bei denen hervor, die ihn im Stationsalltag erleben, womit er die ursprüngliche Zurückweisung reproduziert, die er seitens seiner primären Liebesobjekte (seinen Eltern) erlebte.

Eine solche Entwicklung im Team wahrzunehmen und sie reflektierend aufzufangen, ist eine wirklich beachtliche Leistung von Professionellen, denn um wieviel leichter fiele es, der Übertragungsneigung des Patienten zu entsprechen und der eigenen, menschlich naheliegenden Neigung zu agieren nachzugeben, also die Ablehnung des Patienten und die Entwertung anderer Berufsgruppen ungebremst auszuleben?!

Die Bearbeitung dieser Kasuistik in der Stationssupervision führte zu spannenden, teils auch überraschenden Sichtweisen. So entdeckten manche Keime von Zuneigung zu dem Patienten und äußerten sie in der Runde. Andere »erkannten« in seinem mackerhaften Verhalten den eigenen »Ex-Partner« wieder und fühlten sich befangen. Und alle fanden, daß die »Erlaubnis« für den Patienten, den »Macker« zu spielen, eigentlich erst die Voraussetzungen für seine Öffnung in den intimen Einzelgesprächen geschaffen hatte. So konnten schließlich beide ursprünglichen Konfliktparteien (der Psychologe und das Pflegeteam) die jeweils entgegengesetzte Position besser verstehen, also etwas in der gemeinsamen Reflexion integrieren, was der Patient selbst hatte getrennt halten müssen. Im Durcharbeiten solcher Konflikte entsteht – im positiven Fall – förderliche Zusammenarbeit und Teamfähigkeit unter den Professionellen, was umgekehrt natürlich wiederum den Patienten zugute kommt.

Für den Supervisor heißt dies: Was als Fallsupervision beginnt, kann stimmig in Konfliktmoderation und Rollenklärung, also Teamentwicklung übergehen. Die Grenzen zwischen diesen verschiedenen Ebenen supervisorischer Arbeit sind eben doch fließender, als dies die reine Lehre darstellt. Je nach Lage der Dinge muß der Supervisor dabei auf verschiedene Feldkomponenten (Klientendynamik, Professionellendynamik, Institutionsdynamik) fokussieren und verschiedene Facetten seiner Beratungs- und Feldkompetenz reflektiert und aufeinander abgestimmt zum Einsatz bringen.

Das letzte Beispiel thematisiert Aspekte der *Institutionsdynamik*. In diesem Fall war es die Geschäftsführung der Einrichtung, die den Kontakt zu mir mit der Frage aufnahm, wie das Fortbildungskonzept der Institution erneuert oder weiterentwickelt werden könnte. Die Einrichtung konnte über die Jahre ihrer Existenz (in denen sie sich kontinuierlich vergrößerte) viele Erfahrungen mit Fortbildungsmaßnahmen sammeln. Nach Abschluß der von Begeisterung geprägten Pionierphase der Institutionsgeschichte waren verschiedene Differenzierungen und Professionalisierungen erfolgt, und trotz großen Engagements der Mitarbeiter und Mitarbeiterinnen zeigten sich nun auch erste Anzeichen von Erschöpfung, Resignation etc., also Vorboten drohenden Burnouts in der außergewöhnlich belastenden Arbeit. So standen Überlegungen an, wie der möglichen oder befürchteten Zunahme solcher Phänomene begegnet und wie ein neuer innovativer Schub eingeleitet werden könnte – die skizzierte Entwicklung spielt sich ja in einem gesellschaftlichen und psychiatriepolitischen Umfeld ab, in dem lernende Organisationen es sich nicht leisten können, ausschließlich auf die Erfolge von gestern zurückzuschauen (GROSSMANN 1995). Die Entwicklung im Bereich psychiatrischer Therapeutik nimmt einen rasanten Verlauf: Behandlungs- und Betreuungskonzepte, die jahrelang gültig waren und mit gutem Erfolg praktiziert wurden, werden in Frage gestellt. Das gilt auch innerorganisatorisch: Eingeschliffene Arbeits- und Organisationsformen überleben sich und werden hinderlich für die Organisationsentwicklung, wenn sie nicht immer wieder überprüft und bei Bedarf neu gestaltet werden. Aus all diesen Dynamiken ergibt sich ein enormer Bedarf an Fortbildung, Personal- und Organisationsentwicklung.

Nach einer den Bedarf und die Auftragslage abklärenden Sitzung mit der Geschäftsführung schlug ich die Einrichtung einer *Projektgruppe* vor, die – zeitlich befristet – ein neues Fortbildungskonzept diskutieren und entwickeln sollte. An ihr sollten neben der Geschäftsführung Vertreter und Vertreterinnen aller Abteilungen oder Bereiche der Organisation sowie Abgeordnete des Betriebsrats teilnehmen. Diese Projektgruppe wurde in der skizzierten Zusammensetzung eingerichtet, diskutierte auf ihrer ersten Sitzung die anstehenden Fragestellungen und erhielt in Auswertung dieser Diskussion einen klaren Arbeitsauftrag von der Geschäftsführung: Erhebung des Fortbildungsgesamtbedarfs und Entwicklung eines Fortbildungsgesamtkonzeptes unter Berücksichtigung bereichsspezifischer Belange. Was in dieser Formulierung noch relativ harmlos und unverfänglich klingen mag, birgt in der Praxis natürlich vielfachen Konfliktstoff – sowohl unter den Mitarbeitern als auch zwischen verschiedenen Bereichen der Organisation sowie zwischen Mitarbeitern und Geschäftsführung. Wir haben daher im Verlauf der Projektarbeit nicht nur Fortbildungsthemen gesammelt, also Bedarfe erhoben, sondern eine Reihe wirklich »heißer Eisen« diskutiert:

Wer regelt, von wem welche Fortbildungen besucht werden dürfen? Gibt es so etwas wie Pfichtfortbildungen, die besucht werden müssen? Wie hat das Verhältnis von individuellen und gesamtorganisatorischen Fortbildungsinteressen auszusehen und wie der Transfer von Fortbildungserfahrungen in die Teams und die Gesamtorganisation? Welche Fortbildungen werden finanziert – und welche nicht? Und warum nicht? Welche Fortbildungen können und sollen intern, also aus eigener Kraft angeboten werden? Sollten Fortbildungen schwerpunktmäßig individuell oder teambezogen oder für alle in der Organisation angeboten werden? Sollten Supervisionen auch Fortbildungsanteile aufweisen, und wenn ja, wie müßten sie dann gestaltet sein? Wie wäre der Praxisbezug von Fortbildungen zu sichern und wie die Teilnahme möglichst vieler am Fortbildungsprozeß? Wie könnten Fortbildungen Spaß machen? Sollten Leitungskräfte eine spezifische Fortbildung erhalten, und sollte diese aus dem für alle zur Verfügung stehenden Fortbildungsbudget bezahlt werden? Da dieses Budget sehr begrenzt ist: Wer entscheidet nach welchen Kriterien über seine Verwendung?

Schon die Aufzählung dieser brisanten Fragen macht deutlich, daß die Bildung einer Projektgruppe, noch viel mehr deren Arbeitsbeginn, einen bedeutsamen Eingriff in das Gesamtgefüge einer Organisation bedeuten wird. Im Grunde stellt die Einführung von Projektmanagement immer auch einen Einstieg in Organisationsentwicklung dar, wie verschiedene Autoren es prägnant beschrieben haben (ECK 1990; HEINTZEL/KRAINZ 1994). Eine solche Arbeit rüttelt an klassischen Hierarchievorstellungen in Organisationen. Sie rührt auch an das Unbewußte, an die Matrix einer Institution – es werden also regelmäßig auch institutionelle Widerstände wachgerufen und bedürfen der Bearbeitung. Natürlich erfordert die Moderation (Beratung) eines solchen Projekts spezifische Beratungskompetenzen. Was die zur Diskussion stehende Feldkompetenz angeht, so braucht es auch in diesem Fall sich ergänzende Ressourcen: Der Projektberater sollte einmal etwas verstehen von der fachlich-inhaltlichen Seite des Themas, also davon, welche Klientel heute und in nächster Zukunft mit welchen Problemkonstellationen welche Anforderungen an Therapeuten und Betreuer stellt. Das ist die Ebene der Klientendynamik. Er sollte zweitens etwas wissen über aktuelle Entwicklungen in der Kooperation von Teams, über Konzepte von Teamarbeit, über Rollenkonflikte, über Burnout-Prozesse im Bereich psychosozialer Arbeit, über die höchst aktuelle Dialektik von Leiten und Sich-leiten-Lassen etc. Das ist die Ebene der Professionellendynamik. Und drittens sollte der Berater vertraut sein mit den Entwicklungsstadien und der Geschichte psychiatrischer Institutionen, mit aktuellen Rahmenbedingungen psychiatrisch-psychotherapeutischen Arbeitens und mit Problemen der Organisationsentwicklung in psychiatrischen Einrichtungen. Er sollte etwas wissen über Anforderungen an Anbieter, die auch in Zukunft erfolgreich an der psychiatrischen Versorgung teilnehmen wollen, und darüber, wie diese Organisationen einen lebendigen und kontinuierlichen Lernprozeß gestalten können. Das ist die Ebene der Institutionsdynamik.

Literatur

AUCHTER, T. (1991):»Lebendig bleiben, gesund bleiben, wach bleiben«. In: *Zeitschrift für psychoanalytische Theorie und Praxis*, 6, S. 243–259.

BAURIEDL, T. (1996): Verantwortung und Freiheit in Institutionen. In: PÜHL, H. (Hg.): Supervision in Institutionen. Frankfurt a.M., S. 48–59.

BELARDI, N. (1994): Supervision. Von der Praxisberatung zur Organisationsentwicklung. Paderborn.

BELARDI, N. (1996): Supervision. Eine Einführung für soziale Berufe. Freiburg.

BERKER, P. (1992): Felddynamik. In: *Supervision*, 21, S. 3–9.

BERKER, P. (1994): Externe Supervision – Interne Supervision. In: PÜHL, H. (Hg.): Handbuch der Supervision 2. Berlin, S. 344–352.

ECK, C.D. (1990): Projektberatung und Projektbegleitung. In: FATZER, G.; ECK, C.D. (Hg.): Supervision und Beratung. Ein Handbuch. Köln, S. 327–340.

FÜRSTENAU, P. (1990): Interview mit Prof. Dr. Peter Fürstenau. In: *Sozialpsychiatrische Information*, 20, S. 2–6.

FÜRSTENAU, P. (1992): Entwicklungsförderung durch Therapie. Grundlagen psychoanalytisch-systemischer Psychotherapie. München.

GOTTHARDT-LORENZ, S. (1996):»Organisationssupervision«. Rollen und Interventionsfelder. In: PÜHL, H. (Hg.): Supervision in Institutionen. Frankfurt a.M., S. 365–379.

GROSSMANN, R. (1995): Das Krankenhaus auf dem Weg zur »lernenden Organisation«. In: *Gruppendynamik*, 26, S. 203–222.

HEBERLE, B. (1995): Zur Funktion des Settings in der psychoanalytischen Teamsupervision. In: BECKER, H. (Hg.): Psychoanalytische Teamsupervision. Göttingen, S. 26–50.

HEINTZEL, P.; KRAINZ, E.E. (Hg.) (1994): Projektmanagement. Eine Antwort auf die Hierarchiekrise? Wiesbaden.

HEINTZEL, R. (1997): Der psychoanalytische Beitrag zur stationär-psychiatrischen Versorgung. In: *Supervision*, Veröffentlichung in Vorbereitung.

KERNBERG, O.F. (1996): Regression in der Organisation. In: PÜHL, H. (Hg.): Supervision in Organisationen. Frankfurt a.M., S. 187–207.

LEMPA, G. (1995): Zur psychoanalytischen Behandlungstechnik bei schizophrenen Psychosen. In: *Forum der Psychoanalyse*, 11, S. 133–149.

MENTZOS, S. (1977): Interpersonale und institutionalisierte Abwehr. Frankfur a.M.

OGDEN, T. (1988): Die projektive Identifikation. *Forum der Psychoanalyse*, 4, 1988, S. 1–21.

PÜHL, H. (1992): Supervision als praktische Ethnopsychoanalyse. In: *Supervision*, 22, S. 38–45.

PÜHL, H. (1996): Supervisionsbeginn. Nachfrageanalyse und institutionelle Triangulierung. In: PÜHL, H. (Hg.): Supervision in Institutionen. Frankfurt a.M., S. 21–47.

SCHREYÖGG, A. (1996): Organisationskultur und Supervision. In: PÜHL, H. (Hg.): Supervision in Institutionen. Frankfurt a. M., S. 94–113.

THIEL, H.-U. (1996): Die Bedeutung der Institutionsgeschichte für den Supervisionsprozeß. In: PÜHL, H. (Hg.): Supervision in Institutionen. Frankfurt a. M., S. 114–126.

WEIGAND, W. (1994): Teamsupervision: Ein Grenzgang zwischen Supervision und Organisationsberatung. In: PÜHL, H. (Hg.): Handbuch der Supervision 2. Berlin, S. 112–131.

WELLENDORF, F. (1986): Supervision als Institutionsanalyse. In: PÜHL, H.; SCHMIDBAUER, W. (Hg.): Supervision und Psychoanalyse. München, S. 157–175.

WELLENDORF, F. (1996): Überlegungen zum »Unbewußten« in Institutionen. In: PÜHL, H. (Hg.): Supervision in Institutionen. Frankfurt a. M., S. 173–186.

WOLF, M. (1994): Institutionsanalyse in der Supervision. In: PÜHL, H. (Hg.): Handbuch der Supervision 2. Berlin, S. 132–151.

HILARION G. PETZOLD

FRANCISCA RODRIGUEZ-PETZOLD

Die Schweigepflicht in der Supervision

Juristische, ethische und klinisch-therapeutische Argumente

Die Stellung der Klientinnen und Klienten im Rahmen supervisorischer Prozesse ist ein seit langem vernachlässigtes oder verdrängtes Thema. Durch ein obergerichtliches Urteil wurde dies 1994 juristisch in den Blick genommen: »Das Bayrische Oberste Landgericht hat in einer Entscheidung vom 8. 11. 1994 ... ausgeführt, daß die Offenbarung eines Geheimnisses gegenüber einem selbst Schweigepflichtigen den Tatbestand der Schweigepflichtsverletzung nach § 203 Abs. 1 Satz 2 des Strafgesetzbuches erfülle ... Für den Tatbestand der Schweigepflichtsverletzung sei es unerheblich, daß der Empfänger der Mitteilung seinerseits schweigepflichtig sei, sofern er nur außerhalb des Kreises derer stehe, denen das Geheimnis bisher schon zugänglich war. Aus dieser Entscheidung ist abzuleiten, daß der Supervisor nur dann innerhalb einer Supervision aus denen Patientenverhältnis Offenbarungen weitergeben darf, wenn der Patient zuvor eine Schweigepflichtsentbindungserklärung abgibt.« So die Zusammenfassung in *Report Psychologie* (1996, S. 21).

In der Diskussion über die Haltung der Supervisoren zu den Klienten der Supervisanden ist nicht nur eine juristische Argumentation relevant, darüber hinaus nämlich sollten sowohl ethische, supervisions-theoretische als auch klinisch-therapeutische Fragestellungen bedacht werden. Alle vier Argumentationslinien sollen hier vor dem Hintergrund integrativer Supervisionstheorie (SCHREYÖGG 1991; ORTH u. a. 1995; PETZOLD 1998) erörtert werden.

Das juristische Argument

Supervision ist eine Form spezifischer Beratung. Nach § 203 StGB werden Ehe-, Familien-, Erziehungs-, Jugend- und Suchtberater als Schweigepflichtige genannt. Auch wenn Supervisoren zunächst nicht zu den genannten Berufsgruppen zählen, scheint es uns kaum zweifelhaft, daß es sich um Personen mit ähnlich gelagerten Beraterprofilen handelt. Supervisoren, Lehrsupervisoren und Kontrollsupervisoren sind sicherlich hierhin zu zählen und müßten im

Streitfall mit einer analogen Behandlung rechnen. Der ganze Kontext müßte nicht nur unter strafrechtlichen und zivilrechtlichen Perspektiven reflektiert werden, sondern Fragen des Datenschutzes, des Persönlichkeitsschutzes, des Schutzes der Privatsphäre oder der Patientenrechte, die hiermit berührt sind, müßten mitbedacht sein. Sie führen unmittelbar zu ethiktheoretischen Überlegungen, die für die supervisorische Handlungspraxis größte Relevanz haben. Wird ohne Einwilligung der Betroffenen Supervision über Patienten durchgeführt, dann wird die medizinethisch und medizinrechtlich verankerte »Informationspflicht dem Patienten gegenüber« verletzt (z.B. in der Psychotherapie-Supervision), weil Supervision stets auch eine *Intervention* in das Behandlungsgeschehen ist, und zwar eine indirekte. Hierfür aber ist vom Prinzip des »informed consent« (ROBITSCHER 1978) auszugehen, d.h., daß die Patienten über eine solche Maßnahme informiert werden müssen. Außerdem werden hier Daten über Erkrankung und Krankheitsgeschehen weitergegeben, die im Rahmen des Patientenschutzes nur Personen, die an der Heilbehandlung als medizinisches Personal im Sinne des Gesetzes (und das sind Supervisoren in der Regel nicht) beteiligt sind, zugänglich sein dürften. Die rechtliche Problematik verschärft sich also noch, wenn man diesen Aspekt berücksichtigt.

Vom Standpunkt der Supervision her muß gesehen werden, daß es sich bei diesem Problem *in erster Linie* um ein *ethisches* Problem, dann um ein *supervisionsmethodisches* und erst dann um ein rechtliches handelt. Das Prinzip des »informed consent« muß uneingeschränkt auch für alle Bereiche der Supervision gelten, d.h. auf *allen* Ebenen der Supervision. Dies müßte im Rahmen einer künftigen *Berufsordnung* für Supervisoren festgelegt werden, nachdem die damit verbundenen theoretischen Fragen und die der methodischen Umsetzung zuvor reflektiert worden sind. Solange dies nicht geschieht, werden Klienten in der Gefahr stehen, »Gegenstand« von Machtdiskursen (FOUCAULT 1994; ORTH u.a. 1995) zu werden, ausgeliefert an eine »Expertenmacht« (HITZLER u.a. 1994). Versteht man Supervision als eine »kritische« Disziplin, so darf dieses Problem nicht weiter ausgeblendet werden.

Das ethische Argument

Natürlich kommt es darauf an, wie man die Grundpositionen supervisorischer Ethik verortet. Häufig findet man supervisorische Ethik rückgebunden an Positionen der Diskursethik (APEL 1984) oder intersubjektivitätstheoretisch fundierte Ethikpositionen (MARCEL 1967; LÉVINAS (1983). Diese Autoren stehen für ein radikales Ernstnehmen der Würde, Gleichwertigkeit und Mündigkeit des anderen als Subjekt. Dialogtheoretisch ausgerichtete Formen der Psychotherapie und psychosozialen Praxis (C. Rogers, R. Cohn, J. Moreno, F.S. Perls) haben daraus die Konsequenz eines absolut offenen und transparenten Umgangs in der *Begegnung* gefordert. Das Begegnungskonzept zentriert auf Subjekt-Beziehungen – der Klient ist Partner –, und es wendet sich gegen verdinglichende Objektbeziehungen. Das Intersubjektivitätskonzept unterfängt auch die sachlich-funktionalen Beziehungen, d. h. Vertrags- und Geschäftsbeziehungen, Beziehungen in sachbezogenen Arbeitsabläufen, mit denen man auch in der Supervision hinlänglich zu tun hat, allerdings bislang überwiegend im psychosozialen Bereich, dem ursprünglichen Kerngebiet supervisorischer Arbeit. Durch die zunehmende Tätigkeit von Supervisorinnen und Supervisoren im »Profit-Bereich« kommt es derzeit zu einer theoretisch bislang noch völlig unreflektierten Entwicklung, deren Auswirkungen für die Supervision *als Disziplin* (z. B. einer »engagierten« und kritischen Sozialwissenschaft und Methode) noch gar nicht überschaubar sind und weitere Dimensionen auftut: z. B. die der Diskretion, der Sorgfalt im Hinblick auf die Weitergabe von »Betriebsgeheimnissen«, aber auch – bei Behörden und Einrichtungen der öffentlichen Hand – von »Dienstgeheimnissen«. Ein Beamter oder Verwaltungsangestellter dürfte ohne Zustimmung seines zuständigen Dienstherrn an keiner Supervision teilnehmen, in der Belange seines Dienstbereiches – gar mit dem Charakter von Dienstgeheimnissen – thematisiert werden.

In der Psychiatrie kann die Situation des Patienten – eine akute Psychose, eine Entmündigung – es sogar unmöglich machen, daß ein »informed consent« eingeholt werden kann, und der forensische Bereich bringt weitere Restriktionen, so daß patientenbezogene Außensupervision (wir vermeiden das verdinglichende Wort »Fallsupervision«) rechtlich nicht möglich sein dürfte. Hier sind klinikinterne Möglichkeiten zur Supervision beizuziehen und aufzubauen. Mündige Patienten können um Zustimmung gebeten werden, aber im Rahmen »Totaler Institutionen« ist auch das nicht unproblematisch.

Natürlich können Diskretionsräume konsensuell aufgehoben werden, doch sind die Freiräume der Betroffenen, nicht zuzustimmen, in der Klinik oftmals sehr begrenzt.

Das ethische Argument ist nicht allein intersubjektivitätstheoretisch zu fundieren. Wo immer Patientinnen oder Patienten ohne deren Zustimmung in Einzel- oder Gruppensupervision von Supervisanden einem Supervisor, einem Lehrsupervisoren oder einem Kontrollanalytiker vorgestellt werden, werden die dargestellten ethischen Prinzipien grundsätzlich verletzt; dabei spielt es keine Rolle, ob diese »Falldarstellung« oder Bearbeitung eines »Prozesses« nun anonymisiert erfolgt oder nicht, strafrechtliche Konsequenzen haben könnte oder nicht.

Neben das metatheoretische, philosophisch begründete ethische Argument muß hier noch das klinische Argument gestellt werden, weil es auch für nichtklinische Settings Relevanz hat und für unser Thema des Umgangs mit Beziehungen und persönlichen Materialien in der Supervision wichtige Perspektiven bietet.

Das klinische Argument

Unoffenheit und Heimlichkeit fördern Krankheit; Direktheit, Offenheit, Selbstoffenbarung fördern die Gesundheit, wie H.O. Mowrer oder S. Jourard mit ihren Konzepten und Forschungen gezeigt haben (WEINER 1978). Auch im analytischen Lager erkannte zum Beispiel S. Ferenczi, daß Geheimnisse und Unklarheiten eine Reproduktion pathogener kindlicher Milieus darstellen.

Durch Supervision, Kontrollsupervision und Kontrollanalysen (von denen der Patient nichts weiß) kommt in die Situation zwischen Supervisand (Berater, Therapeut) und Klient/Patient ein »unsichtbarer Dritter«, der Wirkungen hat. Diese Wirkungen sind den Klienten nicht transparent und unzugänglich, obwohl sie sie affizieren, zum Beispiel durch eine Veränderung in der Beratungsstrategie des Supervisanden. Solche teilweise sehr feinen Veränderungen nimmt der Klient entweder unbestimmt oder auch »irgendwie« deutlich wahr, ohne daß sie sich diese aber erklären kann, so daß »kognitive Dissonanzen« entstehen. Diese können oft von seiten der Klienten nicht thematisiert werden, oder sie erfahren keine volle Aufklärung, weil die Beratenden nicht offenlegen, daß die Veränderungen Ergebnis der Supervision, also der Information Dritter sind. Es werden zumeist »rationale« Gründe und Erklärungen gegeben, die die Gefühle der »Unstimmigkeit« auf seiten des Klienten »wegrationalisieren« sollen. Diese wird damit an ihrer empathischen Wahrnehmung (die im Prozeß der Beratung oder Therapie ja geschult werden sollte) irre. Es wird zusätzlich noch ein zentraler Wirkmechanismus beraterischen und therapeutischen Tuns konterkariert, nämlich der der Partizipation des Klienten an einem gemeinsam vollzogenen Problemlösungsprozeß, der prinzipiell transparent sein sollte.

Da bei Supervisionssituationen in der Regel das Moment des unmittelbaren Feedbacks der Klienten an den Supervisor – wie es für Beratungsprozesse kennzeichnend ist – fehlt, weil der Supervisor die Klienten ja nur indirekt »kennt«, nämlich aus dem Bericht der Supervisanden mit all ihren subjektiven Einfärbungen, Ausblendungen, Fehlwahrnehmungen, Vorinterpretationen etc., ist das Problem des Entstehens von »Rosenthal«-Effekten, von »self-fullfilling prophecies« (MERTON 1957) in hohem Maße gegeben.

Der Berater als Supervisand und der Klient als »Gegenstand« der Supervision (es fehlt ja der unmittelbare intersubjektive Bezug zum Supervisor) arbeiten beständig in einem »kontaminierten Setting«, wenn das Faktum der Supervision oder Kontrollanalyse nicht offengelegt und in den beraterischen oder therapeutischen Prozeß konstruktiv einbezogen wird. Es erfolgt, wenn durch diese Offenlegung nicht das persönliche Engagement des Supervisors für den Klienten erfahrbar und einsichtig wird, aus intersubjektivitätstheoretischer Sicht eine Verdinglichung. Supervision reproduziert hier *Entfrem-*

dung, die sie vom Anspruch her doch beseitigen will, denn hier wird wieder einmal über Patienten verfügt, ohne daß sie beteiligt werden. Kontrolltheoretisch gesehen (FLAMMER 1990), haben wir eine hohe Fremdbestimmtheit, die dadurch, daß sie indirekt erfolgt, keineswegs problemlos ist, denn sie bekräftigt beim Supervisanden dem Patienten gegenüber ein Moment »struktureller Gewalt« durch »Expertenmacht« (ORTH u. a. 1995).

Unter psychoanalytischer Perspektive wird die Frage des »unsichtbar Dritten« noch brisanter, wird doch die *Präsenz* dieses Dritten durch das Unbewußte des Supervisanden unvermeidbar, weil sich der Supervisor als bewußte oder unbewußte *Repräsentanz* über verbale Äußerungen sowie über Mimik und Gestik des Supervisanden »transportiert«; genauso wie bei einem Supervisanden mimische Momente (etwa ein trauriger oder feindseliger Blick eines Klienten) in der Supervisionssitzung »auf seinem Gesicht« erscheinen kann, kann ein Lächeln oder ein kritisches Runzeln der Stirn des Supervisors in der Mimik des Supervisanden gegenüber seinem Klienten auftauchen.

Auch eine konsequente, unbewußte Prozesse ernst nehmende tiefenpsychologisch-psychoanalytisch orientierte Supervision dürfte diese Problematik nicht ausblenden und müßte aufgrund dieser klinischen Perspektive Transparenz praktizieren. Wird dann das Faktum der Supervision vereinbart und offengelegt, ist weiterhin darauf zu achten, ob nicht »Phantombilder« beim Klienten entstehen – der Supervisor als unsichtbare Übergestalt, von deren Existenz man zwar weiß, die man aber nicht kennt. Immerhin werden dann aber diese Probleme wenigstens bearbeitbar.

Das supervisionstheoretische Argument

Daß die aufgezeigten *rechtlichen*, *ethischen* und *klinisch-therapeutischen* Probleme, die in der Struktur des supervisorischen Settings im Hinblick auf die Klientinnen und Klienten liegen, bislang in der gesamten supervisorischen und psychoanalytischen Literatur nie intensiviert reflektiert wurden, betrachten wir als Ausdruck eines gravierenden Skotoms der »professional community«. Es handelt sich hier um eine Ausblendung, die ähnlich gravierend ist wie das völlige Fehlen der Auseinandersetzung mit *kontrolltheoretischen* Konzepten und Theorien (sie gehören zu den bestuntersuchten in der Sozialpsychologie; vgl. FLAMMER 1990) in der Supervisionsliteratur (PETZOLD 1994) und die spärlichen Diskussionen zum Thema »Macht in der Supervision« bzw. machttheoretischer Konzepte prinzipiell (KÖNIG 1996; PETZOLD, ORTH 1997).

Welche Wirkung die »Weitergabe von Geheimnissen« an einen Dritten in psychodynamischer Hinsicht hat oder haben kann, erledigt sich sicher nicht schlicht durch die *anonyme* Weitergabe von Fakten, erledigt sich auch nicht dadurch, daß man sich die Einwilligung der Betroffenen holt. Es muß vielmehr berücksichtigt werden, was es für einen Menschen bedeutet, daß eine Supervision erfolgt und dabei – obgleich in wohlmeinender Absicht, um ihm besser helfen zu können – seine persönlichen Lebensschwierigkeiten oder die vertrauensvolle Beziehung, die er zu seinem Berater entwickelt hat, jetzt »Gegenstand reflektierender Betrachtung«, vielleicht zergliedernder Analyse wird, die im Rahmen einer außerhalb des »beraterischen Bündnisses« oder des »therapeutischen Raumes« liegenden weiteren Beziehung stattfindet. Es muß – methodisch gesehen – mehr geschehen als nur die Offenlegung, das Erbitten der Einwilligung. Es muß dieses Faktum selbst Gegenstand des beraterischen oder therapeutischen Gesprächs zwischen Berater und Klient werden und auf etwaige »szenische Reproduktionen« von Beschämungen, Verrat, Bloßstellung, Vertrauensmißbrauch hin angeschaut werden.

Hinzuweisen ist auch auf Defizite in der Theorienbildung zur »Ethik der Supervision«, was nämlich die »supervisorische Beziehung« in ihrer mitmenschlichen Qualität anbelangt (HOLLOWAY 1995). Sie ist ja immer nur eine *indirekt* vermittelte »Beziehung« zum Klienten. Sie wird um so abständiger, je versachlichter die Wirklichkeit des Klienten als »Fall« in der Fallsupervision oder als »Prozeß« vorgetragen wird oder wo persönliche Fakten gar anonymisiert vorgetragen werden, um die Klientenrechte in wohlmeinender Absicht zu wahren. So geschieht eine *subtile Verdinglichung*, die zu einer intersubjektivitätstheoretisch begründeten Ethik quersteht. Natürlich verlangt eine solche anonymisierende Konstellation, wie sie vielfach praktiziert wird, weniger emotionales Engagement, was auch immer weniger emotionale Belastung bedeutet, wie die Burnout-Forschung (ENZMANN/KLEIBER 1989; FENGLER 1991) gezeigt hat.

»Indirekte Interventionen«, wie sie durch Supervision immer wieder geschehen, sind wegen des fehlenden unmittelbaren »Feedbacks« nicht unproblematisch, und je anonymisierter die Fallpräsentation ist, desto größer ist die Entfremdung von den betroffenen Personen und dadurch die Gefahr der Verdinglichung. Nun ist bei einer Begleitung eines »supervisorischen Prozesses« von mittelfristiger Dauer die Anonymisierung auch gar nicht zu gewährleisten (und würde sie geschehen, wäre sie aus klinischer Sicht höchst bedenklich), weil es ja keineswegs bei der Weitergabe von persönlichen Daten und Geheimnissen ausreicht, »den Namen auszusparen«. Alter, Familienstand, Beruf, Lebensumstände, Arbeitsplatz, Wohnverhältnisse und Quartier spielen in der supervisorischen Arbeit eine derart große Rolle, daß die Bedingungen der *Anonymität im rechtlichen Sinne* für Supervisionsprozesse in der Regel nicht gegeben sind. Solche *juridische Anonymität* wäre für die Bearbeitung von Patienten- oder Klientenproblemen in der Supervision auch gar keine erstrebenswerte Situation.

Anonymisierung beeinträchtigt empathische Prozesse beim Supervisanden, eine emotional lebendige und »ökologisch valide« Präsentation des Klienten und seiner Bezugspersonen als Menschen in Nöten und mit Problemen, und sie verhindert die *Ko-Empathie* des Supervisors sowie die Möglichkeiten seiner *Intuition*. Er könnte bei der rechtlich erforderlichen Anonymisierung nicht mehr angemessen arbeiten. Life-Supervision oder Supervision mit Einwegscheibe und Videoaufzeichnungen – vielfach praktiziert, z. B. in der Familientherapie und Supervisorenausbildung (SCHIGL, PETZOLD 1997; FEHLINGER 1997), und didaktisch sehr nützlich – fielen als Methoden dann unter streng rechtlichen Gesichtspunkten ohnehin unter den Tisch.

Abschließende Bemerkungen

Aus politischen und ethiktheoretischen Überlegungen könnte man für die Arbeit des Supervisors sagen, daß sie zwischen Distanznahmen und Engagement oszilliert. Es wird notwendig sein, kritisch und metakritisch die theoretischen Grundannahmen und die Implikationen der eigenen alltäglichen supervisorischen Praxis in den Blick zu nehmen, um der Gefahr der »subtilen Verdinglichung« zu entgehen und zu einer »supervisorischen« Ethik zu kommen.

Supervision sollte eine wertegeleitete »engagierte« humanwissenschaftliche Disziplin sein und bleiben, ein gemeinsamer Erkenntnis- und Forschungsprozeß von Klienten, Beratern und Supervisoren.

Die gesamte Thematik greift Grundprobleme der Supervision als Theorie und Praxis, als Methode und Disziplin auf und stellt Anfragen an eine eigenständige und übergreifende »Supervisionstheorie« und supervisorische Ethik, die sich erst in Umrissen abzuzeichnen beginnt (PETZOLD 1998), noch in vorwiegend therapeutisch orientierten Supervisionskonzepten »versteckt« ist und sich auf eine Ethik der Handlungsregeln begrenzt. Bei der dynamischen Entwicklung des supervisorischen Feldes mit seiner chaotischen Vielfalt an modischen Theoremen und Ideologemen hinken theoretische Konzeptualisierungen stets der Entwicklung hinterher. Das hat für theoretische und praxeologische Kernbereiche – etwa die Bestimmung, was denn eine »supervisorische Beziehung« kennzeichne – erhebliche Folgen. Unsere Thematik setzt eigentlich die Klärung dieser Frage voraus, und sie ist sicher nicht eindimensional zu beantworten bzw. muß wohl für unterschiedliche Kontexte – z. B. den klinisch-therapeutischen, den sozialarbeiterischen, den industriellen – differentiell beantwortet werden. Die »theoretische Unruhe« im Feld, die konzeptuelle Heterogenität, die Verschiedenheit des Diskussionsstandes und die Beliebigkeit im »Import von Konzepten und Ideologemen« macht eine seriöse Bearbeitung unseres Themas mit seinen verschiedenen Dimensionen schwierig. Beispielhaft sei auf die im psychosozialen und klinischen Bereich aufgenommene Mode der »Kundenorientierung« hingewiesen.

Es ist aber von größter Bedeutung für die »professional community« der Supervisoren und für die »scientific community« von Supervisionstheoretikern und -forschern, daß man sich mit diesen Fragestellungen schulenübergreifend auseinandersetzt – die neue Rechtssituation wird dies ohnehin erforderlich machen.

Literatur

APEL, K.O. u.a.(1984): Praktische Philosophie/Ethik: Dialoge 1 und 2. Frankfurt a. M.

ENZMANN, D.; KLEIBER, D. (1989): Helfer Leiden. Streß und Burnout in psychosozialen Berufen. Heidelberg.

FEHLINGER, M. (1997): Die Kunst der Balance: Überlegungen zur systematischen Ausbildungssupervision. In: LAIF, I.(Hg.): Supervision, Tradition, Ansätze, Perspektiven in Österreich. Wien, S. 329–344.

FENGLER, J. (1991): Helfen macht müde. Zur Analyse und Bewältigung von Burnout und beruflicher Deformation. München.

FLAMMER, A. (1990): Erfahrung der eigenen Wirksamkeit. Einführung in die Psychologie der Kontrollmeinung. Bern.

FOUCAULT, M. (1994): Das Subjekt und die Macht. In: DREYFUS, H.L.; RABINOW, P. (Hg.): Michel Foucault: Jenseits von Strukturalismus und Hermeneutik. Weinheim, S. 243–264.

HITZLER, R.; HONER, A.; MAEDER, Ch. (Hg.) (1994): Expertenwissen. Die institutionalisierte Kompetenz zur Konstruktion von Wirklichkeit. Opladen.

HOLLOWAY, E.L. (1995): Clinical supervision: a systems approach. Thousand Oaks.

KÖNIG, O. (1996): Macht in Gruppen. Gruppendynamische Prozesse und Interventionen. München.

LEVINAS, E. (1983): Die Spur des Anderen. Freiburg.

MARCEL, E. (1967): Die Menschenwürde und ihr existentieller Grund. Frankfurt a. M.

MERTON, R.K. (1957): Social theory and social structure. New York.

ORTH, I.; PETZOLD, H.G.; SIEPER, J. (1995): Ideologeme der Macht in der Psychotherapie – Reflexionen zu Problemen und Anregungen für alternative Formen der Praxis. In: PETZOLD, H.G.; ORTH, I.; SIEPER, J. (Hg.): Qualitätssicherung und Didaktik in der therapeutischen Aus- und Weiterbildung. Sonderausgabe *Gestalt und Integration*. Düsseldorf, S. 119–179.

PETZOLD, H.G. (1994): Mehrperspektivität – ein Metakonzept für die Modellpluralität, konnektivierende Theoriebildung und für sozialinterventives Handeln in der Integrativen Supervision. In: *Gestalt und Integration*, 2, S. 225–297.

PETZOLD, H.G. (1998) (Hg.): Integrative Supervision und Organisationsentwicklung. Paderborn.

PETZOLD, H.G.; LEMKE, J.; RODRIGUEZ-PETZOLD, F. (1995): Feldentwicklung und supervisorisches Lernen. Überlegungen zur Weiterbildung von Lehrsupervisoren aus Integrativer Perspektive: Kontext, Ziele, Qualitätsprofil, didaktische Konzeption. In: *Gestalt und Integration*, 1, S.298–345.

PETZOLD, H.G.; ORTH, I. (1997): Mythen in der Psychotherapie. Psychotherapie – Ideologie – Macht. Paderborn.

PETZOLD, H.G.; PETZOLD, Ch. (1997): Kundenorientierung, Institution, Organisation. In: *Caritas*, 10, S.463–480.

PETZOLD, H.G.; RODRIGUEZ-PETZOLD, F.; SIEPER, J. (1997): »Supervisorische Kultur« und Transversalität – Grundkonzepte Integrativer Supervision. In: *Integrative Therapie*, 1–2, S.17–59 (Teil I).

ROBITSCHER, J. (1978): Informed consent for psychoanalysis. In: *Journal of Psychiatry and Law*, 6, S.409–415.

SCHIGL, B.; PETZOLD, H.G. (1997): Evaluation einer Ausbildung in Integrativer Supervision mit Vertiefungsschwerpunkt für den klinisch-geriatrischem Bereich – ein begleitendes Forschungsprojekt. In: *Integrative Therapie*, 1–2, S.85–145.

WEINER, M. (1978): Therapist disclosure. The use of the self in psychotherapy. Boston.

SCHREYÖGG, A. (1991): Integrative Supervision – ein integratives Modell. Paderborn.

Die psychiatrische Institution
und das Team

KARL KÖNIG

Charakterstrukturen in psychiatrischen Teams

Unter »Charakter« verstehe ich hier die habituellen, also immer wiederkehrenden Erlebens- und Verhaltensweisen einer Person. Ein Mensch reagiert auf seine Umwelt aufgrund seines Charakters und aufgrund von Übertragungen. Er setzt dazu Ich-Funktionen ein. Der Charakter entwickelt sich aus dem Umgang mit der Umwelt aufgrund vorhandener Anlagen. Charakter und übertragungsbedingtes Verhalten gehen ineinander über. Übertragung wird durch, meist personengebundene, Übertragungsauslöser bewirkt. Charakterbedingte Verhaltensweisen sind bezüglich der Auslöser unspezifischer. Die Termini »Charakterstruktur« und »Persönlichkeitsstruktur« werden meist synonym verwendet. Der Begriff »Persönlichkeit« bezeichnet die gesamte Person in allen ihren Erlebens- und Reaktionsweisen.

In der Regel spricht man vom Charakter oder der Persönlichkeitsstruktur eines *Individuums*. H. ARGELANDER (1963) beschrieb jedoch Verläufe einer Gruppenentwicklung, in denen sich eine Charakterstruktur zu zeigen scheint, die der Charakterstruktur eines Individuums gleichkommt. Er sprach zum Beispiel von zwanghaften oder depressiven Gruppen und vertrat in seinen Publikationen ein Gruppenkonzept, das eine Gruppe wie ein Individuum auffaßte.

Tatsächlich reagieren Gruppen aber selten wie ein Individuum. Individuen und Untergruppen können verschiedene Positionen einnehmen. Zum Beispiel vertreten schweigende Gruppenmitglieder oft eine Gegenposition zu dem, was die sprechenden Gruppenmitglieder sagen. Man kann nicht davon ausgehen, daß jeder, der in einer Gruppe etwas sagt, für die gesamte Gruppe spricht. Die interaktionelle Potenz (KÖNIG 1982) eines Mitglieds bestimmt wesentlich, welches Gewicht sein eigenes Verhalten in der Gruppe hat. Eine jede Gruppe kann sich aber in tiefer Regression vereinheitlichen. Zum Beispiel gibt es Situationen, die ausweglos erscheinen und die deshalb die depressiven Reaktionsmöglichkeiten aller Teilnehmer der Gruppe aktivieren, auch wenn diese bei einigen von ihnen im erwachsenen Alltagsleben kaum eine Rolle spielen. In einer chaotischen Situation etwa in einer psychiatrischen Klinik kann eine Gruppe in ihrer Gesamtheit zwanghaft reagieren und nach Gesetz und Ordnung rufen.

Ich selbst (KÖNIG 1976) habe ähnlich wie S. M. SARAVAY (1978) bei Therapiegruppen beobachtet, daß sie einen Entwicklungsgang nehmen, der die

Entwicklung eines Individuums in den ersten fünf Lebensjahren zu reproduzieren scheint. Da die Entstehung von Charakterzügen zeitlich an bestimmte Entwicklungsstadien gebunden ist, kann eine Gruppe ihren manifesten Charakter scheinbar wechseln. Tatsächlich kommen aber nur verschiedene Facetten von Charakterstrukturen der Gruppenmitglieder an die Oberfläche. Ähnlich wie bei einer Gruppe, die auf ihr Umfeld reagiert, reagiert jedes einzelne Mitglied der Gruppe auf das unmittelbare Umfeld Gruppe. Es ist zum Beispiel wichtig, wieviel man über den anderen schon weiß und welche Erfahrungen man miteinander gemacht hat (KÖNIG 1976; KÖNIG/LINDNER 1992).

Da die meisten Menschen eine Mischstruktur haben, kann es dazu kommen, daß verschiedene Facetten des Charakters der einzelnen Gruppenmitglieder im Verlaufe einer Gruppe aktiviert werden. Prägnante Verläufe kann man bei geschlossenen Gruppen beobachten, also bei Gruppen, die miteinander beginnen und während des gesamten Gruppenverlaufs zusammen bleiben, ohne daß neue Gruppenmitglieder hinzukommen. In Kliniken, aber auch in ambulanten Praxen sind solche Gruppen eher selten. Meistens handelt es sich um sogenannte halboffene Gruppen, in denen Gruppenmitglieder mit der Therapie aufhören, die Gruppe verlassen und ihre Plätze von neuen Gruppenmitgliedern besetzt werden. Die Verläufe sind dann eher zyklischer Natur, ein prägnanter Gruppenverlauf wie bei den geschlossenen Gruppen läßt sich nicht beobachten. Gleichwohl bilden die geschlossenen Gruppen ein Modell für die Reaktionsweisen von Gruppenmitgliedern auf die in der Gruppe selbst gemachten Erfahrungen.

Bei den geschlossenen Gruppen kann man nun beobachten, daß sich gewisse, charaktergebundene Reaktionsweisen deutlicher manifestieren als andere. Durchläuft eine Gruppe, an der viele depressive Mitglieder teilnehmen, die orale Phase einer Gruppenentwicklung, so bleibt sie meist länger in dieser Phase und kann in ihr steckenbleiben, wenn die Konflikte dieser Phase nicht ausreichend bearbeitet werden. Entsprechendes gilt auch für psychiatrische Gruppen mit einem Überwiegen von schizoiden, narzißtischen, zwanghaften, phobischen oder hysterischen Mitgliedern. In Teams werden die Konflikte oft nicht bearbeitet.

Auch in einem therapeutischen Team wirkt es sich auf den Umgang miteinander und auf die berufliche Arbeit aus, welche Charakterstrukturen die Mitglieder des Teams haben. Wenn die Konflikte nicht bearbeitet werden, kann es sein, daß das Team in einer Entwicklungsphase steckenbleibt, die den Charakterstrukturen der meisten Mitglieder oder der Mitglieder mit der größten interaktionellen Potenz entspricht.

Ein wesentlicher Einfluß des Leiters einer psychiatrischen Klinik wird auf dem Weg über die Einstellungspraxis ausgeübt. Entscheidet der Leiter einer Klinik darüber, wer eingestellt wird oder nicht, wird er solche Mitarbeiter einstellen wollen, mit denen er »gut kann«, wozu meist gehört, daß sie seine Grundüberzeugungen teilen. Entscheidet das gesamte Team, werden die Persönlichkeitsstrukturen der Teammitglieder wirksam, und man sucht jemanden einzustellen, der zum Team »paßt«. Entscheiden der Chef und das Team gemeinsam, hängt die Entscheidung davon ab, wer sich gerade mehr durchsetzt. Schweigende Gruppenmitglieder, die sich an der Diskussion über eine Einstellung nicht beteiligen, haben meist geringeren Einfluß als solche, die ihre Ansichten darstellen und dabei überzeugend wirken. Auch wenn am Ende abgestimmt werden sollte, wobei jede Stimme im Team gleiches Gewicht hat, wird das Ergebnis doch von der interaktionellen Potenz der einzelnen in der vorangegangenen Diskussion beeinflußt.

Kommt ein Chef neu in eine Klinik, findet er Mitarbeiter vor, die sein Vorgänger eingestellt hat oder die das Team hinzugewählt hat, und es kann Konflikte zwischen den Einstellungen des Teams und den Einstellungen des Chefs geben, wobei diese Einstellungen stark vom Charakter des Chefs und dem »Charakter« des Teams beeinflußt werden (KÖNIG 1995).

Natürlich ist die Biographie des einzelnen wieder nicht nur durch die Familie, sondern auch durch das gesellschaftliche Umfeld beeinflußt. Gemeinsames Erleben von Krieg oder Nachkriegszeit prägt. Erziehungsstile entstehen auch nicht nur in der Familie, oft über mehrere Generationen, sie werden auch aus der aktuellen Umwelt aufgenommen. So wurde nach dem Krieg ein mehr autoritärer Erziehungsstil durch eine Laissez-faire-Einstellung abgelöst. Man kann sagen, daß in Deutschland die Zwangsanteile an den Charakterstrukturen der einzelnen im ganzen abgenommen haben. Auch ob Solidarität oder die Entwicklung der einzelnen Persönlichkeit höher geschätzt wird, wirkt sich auf die Biographie des einzelnen aus, der mit solchen Einstellungen in Familie und Schule konfrontiert wird. Konflikte um Autorität und Solidarität spielen gerade in den Teams, die man als Supervisor in psychiatrischen Kliniken vorfindet, eine große Rolle, weil Autorität und Solidarität im Umgang mit den Patienten und im Umgang der Teammitglieder miteinander tagtäglich eine Rolle spielen.

Verschiedene Charakterstrukturen passen unterschiedlich in die Zeit. So sind heute eher Charakterstrukturen gefragt, die zur Teamarbeit disponieren, wie zum Beispiel die depressive oder die phobische Struktur, als vor dreißig oder fünfzig Jahren und weniger Charakterstrukturen, die zu einem isolierten Arbeiten disponieren, wie die schizoide Struktur. Zwangsstrukturen disponieren dazu, in festgefügten Hierarchien zu arbeiten.

Sicher gibt es für eine jede therapeutische Aufgabe an Kliniken oder Ambulanzen eine optimale »Charakterstruktur« eines Teams oder eine optimale Kombination von Charakterstrukturen. In einer Institution können sich verschiedene Charakterstrukturen ergänzen. Zum Beispiel kann ein hysterischer Chef, der viele neue Ideen hat, mit einem eher zwanghaften Oberarzt zusammenarbeiten, der darauf achtet, daß die Ideen des Chefs selegiert, systematisiert und in die konkrete Praxis umgesetzt werden. Umgekehrt kann ein zwanghafter Chef darauf achten, daß aus den Ideen seiner Mitarbeiter etwas Konkretes wird.

Daß im Team sehr unterschiedliche Strukturen vorkommen, findet sich am ehesten bei Teams, die noch nicht lange bestehen. In der weiteren Entwicklung gibt es dann die Möglichkeit, daß sich eine Tendenz zur Vereinheitlichung durchsetzt: Man stellt Mitarbeiterinnen und Mitarbeiter ein, die ähnlich sind wie die Mehrzahl der Teammitglieder oder wie die Gruppenmitglieder mit einer hohen interaktionellen Potenz. Andererseits gibt es auch einen Wunsch nach Ergänzung. Man wählt als neue Mitarbeiterinnen und Mitarbeiter solche, die in einem gewissen Kontrast zu einem selbst stehen, weil man spürt, daß sie einen ergänzen können, so daß die Arbeitsergebnisse besser werden, jedenfalls wenn es gelingt, miteinander zu kooperieren. S. FREUD (1914) sprach von einer Partnerwahl vom Anlehnungstyp und vom narzißtischen Typ. Mit der Partnerwahl nach dem narzißtischen Typ meinte er eine Wahl des Ähnlichen, mit der Wahl vom Anlehnungstyp meinte er bestimmte Arten der Ergänzungswahl; letzteres etwa, wenn jemand, der Hilfe und Schutz braucht, jemanden wählt, der ihm Hilfe und Schutz gewähren kann. Freud meinte mit Partnerwahl die Wahl eines Lebenspartners, ähnliche Gesetze gelten aber auch für die Wahl eines Supervisors. Bei Personaleinstellungen und Teambildung ist es wichtig, diese Dinge zu reflektieren. Ein Supervisor könnte hier zu Rate gezogen werden; es dürfte aber nicht derjenige sein, der das Team laufend supervidiert, weil das dessen Neutralität zu stark beeinträchtigen könnte.

Während eine Wahl nach dem narzißtischen Typ die Gefahr der Stagnation mit sich bringt, besteht die Gefahr bei der Wahl vom Ergänzungstyp darin, daß das Störende am Gegensätzlichen im Laufe der Zeit die Vorteile überwiegt, die sich aus den Möglichkeiten eines Sich-Ergänzens ergeben. Man kann im Team dann ähnliche Entwicklungen beobachten wie in Dauerbeziehungen zwischen Partnern. Was zunächst interessant erschien, stört mit der Zeit. Die negativen Seiten einer bestimmten Charakterstruktur, zum Beispiel das Chaotische an der hysterischen Struktur oder das Pedantische an der zwanghaften, treten im Erleben mehr in den Vordergrund, der Einfallsreichtum des Hysterischen und die Zuverlässigkeit des Zwanghaften treten in den Hintergrund. Man protestiert gegen das Andersartige im anderen. Der Zwanghafte wird noch pedantischer, der Hysterische noch chaotischer. Jeder versucht, sein eigenes Verhalten durchzusetzen, indem er es verstärkt. Die Partner übernehmen nicht etwas Ergänzendes vom anderen, sie entwickeln sich auseinander.

Diese Gefahr ist natürlich besonders groß, wenn der Wunsch nach Ergänzung nur teilweise aus bewußten Quellen stammt.

So kann das Team bei seiner Partnerwahl einen hysterischen Mitarbeiter faszinierend finden, weil er seine eigene latente abgewehrte Neigung zum Chaotischen repräsentiert und das Chaotische dann in dem hysterischen Mitarbeiter genießen, es aber auch bekämpfen und begrenzen. Umgekehrt kann ein Team die Zuverlässigkeit zwanghafter Bewerber schätzen, unbewußt aber auch wünschen, ihn zu verunsichern.

Aufgabe einer Außensupervision kann es nicht sein, die Charakterstruktur der Teammitglieder zu verändern. Dazu hat der Supervisor keinen Auftrag, und es wäre im Setting einer Teamsupervision auch gar nicht möglich. Der Außensupervisor kann aber die aus dem Blickfeld geratenen Vorteile der Persönlichkeitsstrukturen einzelner Teammitglieder herausstellen und darauf hinwirken, daß Manifestationen der Charakterstrukturen der einzelnen Mitglieder, die im Kontrast zu den Strukturen anderer Mitglieder auftreten, reflektiert werden. Er kann so dazu beitragen, sie als dysfunktional zu erkennen.

In Teams mit einer starken Tendenz zur Vereinheitlichung kann der Außensupervisor das Einseitige in den Einstellungen der Teammitglieder ansprechen. Hier finden sich auch die ausgeprägtesten Ideologien. Meist bringt es wenig, eine etablierte Ideologie grundsätzlich in Frage zu stellen. Das führt eher zum Scheitern der Supervision als zu positiven Ergebnissen. Für mich hat es sich bewährt, eine verfestigte Struktur möglichst sachlich zu beschreiben, was meist dazu führt, daß sie in ihren dysfunktionalen Anteilen erkannt wird.

Literatur

ARGELANDER, H. (1963): Die Analyse psychischer Prozesse in der Gruppe. Teil I und II. In: *Psyche*, 17, S. 450–479 und S. 481–515.

FREUD, S. (1914): Zur Einführung des Narzißmus. G. W. X. Frankfurt a. M., S. 138–170.

KÖNIG, K. (1976): Übertragungsauslöser – Übertragung – Regression in der analytischen Gruppe. In: *Gruppenpsychother. Gruppendyn.*, 10, S. 220–232.

KÖNIG, K. (1982): Der interaktionelle Anteil der Übertragung in Einzelanalyse und analytischer Gruppenpsychotherapie. In: *Gruppenpsychother. Gruppendyn.*, 18, S. 76–83.

KÖNIG, K. (1992): Kleine psychoanalytische Charakterkunde. Göttingen.

KÖNIG, K. (1995): Einführung in die stationäre Psychotherapie. Göttingen.

KÖNIG, K.; LINDNER, W.-V. (1992): Psychoanalytische Gruppentherapie. Göttingen.

SARAVAY, S. M. (1978): A psychoanalytical theory of group development. In: *Int. J. Group Psychother.*, 28, S. 481–507.

HANSJÖRG BECKER

Konfliktverarbeitung in
psychiatrischen Institutionen

Im Laufe der Veränderungsbestrebungen in der Psychiatrie während der vergangenen 25 Jahre konnte immer wieder festgestellt werden, daß manche der reformbedürftigen Strukturen sich als überaus zählebig erwiesen. Offenbar waren bürokratische Verhärtungen der Institution Psychiatrie auch dann nicht so einfach zu beseitigen, wenn man ihren augenscheinlich irrationalen, und im Hinblick auf die primären Institutionsziele dysfunktionalen Charakter erkannt hatte. Jenseits rationaler Einsicht existierten bei den Angehörigen psychiatrischer Institutionen offenbar unbewußte Neigungen, am Bestehenden festzuhalten. Seitdem S. MENTZOS (1976) das Konzept der »institutionalisierten Abwehr« entworfen hatte, war es möglich geworden, viele der bis dahin unverständlichen Vorgänge in den Beziehungen zwischen Individuen und Institutionen unter einer psychoanalytischen Perspektive zu fassen. Mit diesem Begriff wird eine Art unbewußte Kollusion zwischen den Angehörigen von Institutionen sowie zwischen den verschiedenen Ebenen institutionaler Hierarchie beschrieben, mit deren Hilfe Individuen sich aus überwiegend unbewußt-konflikthaften Motiven an die jeweilige Einrichtung binden und dafür, gleichsam zur Entschädigung, ihren persönlichen und allzuoft neurotischen Nutzen daraus ziehen.

E. LELLAU hat in verschiedenen Untersuchungen (1980, 1981) dieses Konzept für seine Betrachtungen über Institutionsberatung in der Psychiatrie genutzt. Er schreibt: »So können sich in Institutionen Strukturen entwickeln, in denen sich regressive Triebbedürfnisse befriedigen lassen, bei denen Schutz vor nicht real begründeten Ängsten gewährt werden kann; wo egozentrische Macht- und Prestigebedürfnisse gestillt werden können, wo sich Pseudowerte stabilisieren können.« (1980, S.164) Der Effekt institutioneller Abwehr wird hier ganz deutlich negativ konnotiert. Diese Perspektive ändert sich aber, wenn man die Motive berücksichtigt, die solche Abwehrprozesse in Gang setzen. Derselbe Autor weist an anderer Stelle darauf hin, daß der Umgang mit psychisch Kranken bei den Teammitgliedern Ängste hervorrufen kann, die »persönliche Schwachstellen« in der eigenen inneren Struktur belasten und damit alte, längst verarbeitete unbewußte Konflikte relativieren (1981, S.102). Hier deutet sich also die Möglichkeit an, daß den Abwehrvorgängen auch eine bedeutsame Schutzfunktion zukommt.

Dieser Gedanke wird von W. LEUSCHNER (1985) aufgegriffen und weitergeführt. Er zeichnet nach, wie es in der Entwicklung einer neuen psychiatrischen Einrichtung, die an den Idealen der therapeutischen Gemeinschaft orientiert war, zum Entstehen bürokratischer Strukturen kam, und er beschreibt diesen Prozeß als eine partiell antitherapeutische Institutionalisierung entlang wechselseitiger »Verstrickungsprozesse« zwischen dem therapeutischen Team und den Patienten der Klinik. Diese Verstrickungen waren insofern spezifisch, als sie den Beziehungskonstellationen nachgebildet waren, wie man sie zwischen Schizophrenen und ihren Familien findet; W. LEUSCHNER spricht von einer »pathologischen Symbiose« (S. 152). Damit wird also genauer erfaßt, von welcher Art die Ängste sind, die die Abwehroperationen in psychiatrischen Behandlungsteams motivieren und unterhalten. Das Ganze der Anstalt wird dabei als ein Abwehrsystem beschrieben.

»Anstalten sind also mehr als nur den Patienten von außen entgegengesetzte Behandlungseinrichtungen oder ›Asyle‹, wie E. Goffman es sah, sondern Verwirklichung vor allem unbewußter Abwehrvorgänge«. W. LEUSCHNER zieht seine Schlußfolgerungen aus der Beobachtung von Entwicklungsprozessen einer ganzen Klinik, die er in Bezug setzt sowohl zu den Beziehungserfahrungen der Mitarbeiter mit den Patienten der Klinik wie auch zu den geläufigen Theorien über familiäre Interaktionsmuster in den Familien Schizophrener.

Dieser Blick auf das Ganze verlangt nach einer Ergänzung durch die Untersuchung der alltäglichen Praxis in den psychiatrischen Behandlungsteams. Es wäre zu überlegen, wie diese Abwehrprozesse *im einzelnen* zustande kommen, wie sie innerhalb eines Teams entwickelt und tradiert werden und schließlich welches ihre unbewußten Motive sind.

Die folgenden Befunde, die erste Antwort auf diese Fragen geben sollen, stammen aus meiner Praxis als Supervisor psychiatrischer Stationsteams. Die psychoanalytische Team-Supervision als Forschungsmethode habe ich an anderer Stelle ausführlich dargestellt (BECKER 1991).

Empathie als professionelles Instrument

Daß psychisch Kranke nicht mehr verwahrt, sondern »begleitet« werden sollen, ist eine der bedeutsamsten Neuerungen, welche die moderne von der traditionell-kustodialen Psychiatrie unterscheidet. E. HEIM (1976) fordert diesbezüglich vom psychiatrischen Pflegepersonal eine »therapeutische Partnerhaltung zum Patienten: Sich ihm gegenüber persönlich engagieren, ohne die therapeutische Distanz zu verlieren« (S. 20). Während es in den herkömmlichen Anstalten die erste Pflicht des Pflegepersonals war, zu beobachten und jeden emotionalen Kontakt mit ihnen zu vermeiden, wird heute niemand mehr daran zweifeln, daß es ein unverzichtbarer Bestandteil psychiatrischer

Pflege und Therapie ist, sich um ein Verständnis der Patienten und ihrer Konflikte zu bemühen. »Verstehen« bedeutet – unter anderem – in diesem Kontext soviel wie »sich einfühlen«. Einfühlungsvermögen oder Empathie ist aber nicht nur ein komplexer, sondern zugleich ein folgenreicher Vorgang, setzt er doch die Fähigkeit und die Bereitschaft voraus, so zu fühlen wie die Person, der wir uns empathisch annähern wollen.

Anders ausgedrückt könnte man auch sagen, wer Empathie aufbringen will, gestatte einer anderen Person, die Welt seiner »inneren Objekte«, eine Grundsubstanz unserer psychischen Struktur, nach seinen Bedürfnissen zu aktivieren und damit das bisher Festgefügte in Bewegung zu versetzen. Jeder Versuch, andere zu verstehen, bringt also die Möglichkeit mit sich, daß das eigene psychische Gleichgewicht labilisiert wird, die Gefahr einer »Affektansteckung«. Im Falle der schweren psychischen Störungen, vor allem der Psychosen, betrifft diese Gefahr die gesamte vorherrschende psychische Organisation. Man könnte auch sagen, daß, aus der Perspektive unserer unbewußten Ängste, jeder Kontakt mit einem psychotischen Menschen die Frage nach dem eigenen psychischen Überleben aufwirft. Daraus ergibt sich die Frage nach der Bewältigung dieser Bedrohung, nach der Mobilisierung *spezifischer Abwehr- und Anpassungsmechanismen*, die, unter Ausnutzung und Veränderung institutioneller Strukturen, den Therapeuten psychisches Überleben und zugleich professionelles Handeln ermöglichen sollen.

Kontinuität und Trennung

Dies soll nun am Umgang mit Problemen der Kontinuität und Diskontinuität in den Beziehungen zwischen dem therapeutischen Team und seinen Patienten erörtert werden. Geht man davon aus, daß die Erfahrung von Diskontinuität sowohl im Hinblick auf die psychische Struktur wie auch bezüglich der realen Beziehungen und der Lebensgeschichte ein gemeinsames und bedeutsames Merkmal in der Pathogenese der schweren psychischen Erkrankung ist, so wird man bei den meisten Patienten einer psychiatrischen Station eine ausgeprägte Vulnerabilität in dieser Hinsicht erwarten müssen. Dies kann sich etwa so äußern, daß in allen Beziehungen *bewußt* nach Konstanz und Dauerhaftigkeit gesucht wird; sobald sich aber in einer Beziehung entsprechende emotional bedeutsame Wünsche und Regungen eingestellt haben, wird der aufkommende Kontakt infolge *unbewußter* Ängste wieder unterbrochen. Hier zeigen sich die Folgen von habituell gewordenen Abwehr- und Kompensationsstrategien von Personen, die unter einer unvorstellbar großen Empfindlichkeit leiden und unter allen Umständen die Reaktivierung von traumatischen Trennungs- und Verlassenheitserfahrungen zu vermeiden trachten.

Beispiel: Ein schizophrener Patient kommt mit dem Ausdruck großer Erwartung auf eine Schwester zu, so als müsse er dringend etwas mitteilen.

»Schwester, Schwester ...«, ruft er über den Flur, »... einen Moment, warten Sie!« Die Schwester merkt auf, hält in ihrer Arbeit inne, wartet, bis der Patient herangekommen ist und gerät ihrerseits in gespannte Erwartung. In dem Moment, als der Patient vor ihr steht, wendet er seinen Blick ab, dreht sich zur Seite und sagt: »Ach, jetzt habe ich es wieder vergessen.« Dies wiederholt sich in unterschiedlichen Variationen, täglich viele Male, über Wochen und Monate.

Das Beispiel zeigt, wie die Therapeuten einer zwar geringfügigen, aber *spezifischen Traumatisierung* ausgesetzt waren. Solche und ähnliche Interaktionen wiederholen sich auf einer psychiatrischen Station ungezählte Male, und man kann sich leicht vorstellen, wie die Wirkungen der einzelnen Interaktionen in Richtung auf eine chronisch traumatische Situation hin kumulieren. Psychische Traumen aber setzen immer protektive und reparative Gegenstrategien in Gang, Abwehrmechanismen also, deren Ziel darin besteht, die mit dem Trauma verbundenen psychischen Schmerzen und Bedrohungen für die psychische Struktur zu vermeiden, gering zu halten oder die erlittenen Einbußen psychischer Funktionen auszugleichen und zu kompensieren. Wie solche Abwehr im psychiatrischen Alltag organisiert und quasi institutionalisiert wird und wie sie sich darüber hinaus in spezifischer Weise als Antwort auf die tendenziell pathogenen Beziehungsangebote der Patienten verstehen läßt, soll mit den folgenden »dichten Beschreibungen« (GEERTZ 1983) dargelegt werden.

Das Kaffeezimmer

Auf jeder Station gibt es eine Art Aufenthalts- oder Ruheraum für das Pflegepersonal: Kaffeekannen und -tassen, kalter Rauch, das Strickzeug einer Schwester vielleicht, der Dienstplan auf dem Tisch, drei Ansichtskarten ehemaliger Patienten an der Wand, ein altes Sofa – das sind die Accessoires der Dürftigkeit, jener unverwechselbaren Armut, wie sie der Psychiatrie, der alten wie der neuen, ihr unverwechselbares Gepräge geben. Obschon die Räume häßlich sind und man sich nur in den Pausen dort aufhalten dürfte, zwingen allerlei Umstände – oft ist es einfach die Erschöpfung –, den Ruheraum auch während der Arbeit aufzusuchen. Die Tür, die eigentlich verschlossen werden darf, muß unter diesen Umständen natürlich offen bleiben. Wenn die Patienten hierher kommen, sind sie schüchterner als sonst, denn sie müssen das Gefühl bekommen, daß sie die Pfleger und Schwestern stören. So wird das Kaffeezimmer zu einer merkwürdigen zwielichtigen Institution. Die Schwester, die sich dort aufhält, ist für den Patienten weder ansprechbar noch unansprechbar, weder im Dienst noch in der Freizeit, oder sollte man es vielleicht umgekehrt formulieren und sagen, das Personal sei hier gewissermaßen gleichzeitig anwesend und abwesend? Es wird nicht weiterführen, wenn wir nun, wie in vielen Publikationen über die Atmosphäre in der Psychiatrie, einfach feststellen, daß hier eine widersprüchliche Botschaft, ein Paradox, eine Double-bind-Situation geschaffen wird. Vielmehr wollen wir aufklären, was mit der verwirrenden Widersprüchlichkeit verdeckt und bezweckt werden soll. Die Art und Weise, in der das »Kaffeezimmer« oder ähnliche Räume auf einer Station genutzt werden, ist eine spezifische Antwort auf das, was ich oben als chronisches Trauma für die Therapeuten bezeichnet habe. Hier wird ein Übergangsraum geschaffen, dessen Undeutlichkeit und Widersprüchlichkeit Ausdruck seiner eigentlichen Funktion ist.

Indem dieser Raum abwechselnd als Ruhe- und Dienstzimmer benutzt werden kann, ermöglicht er dem Pflegepersonal, einen blitzschnellen Wechsel in der inneren Einstellung zu den Patienten einzunehmen. Hier können Beziehungen aufgenommen, aber auch plötzlich unterbrochen werden, gerade so, wie ich dies oben aus der umgekehrten Perspektive der Patienten beschrieben habe. Nun wird deutlich, wie der äußere Raum einen »inneren Raum«, d.h. einem unbewußt-psychischen Funktionszustand entspricht, der dazu dient, auf die latenten Beziehungsangebote der Patienten so zu reagieren, daß sowohl die eigene psychische Organisation vor der Traumatisierung durch ständigen Beziehungsabbruch geschützt, gleichzeitig aber auch ein Mindestmaß an »Ansprechbarkeit«, d.h. Beziehungskontinuität und damit therapeutischer Aktivität gewahrt bleibt. In dieser Sicht ist die Nutzung des »Kaffeezimmers« durch das Pflegepersonal eine kreative, wenngleich aus der Not geborene Erfindung.

Dienstpläne

Dienstpläne für das Pflegepersonal werden in der Regel »ausgehandelt«. Der Beobachter einer solchen Dienstplanbesprechung mag sich vorkommen wie der naive Besucher einer Auktion. Schnell und unauffällig, aber genau und nach undurchschaubaren Gesetzen werden hier »Dienste« und »Freizeit« wie an einer Börse ausgehandelt, vertauscht, verschoben, gesammelt, zurückgenommen und wieder angeboten. Freude, Ärger, Triumph, Neid, Hoffnung und Resignation spiegeln sich, rasch wechselnd, auf den Gesichtern der Teammitglieder wider. Wenn der Dienstplan »steht«, geht man, zufrieden oder ärgerlich, auseinander. Obwohl in diesem Dienstplan nun genau festgelegt ist, wer wann und wie lange arbeiten muß, werden im Alltag ständig Veränderungen daran vorgenommen. Diese Veränderungen folgen natürlich gewissen Notwendigkeiten wie etwa Krankheit, Vertretungen auf anderen Stationen u.s.w. Der Dienstplan muß also einerseits fest vereinbart werden, darf aber andererseits nicht zu unflexibel sein. Wieder finden wir eine Zone des Übergangs zwischen der Klarheit einer bestimmten Struktur einerseits und einer gewissen Unbestimmtheit derselben Struktur andererseits. Obwohl es einen Dienstplan gibt, weiß man eben doch nicht ganz genau, wer zum Dienst kommt. Man könnte auch sagen, der Dienstplan sei immer für eine Überraschung gut. Plötzlich ist jemand »ausgefallen«. Treten solche unvorhergesehenen Veränderungen ein, so können sie unter bestimmten Umständen in einer Art Dominoeffekt eine ganze Kettenreaktion von Dienstplanveränderungen nach sich ziehen. In der Folge müssen dann therapeutische Aktivitäten, die zuvor geplant worden waren, abgesagt, verlegt oder von Vertretern übernommen werden. Der Dienstplan bietet also, wie das »Kaffeezimmer« auch, vielfältige Möglichkeiten, im Moment krisenhafter Zuspitzung konflikthafter Prozesse zwischen Team und Patient mit einer plötzlichen Unterbrechung der therapeutischen Beziehungen zu reagieren und diese dann vor dem eigenen therapeutischen Gewissen rationalisierend zu rechtfertigen.

Aber nur bei oberflächlicher Betrachtung wird man dies als Unlust oder einfach als Vermeidung von Nähe und Intimität beschreiben. Vielmehr gehe ich davon aus, daß auch den Schwestern und Pflegern in der Psychiatrie in aller Regel gar nicht bewußt ist, in welchem Ausmaß und in welcher Art und Weise ihre eigene psychische Verfassung von der Arbeit mit den psychisch Kranken in Anspruch genommen wird.

Krankheit

Wenn Angehörige eines psychiatrischen Behandlungsteams krank werden, so wird nach meiner Beobachtung in spezifischer Weise damit verfahren. In einem mir bekannten Team hatte man eine bestimmte Sprachregelung gefunden, um den inneren Zustand der Mitglieder differenziert zu beschreiben. Entweder war man »krank« oder »echt-krank«. Mit echt-krank war aber gemeint, jemand war von seiner Arbeit so überlastet, daß er zu Hause bleiben muß. Einfach »krank« hieß lediglich, daß der Betreffende Fieber habe o. ä. In Umkehr des konventionellen Sprachgebrauchs sollte damit ausgedrückt werden, daß die – im konventionellen Sinne – nicht echte Krankheit in Wirklichkeit aber die ernstere sei. Während mit den – jetzt wieder konventionell gemeint – richtig Kranken aus den eigenen Reihen eher nüchtern, gelegentlich sogar so mitleidlos verfahren wird, habe ich oft den Eindruck gewonnen, daß es in den Teams einen unausgesprochenen Konsens darüber gibt, daß die »Echt-Kranken«, also die vom psychischen Zusammenbruch bedrohten Mitglieder, tatsächlich schonungsbedürftig sind. Gelegentlich kam es mir so vor, als seien die »Echt-Kranken« wie das Ergebnis einer unbewußten Entscheidung der ganzen Gruppe, die, in Sorge um eines ihrer Mitglieder, diesen gleichsam eine psychische Regeneration verordnet hätte. Auch hier bietet sich die Möglichkeit zum »plötzlichen Beziehungsabbruch«, zum überraschenden Rückzug aus dem Geflecht von Ansprüchen, Wünschen und Verpflichtungen wie sie aus den Beziehungen zur Gruppe der Patienten erwachsen.

Offiziöse Institution

Die hier beschriebenen Abläufe lassen eine Reihe von Gemeinsamkeiten erkennen. Zum einen, und dies wird der Ausgangspunkt meiner Überlegungen, können sie als eine Form der gemeinschaftlichen Selbstorganisation eines Behandlungsteams aufgefaßt werden, mit deren Hilfe die Beziehungen zur Gruppe der Patienten in einer ganz bestimmten Weise gestaltet werden. Die unbewußten Beziehungsangebote der Patienten werden dabei aufgenommen und – gerade dort, wo sie tendenziell traumatisierend sind – so beantwortet, daß die Mitglieder des Behandlungsteams ihre eigene psychische Organisation stabil halten und zugleich ein Mindestmaß therapeutischer Ansprechbarkeit bewahren können. Damit zeigen sie den Charakter von Kompromißbildungen und lassen sich verstehen als ein Ergebnis der unbewußt-psychischen Verarbeitung verschiedener, zueinander in konflikthaftem Verhältnis stehender Tendenzen und Bestrebungen.

Ein weiteres gemeinsames Merkmal der drei beschriebenen Phänomene besteht darin, daß einzelne Personen aus einem Team sich aus den Beziehungen zu ihren Patienten plötzlich zurückziehen und zugleich diesen Rückzug rationalisierend rechtfertigen können. Hier entwickelt sich also – quasi naturwüchsig – eine Art von Institutionen, deren eigentliche Aufgabe darin besteht, im Hinblick auf die Kontakt- und Beziehungsaufnahme zu den Patienten eine Übergangszone zu schaffen, die in ihrer Funktion gerade nicht eindeutig festgelegt ist, innerhalb deren sich sowohl Beziehungsaufnahme wie auch Beziehungsabbruch ereignen können.

Damit bekommt also das Phänomen des plötzlichen Beziehungsabbruchs eine weitere Perspektive, die man so umschreiben könnte: Die Möglichkeit zum Rückzug aus einer Beziehung ist die Voraussetzung dafür, daß diese Beziehung überhaupt eingegangen werden kann, oder anders ausgedrückt: Diskontinuität und Kontinuität in den therapeutischen Beziehungen sind wie Niederschläge polar organisierter und unzureichend integrierter innerer Erfahrungen, d. h. internalisierter Objektbeziehungen der psychiatrischen Patienten und deren spezifische, konflikthafte und unbewußte Verarbeitung durch das Behandlungsteam. Man könnte auch sagen, daß die oben beschriebenen Abläufe bereits eine Vorform der institutionellen Therapie darstellen, die, jedenfalls im Hinblick auf den Umgang mit Kontinuität und Diskontinuität, ein hohes Maß an Spezifität aufweist. Untersucht man psychiatrische Einrichtungen unter dieser Perspektive, so wird man vermutlich ähnlich organisierte Substrukturen auf allen Ebenen der institutionellen Hierarchie finden können. Soweit diese der Verarbeitung von Konflikten – etwa im Kontext von Beziehungskontinuität und Beziehungsabbruch – dienen, beziehen sie sich nicht nur auf die Verhältnisse zwischen therapeutischem Personal und Patienten; vielmehr sind auch die Beziehungen der Mitarbeiter untereinander betroffen.

Diese Vermutung bestätigt eine Arbeit von R.M. FINDEKLEE (1986), die sich aus der Perspektive der Supervisorin mit dem ständigen und jede Kontinuität zerstörenden Personalwechsel in einer psychiatrischen Klinik beschäftigt. In dem raschen und andauernden Personalwechsel erkennt sie ein »Hauptordnungsprinzip« der Institution Psychiatrie: »Er (der Personalwechsel) vollzog sich mehrmals täglich und wöchentlich durch Früh-, Spät- und Nachtschicht, durch Wechsel der Schwesternschülerinnen sechswöchentlich sowie ein- bis mehrmals im Jahr durch Wechsel der Praktikanten (Psychologen), des Jahrespraktikanten (Sozialpädagogen), des Zivildienstleistenden und etwa alljährlich durch Rotation ärztlicher Mitarbeiter zwischen Poliklinik und Station.« (S.30) Hier wird sehr zutreffend beschrieben, wie der andauernde Verlust der Beziehungskontinuität zu Kollegen und Mitarbeitern sich zwar als Hemmnis in der Arbeit auswirkt, zugleich aber ein fester und organisierter Bestandteil des institutionellen Ablaufs ist. R.M. FINDEKLEE vermutet, daß dieses kollektive Verhalten in erster Linie zur »Vermeidung von Nähe, Intimität und Beziehung« (S.31) dient. Soweit entsprechen ihre Überlegungen den hier dargelegten Befunden. Die häufigen und scheinbar verwirrenden »Stellungswechsel«, das Kaffeezimmer, der Dienstplan, der Umgang mit den Krankheiten der Therapeuten etc. bekommen in dieser Perspektive den Charakter von »offiziösen«, d.h. halboffiziellen Institutionen. Zwar handelt es sich um ganz reale Einrichtungen, die im Rahmen der erklärten Institutionsziele fest umrissene, offizielle Aufgaben zu erfüllen haben. Andererseits können sie daneben noch weitere Funktionen zugeschrieben bekommen, wie ich an den drei Beispielen zu zeigen versucht habe. Von den Angehörigen eines Behandlungsteams werden sie dann in spezifischer Weise umgestaltet und zur Verarbeitung unbewußter Konflikte, wie sie sich in den Beziehungen eines Teams zu seinen Patienten zwangsläufig ergeben, benutzt.

Offiziöse Institutionen als ein Ort professioneller Sozialisation

Bislang hatten wir die hier beschriebenen offiziösen Institutionen ausschließlich im Hinblick auf die Beziehung zu den Patienten untersucht, als eine Verarbeitungsform pathologischer Beziehungsangebote. Allerdings weisen sie eine Anzahl von Merkmalen auf, die weitere Überlegungen verlangen. Sie sind nämlich ausgesprochen rigide, zeigen eine gewisse Neigung zum Stereotypen und sind durch rationale Einsicht kaum zu verändern. Damit wird klar, daß sie ihre Existenz einer weiteren Quelle verdanken, die gerade nicht an den Beziehungen zu den einzelnen Patienten orientiert ist, vielmehr einen überindividuellen Charakter hat. In die gleiche Richtung weist die Beobachtung, daß die »offizielle« Institution die Existenz der »offiziösen« Einrichtungen duldet, gerade so, als gäbe es eine gemeinsame aber unbewußte Kenntnis der hier beschriebenen Abläufe und einen Pakt zwischen den verschiedenen

Ebenen der Hierarchie, der die halboffiziellen Institutionen gleichsam absegnet; ein »geheimes Zusatzprotokoll« zum Arbeitsvertrag gewissermaßen.

Diesen offiziösen Institutionen entsprechen ganz bestimmte psychische Haltungen, die den Angehörigen eines Teams gemeinsam sind, und es existiert ein gesamtinstitutioneller Kontext, der diese Haltungen, obschon sie der offiziellen Ideologie der Klinik zuwiderlaufen können, duldet oder gar insgeheim fördert.

Ich möchte hier die These vertreten, daß es sich bei diesen gemeinschaftlichen Haltungen und den je korrespondierenden Verhaltenssterotypen, wie sie in den drei Beispielen beschrieben wurden, um Bestandteile einer adaptiven psychischen Struktur handelt, die man als professionelle Identität bezeichnen kann. Sie ist das Ergebnis eines ständigen Sozialisationsprozesses, in dessen Verlauf eine Institution, eine Profession etc., ihren Mitgliedern eben jene Haltungen, d. h. ritualisierte und automatisierbare psychische Einstellungen vermittelt, die sowohl im Hinblick auf die unmittelbaren Institutionsziele funktional, wie auch in bezug auf die übergeordneten gesellschaftlichen Aufgaben einer Institution notwendig sind. Professionelle – oder institutionelle – Sozialisation bezeichnet damit einen Prozeß, der jenseits von Ausbildung oder bewußter Lernerfahrung liegt, diese vielmehr fortlaufend begleitet und sich vorwiegend unbewußt-identifikatorischer Mechanismen bedient. Dabei werden jene Haltungen vermittelt und tradiert, die dann einer ganz bestimmten Institution ihr typisches Gepräge verleihen.

W. Leuschner (1985) hat an der bereits angegebenen Stelle davon gesprochen, daß Anstalten stets mehr seien als »den Patienten von außen entgegengesetzte Behandlungseinrichtungen«. Die hier beschriebenen adaptiven Strukturen der professionellen Identität wären demnach psychische Elemente, die – indem sie eine »innere« Entsprechung zur »äußeren« Institution bilden – den Kranken »von innen« entgegengesetzt werden. Träfe diese Annahme zu, so müßten sich in diesen Einstellungen und Haltungen, die sich als ein Ergebnis professioneller Identität im Verhalten niederschlagen, nicht nur die ungelösten lebensgeschichtlichen Konflikte der Kranken wiederfinden lassen, sondern ebenso die jeweils spezifischen Bestrebungen einer Gesellschaft, mit dieser Konflikthaftigkeit zu verfahren. So betrachtet, sind die Strukturen der professionellen und institutionellen Identität mit einem »psychologischen Scharnier« vergleichbar, um welches sich die zwei Elemente – der individuell-biographische Kontext einer psychischen Erkrankung und ihre allgemeine, d. h. gesellschaftliche »Verarbeitung« drehen. Manches von dem, was im klinisch-psychiatrischen Alltag ganz unspezifisch als Belastung und Mühe der Therapeuten erfahren und gelegentlich als Burnout-Syndrom beschrieben wird (Freudenberger 1974), ist die Folge des Versuchs, sowohl dieser konflikthaften Aufgabe gerecht zu werden als auch den ganzen Vorgang im Unbewußten zu halten.

Schlußbemerkungen

Während die Beschreibungen der »offiziösen Institutionen« und der ihnen zugrunde liegenden Konflikte, soweit sie sich auf die Beziehungen in einem therapeutischen Team und zu seinen Patienten beziehen, durch lange und gründliche Beobachtungen ausreichend fundiert und vermutlich für den Leser nachvollziehbar und überprüfbar sind, haben die nachfolgenden Überlegungen zur Bedeutung dieser Strukturen als subkulturelle Orte der berufs- und institutionsspezifischen Sozialisation eher thesenhaften Charakter. Auch wenn sie also der weiteren Absicherung durch systematische Untersuchungen bedürfen, können sie anzeigen, in welche Richtung sich Fragestellungen für diesbezügliche Forschungsvorhaben entwickeln ließen. So wäre etwa zu fragen, inwieweit die kompromißhafte institutionalisierte Antwort auf die Beziehungsangebote der Kranken als spezifisch für die jeweilige Pathologie angesehen werden kann.

Auch ließe sich genauer klären, worin denn eigentlich die wirksamen Agentien institutioneller Therapie und des therapeutischen Milieus bestehen und von welcher Art die unbewußten Konflikte sind, die therapeutische Absichten immer wieder in ihr institutionalisiertes Gegenteil umschlagen lassen; und im Gegenzug ließe sich vielleicht herausfinden, ob nicht manche Umstände, die wir auf den ersten Blick als antitherapeutisch qualifizieren, in Wirklichkeit notwendige Bestandteile jedes institutionellen Behandlungssettings sind, denn möglicherweise haben wir bislang den Einfluß, den die Patienten auf unsere eigene psychische Organisation nehmen, unterschätzt. Darauf hat schon T. HELD (1979) hingewiesen, und er bezeichnet die unbewußten Arrangements zwischen therapeutischem Personal und der Gruppe der Patienten als »institutionell-psychotisches Mischsyndrom«.

In diesem Falle aber sind Antworten zu erwarten, die über den Rahmen des individuellen therapeutischen Geschehens hinausreichen und die Frage nach der therapeutischen und antitherapeutischen Wirkung psychiatrischer Institutionen spezifizieren können.

Literatur

BECKER, H. (1991): Team-Supervision in der psychiatrischen Klinik. Methoden und Praxis. In: *Psychiatrische Praxis*, 18, S. 167–172.

FINDEKLEE, R.M. (1986): »Stellungswechsel« – oder das Babel-Phänomen. Erfahrungen aus dem Arbeitsfeld Psychiatrie. In: *Supervision*, 9, S. 25–38.

FREUDENBERGER, H. (1974): Stuff burn out. In: *Journal of social issues*, 30, S. 159–165.

GEERTZ, C. (1983): Dichte Beschreibung. Beiträge zum Verstehen kultureller Systeme. Frankfurt a. M.

HELD. T. (1979): Herausforderung zur Kooperation bei psychotischen Erkrankungen. In: *Psychiatrische Praxis,* 6, S. 119–128.

LELLAU, E. (1980): Institutionsberatung im psychiatrischen Krankenhaus. In: KAYSE, A. u. a. (Hg.): Gruppenarbeit im psychiatrischen Krankenhaus. Stuttgart, New York.

LELLAU, E. (1981): Institutionsberatung aus gruppenanalytischer Sicht. In: *Psychiatrische Praxis,* 8, S. 100 –103.

LEUSCHNER, W. (1985): Psychiatrische Anstalten – ein institutionalisiertes Abwehrsystem, Teil I + II. In: *Psychiatrische Praxis,* 12, S. 111–115 (I) und 149–153 (II).

MENTZOS, S. (1976): Interpersonale und institutionalisierte Abwehr. Frankfurt a. M.

Der Beitrag ist eine leicht gekürzte Fassung des gleichnamigen Aufsatzes aus der *Psychiatrischen Praxis* 18 (1991), S. 149 –154.

JÖRG FENGLER

Besondere Belastungen von Teams in psychiatrischen Institutionen: Burnout-Phänomene

Worin bestehen die Belastungen von Ärztinnen und Ärzten, Pflegepersonal und Psychotherapeuten in psychiatrischen Institutionen, daß dem Thema »Burnout« heute so viel Aufmerksamkeit gewidmet wird und daß von Ausbrennen und Erschöpfung soviel gesprochen wird?

Helferinnen und Helfer leiden an erster Stelle unter ihrer Selbstbelastung. Sie orientieren sich in ihrem Handeln an einem hohen Ideal, gemessen an dem die eigene Praxis unzulänglich und dürftig erscheint. Sie erfahren bei jeder Fortbildung und jedem Kongreß, daß wieder neue und für ihre Patienten und Klienten besonders aussichtsreiche Behandlungs- und Pflegekonzepte entwickelt worden sind. Sie selbst beherrschen diese – natürlich – noch nicht, wohl aber einige Kollegen, die nun die Konzepte zum Grundstock des unentbehrlichen Wissens erklären.

Viele Belastungen gehen von den Patienten aus. Schwierige, symbiotische, passiv-aggressive und demonstrativ leidende, übermäßig bescheidene, durch die Art ihrer Erkrankung besonders beeindruckende, unattraktive, uneinsichtige und unerreichbare Patienten machen Therapeutinnen, Therapeuten und Pflegepersonal das Leben schwer. Oft gibt es dafür weder Regulativ noch Ausgleich.

Team, Station und Kollegenkreis können zu klein oder zu groß sein. Einige sind einseitig zusammengesetzt oder zwingen Menschen zur Zusammenarbeit, die nicht zusammenpassen. Manchmal fehlt es an gegenseitigem Respekt, oder Klienten oder Patienten spielen einzelne Kollegen gegeneinander aus. Man verweigert sich die Rückmeldung; Leistungen werden nicht gewürdigt. Ein Team leidet unter inkompetentem und autoritärem Gehabe von Vorgesetzten. Von seiten der Klinikleitung fehlen den Helfern, die in einer Institution arbeiten, bisweilen Unterstützung, Anerkennung und Freiräume zur selbstbestimmten Gestaltung der Arbeit.

Alle diese Vorgänge kommen in allen Bereichen des Helfens vor. Aber die psychiatrische Arbeit gibt Gelegenheit, darüber hinaus ganz spezielle Belastungserfahrungen zu machen.

Umgang mit schwerkranken Menschen

Die tägliche Begegnung mit seelisch aufs schwerste belasteten, verängstigten, desorientierten und aggressiven Patienten und das Zuhören bei deren Schicksalsberichten hinterläßt beim Personal Spuren. K.-W. SAAKVITNE und L.-A. PEARL MAN (1996) sprechen von einer »vicarious traumatization«, also einer stellvertretenden Traumatisierung. Die Patienten sind selbst auf einer bestimmten Station sehr inhomogen; gesicherte, für alle Patienten aussichtsreiche Vorgehensweisen und Umgangsformen existieren nicht. Partiell fallen Unfreiwilligkeit des Aufenthalts und Schwere der Störung ins Gewicht. Manche Patienten erzeugen durch die Art ihrer Erkrankung beim Personal Regungen von Angst, Aversion, Ekel oder Wut; andere intrigieren, stacheln Mitarbeiter gegeneinander auf und lassen sich von einem Mitarbeiter genehmigen, was der andere gerade verboten hat. Wieder andere befolgen die ärztlichen und pflegerischen Weisungen nicht und betreiben bis zur Schmerzgrenze Obstruktion, ohne daß ein – heimlich gewünschtes – Sanktionsmittel bei der Hand wäre. In geschlossenen Stationen übt das Personal die Schlüsselgewalt aus, fühlt sich aber zugleich mit den Patienten zusammen eingesperrt.

Viele Mitarbeiterinnen und Mitarbeiter bemühen sich sehr darum, sich in die Gestimmtheit der Patienten einzufühlen, machen aber die Erfahrung, daß

- ihnen manches an deren Erleben bizarr und fremd bleibt,
- kein Rapport zustande kommt oder daß er überraschend abbricht,
- sie zwischen Flucht, Strenge, Ärger und Verbot schwanken und sich selbst dabei als unberechenbar empfinden.

So bleibt das eigene Handeln oft hinter den selbstgesetzten Ansprüchen zurück. Es gilt dann, zwischen übermäßiger Identifikation und förmlicher, die Begegnung verweigernder Distanzierung Mittelwege zu finden, die den Patienten gerecht werden und auf die eigene Belastbarkeit Rücksicht nehmen.

Die Situation der Patientenversorgung enthält auf manchen Stationen (z.B. geschlossene Akutstation, geschlossene Langzeitstation) ein Moment unberechenbarer Aggressivität, die das Personal zwingt, immer auf der Hut und auf dem Sprung zu sein: Ein Patient wirft z.B. unerwartet mit einem Blumentopf oder fegt dem Pfleger das Tablett mit den Pharma-Cocktails aus der Hand. Solche Ereignisse treten nicht besonders häufig auf, aber sie *können jederzeit* auftreten und halten das Personal in ständiger Alarmbereitschaft (GIERNAL-CZYK 1994; BERMAN 1995, MISHARA 1995; TANNEY 1995), zumal auch strafrechtliche Konsequenzen zu bedenken sind (BENEDEK 1996).

Kontakt mit Kolleginnen und Kollegen

Im Kollegenkreis herrscht in manchen psychiatrischen Einrichtungen Neid und Eifersucht um die Patientenzuneigung. Es gibt Lüge, Intrige und Diebstahl, Außenseiterpositionen und Mobbing, aus der Luft gegriffene Beschuldigungen und die gezielte Verbreitung von Gerüchten.

Die Kontrollfunktion durch die Vorgesetzten wird gelegentlich als schikanös empfunden, was von außen betrachtet manchmal plausibel erscheint, dann wieder wie der Trotz von Kindern.

Auch die fehlende Gruppenzugehörigkeit kann ein Problem werden. Einige Mitarbeiter der Psychiatrie sind keiner Berufsgruppe klar zuzuordnen, nämlich diejenigen, die die vielfältigen Therapien durchführen: Physiotherapeuten, Bewegungstherapeuten, Kunsttherapeuten, Musiktherapeuten, Tanztherapeuten, Arbeits- und Beschäftigungstherapeuten und Logopäden. Ihre Arbeit tun sie als »Einzelkämpfer« – das Gemeinsame ist nur ein lockeres Band. Von den *Psycho*therapeuten fühlen sie sich oft nicht als gleichrangig anerkannt, was mit ihrer niedrigen Bezahlung korrespondiert. Das Pflegepersonal betrachtet sie ebenfalls nicht als ihresgleichen, da sie doch als etwas Besseres erscheinen – so sind sie machmal zwar respektiert, aber isoliert und randständig.

Die Mitarbeiterinnen und Mitarbeiter in der Psychiatrie erfahren oft nicht, was ihr therapeutisches oder pflegerisches Handeln bewirkt. Wenn sie nach einigen arbeitsfreien Tagen, was angesichts des Wechseldienstes oft geschieht, die Station betreten, müssen sie feststellen, daß einige Patienten nicht mehr da sind – aber es ist nicht immer bekannt, ob sie mit einer Verschlimmerung verlegt oder mit einer Besserung entlassen worden sind. Entscheidungen in beide Richtungen erscheinen gelegentlich sprunghaft und wenig aus dem Krankheitsverlauf heraus begründet. Diejenigen Mitarbeiter, die den engsten Kontakt mit dem Patienten hatten und zur Entscheidungsfindung etwas hätten beitragen können, fühlen sich manchmal übergangen und vor vollendete Tatsachen gestellt.

Viele Belastungen gehen von der Art aus, in der Angehörige unterschiedlicher Stationen, Teams und Berufsgruppen miteinander umgehen. Ärzte erklären oft dem Pflegepersonal nicht hinreichend, warum sie welches Medikament in welcher Dosis verordnen – oder sie müssen es vom Pflegepersonal lernen, wie man es macht, ohne daß sie darüber von dem beklagten Standesdünkel ablassen. Psychotherapeuten finden es selbstverständlich, Patienten für ihre Einzeltherapie aus anderen Therapien herauszuholen, in der schönen Selbstgewißheit, daß ihre Therapie die höherwertige sei. Manche Stationen genießen innerhalb der Institution Klinik einen schlechten Ruf oder werden mit Spottnamen belegt.

In manchen Kliniken herrscht ein relativ einheitliches Verständnis davon, wie die Behandlung erfolgen soll. In anderen Einrichtungen dagegen wird ein Glaubenskrieg zwischen psychologischer und biologischer Psychiatrie praktiziert, und das Pflegepersonal sitzt zwischen den Stühlen. Oft versuchen beide Parteien, die Mitarbeiter auf die eigene Seite zu ziehen. Aber eine einseitige

Festlegung könnte riskant werden, weil beide Seiten weisungsbefugt sind und man nie weiß, wer bei einem Führungswechsel an der Spitze die Macht übernehmen wird. Da gilt es, sich in der Arbeit bedeckt zu halten, diplomatisch zu sein und es sich mit niemandem zu verderben.

Manche Vorgesetzte äußern sich abfällig über die Arbeit von Mitarbeitern, die nicht psychiatrisch im engeren Sinne tätig sind, z. B. Bewegungstherapeuten oder Sozialarbeiter. Andere geben sich patriarchalisch wohlwollend und integrativ, lassen aber ihre Geringschätzung nicht-ärztlichen Berufen gegenüber in kleinen Nebenbemerkungen erkennen. Manche laden zum offenen Gespräch ein und verwenden das, was sie erfahren haben, später gegen andere.

Aufgrund der belastenden Arbeitsbedingungen kommt es in Teilbereichen des psychiatrischen Krankenhauses zu häufigem Personalwechsel. Zugleich trägt diese Fluktuation dazu bei, daß die Belastung bestehen bleibt: Es kann sich so keine Teamkontinuität entwickeln, in der man über eine gewisse Zeit hinweg einen gemeinsamen Arbeitsstil finden und praktizieren könnte. Freundschaften können nicht wachsen; jeder, der geht, hinterläßt zunächst eine Lücke; der Nachfolger muß erst eingearbeitet werden und stellt vielleicht nach wenigen Monaten fest, daß nunmehr schon er der Senior des Teams ist, weil die, die ihn seinerzeit eingewiesen haben, mittlerweile das Weite gesucht haben. In Ausbildungskrankenhäusern absolvieren alle jungen Ärztinnen und Ärzte drei Monate die Psychiatriestation – aber das sind allenfalls Praktikumszeiten, denn bevor sie ernsthaft anfangen, etwas von der Sache zu verstehen, müssen sie schon weiter zum nächsten Fach. In einem psychiatrischen Team, das ich einst supervidierte, sorgte der Zivildienstleistende für die Kontinuität der Arbeit – er war bereits mit 10 Monaten Dienstzeit zum Nestor des Teams aufgestiegen.

Die psychiatrische Institution als Ganze kann ebenfalls Belastungen verursachen. Personalschlüssel und Patientenzahl, Pflegesatz und Therapiedauer, Enge oder Weite der Räume, die Möglichkeit zu Teilzeitarbeit und Supervision, Betriebsklima, die Sicherheit des Arbeitsplatzes und vieles andere mehr sind ausschlaggebend dafür, ob eine Burnout-Gefährdung entsteht oder ggf. vermieden werden kann.

Seelische Manifestationen der Belastung

An vielen Anzeichen läßt sich erkennen, wie belastet das Personal in der Psychiatrie ist.

Manche Mitarbeiter versuchen, den Kontakt mit den psychiatrischen Patienten, soweit dies eben möglich ist, aus dem Weg zu gehen, und signalisieren dies auch. Essensausgabe und Medikamentenverteilung werden hastig absolviert; auf jedes überflüssige Wort wird verzichtet. Wenn die Mitarbeiter im Stationszimmer zusammensitzen, herrscht eine gereizte Langeweile, die von der Unterforderung mit konkreten Aufgaben herrührt; andererseits werden Handreichungen, um die Patienten bitten (z. B. Wechselgeld für ein Telefonat) als unverschämte Zumutung empfunden und nur widerwillig ausgeführt. Am Ende eines solchen Arbeitstages steht nicht die gute Müdigkeit nach einer anspruchsvollen Tagesleistung, sondern unzufriedene Erschöpfung in Ermangelung einer wirklichen Herausforderung.

Notwendige Aufgaben werden nicht mehr spontan übernommen, sondern müssen angeordnet werden. Über Weisungen, an deren Vernünftigkeit schlechterdings nicht gezweifelt werden kann (Bettenmachen, Reinigung von Nachtgeschirren, Essensverteilung), wird aufwendig debattiert und länger gestritten, als die Arbeit selbst Zeit in Anspruch nehmen würde. Die Leitungsfunktion wird, ohne daß sie in der Sache Anlaß zu Klagen gebe, insgesamt in Frage gestellt.

So kommt es in der Psychiatrie immer wieder zu Kündigungen, die auffallend plötzlich und übereilt erscheinen. Ich habe hier oft den Eindruck, daß Mitarbeiter eine Belastungsgrenze erreicht haben, die ihnen jeden weiteren Verbleib und eine damit verbundene Fortsetzung der Arbeit mit dieser Patientengruppen ausgeschlossen erscheinen läßt. Es wirkt dann, als sei die eigene seelische Gesundheit schwer gefährdet, wenn man sich bei der Frage eines Verbleibs auf einen Kompromiß einließe. Dabei nehmen Mitarbeiter sogar eine ungewisse berufliche Zukunft in Kauf oder die Notwendigkeit, erst *nach* dem Ausscheiden mit dem Aufbau einer ungesicherten freiberuflichen Existenz beginnen zu können. In milder verlaufenden Fällen wendet sich jemand an die Personalabteilung, bittet nachdrücklich um die sofortige Versetzung auf eine »leichtere« Station und droht für den Fall schleppender Behandlung seiner Angelegenheit mit mehrwöchiger Krankheit.

Ärzte und Therapeuten sind in erhöhtem Maß verschiedenen Formen der Suchtgefährdung ausgesetzt (REIMER/FREISFELD 1984). Daß es in dieser Hinsicht bei Ärzten ein Verleugnungspotential und eine Ahnung von der eigenen Gefährdung geben mag, läßt der folgende Witz erkennen: »Ein Alkoholiker ist jemand, der mehr trinkt als sein Arzt.« Untersuchungen bestätigen diese Gefährdung. D. ENZMANN und D. KLEIBER (1989) zitieren eine Reihe angelsächsischer Untersuchungen über Belastungsfolgen bei Ärzten. Darin wird sichtbar, daß die Alkoholprävalenz bei Ärzten etwa 2,7mal so hoch liegt wie bei Männern mit vergleichbarem sozialen Status. Die Wahrscheinlichkeit für Drogenabhängigkeit ist ca. 30 bis 100mal höher als in der Gesamtbevölkerung der USA. Dies scheint nicht auf den leichten Zugang zu Drogen zurückzuführen zu sein, weil Zahnärzte und Pharmazeuten keine vergleichbare Prävalenz für erhöhten Drogenkonsum aufweisen. Immerhin: R. C. GREEN u. a. (1976) sowie B. A. HARRIS (1986) konnten bei abhängigen Ärzten, die eine Entziehung durchmachten, eine überdurchschnittliche Heilungsrate nachweisen.

Ärzte und Therapeuten haben zudem statistisch gehäuft Partnerschaftsprobleme. Die Wahrscheinlichkeit einer Psychiatrie-Einweisung oder einer Selbsttötung (einschließlich entsprechender Versuche) ist bei Ärzten in Relation zu vergleichbaren Gruppen aus dem Rest der Bevölkerung signifikant erhöht (ROY 1985).

Burnout und Streß

Alle diese Belastungen führen zu seelischen Prozessen, die heute unter dem Begriff Burnout zusammengefaßt werden. Unter Burnout versteht man einen Prozeß oder Zustand seelischer Erschöpfung, der oft am Ende einer langanhaltenden Überforderung durch vielfältige Belastungen ohne angemessenes Korrektiv eintritt (FENGLER 1994). Das Burnout, Ausbrennen, manchmal auch Erschöpfungssyndrom genannt, ist in den letzten Jahren unter Helferinnen und Helfern ein geläufiger Terminus geworden. Es wird als schleichend beginnende oder abrupt einsetzende Erschöpfungserfahrung körperlicher, geistiger oder gefühlsmäßiger Art in Beruf, Freizeit, Freundeskreis, Partnerschaft und Familie beschrieben, oft verbunden mit Aversion, Ekel und Fluchtgedanken. Als klassische Anzeichen einer drohenden Burnout-Gefährdung können ferner gelten:

1. Bereits am Ende des Urlaubs rechnet man voraus, wann der nächste Urlaub genommen werden kann.
2. Man geht Begegnungen mit Patienten und Angehörigen aus dem Weg.
3. Medikamentöse Behandlungen, die man früher für die eigenen Patienten abgelehnt hat, akzeptiert, ja fordert man nunmehr.
4. Mitarbeiterinnen und Mitarbeiter reagieren mit psychosomatischen Erscheinungen wie wiederkehrende Grippe, Schlaflosigkeit, Migräne und chronische Müdigkeit.

In Medizin, Therapie und Pflegeberufe korreliert das Burnout unter anderem mit Überziehung der Arbeitspausen (JONES 1991), Überdruß und Arbeitsunzufriedenheit (STOUT u.a. 1983), Konsum von Beruhigungsmitteln sowie ungünstiger Gestaltung des Arbeitsplatzes (CRONIN-STUBBS u.a. 1985), geringer beruflicher Eigenständigkeit, Arbeitsdruck und Fehlen von Vorgesetztenunterstützung (CONSTABLE u.a. 1986) sowie Zweifeln an der Wirksamkeit der eigenen beruflichen Tätigkeit und mangelnder Unterstützung von seiten des Partners (IZRAELI 1988).

Bekanntlich sieht das physiologische Streßkonzept des Kanadiers H. Selye drei Phasen vor: Alarmphase, Aktivierungsphase und Erschöpfungsphase. Was hier beschrieben wird, ist mit dem Burnout-Konzept recht gut kompatibel. Burnout tritt u.a. ein, wenn für eine langanhaltende Belastung weder Korrektur in der Außenwelt noch Ausgleich in der Innenwelt vorgenommen werden können. Das entspricht Selyes Beschreibung der Erschöpfungsphase

recht gut. Das Streßkonzept eignet sich also dazu, für das Burnout-Phäno-
men den physiologischen Rahmen zu bilden; das Burnout-Konzept dagegen
geht in der Differenzierung der seelischen Vorgänge und in der Planung von
Maßnahmen über das Streßkonzept hinaus.

Schlüsselerlebnisse und Etappen der Burnout-Entwicklung

Viele Menschen haben irgendwann ein Schlüsselerlebnis, an dem sie erkennen, daß sie nun am Ende mit ihrer Kraft sind.

- Eine Krankenschwester berichtet folgendes: Sie kam abends nach Hause
und hörte, als sie die Tür öffnete, daß ihr Telefon klingelte. Sie hob ab und
sagte:»Bonifatius-Krankenhaus, Gynäkologie und Geburtshilfe, Schwester
Susanne, Station 4!« – in ihrer eigenen Wohnung. Da merkte sie, daß ihre
berufliche Erschöpfung einen Endpunkt erreicht hatte.

- Eine Ärztin hatte im Zuge eines 36-Stunden-Dienstes in der Klinik unter
anderem aus Gutmütigkeit einen alkoholkranken Patienten aufgenommen.
Dies hatte später zu einem langen Disput mit dem Oberarzt geführt. Als
sie schließlich Anstalten machte, nach Hause aufzubrechen, total erschöpft, stand der Patient auf dem Gang und sagte vorwurfsvoll:»Ja, Sie
haben es gut, Frau Doktor, Sie können nach Hause gehen, wann Sie wollen!« Da brach sie in Tränen aus und lief rasch zum Fahrstuhl.

- Ein Arzt wollte am Freitagabend um 20 Uhr gerade seine Praxis verlassen.
Da rief ein Mann an und sagte:»Herr Doktor, ich brauche dringend eine
Hypnose. Ich richte mich ganz nach Ihnen, also auch, wenn es 22 oder 23
Uhr wird. Sagen Sie mir einfach, wann Sie Zeit haben!« Da ließ der Arzt
zwischen Lachen und Weinen den Telefonhörer sinken.

- Ein Psychiater kam nach einer Woche mit ständig wechselnden Schicht-
diensten nach Hause und merkte, als er seine Frau begrüßen wollte, daß er
ihren Namen vergessen hatte.

- Ein Kollege fand am Morgen, als er in die Klinik fahren wollte, sein Auto
nicht vor der Tür, entdeckte es aber etwas später vor einem Blumenladen,
der einen Kilometer von seiner Wohnung entfernt lag. Er war dort offensichtlich am Abend ausgestiegen, hatte Blumen gekauft und den Rest des
Weges zu Fuß in völliger Amnesie absolviert.

- Ein anderer Kollege bemerkte den Grad seiner Erschöpfung, als er an
einen Kollegen schrieb und den Brief mit dem Namen des Kollegen unter-
zeichnete.

Es ist immer wieder versucht worden, Etappen der Burnout-Entwicklung zu
beschreiben. Für mich selbst haben sich zehn Stufen als aussagekräftig erwiesen:

1. Die Helferin und der Helfer beginnen mit besonderem Idealismus, Enthu-
siasmus und Engagement ihre Arbeit.

2. Sie spüren nach einiger Zeit aber, daß sie überfordert sind und den Klienten nicht so zugewandt entgegenkommen, wie sie es sich selbst wünschen.
3. Darüber wird die Freundlichkeit den Klienten und Patienten gegenüber geringer und die Anstrengung größer.
4. Aufgrund des strengen Über-Ichs empfindet der Helfer nun Schuldgefühle.
5. Er unternimmt vermehrte Anstrengungen, seine Arbeit rasch und effizient zu erledigen und zugleich besonders freundlich zu sein.
6. Dieses Unterfangen führt natürlich nicht zum Erfolg. Denn wir alle wissen: Wenn wir angestrengt arbeiten und angestrengt freundlich sein wollen, so wird daraus eben eine angestrengte Freundlichkeit, aber keine natürliche.
7. Der Helfer bemerkt nun seine Hilflosigkeit, d. h., er macht die Erfahrung, daß er nicht mehr Herr der Situation ist.
8. Er erlebt zum ersten Mal Hoffnungslosigkeit.
9 Er nimmt sich als erschöpft wahr, spürt Abneigung den Patienten gegenüber oder verfällt in Apathie. Die Arbeit erscheint ihm plötzlich wie ein Faß ohne Boden.
10. Schließlich kommt es zum Burnout mit den bekannten Symptomen: Selbstbeschuldigung, Flucht, Zynismus, Sarkasmus, psychosomatische Reaktionen, Fehlzeiten, unsinnige, große und spontane Geldausgaben, Unfälle, Dienst nach Vorschrift, Selbsttötungsversuche, hastige Liebschaften ohne Liebe, Scheidung, plötzliche, raptusartige Kündigungen, chronische Müdigkeit, Fluchtgedanken etwa der Art, nur noch Schafe auf dem spanischen Hochland zu züchten oder von Töpferkursen in der Toskana zu leben usw.

Die Phasen folgen, wie dies in Prozeßmodellen üblich ist, nicht mit unausweichlicher Zwangsläufigkeit aufeinander. Vorstellbar ist eine Rückkehr zu einer früheren Stufe von jedem späteren Punkt aus. Jedoch fallen Umkehr und Neuorientierung nach meiner Erfahrung um so schwerer, je weiter fortgeschritten die Entwicklung ist, die zum Burnout hinzielt. Man kann regelrecht von einem Rutschbahneffekt sprechen. Das beginnende Burnout bleibt im übrigen den Kolleginnen und Kollegen in der Regel nicht verborgen, so daß eine entsprechende Ansprache oder Anfrage von diesen meist als sicheres Indiz dafür angesehen werden kann, daß ein Burnout droht.

Team-Burnout

Ob es ein Burnout ganzer Teams gibt, etwa noch gar im Sinne einer nosologischen Einheit, mag dahingestellt bleiben – solche Diagnosen müssen sich, wie ja u. a. die kontinuierliche Revisionsarbeit an ICD und DSM zeigt, ihres Vorläufigkeitscharakters stets bewußt sein. Jedenfalls kann ich sagen, daß mir bei

Teams, die in der Supervision über besondere Belastungen klagten und deren Mitglieder Burnout-Anzeichen aufwiesen, auf Gruppenebene wiederkehrend folgende Besonderheiten aufgefallen sind.

Tatsächlich leisten Teams, die vom Ausbrennen bedroht sind, oft weniger als vergleichbare Arbeitseinheiten, bei denen dies nicht der Fall ist, und weniger als sie selbst zu einem früheren Zeitpunkt. Daraus resultiert nicht selten ein beeinträchtigtes Selbstwertgefühl des Teams. Manche Stationen haben von sich eine sehr geringe Meinung, weil sie z. B. selbst der Auffassung sind, sie täten ihre Arbeit nicht in der erforderlichen Qualität, oder weil die Qualität ihrer Arbeit von anderen Teams niedrig bewertet wird.

In ausgebrannten Teams kann man oft die Gültigkeit der Frustrations-Aggressions-Hypothese bestätigt finden: Gut sichtbar werden Versuche unternommen, die eigene Angst und Anspannung aggressiv nach außen abzuführen: gegen den eigenen Kollegen, von einer Berufsgruppe gegen die andere, zwischen den Teams, gegen Klienten, Angehörige und andere Gruppen der Gesellschaft.

Schon die Worte, mit denen die jeweils anderen gekennzeichnet werden, sind verräterisch: Sie werden karikiert, mit Kürzeln belegt oder verächtlich gemacht.

Besonders kraß erlebte ich dies einmal in einem neurologisch-psychiatrischen Team: Alle wollten Fall-Supervision machen; aber unter der Hand geriet der erste derartige Versuch zu einem Tribunal, in dem die Kompetenz und Inkompetenz der Berufsgruppen verhandelt wurden.

Einen erhöhten Feindseligkeitspegel erkennt man auch an einer penetranten Tratschkultur, an Sündenbock-Suche und an Mobbing-Vorgängen.

So wirkt bei ausgebrannten Teams der Blinde Fleck, den ja jeder von uns auf einigen Gebieten hat, unnatürlich vergrößert. Die Mitglieder starren manchmal wie in einer Art Tunnelblick auf ihre Erschöpfung. Einfache Maßnahmen zur Abhilfe, die sich dem Außenstehenden geradezu aufdrängen, kommen ihnen nicht in den Sinn; oder der Aufwand erscheint dem Team so groß, daß der Gedanke daran gleich wieder verworfen wird.

So paradox es klingen mag: Manchmal sind gerade die Teams, die Hilfe am dringendsten benötigen, besonders wenig in der Lage, sie auch anzunehmen. Wir kennen das von Einzelpersonen, die sich in Not befinden: Manchmal reagieren sie besonders unwirsch auf ein Hilfeangebot, ereifern sich gekränkt darüber, daß man sie wohl für hilfsbedürftig halte, oder sind wie blind für den guten Rat. So geht es manchmal auch Teams. Wohlwollen und Unterstützung, an denen es in der Umgebung oft keineswegs mangelt, werden nicht wahrgenommen, oder es werden dahinter geheime unlautere Motive vermutet: »Das bieten die doch nur an, damit dann hinterher ... «

Der Supervisor erkennt dieses Phänomen u. a. dann, wenn er unklare oder widersprüchliche Aufträge erhält, wenn er nicht leistbare Aufgaben erfüllen soll, wenn sein Rat begrüßt, aber nicht befolgt wird oder wenn dem Team bald nach der Bestellung des Supervisors das Geld ausgeht, um ihn zu bezahlen – mit Bedauern natürlich. Auf Teamebene kann ein Burnout eine gute Weile lang bestehen, bevor man es für nötig befindet, etwas zu unternehmen. Viele Teams begnügen sich längere Zeit damit, das Spiel »Ist es nicht schrecklich?« zu spielen. Dies führt jedenfalls eine Zeitlang zum Zusammenrücken und zu wechselseitiger Tröstung.

Abwehr

Alle diese Dinge sind den Betroffenen zumindest teilweise bekannt. Wenn ich in Seminaren zum Thema Burnout-Prophylaxe die Teilnehmerinnen und Teilnehmer bitte, eine eigene Burnout-Erfahrung niederzuschreiben, so tun sie dies ohne Zögern, und jedem fällt ein Augenblick ein, in dem er schon einmal gedacht hat: »Jetzt bin ich am Ende!« Gleichzeitig freilich gibt es eine auffällige Abwehr dem Thema gegenüber, über die es sich lohnt nachzudenken. Zwei Beispiele: Zu einer Psychiatrie-Tagung zum Thema Burnout, die sich an Ärzte und Pflegepersonal wandte, kamen 100 Krankenschwestern und 5 Ärzte – die beiden veranstaltenden Klinikleiter waren dabei schon mitgezählt. Ein Kollege gab sich als sehr interessiert zu erkennen und fragte mich nach einem Referat zum Thema: »Nach welcher Ziffer der GOÄ ist das denn als Heilbehandlung abzurechnen?« Er hatte das Burnout als zusätzliche Diagnose für seine Patienten geortet.

Hier spielen gewiß Unverletzlichkeits- und Grandiositätsphantasien eine Rolle. Daß das Helfen auch eine solche Komponente hat, ist ja hinreichend bekannt.

Ich halte es angesichts eines Team-Burnouts für besonders wichtig, eine Mehrfach-Determination dieser Entwicklung zu postulieren und bei Maßnahmen auf mehreren Ebenen gleichzeitig anzusetzen.

Maßnahmen der persönlichen Psychohygiene

Wie die Belastung multifaktoriell verstanden werden muß, können auch geeignete Maßnahmen auf unterschiedlichen Ebenen ansetzen. Die folgende Zusammenstellung ist im Laufe meiner langjährigen Beschäftigung mit Fragen der Helferbelastung entstanden, ist in Supervisionen und Beratungen immer wieder diskutiert worden und hat sich bewährt (FENGLER 1994, 1996, 1997).

Alltägliche Lebensgestaltung: Es ist wichtig, daß Ärzte und Pflegepersonal möglichst regelmäßig ihren beruflichen und privaten Alltag betrachten und sich fragen, wie die Belastung zu mildern ist.

Gedanken-Stop: Es ist sinnvoll, fruchtlos kreisende Gedanken abzuweisen und sich per Selbstinstruktion mit guten Bildern und Gedanken zu versorgen.

Tagesresümee: Am Ende des Tages soll die Selbstmitteilung stehen:»Damit soll es nun für heute genug sein!«

Selbstbelohnung: Wer mit psychisch kranken Menschen arbeitet, sollte sich nicht scheuen, regelmäßig innezuhalten und sich selbst etwas Gutes zu tun.

Selbstverantwortete Sinnstiftung: Ein Sinnfundament kann aus Familie, Religion oder einem Arbeitskonzept herrühren, von dessen Qualität der Helfer überzeugt ist.

Flow-Erlebnisse: Erfahrungen vollständigen Hingegebenseins, in denen die Unterscheidung zwischen Selbst und Umwelt und zwischen Vergangenheit, Gegenwart und Zukunft, ja sogar die zwischen verschiedenen Sinngebieten aufgehoben ist, sind unvergeßliche intensive Begegnungen mit sich selbst.

Lektüre: Es ist hier an Fachbücher zu denken, aber auch an Texte, die beim Lesen spontan Gefühle von Ruhe, Frieden, Heiterkeit, Gelassenheit oder Hoffnung wecken. Manche Menschen werden in der Lektüre ausgewählter Bibelstellen oder Meditationsschriften Trost, Kraft und Orientierung finden.

Einsamkeit und Natur: Einsamkeit und Natur sind zwei Chancen der Begegnung mit sich selbst und zugleich mit einem Raum, in dem wir manchmal eine Erfahrung von Geborgenheit machen.

Regulierung der Nähe: Dies betrifft den Wohnort, die offene oder geschlossene Tür des Arbeitszimmer, die Abfolge und Länge der täglichen Gespräche, aber auch den Grad der Identifikation mit jedem Patientenschicksal.

Privatleben: Eine tragfähige Partnerschaft, eigene Kinder, ein bereichernder zuverlässiger Freundeskreis, soziale Netze und Supervision sind gute Sicherungen gegen eine Burnout-Entwicklung.

Maßnahmen gegen Team-Burnout

Der eigenen Bournout-Gefährdung kann zunächst jeder Mitarbeiter der psychiatrischen Klinik auf ganz individuelle Weise begegnen. Für das Team kommen andere Maßnahmen in Betracht. Sie können von Vorgesetzten, aber auch von Mitarbeitern initiiert werden.

Soziale Unterstützung: Zu einer Entlastung kann der Kontakt mit Kolleginnen und Kollegen sowie mit Personen aus dem privaten Lebenskreis beitragen, mit denen man ein Netzwerk wechselseitiger sozialer Unterstützung knüpft.

Feedback: Eine wichtige unterstützende Funktion übernimmt Feedback aus Partnerschaft, Familie, Freundeskreis, von Patienten und unter Kollegen.

Entwicklung von Solidarität: Das Sprechen über Themen und Probleme, die rangunabhängig *alle* erleben, kann zu einer Erfahrung der Entlastung führen.

Bildung kleinerer Einheiten: Wenn es gelingt, personell Untergliederungen zu schaffen, erzielt man oft mit kleinen Maßnahmen große Wirkungen. So ist etwa bei der Etablierung der sogenannten »Bezugstherapeuten« verfahren worden.

Räumliches Zusammenrücken: Es bewahrheitet sich hier die These »small is beautiful«, d. h., es gibt eine optimale Größe von Funktionseinheiten, die nicht mit den vordergründig zweckmäßigsten identisch sein muß.

Pflege einer Gesprächskultur: Bei vielen kleinen, informellen Kontakten, die leicht der Rationalisierung bei der Gestaltung der Arbeitsplätze zum Opfer fallen, wird von betrieblichen Dingen gesprochen, die auf keine andere Weise geklärt und bereinigt werden können.

Wechselseitige Praktikumstage: Es ist nützlich, die Arbeit anderer Betriebseinheiten selbst einmal auszuführen und die eigene Arbeit aus der Perspektive der anderen zu betrachten.

Verpflichtung in der Vorgesetztenfunktion: Vorgesetzte sind, was die Kommunikationskultur angeht, unweigerlich Vorbilder ihrer Mitarbeiter und finden im Guten wie im Schlechten Nachahmer.

Variabilität in Arbeitszeit und Gehalt: Teilzeitarbeitsplätze tragen dazu bei, daß eine Überlastung von Mitarbeiterinnen und Mitarbeitern seltener auftritt.

Supervision: Ich empfehle Kolleginnen und Kollegen, die eine Supervision etablieren wollen, sieben Kriterien zu beherzigen:

1. Die Supervision soll von der Institution bezahlt werden.
2. Sie findet während der Arbeitszeit statt.
3. Sie umfaßt maximal 10 Personen.
4. Sie findet räumlich außerhalb der Institution statt.
5. Sie umfaßt einen Tag pro Monat oder einen halben Tag alle zwei Wochen.
6. Der Supervisor oder die Supervisorin wird von den Supervisanden selbst gewählt.
7. Jedes Thema, das einen Bezug zur Arbeit hat, ist willkommen.

Coaching: Manche Vorgesetzte bevorzugen für sich das Coaching, also das regelmäßige Gespräch mit einem Fachmann unter vier Augen.

Moderation: Hier handelt es sich um das regelmäßige Teamgespräch über alle aktuellen, liegengebliebenen und entscheidungsbedürftigen Themen.

Intergruppen-Verhandlung: Wenn zwischen verschiedenen Abteilungen oder Stationen das Gespräch zum Erliegen gekommen ist, so empfiehlt sich oft eine sogenannte Intergruppen-Verhandlung zwischen den Abteilungen, Stationen oder Gruppen.

Systemberatung: Darunter verstehe ich Beratung, Prozeßbegleitung und Unterstützung von Einrichtungen sowie Abteilungen und Untergliederungen derselben bei allen Fragen ihres institutionellen Handelns.

Für alle diese Maßnahmen gibt es unterschiedliche Indikationen, Gelegenheiten und Anlässe, die wohlbedacht sein wollen. Es gibt aber in der Regel keinen Grund, nichts von alledem zu unternehmen.

Verantwortung in den Vorgesetzten-Funktion

Daß von seiten der Institution manches Wünschenswerte unterlassen wird, muß den unmittelbaren Vorgesetzten nicht zur Untätigkeit verurteilen. Selbst wenn er sich selbst als nicht burnout-gefährdet betrachtet, und das ist bei manchen besonders tatkräftigen und energie-geladenen Vorgesetzten der Fall, so lohnt es sich doch, daß er im Sinne der Mitarbeiter-Psychohygiene für seinen Bereich einmal folgende Empfehlungen prüft und beherzigt:

1. Studieren Sie die Belastbarkeit neuer Mitarbeiter während der Probezeit!
3. Geben Sie Mitarbeitern Gelegenheit, mehrere Arbeitsschwerpunkte zu bilden!
3. Reduzieren Sie die Arbeitszeit der Mitarbeiter, z. B. durch Pflichtpausen zwischen Gesprächen, durch gemeinsamen Arbeitsbeginn im Teamgespräch und einen gemeinsamen Ausklang!
4. Geben Sie Gelegenheit zu häufigen kürzeren Ferienzeiten! Regen Sie selbst dazu an, z. B. durch Ihr eigenes Arbeits- und Ferienverhalten!
5. Sprechen Sie im Team über Erschöpfungsvorgänge!
6. Geben Sie Raum für die Teilnahme an Fortbildungsmaßnahmen!
7. Fördern Sie die Einstellung von Teilzeitkräften. Unterstützen Sie Mitarbeiter, wenn diese Teilzeitstellen anstreben!
8. Regen Sie körperliche Betätigung der Mitarbeiter an (Sport, Joggen u. a.), und machen Sie selbst dabei mit!
9. Es gibt mittlerweile eine ganze Reihe von Seminaren und Trainingsmaßnahmen, die dem Burnout entgegenwirken, meist in einer Dauer von ein bis drei Tagen. Regen Sie den Besuch solcher Maßnahmen an!

Aufgrund unserer psychotherapeutischen Ausbildung wissen wir über alle Belastungen und über alle Möglichkeiten der Burnout-Prophylaxe eigentlich gut Bescheid. Es scheint, daß wir von diesem Wissen oft nicht konsequent genug Gebrauch machen oder daß wir das Thema, was die eigene Person angeht, nicht wichtig genug nehmen.

Literatur

BENEDEK, E.-P. (Hg.) (1996): Emerging issues in forensic psychiatry: From the clinic to the courthouse. In: *Ctr. for Forensic Psychiatry*, MI, S. 93ff.

BERMAN, A.-L. (1995): »To engrave herself on all our memories; to force her body into our lives«: The impact of suicide on psychotherapists. In: MISHAVA, B.L. (Ed.): The impact of suicide. Washington, S. 85–99.

CONSTABLE, J.F.; RUSSELL, D.W. (1986): The effect of social support and the work environment upon burnout among nurses. In: *Journal of Human Stress*, 12, 1, S. 20–26.

CRONIN-STUBBS, D.; BROPHY, E.B. (1985): Burnout: can social support save the psych nurse? In: *Journal of Psychosocial Nursing & Mental Health Services*, 23, 7, S. 8–13.

ENZMANN, D.; KLEIBER, D. (1989): Helfer-Leiden. Heidelberg.

FENGLER, J. (1994): Süchtige und Tüchtige. Begegnung und Arbeit mit Abhängigen. München.

FENGLER, J. (1996): Konkurrenz und Kooperation in Gruppe, Team und Partnerschaft. München.

FENGLER, J. (1997): Helfen macht müde. Zur Analyse und Bewältigung von Burnout und beruflicher Deformation. München.

GIERNALCZYK, Th. (1994): Beziehungsfallen und Gegenübertragungsverstrickungen in der Therapie mit Suizidalen. In: SCHNEIDER, V.; ISRAEL, M.; FELBER, W. (Hg.): Suchtprävention und gesellschaftlicher Wandel. Regensburg, S. 107–115.

GREEN, R.C.; CARROLL, G.J.; BUXTON, W.D. (1976): Drug addiction among physicians: The Virginia experience. In: *Journal of the American Medical Association*, 236, 12, S. 1372–1375.

HARRIS, B.A. (1986): Not enough is enough: The physician who is depent on alcohol and other drugs. In: *New York Journal of Medicine*, 86, 1, S. 2–3.

IZRAELI, D.N. (1988): Burning out in medicine: A comparison of husbands and wives in dual-career couples. Special issue: Work and family: Theory, research and applications. In: *Journal of Social Behavior and Personality*, 3, 4, S. 329–346.

JONES, J.W. (1981): Dishonesty, burnout and unauthorized work break extensions. In: *Personality and Social Psychology Bulletin*, 7, 3, S. 406–409.

MISHARA, B.-L. (Hg.) (1995): The impact of suicide. Washington.

REIMER, Ch.; FREISFELD, A. (1984): Einstellungen und emotionale Reaktionen von Ärzten gegenüber Alkoholikern. In: *Therapiewoche*, 34, 22, S. 3514–3520.

ROY, A. (1985): Suicide in doctors. In: *Psychiatric Clinics of North America*, 8, 2, S. 377–387.

SAAKVITNE, K.-W.; PEARLMAN, L.-A. (1983): Transforming the pain: A workbook on vicarious traumatization. In: *Ctr. for Adult & Adolescent Psychotherapy*, LLC.

STOUT, J.K.; WILLIAMS, J.M. (1983): Comparison of two measures of burnout. In: *Psychological Reports*, 53, 1, S. 283–289.

TANNEY, B. (1995): After a suicide: A helper's handbook.

MONIKA BRINKMANN, ULRICH LORENZEN

Leid- und Leiterfahrungen
eines Teams mit Supervision

In unserem Beitrag wollen wir am Beispiel einer Bewohnerin eines Übergangswohnheimes zeigen, wie sich eine psychischen Störung auch in den affektiven Reaktionen des therapeutischen Teams ausdrücken und dort Leiden verursachen kann. Darüber hinaus soll deutlich werden, wie durch leitende Supervision das Verständnis des Teams für diese dynamischen affektiven Konstellationen helfen kann, die Entwicklungskrisen einer Patientin zu verstehen, Gegenübertragungsprobleme sowie den täglichen therapeutischen Umgang zu entspannen und zu verbessern.

Wir möchten mit diesen Beobachtungen aus der Praxis die Notwendigkeit und die Bedeutung von Supervision für den therapeutischen Alltag zeigen und die Ergebnisse einer kritischen Diskussion unterziehen.

Der beschriebene, stark verkürzt dargestellte Prozeß bezieht sich auf einen Zeitraum von drei Jahren. Es handelt sich um die Arbeit in einem sozialpsychiatrischen Wohnheim für psychisch Kranke. Der Aufenthalt in diesem Wohnheim hat für die Patienten das Ziel eines stabilisierten, eigenständigen Lebens mit reduzierter Symptomatik. Das Team arbeitet multiprofessionell; die Supervision findet dreiwöchentlich statt, und der Supervisor ist Psychiater.

Leidensgeschichten

Im Abstand von acht Wochen versuchen sich zwei Bewohner einer Wohngruppe ohne für das Team erkennbare Vorzeichen zu töten. Das Team reagiert bestürzt, aber unterschiedlich: Der eine Teil des Teams möchte nach Bedingungsfaktoren fragen und danach, ob man etwas hätte besser machen müssen, für den anderen Teil ist die Möglichkeit des Suizids im Rahmen des Krankheitsgeschehens jederzeit denkbar und letztlich unberechenbar, Fragen nach den Ursachen würden nur nach einer »Schuld« suchen. Alle Mitglieder des Teams aber sind verunsichert, mut- und initiativlos. Kolleginnen und Kollegen anderer Teams im Wohnheim stellen kritische Fragen, das Team beginnt sich zu verteidigen.

Die nachfolgenden Supervisionssitzungen stehen ganz im Zeichen dieser Ereignisse. Nach und nach wird es dem Team möglich, aus der »suizidalen Landschaft« der Verunsicherung, Hoffnungs- und Sprachlosigkeit herauszutreten, Begegnung und Austausch wird über Schimpfen, Jammern, Entschuldigen wieder möglich. Trauer, Ärger, Angst und Schuld werden wieder gefühlt und können ausgedrückt werden. Extreme Positionen können relativiert werden. Das Team erfährt gegenseitige Stützung und vom Supervisor emotionale Nährung in Form von Trost und Verständnis, kommt wieder in ruhigere Fahrwasser und erholt sich. Es bleiben aber unbefriedigende Antworten auf die Frage nach den Selbsttötungsmotiven, es bleibt ein ungeklärter und unverstandener Rest. Jeder emotionalen Krise in der Wohngruppe haftet nun die Atmosphäre einer möglichen suizidalen Gefahr an.

Wenige Monate nach diesen Ereignissen zieht Frau Alt in das Wohnheim ein. Sie ist 28 Jahre alt und seit zwei Jahren durchgängig in stationär psychiatrischer Behandlung gewesen. Die Diagnose dort lautet »Borderline-Erkrankung«.

In dem vorausgegangenen Bewerbungsgespräch wurde das Übliche gefragt und das Übliche geantwortet. Erst gegen Ende erwähnte Frau Alt, daß sie sehr aggressiv sei, wenn es ihr richtig schlecht gehe. Sie habe auch bereits mehrere Suizidversuche hinter sich, meist mit Schlaftabletten. Außerdem schütte sie sich des öfteren mit Alkohol zu, wenn ihr danach sei, und hätte auch schon erhebliche Mengen Geld in Spielhallen gelassen. Frau Alt bekam dennoch eine Aufnahmezusage.

Als drei Monate später ein Platz frei wird, muß die Aufnahme von Frau Alt noch einmal verschoben werden: Sie zündet im Landeskrankenhaus Müllcontainer an, zersticht dem Krankenhauspersonal die Autoreifen, wirft Stühle an die Wand und aus dem Fenster, verletzt sich selbst durch »Ritzen« mit einem Messer, droht immer wieder sich umzubringen, so daß eine zwangsweise Unterbringung angeordnet wird. Im Team werden Befürchtungen geäußert, daß durch Frau Alt ein weiterer Suizidversuch im Hause stattfinden und auch, daß sie im Wohnheim zündeln könnte. Die Entscheidung, sie aufzunehmen, wird problematisiert. Insbesondere die zukünftige Bezugstherapeutin sieht dem Einzug durchaus mit Bangen entgegen.

Die genannten Befürchtungen im Zusammenhang mit Frau Alt stehen bei den nächsten Supervision im Vordergrund, die Aufnahmeentscheidung soll mit Hilfe der Supervisionssitzung noch einmal überprüft werden. Auf Nachfrage des Supervisors zeigt sich, daß die Befürchtungen eng mit den vorausgegangenen Suizidversuchen zu tun haben, die im Vorfeld der Aufnahme von Frau Alt »mitschwingen« und dadurch ihre vorhandene suizidale Destruktivität zugespitzt wahrgenommen wird. Es wird auch deutlich, daß im

Team die damaligen Gefühle von Ärger, Angst und Schuld wieder lebendig geworden sind und durch Kündigung der Platzzusage vermieden werden sollen. Das Team erlebt es als entlastend, über die Ängste und Befürchtungen sprechen zu können. Der Supervisor unterstützt, indem er an die vorhandene, aber verunsicherte und an die Grenzen geratene therapeutische Kompetenz und die langjährige Erfahrung im Team im Umgang mit schwergestörten Patienten erinnert sowie zur Gelassenheit im Umgang mit Frau Alt ermutigt.

Auf diesem Boden größerer Selbstgewißheit im Team können Überlegungen zu einem Therapievertrag stattfinden, der ihren destruktiven Bestrebungen eindeutige Grenzen setzen soll.

Drei Monate später zieht Frau Alt in das Wohnheim ein. Sie wirkt auf das Team zunächst schüchtern, ängstlich, zurückhaltend, äußerlich »brav und bieder«. Sie schließt sich gleich eng an eine Mitbewohnerin an, und die beiden wirken wie unzertrennliche Freundinnen. Die ersten Tage im Wohnheim sind gekennzeichnet durch somatische Beschwerden: Übelkeit, für alle wahrnehmbares »Erbrechen des Mittagessens«, Schwindel- und Ohnmachtsanfälle mit spektakulärem »Auf-den-Boden-Fallen«. Team und Mitbewohnern reagieren mit Zuwendung, Sorge, Fürsorge sowie vorsichtiger Distanz und Zurückhaltung. Die somatischen Symptome halten nur tageweise an, verschwinden plötzlich, so »als habe es sie nie gegeben«, und leben immer wieder heftig auf. Schon nach wenigen Tagen wird Frau Alt von allen Mitbewohnern mit einem Kosenamen angesprochen. In den ersten Wochen ruft sie häufiger abends und nachts im Landeskrankenhaus an, um sich dort bei bestimmten vertrauten Mitgliedern des Pflegepersonals auszusprechen. Im Team werden unterschiedliche Reaktionen und Tendenzen auf Frau Alt wahrgenommen: Die Spannbreite reicht von deutlicher Abgrenzung und den Kontakt zu ihr auf »Sparflamme« halten wollen, über Beruhigungen wie »Alles nicht so ernst nehmen« bis hin zu »Sie ist so bedürftig, sie braucht Unterstützung und Hilfestellung«. In den Einzelgesprächen gibt Frau Alt sich locker, lässig und witzig. Unsicherheit, Angst, Traurigkeit treten nur dezent auf, sichtbar ist das Zittern der Hände und des Kopfes. Einerseits vernimmt ihre Bezugstherapeutin die Botschaft »Ich will nichts und brauche nichts« und »Im Krankenhaus war sowieso alles besser«, andererseits werden Wünsche und Erwartungen nach sofortiger und umfassender Aufmerksamkeit deutlich.

Es wird erstmals umfassender die Lebensgeschichte von Frau Alt in der Supervision in den Blick genommen, um ihre aktuellen somatischen Reaktionen besser verstehen und angemessener darauf reagieren zu können.
Spürbare Zuwendung und Aufmerksamkeit, so hatte Frau Alt im Aufnahmegespräch berichtet, habe sie von den Eltern nur bei körperlichen Erkran-

kungen erhalten; und nach ihrem ersten psychiatrischen Krankenhausaufenthalt habe sie sich mit Haushalt und zwei Kindern überfordert und von ihrem Mann allein gelassen gefühlt und darauf mit heftigen somatischen Beschwerden reagiert.

Ihre somatischen Reaktionsweisen im Wohnheim können jetzt einerseits als Ausdruck des Bedürfnisses nach Wahrgenommen-Werden verstanden und andererseits als Hinweis darauf begriffen werden, daß ihr das Einleben in die neue Umgebung sehr schwerfällt, sie überfordert und daß sie die ihr vertrauten Bezugspersonen und Strukturen im Landeskrankenhaus vermißt.

Es wird verabredet, in den nächsten Einzelgesprächen den aktuellen Überforderungsaspekt und den Schmerz der Trennung vom Krankenhaus stärker anzusprechen. Ihre somatischen Symptome sollen ihr als Ausdrucksmöglichkeit zugestanden werden und weder ignoriert noch dramatisiert, sondern aus ihrer Biographie »übersetzt« und mit Gelassenheit angenommen werden. Frau Alt soll im weiteren Prozeß schrittweise mit den im Team ausgelösten Wahrnehmungen konfrontiert werden, damit sie realisieren kann, was sie im Gegenüber bewirkt.

Ein offen zugänglicher Holzcontainer im Keller des Wohnheims wird eines Abends angezündet. Alle Heimbewohner können rechtzeitig evakuiert werden. Der Keller brennt aber völlig aus. Es entsteht ein Sachschaden von mehreren hunderttausend Mark. Frau Alt meldet das Feuer als erste dem Bereitschaftsdienst.

Ein Bewohner einer anderen Wohngruppe war in den Monaten zuvor psychotisch dekompensiert, hatte außerhalb des Wohnheims aus überwältigendem Zorn über erlittenes Unrecht bei seinen Peinigern Brände gelegt und war ins Landeskrankenhaus verlegt worden. Am Morgen des Kellerbrandes war er vom Krankenhaus für ein paar Stunden ins Wohnheim beurlaubt worden, geriet hier in heftigen Streit mit dem für ihn zuständigen Therapeuten und verließ wutentbrannt das Haus. Der Verdacht der aktuellen Brandstiftung fällt sofort auf ihn. Er streitet die Tat ab, und sie kann ihm auch nicht nachgewiesen werden, dennoch wird er aus dem Wohnheim entlassen. Auch Frau Alt wird von ihren Therapeuten verdächtigt. Da aber alle Umstände auf den Bewohner der anderen Wohngruppe hindeuten und Frau Alt entschieden eine Verantwortung von sich weist, wird dieser Verdacht schnell fallen gelassen.

Im Verlauf der nächsten Wochen treten die somatischen Symptome bei Frau Alt völlig in den Hintergrund. In den Einzelgesprächen berichtet sie, daß es ihr »schlecht gehe«, was wohl mit ihrer eingereichten Scheidung zu tun habe, aber im Wohnheim könne man ihr doch nicht helfen. Regelmäßig fordert sie nächtlich beim Bereitschaftsdienst ihre Bedarfsmedikation. Nach zwei Monaten schluckt sie am Abend 15 Tabletten eines starken Schlafmittels (das sie zuvor heimlich sammelte), wird aber von ihrer Zimmernachbarin rechtzeitig gefunden, im Krankenhaus entgiftet und rasch wieder entlassen. Sie habe die Tabletten nicht genommen, »um sich umzubringen«, sondern »nur um für ein paar Stunden weg zu sein«. Frau Alt drängt und fordert, weiterhin ihre Medikation in Selbstverwaltung zu bekommen. Nachdem das Team dies ablehnt, besorgt sie sich mehrere Male rezeptfreie Schlaftabletten aus der Apotheke, um sie dann ein paar Tage später wieder bei der Therapeutin abzugeben. Oft knallt sie lautstark die Türen zu, in Gruppen- und Einzelgesprächen schweigt sie sich aber aus. Aus Sorge und Verunsicherung bringt die Bezugstherapeutin Frau Alt regelmäßig in die Teambesprechungen ein.

Der Co-Therapeut beschwert sich ärgerlich, daß Frau Alt ausufernd viel Platz in Teambesprechungen eingeräumt würde und die anderen Bewohnerinnen und Bewohner zu kurz kämen, distanziert sich aggressiv von ihr, möchte ihre Person und Problematik strikt eingrenzen. Die Bezugstherapeutin nimmt Frau Alt dagegen in Schutz, will diskutieren, was Frau Alt braucht und wie das Team sie selbst entlasten könnte.

Es wird angeschaut, was sich aus der Lebensgeschichte von Frau Alt in dieser Teamdynamik widerspiegeln könnte: Das Erleben von Ablehnung und Gleichgültigkeit im Team kann als Ausdruck des sich »alles vom Halse haltenden«, alkoholabhängigen Vaters, den Frau Alt als manchmal gutmütig, daneben jähzornig, sich wenig um sie kümmernd und sie gleichgültig behandelnd beschreibt, verstanden werden. Das Auftreten von Überfürsorglichkeit und Kontrolle im Team wird als Parallele gedeutet zur rigiden symbiotisch verankerten Beziehung zur Mutter. Die Mutter wird von Frau Alt als strenge Person beschrieben, die immer davon ausgegangen sei, daß der Tochter etwas passieren könne, diese alles falsch mache und ihr daher alles verboten habe. Auf Durchsetzungsversuche habe die Mutter mit Wut und Geschrei reagiert und sie mit einem Besen geschlagen.

Innerhalb der Supervision geht es darum, die Teamdynamik von Ärger, Spannung, Unverständnis und Vorwurf als nach außen verlagerte Patientendynamik zu verstehen, nicht im Teamkonflikt steckenzubleiben, sondern zu einer gemeinsam »tragenden« Haltung zurückzufinden. In der Supervision können die emotionalen Reaktionen im Team auf Frau Alt als Gegenübertragung anerkannt und reflektiert werden. Der Supervisionsprozeß führt hier zu Entlastung und zur Ermutigung des Teams, die eigenen emotionalen Reaktionen immer wieder als wichtiges diagnostisches Mittel einzusetzen: nicht automatisch danach zu handeln, sondern sie zu benutzen, um die Dynamik, die die Patientin entfaltet, besser verstehen zu können. Damit soll es ermöglicht werden, das eigene Verhalten therapeutisch zu kontrollieren.

In den nächsten Wochen wird bei Frau Alt ein zunehmender Alkoholkonsum auffällig. Das Team reagiert mit Verträgen über zeitlich befristete abstinente Phasen, die die Patientin auch einhalten kann.

Frau Alt beginnt, sich mit ihrer verzweifelten, niedergeschlagenen, ängstlichen Seite zu zeigen. Jetzt werden in den Einzelgesprächen Spaltungsprozesse deutlich. Die Therapeuten des Teams werden von Frau Alt in »Gute« und »Böse« aufgeteilt. Sie idealisiert die Bezugstherapeutin in wohlwollend, nährend und schützend, mit der sie reden könne und von der sie sich verstanden fühle. Der Co-Therapeut wird als autoritär, kontrollierend, beherrschend, bevormundend abgelehnt, der sie überhaupt nicht verstehe und sich nicht für sie interessiere. Die Idealisierungs- und Entwertungsprozesse beziehen sich auch auf die Wohnheim- und Krankenhaus-Ebene: So beschreibt Frau Alt jetzt viele Therapeuten im Landeskrankenhaus als ungenügend und viele im Wohnheim als wunderbar und immer wieder umgekehrt.

Im Einzelgespräch teilt Frau Alt der Bezugstherapeutin mit, daß sie sich in sie verliebt habe. Dies sei nicht das erste Mal, daß sie sich in eine Frau verliebe, sie sei vorher in ihre Therapeutin im Krankenhaus verliebt gewesen. Der Bezugstherapeutin kommt dieses Thema zu nahe, und sie geht deshalb nicht näher darauf ein.

Im Rahmen der Supervision ist erneut Unterstützung und Verdeutlichung des schwelenden Konflikts zwischen den zwei für Frau Alt zuständigen Bezugstherapeuten nötig. Die Therapeutin beklagt, der Co-Therapeut kümmere sich nicht genug um die Patientin, die viel Unterstützung brauche, was der Co-Therapeut aber nicht sehe. Sie fühlt sich vom Kollegen alleine gelassen. Dieser wiederum kritisiert, sie sei inkonsequent, ließe zuviel durchgehen und konfrontiere Frau Alt zu wenig. Frau Alt solle sich an die Regeln halten und nicht immer regelmäßig und automatisch, wenn die Therapeutin nicht da sei, zur Krise greifen und ihn so ständig beschäftigen. Es wird möglich zu erkennen, daß sich in diesem Konflikt Anteile der Beziehung der Eltern von Frau Alt widerspiegeln. Frau Alt hatte berichtet, die Mutter habe sich vom Vater ewig vernachlässigt und dieser sich von der Familie in seinen Tätigkeiten gestört gefühlt.

Daraus können im Team neue Vorgehensweisen entwickelt werden: In größeren Abständen werden jetzt auch regelmäßige Gespräche zu dritt geführt, und es erfolgt mehr Austausch über den Inhalt der Einzelgespräche untereinander. Der Co-Therapeut nimmt mehr Kontakt zu Frau Alt auf, die Bezugstherapeutin läßt ihm dabei mehr individuellen Raum. Frau Alt wird stärker konfrontiert bei Abwertung des Co-Therapeuten sowie bei Idealisierung der Bezugstherapeutin.

Am ersten Tag des parallelen Urlaubs der Bezugstherapeutin und der ambulant betreuenden Psychiaterin schneidet sich Frau Alt tief am Unterarm, tritt dann eine Scheibe in einem Blumenladen ein und zieht sich damit stark blutende Verletzungen am Unterschenkel zu. Das Team reagiert unisono mit Ärger und Bestrafung: Frau Alt erhält eine erste Verwarnung. Ihr wird verdeutlicht, daß sie mit diesem Verhalten ihren Wohnheimplatz gefährdet. Einige Tage später entscheidet sich Frau Alt für die Aufnahme ins Landeskrankenhaus.

So bleibt Frau Alt vier Wochen im Krankenhaus.

Das Team zieht während ihres Krankenhausaufenthaltes eine erste Zwischenbilanz: Bislang ging es auf seiten des Teams um das Finden und Herstellen eines gemeinsamen Arbeitsbündnisses und den Aufbau von Vertrauen, um die Einführung klarer Grenzsetzungen im Sinne von Regeln und Anforderungen, um die Realitätsprüfung der verzerrten Wahrnehmung der Patientin, um die Stärkung von vorhandenen Fähigkeiten und Ressourcen und darüber hinaus um die Regelung verschiedener Sachverhalte, z. B. Klärung der finanziellen Verschuldung und stützende Begleitung bei der beabsichtigten Ehescheidung.

Auf seiten der Patientin stehen Formen der Destruktivität im Vordergrund. Sie hat kaum Zugang zu ihren innerseelischen Prozessen, die Außenwelt wird von ihr ausschnitthaft wahrgenommen, zwischen sich selbst und anderen kann sie nur eingeschränkt differenzieren. Sie erlebt ihre innerseelischen Vorgänge im Außen, in den Therapeuten.

Das Erleben im Team in dieser Phase ist gekennzeichnet durch wechselnde und polarisierende Gefühlswahrnehmungen im Spannungsbogen von Besorgnis mit Impulsen, auf die Bedürfnisse der Patientin einzugehen und sie befriedigen zu wollen, bis zu intensivem Ärger mit Abschiebewünschen.

Andeutungen von Frau Alt, daß alles, was mit ihr falsch laufe, in der Verantwortung der Therapeuten liege, die sich aber nicht genug um sie kümmerten und daß, wenn es so weiter liefe, das Leben keinen Sinn mehr machen würde, führen zu Hilflosigkeitsgefühlen, Ärger, Bedrohung, Schuld und Zweifel bei der Bezugstherapeutin.

Die Bezugstherapeutin macht ihre Probleme mit Frau Alt immer wieder im Team dringlich, drängt auf sofortige Entscheidungen und Lösungen, befürchtet Kritik der anderen Teammitglieder, hat Phantasien von Inkompetenz und Versagen, fühlt Schwere und Lähmung. Der Supervisor deutet dieses als Identifikation mit Frau Alt und vermutet, daß sich so die Patientin fühlen könnte.

Der Supervisor zentriert auf die sich in der Gegenübertragung der Therapeuten herausschälende Innenbefindlichkeit von Frau Alt.

Diese Innenbefindlichkeit übt einen starken interaktionellen Druck aus und kann verstanden werden als das Bedürfnis von Frau Alt, nicht der eigenen unerträglichen Spannung und Erregung ausgeliefert sein zu müssen, sondern diese in ein Außen zu verlagern. Durch den Supervisor angeleitet, steht im Vordergrund, was im Team unternommen werden kann, um den Streß mit Frau Alt zu mildern.

Achterbahn

Nach der Rückkehr aus dem Landeskrankenhaus werden Alkoholabstinenzverträge durchgängig geschlossen, damit schafft Frau Alt es, bis auf wenige Rückfälle alkoholabstinent zu bleiben.

Dann beginnt das mehrmonatige Scheidungsverfahren. Frau Alt hält sich nun zunehmend in Spielhallen auf, verspielt größere Beträge Geld. In den Einzelgesprächen beschuldigt sich Frau Alt, als Ehefrau und Mutter versagt zu haben. Sie weint viel, schneidet sich mehrere Male die Arme auf, um sich, wie sie sagt, zu bestrafen.

Dann folgt ein Jahresurlaub der Bezugstherapeutin: Am ersten Tag des Urlaubs »räumt« Frau Alt in Anwesenheit anderer Bewohner die Blumentöpfe auf der Fensterbank der Gruppenküche im 4. Stock ab, öffnet das Fenster und macht Anstalten, sich herauszustürzen. Der Co-Therapeut bringt Frau Alt noch am gleichen Tag ins Landeskrankenhaus, da sie ihm signalisiert, sie könne für nichts garantieren.

Der Supervisor fokussiert auf die Lebensgeschichte von Frau Alt und mögliche Wiederholungen in der Gegenwart: Frau Alt hatte berichtet, im Alter von 11 Jahren von der Mutter in ein Heim für »schwer erziehbare Kinder« geschickt worden zu sein, was jedoch auch nichts an ihrem Verhalten verändert habe. Auch im Team wird Frau Alt zur Zeit als »schwer erziehbarer Fall« erlebt, verbunden mit Frustrations- und Stagnationsgefühlen.

Im Team entsteht im Zusammenhang mit Frau Alt ein Bild von Verlorenheit, Heimatlosigkeit und ständiger Suche nach einem Zuhause, nach Zugehörigkeit und eigener Identität. Es kann vermutet werden, daß sich im Pendeln zwischen Krankenhaus und Wohnheim einerseits die Sehnsucht nach Heimat, aber andererseits auch die Angst davor ausdrückt.

Es wird die Rolle ihrer destruktiven Verhaltensweisen wie Alkoholmißbrauch und Glücksspiel mit dem damit verbundenen Verlust hoher Summen Geld betrachtet. Es scheint so, daß Frau Alt dieses Verhalten zur Beruhigung und Betäubung nutzt, wenn Kränkungen und Frustrationen nicht ausgehalten und sofortige, impulshaft durchbrechende Gegenmaßnahmen erforderlich werden, um eine drohende Selbstauflösung zu verhindern.

Im Krankenhaus verweigert Frau Alt die Medikamente, möchte sich endlich wieder ohne »ausprobieren«. Der Arzt ist zwar nicht damit einverstanden, entscheidet sich aber, ihre Selbstverantwortung zu respektieren und setzt schließlich sämtliche Psychopharmaka ab. Frau Alt fühlt sich nun zunehmend aktiver und lebendiger.

Insgesamt bleibt sie zwei Monate im Landeskrankenhaus und kommt emotional ausgeglichener ins Wohnheim zurück.

Das Thema Ärger wird in den Einzelgesprächen verstärkt in den Blick genommen. Die Bezugstherapeutin ermutigt Frau Alt immer wieder zu überprüfen, über wen oder was sie sich in den letzten Tagen geärgert hat und dieses ausführlich zu beschreiben. Frau Alt kann jetzt differenzierter Ärger beschreiben. Ihre gewaltvollen Phantasien rücken in den Vordergrund. Frau Alt berichtet, daß diese Phantasien einerseits entlastend und lustvoll, andererseits aber auch mit Schuldgefühlen behaftet seien. Das Eingestehen dieser Phantasien der Therapeutin gegenüber entspanne sie aber.

Es werden auch erstmalig Möglichkeiten mit ihr diskutiert, wie sie ihren Ärger auch konstruktiv und situationsangemessen in den jeweiligen Situationen ausdrücken kann, statt sich oder Gegenstände zu beschädigen. Frau Alt erlebt sich zunehmend stimmungsmäßig stabiler und lebendiger. Sie gestaltet ihre Wochenenden befriedigender, in dem sie gezielt mit anderen Bewohnern Unternehmungen macht.

Als ihr Ex-Ehemann Geburtstag hat, wird sie nicht eingeladen. Frau Alt ist gekränkt und fühlt sich danach wie aufgedreht und innerlich unter Spannung. Ärger auf den Ehemann spüre sie nur wenig, aber der Druck, sich selbst verletzen zu wollen, nehme zu, berichtet sie. Sie ist traurig und verzweifelt. Sie könne sich nicht damit abfinden, ohne ihre Kindern zu leben. Sie schildert Schuldgefühle gegenüber ihrer Tochter.

Für Frau Alt soll Entlastung geschaffen werden durch vorübergehende Befreiung von Alltagsaufgaben. Die ambulant behandelnde Psychiaterin gibt wieder Schutz durch Psychopharmaka, die beruhigen und den Schlaf fördern sollen. Tägliche Kurzkontakte mit der Therapeutin werden zur Kriseninterventionen vereinbart.

Jetzt hat die Therapeutin in den darauffolgenden Tagen immer stärker den Eindruck, den Kontakt zu Frau Alt zu verlieren. Sie erlebt Frau Alt »aufgesetzt« heiter und sich selbst verwirrt und verunsichert. Frau Alt zieht sich zunehmend aus der Beziehung zurück. Es gehe ihr nicht gut, über die Gründe könne sie jedoch nicht sprechen. Sie habe Suizidgedanken, ihre Angst hindere sie jedoch, sich etwas anzutun, sie möchte am liebsten weg, wisse jedoch nicht, wohin.

Frau Alt verabredet selbständig und ohne Wissen des Teams einen Gesprächstermin im Landeskrankenhaus. Sie gesteht dort dem behandelnden Arzt, im Wohnheim heimliche Alkoholrückfälle gehabt und in den letzten Tagen eine hohe Summe Geld verspielt zu haben. Schuldgefühle und suizidale Regungen hätten ein Übermaß angenommen, daß nur durch Alkohol und Glücksspiel habe betäubt werden können. Der Arzt lehnt eine stationäre Behandlung ab und fordert Frau Alt auf, sich zu entscheiden, endlich offensiv ihre Problemen anzugehen oder sich weiterhin selbst zu zerstören. Er ermutigt sie, im Wohnheim über die Heimlichkeiten zu reden. Frau Alt »beichtet« ihrer Therapeutin daraufhin, sie habe große Angst gehabt, ihren Platz im Wohnheim zu verlieren und deshalb nicht mehr weiter gewußt. Frau Alt wirkt nun erleichtert, die Therapeutin auch.

In den nächsten Monaten beginnt Frau Alt für sich anzunehmen, daß selbstschädigendes Verhalten nicht die einzige Problemlösung sein kann und kann nachvollziehen, daß ihre Probleme und Schwierigkeiten auch mit eigenem Verhalten und Einstellungen zu tun haben können. Die selbstaggressiven Verhaltensweisen nehmen in der Häufigkeit ab.

Im Team kehrt mehr Ruhe und Gelassenheit im Umgang mit Frau Alt ein. Sie zeigt sich deutlicher mit Bedürfnissen und kann Gefühle von Traurigkeit, Ärger, Verzweiflung und Verletztsein differenzierter wahrnehmen und ausdrücken. Auch auf der Handlungsebene zeigen sich Veränderungen. Sie sieht ihre Kinder regelmäßig im zweiwöchigen Rhythmus. In den Einzelgesprächen setzt sie sich mit ihren Schuldgefühlen auseinander, als Ehefrau und Mutter versagt zu haben. Sie spricht über die eigene Ablehnung ihres Körpers, der immer mehr an Gewicht zunimmt. Des weiteren auch über ihr Erleben von Einsamkeit, über quälende Zustände innerer Leere und davon, nicht zu spüren, wer sie ist.

Im körperlichen Erleben stehen Empfindungen wie Herzklopfen, Druck- und Engegefühl, Schwindel im Vordergrund.

Ein andermal geht es um das Wahrnehmen von eigenen Wünschen und Bedürfnissen, der Sehnsucht nach einer Partnerschaft und einem eigenen »normalen« Zuhause.

Es wird deutlich, daß Frau Alt im Team nun vielschichtiger als bisher Resonanz findet. Die Bezugstherapeutin beginnt ohne Angst vor möglichen Katastrophen ihre Wochenenden. Mit dem Co-Therapeuten beginnt Frau Alt vorsichtig zu flirten, ohne daß er dies abwehren muß.

Über die Supervision angeleitet, wird das Erleben im Team als Spiegel und Hinweis für stattgefundene Entwicklungsprozesse gedeutet.

Das Team sieht die Zeit gekommen, die berufliche Perspektive stärker in den Blick zu nehmen. Die Thematisierung löst Zukunftsängste bei Frau Alt aus. Sie formuliert, man wolle sie loswerden.

Frau Alt geht eine sexuelle Beziehung zu einem Mitbewohner ein. Einerseits spürt sie ihre lange unerfüllt gebliebene Lust, andererseits wird ihr deutlich, daß ihre »Kosten« im sexuellen Kontakt zu diesem Mann hoch sind: Sie sei danach aufgewühlt, fühle sich eher schlecht, und die Gefahr der Selbstverletzung sei groß; sie tue im Bett »nur so als ob«, das mache ihr Probleme. Sie wolle eine längerfristige Beziehung, er nicht. Sie ist hin- und hergerissen zwischen dem Wunsch nach sexueller Nähe und nach Abgrenzung und läßt sich von dem Mann immer wieder »verführen«. Die Therapeutin versucht die Ambivalenzen deutlicher herauszuarbeiten, mit dem Ziel, es Frau Alt zu ermöglichen, eine Entscheidung für sich herbeizuführen. Frau Alt läßt jedoch den Mitbewohner entscheiden, der die Affäre beendet.

Die Last der Veränderung

Frau Alt erlebt sich überlastet und überfordert. Im Vordergrund stehen Selbstzweifel, und sie beschreibt, wie sie sich anstrengt, um alles richtig zu machen. Es wird wahrnehmbar, wieviel Kraft es sie kostet, sich gegen destruktive Impulse und gegen die Selbsteinschätzung »Ich bin nichts wert« zu schützen. Frau Alt erlebt sich auf unsicherem Boden in ihrer Wahlmöglichkeit zwischen impulsartig durchbrechenden sowie überlegten und geplanten Handlungen, kann aber auch unter Tränen ein wenig Freude und Stolz für das bisher Erreichte empfinden.

Das Team reagiert mit Symphatie und Interesse.

Frau Alt kann eigene Beziehungsstrategien erkennen und teilweise mit verständnisvollem Humor darauf reagieren. Auf einer Geburtstagsfeier trifft sie einen ehemaligen Mitpatienten aus dem Landeskrankenhaus wieder, beide verlieben sich ineinander, Frau Alt blüht ersichtlich auf. In einem rasanten Tempo schmiedet Frau Alt gemeinsame Zukunftspläne, sie verbringt jede freie Minute mit ihrem neuen Freund. Die Bezugstherapeutin erlebt neben anteilnehmender Freude vorwegnehmende Sorge. Sie erlebt sich als Frau Alts »Bremserin«. Der Co-Therapeut unterstützt die Therapeutin durch Ermutigung, daß Frau Alt ihre Erfahrungen machen müsse. So heftig wie die Beziehung begann, so abrupt wird sie durch Frau Alt beendet. Sie will den Mann nicht mehr sehen und beginnt wieder, ihre Arme aufzuschneiden.

Frau Alt erlebt steigende innere Spannungs- und Erregungsprozesse. Sie fühlt sich durcheinander und hat Sorge, alles Gelernte wieder zu verlieren. Sie schildert immer wieder Zustände panischer Angst. Während ihrer Panikzustände habe sie Visionen von Geistern und Dämonen, sie höre Stimmen, oft könne sie diese Visionen von der Realität nicht trennen. Manchmal habe sie den Eindruck, alles um sie herum sei nicht wirklich; sie löse sich auf und höre auf zu existieren. Während dieser Zeit nimmt Frau Alt nochmals deutlich an Gewicht zu. Sie zieht sich aus dem Gruppenleben zurück und streift nachts ruhelos und ziellos im Haus herum, wirkt dabei teilnahmslos.

Im Team herrscht Ärger und Enttäuschung: Frau Alt versuche wieder einmal, alles bisher Erreichte, und damit auch die therapeutischen Bemühungen zu zerstören. Es wird die Gefahr einer möglichen psychotischen Dekompensation erwogen.

Die starke Reaktion auf das Trennungserlebnis macht deutlich, wie brüchig das Selbst von Frau Alt ist und wie wenig Sicherheit sie in sich selbst findet. Andererseits hat Frau Alt möglicherweise etwas mit dem Freund »ausagiert«, was sie bei den Therapeuten nicht mehr darf, weil sie ja jetzt »erwachsen und gebessert« ist.

Der psychisch instabile Zustand von Frau Alt hält an. Sie fühlt sich extrem verunsichert, phasenweise verfolgt, und manchmal hat sie den Eindruck, alle anderen Bewohner redeten über sie. Sie glaubt, daß jemand sie über das Essen vergiften will. Nach ca. einem Jahr ohne psychiatrisches Krankenhaus entscheidet sie sich für eine erneute Aufnahme. Im Landeskrankenhaus steht regressives, aber auch aggressives Verhalten im Vordergrund. Sie droht immer wieder damit, sich umzubringen, will aber gleichzeitig auch entlassen werden. Es erfolgt ein Unterbringungsbeschluß und eine Erhöhung der neuroleptischen Medikation. Die Bezugstherapeutin besucht sie regelmäßig. Es finden jeweils gemeinsame Gespräche mit der behandelnden Ärztin statt. Das Team reagiert entlastet. Es stellt sich die Frage, wie es mit Frau Alt weitergehen wird und ob sie es überhaupt schaffen kann, ins Wohnheim zurückzukommen.

Nach insgesamt drei Monaten kehrt sie aus dem Krankenhaus zurück. Erstmalig nennt Frau Alt das Wohnheim ihr Zuhause. In den Gesprächsgruppen erzählt sie von sich und ihren Erfahrungen im Krankenhaus. Sie habe begriffen, daß sie in Momenten, wo sie eigentlich Unterstützung benötige, alles dafür tue, daß sie diese von anderen nicht bekomme. Dem Co-Therapeuten vertraut sie an, sie fühle sich im Moment stark alkoholgefährdet und schlägt vor, zu ihrem Schutz eine zeitlich befristete Alkoholvereinbarung abzuschließen. Von ihr kommt der Impuls, das Thema »berufliche Perspektive« nun stärker in den Blick zu nehmen. Sie berichtet immer wieder über Momente, in denen sie Angst »vor dem entsetzlichen Chaos« habe. In solchen Phasen gelingt es ihr jedoch zunehmend besser, sich Hilfe und Unterstützung bei Mitbewohnern oder Therapeuten zu holen.

Im Team herrscht Ruhe und Gelassenheit, Wohlwollen und Interesse Frau Alt gegenüber, manchmal tauchen Teamäußerungen wie »Ja, ja, unsere Frau Alt, wer hätte das gedacht« auf.

In einer Nacht wird völlig unvermittelt versucht, eine Holztreppe im Wohnbereich durch Anzünden von Papier in Brand zu setzen. Das rasche Anspringen der Rauchmeldeanlage und das beherzte Eingreifen eines Bewohners verhindern einen größeren Schaden. Der Täter kann nicht ermittelt werden, die polizeilichen Ermittlungen gehen zwar von einem Brandstifter unter den Bewohnern aus, verlaufen aber im Sande.

Eine Woche später meldet sich eine ehemalige Bewohnerin des Wohnheims, die von der Brandstiftung in der Zeitung gelesen hatte und erklärt, sie könne jetzt nicht länger schweigen. Frau Alt habe ihr einige Monate zuvor anvertraut, den früheren Kellerbrand gelegt zu haben.

Frau Alt wird mit dieser Aussage konfrontiert und streitet zunächst alles ab. Sie habe dies nur erzählt, um »auch einmal etwas Interessantes erzählen zu können«. Einige Stunden später sagt sie, sie wisse nicht genau, ob sie den Brand damals gelegt habe; sie sei damals häufiger »psychotisch« gewesen.

Am nächsten Tag erscheint Frau Alt immer erregter und suizidal, so daß sie im Landeskrankenhaus aufgenommen wird. Auf Befragen der Polizei hin gesteht sie wenig später, den damaligen Kellerbrand gelegt zu haben. Das Team reagiert zunächst mit Entsetzen, Verwirrung und Unglauben. Deutlich wird in einem Gespräch mit Frau Alt, daß sie keinerlei Reue oder Scham zeigt.

Am Ende muß die Frage offen bleiben, ob es dem Team gelungen ist, die psychische Struktur der Patientin ausreichend zu erfassen, damit aber auch die Frage, wann eine Supervision »gelungen« ist. So könnte z. B. kritisch angemerkt werden, daß die Wut- und Haßseite der Patientin (und der Therapeuten) nicht genügend in den Blick genommen worden ist, daß möglicherweise zuviel die Opfer- und zuwenig die Täterseite berücksichtigt wurde. Man könnte des weiteren kritisch anmerken, daß das Team auch durch Supervision nicht hinreichend aus dem Reagieren auf die Patientin herausgekommen ist und der Ausgang der Behandlung nicht unbedingt einem Rehabilitationserfolg entspricht. Insofern wären die beschriebenen Supervisionsprozesse der abgelaufenen Dynamik nicht ganz gerecht geworden.

Die beschriebene Supervision hat die Therapeuten genährt, gestützt und ermutigt und auf diese Weise erheblich zur emotionalen Entlastung im Team beigetragen, Spaltungsprozesse gemildert und vor allem immer wieder aufs neue zur therapeutischen Arbeit motiviert.

Wenn Supervision dieses schaffen kann, ist sie wiederum »gelungen«, und sie garantiert, daß Therapeuten auch weiterhin bereit sind, sich schwierigen Patientengruppen zu stellen.

FRANK URBANIOK
Teamorientierte stationäre Behandlung

Stationäre psychiatrische Behandlung ist Teamarbeit – immer! Mit diesem
Satz läßt sich die Grundidee der »teamorientierten stationären Behandlung«
(TSB) zusammenfassen. Die Idee mag zunächst banal klingen, zieht aber bald
eine Reihe grundlegender Schlußfolgerungen und praktischer Konsequenzen
nach sich.
Was ist der Unterschied zwischen einer stationären und einer ambulanten
Behandlung? Der Unterschied macht in der Regel 167 Stunden aus. Stationäre Behandlungen eröffnen die Möglichkeit, dem Patienten ein professionelles
Behandlungssetting mit einer Dauer von 24 Stunden pro Tag bzw. 168 Stunden pro Woche anzubieten.
Der Patient verbringt eine gewisse Zeit seines Lebens auf der Station. Er
kann damit umfassend mit seiner ganzen Persönlichkeit in die stationäre Atmosphäre eintauchen, kann auf vielen verschiedenen Kanälen erreicht werden – und das 24 Stunden am Tag. Genau darin liegt die Chance stationärer
Behandlungsarbeit. Um die damit verbundenen Möglichkeiten auszuschöp-
fen, gilt es, eine Station umfassend nach professionellen Gesichtspunkten zu
organisieren. Man mag das »therapeutische Atmosphäre« nennen.
Betrachten wir eine Station als ökologisches System, so geht es darum, dieses System so zu gestalten, daß es einem Patienten optimale Bedingungen für
Wachstum, konstruktive Veränderung und letztlich Heilung bietet. Will man
ein solches ökologisches System auf einer Station schaffen, ist dafür jeder Mitarbeiter wichtig.
TSB geht nun davon aus, daß der Schlüssel zur professionellen und umfassenden Gestaltung des »ökologischen Systems« in der Entwicklung einer professionellen Teamarbeit liegt. Professionell bedeutet, daß das Team all sein
Handeln nach sachlich begründeten Kriterien aufbauen muß, die sich aus den
Erfordernissen der Behandlungsarbeit ableiten lassen. Das ist leicht gesagt,
schwer getan und in der Praxis beileibe keine Selbstverständlichkeit.
Die Idee, eine Station umfassend zu gestalten und als therapeutisches Instrument zu nutzen, ist nicht neu. Zu nennen wären hier Vertreter der Milieutherapie wie B. BETTELHEIM (1975) und E. HEIM (1978, 1985). Da wurden stationäre Konzepte entwickelt, die zu Recht auf die Entwicklung von
Selbständigkeit, die Übernahme von Eigenverantwortung oder auf Förderung der Offenheit von Patienten abzielen.

Vergleichsweise wenig Beachtung hat bislang der Faktor »Teamarbeit« gefunden. Praktisch geht es dabei um die Frage, welche Ideen als Leitlinien für die Teamarbeit geeignet sind und – in der Praxis noch wichtiger – wie sich diese in der Praxis umsetzen lassen. TSB versucht, den Faktor Teamarbeit zu operationalisieren und in das Gesamtkonzept zum Aufbau eines wirksamen Behandlungsmilieus einzubinden.

Um es auf einen kurzen Nenner zu bringen: Offenheit und die Fähigkeit zu vertrauen sind oft wichtige Voraussetzungen für die Behandlung. Nun kann aber niemand von einem Patienten Offenheit verlangen, wenn das Team ein »intriganter Sauhaufen« ist. Und es sollte niemand glauben, daß das, was Teammitglieder hinter verschlossenen Türen, mit versteckten Blicken oder Gesten auf der Station tun, keinen Einfluß auf das ökologische System hat.

Es gibt nichts, was auf einer Station geschieht, das nicht eine Folge für die Station hätte, nicht in irgendeiner Form eine Spur hinterlassen würde. Der Stationshimmel ist unteilbar.

Das mag zunächst ein erdrückender Gedanke sein. Näher betrachtet, ergeben sich hieraus aber zahllose Möglichkeiten, positive Entwicklungen für Patienten in Gang zu setzen. Schließlich ist er 24 Stunden am Tag dem ökologischen System ausgesetzt, welches das Team auf so vielfältige Weise prägen und beeinflussen kann.

Dieses Potential stationärer Behandlungen wird in der Praxis ungenügend genutzt.

Stationäre Behandlungen lassen sich in vier Gruppen unterteilen:
- ambulante Behandlungen gegen ein stationäres Umfeld,
- ambulante Behandlungen unter Duldung des stationären Umfeldes,
- ambulante Behandlungen mit Unterstützung des stationären Umfeldes,
- teamorientierte stationäre Behandlungen.

Nur die letzte Gruppe wird dem Anspruch stationärer Behandlungen gerecht. Meine pessimistische Einschätzung ist, daß die meisten Stationen in der Psychiatrie unter eine der ersten drei Kategorien fallen.

Für diesen Mißstand ließen sich verschiedene Gründe anführen. Einige sind auf den Stationen zu suchen. Ein wesentlicher anderer Grund findet sich allerdings in der Krankenhausorganisation. Wir haben es dort mit einem bürokratischen System zu tun, daß sich durch Innovations- und Effizienzfeindlichkeit auszeichnet (URBANIOK / BEINE 1995).

Von daher kann das obige Schema auf der nächsten Systemebene (und nicht nur dort) wiederum um vier Varianten erweitert werden. Teamorientierte stationäre Behandlungssettings arbeiten nämlich in:
- feindlichen Krankenhausstrukturen,
- duldenden Krankenhausstrukturen,
- fördernden Krankenhausstrukturen oder aber

- in Krankenhausstrukturen, die sich in ihrer Selbstorganisation professionellen Kriterien stellen und Verantwortung für die Gestaltung eines »behandlungsorientierten Makrokosmos« übernehmen.

Wieder vermute ich die meisten Behandlungen in den drei ersten Gruppen.

Teamarbeit

Ende der 70er Jahre haben Teamarbeitskonzepte ausgehend von Japan Eingang in den Management-, Produktions- und Dienstleistungsbereich gefunden. Komplexere Arbeitsabläufe und gestiegene Anforderungen an die Qualität eines Produkts ließen die Vorzüge dezentraler Entscheidungskompetenz und teambezogener Verantwortlichkeit hervortreten. In Verbindung mit Konzepten des »schlanken Managements« zeigten sich deutliche Produktivitätsunterschiede (WOMACK u.a. 1992):

	Japan	Europa	USA
Zeitaufwand (Produktivität; Stunde/Auto)	16,8	36,2	25,1
Fehler	60,0	97,0	82,3
% der Arbeitskräfte in Teams	69,3	0,6	17,3
Vorschläge pro Mitarbeiter (Ideen)	61,6	0,4	0,4

Die Bedeutung der Teamarbeit ist in der Psychiatrie vielschichtiger als in der Wirtschaft. Könnte es einem Team, das Elektrogeräte zusammenbaut, noch egal sein, wie es arbeitet, solange nur am Schluß das Gerät funktioniert, so gilt diese Trennung zwischen Produktionsweg und Endergebnis für stationäre Behandlungen nicht.

Wenn in der TSB von Teamarbeit die Rede ist, so ist damit folgendes gemeint:

Stationäre Behandlung ist ein komplexes Gebilde, das sich aus einer Vielzahl von Elementen zusammensetzt.

Die Mitarbeiter einer Station prägen und gestalten fortlaufend dieses dynamische Gebilde durch jede ihrer Verhaltensweisen und Handlungen. Sie formen die stationäre Behandlung durch all das, was sie tun und wie sie es tun.

Vier Ebenen sind wesentlich:

1. Wie handelt das Team gesamthaft gegenüber den Patienten?
2. Wie handeln die einzelnen Teammitglieder gegenüber den Patienten?
3. Wie handelt das Team untereinander?
4. Wie wird die Station in ihrem Erscheinungsbild, ihren Abläufen und Strukturen gestaltet?

Das Team ist die Schaltzentrale einer Station, aus der heraus sich diese Ebenen in sinnvoller und dem Behandlungsauftrag angemessener Weise gestalten lassen. Hierzu sind Ideen und Vorstellungen über Behandlung wichtig, Leitlinien der gemeinsamen Arbeit, die Entwicklung eines angemessenen Verhaltensrepertoires der einzelnen Mitarbeiter, Struktur und Organisation der Station, die Evaluierung und Verbesserung des Behandlungsangebots und einiges mehr. Das Team ist der zentrale Ort, an dem sich die bedeutsamen Mosaiksteine, aus denen sich stationäre Behandlung zusammensetzt, formen und zueinander in Einklang bringen lassen.

Zur Gestaltung dieser Teamarbeit gibt es daher keine Alternative, will man ein sinnvolles und hochwertiges Behandlungsangebot schaffen. Ideologischen Ballast will die TSB nicht transportieren. Im Unterschied zu Teambegriffen, die notwendigerweise eine gleichmäßige Verantwortungsverteilung auf alle Gruppenmitglieder beabsichtigen, sieht die TSB eine klare Leitungsstruktur vor, in der ein Einzelner, z. B. der Teamleiter, sogenannte »Letztkompetenzen« in den Bereichen Entscheidung, Verantwortlichkeit und Leitung wahrnimmt. Nichtsdestotrotz kommt allen Teammitgliedern hohe Bedeutung zu, und ihnen werden weitgehende Kompetenzen im Rahmen professioneller Teamübereinkünfte in der Praxis eingeräumt. Erstrebenswert ist dabei eine Leitung, die sich aus inhaltlicher Kompetenz und keinesfalls aus formalen Zufälligkeiten ableitet.

Jede Station verfügt über einen Vorstellungsfundus. Vergleichbar mit der menschlichen Psyche gibt es auch auf einer Station bewußt zugängliche und unbewußte Vorstellungen. Um mit L. CIOMPI (1982) zu sprechen, gehe ich davon aus, daß jede Station über eine Vielzahl affektlogischer Schemata verfügt. Wichtigen, prägenden Einfluß auf den Vorstellungsfundus der Station hat der Vorstellungsfundus des Teams. Also all die gesammelten Glaubenssätze, Ideen, Wahrnehmungen, affektlogischen Muster, die in einem Team vorkommen. Vereinfacht könnte man sagen: Es geht nicht nur darum, das Handeln eines Teams zu professionalisieren, sondern auch sein Denken.

Supervision

Hier nun kann die Supervision zu einem nützlichen Element im Prozeß der Professionalisierung werden.

Verhaltensweisen des Teams haben wichtige Bedeutung für das andere große Subsystem, nämlich das System der Patienten. Patientensystem und Teamsystem sind durch »unterirdische Kanäle« miteinander verbunden. Mittels dieser unterirdischen Kanäle werden insbesondere die internen Gesetzmäßigkeiten und Themen aneinander angeglichen. Oft ist die Kultur innerhalb des Patientensystems ein Spiegel bestimmter Teamprozesse und -strukturen. Zu jedem Zeitpunkt lassen sich parallele Elemente in beiden Systemen auffinden. Vielleicht rauft sich ein Team gerade zusammen oder beginnt auseinanderzufallen. Vielleicht ist Trennung ein Thema oder Geburt. Es finden sich im Team hierarchische, demokratische oder despotische Kommunikationsstrukturen. Intrigen sind an der Tagesordnung, es wird gelogen und verheimlicht. All das und vieles mehr läßt sich dann vielfach auch im Patientensystem wiederfinden.

Es gilt die einfache Regel: Was die Patienten lernen sollen, das muß das Team praktizieren können. Ob sie es tun, ist dann ihre Sache, aber so haben sie eine Chance.

Für das Verhältnis zwischen Supervisor und Team gilt ähnliches.

Der Supervisor muß in der Gestaltung seiner Supervision modellhaft die Dinge abbilden können, die er in der Teamkultur entwickeln will. Das, was für die Verbindung zwischen Teamsystem und Patientensystem gilt, stimmt in einer kleinen Wechselwirkung auch für die beiden Systeme Supervisor und Team. Auch hier sollte der Supervisor nichts vom Team erwarten, was er nicht selber glaubwürdig gewährleisten kann. »Das ist doch kein Problem«, wird jeder Supervisor behaupten. Aber schauen wir genau hin.

Hat der Supervisor klare konzeptionelle Vorstellungen darüber, wie sinnvolle Teamarbeit in der Praxis funktionieren kann? Kann er dem Team praktische Handlungsstrategien anbieten?

Schon höre ich die Einwände: Der Supervisor soll nicht seine Vorstellungen dem Team aufzwingen, er hilft, den Teamprozeß zu reflektieren, ermöglicht tiefere Einsichten, stellt einen freien Raum für das Team zur Verfügung, den dieses nach eigenen Bedürfnissen nutzt ...

In der Praxis ist das oft verbunden mit der Hinwendung zu praxisfernen theoretischen Erörterungen, zur unterhaltsamen aktuellen Beziehungs- und Problemklärung zwischen verschiedenen Mitarbeitern, zur allgemeinen durch den Supervisor begleiteten Meckerecke ... und zum Glück haben wir ja noch Patienten, über die sich diskutieren ließe.

Nicht, daß die vorstehenden Punkte generell unsinnig wären. Aber ein Supervisor ohne eigene Teamarbeitskonzeption ist in der Gefahr, sich auf tagespolitische Episoden zu beschränken. Er verpaßt die Chance, Orientierungsinstanz in der Entwicklung langfristiger Perspektiven zu werden.

Nun geht es gar nicht darum, daß das Team die Ideen des Supervisors übernehmen muß. Vielleicht entwickelt das Team in der Auseinandersetzung mit dem Supervisor eigene, abweichende Teamkonzepte. Aber ein Supervisor ohne diese eigenen, praxisnahen Leitideen zur Teamarbeit vermittelt nicht nur den Eindruck der Praxisferne. Er transportiert zudem die Botschaft, daß derartige Konzeptionen nicht wichtig seien. Die Aufmerksamkeit des Teams wird dann von der Entwicklung einer durchgängigen Handlungskonzeption abgelenkt.

Was ist nun unter Konzeptionalisierungen der Teamarbeit zu verstehen?

Wie wird aus einzelnen Teammitgliedern – mit unterschiedlichen Interessen – ein professionell arbeitendes Team?

Einheitlichkeit als eine Leitidee der TSB

Leitideen der TSB werden andernorts ausführlich dargestellt (URBANIOK 1998). Ich will im folgenden eine dieser Leitideen zur Veranschaulichung herausgreifen. Es ist die Idee der Einheitlichkeit.

»Das Team muß zusammenhalten. Wir dürfen uns von den Patienten nicht gegeneinander ausspielen lassen.« Mit solchen Aussagen lassen sich bei Teamzusammenkünften regelmäßig Beifallspunkte erreichen. Das abstrakte und unverbindliche Bekenntnis zur Einheitlichkeit ist beliebt, weil es konkret nichts einfordert. Diese »Einheitlichkeitserklärung« ist ein typisches Konsens-Statement, also eine der Aussagen, mit denen man rasch etwas Gemeinsames herstellen kann. Inhaltlich ist damit noch nichts ausgesagt. Dennoch ist die Einheitlichkeitserklärung bedeutungsvoll. Denn wenn es gelingt, ein Team auf das »Einheitlichkeitsziel« festzulegen, ist eine erste, wichtige »Einheitlichkeit« erreicht. Alle wollen das gleiche, auch wenn zu diesem Zeitpunkt jeder im Team noch etwas anderes darunter verstehen darf.

Wichtig zu diesem Zeitpunkt ist, daß mit der Einheitlichkeitserklärung gleichzeitig ein professioneller Auftrag verbunden ist: Wie schaffen wir die Einheitlichkeit, die wir doch alle wollen, in der Praxis? Die gemeinsame Absichtserklärung gibt quasi das demokratisch begründete Recht, die Umsetzung oder die praktische Verbesserung dieser gemeinsamen Idee zu betreiben.

Einheitlichkeit bedeutet, daß jeder im Team bestimmte Dinge gleich oder ähnlich handhabt, ganz egal, wer das ist. Welche Dinge unter die Einheitlichkeitsregel fallen, ist von Station zu Station verschieden. Darüber muß man sich verständigen.

Die Einheitlichkeit betrifft immer das sichtbare Tun. Genaugenommen betrifft sie das Was oder das Wie. In keiner Weise ist damit der Anspruch verbunden, einheitlich zu denken. Es gibt den professionellen Anspruch, daß das, was einmal durch das Team beschlossen und gutgeheißen wurde, genau so von jedem auszuführen ist, ganz egal, was der einzelne persönlich dazu denkt. Persönliche Meinungen und Ansichten muß niemand der Einheitlichkeit unterordnen, und es ist enorm wichtig, dieses Privatfeld offen zu lassen. Aber von einem Profi – und schließlich reden wir von Arbeit und nicht von Privatvergnügen – darf man in jedem Fall erwarten, daß er eine festgelegte Handlungsweise garantieren kann, auch wenn sie im Gegensatz zu seiner privaten Meinung steht.

Der Einheitlichkeitsbereich wird von zwei Seiten her begrenzt. Einerseits betrifft er, wie erwähnt, nicht das Denken. Zum zweiten gibt es einen Bereich, der Verschiedenheit erträgt, in dem Verschiedenheit sogar nützlich sein kann. Die »zweiseitige« Begrenzung der Einheitlichkeit ist letztlich eine Voraussetzung für ihre praktische Umsetzung. Sie kann um so besser gefordert werden, wenn die beiden anderen Bereiche gut erkennbar offen bleiben.

Ich will damit sagen, Einheitlichkeit hat, da, wo sie beschlossen wird, professionelle Gründe. Das klingt banal und überflüssig. Aber es ist wichtig, genau solche und nur solche professionellen Gründe ins Feld zu führen. Im Gegensatz dazu wird Einheitlichkeit in der Praxis oft in einer mehr oder weniger moralischen Grauzone behandelt. Als müßte ein Team einheitliche Haltungen entwickeln, weil man zusammenhalten muß, so wie vielleicht eine Familie zusammenhalten sollte. Dann wird Einheitlichkeit zu einer moralischen Frage und charakterlichen Anforderung. Damit ist natürlich schon der Grundstein für »Nichtprofessionalität« gelegt. Hinzu kommt, daß moralische Fragen schnell etwas mit Schuld zu tun haben. Wer gegen Moral verstößt, der sündigt, irgendwie. Das macht es ihm schwer, sich zu einem eventuellen Fehler zu bekennen und führt eher dazu, ihn zu verstecken, statt ihn zu verbessern. Einheitlichkeit hat also professionelle Gründe, nicht mehr, aber auch nicht weniger.

Die professionellen Gründe sind in drei Bereichen zu finden:
- Strukturbildung *für* die Kinder
- Arbeitsökonomie
- therapeutische Botschaften

Eine Station, auf der Patienten immer freundlich und zuvorkommend bei der Aufnahme willkommen geheißen werden, egal welches Teammitglied den neuen Patienten begrüßt, erhält dadurch wie die Begrüßungsformen eine Eigenschaft, die mit dieser Station verbunden wird. Möchte die Station eine Eigenschaft als Teil ihrer eigenen Struktur gewinnen und behalten, dann ist an diesem Punkt Einheitlichkeit wichtig. Denn gibt es nur einen Mitarbeiter Y, der Patienten gleichgültig oder launisch begrüßt, dann hat dieser Mitarbeiter der Station die Eigenschaft weggenommen. Dann wird die Eigenschaft der Begrüßung nicht mehr der Station, sondern einzelnen, verschiedenen Mitarbeitern zugeordnet. Einheitlichkeit im Dienst der Strukturbildung führt also dazu, daß Patienten bestimmte Eigenschaften oder Strukturen der Station zuordnen, sie als Stationseigenschaft erkennen. Ist die Struktur stabil, so signalisiert sie Verläßlichkeit. Das sind wichtige Elemente aus einem positiven Vorstellungsfundus, den eine Struktur bereitstellen kann.

Es liegt auf der Hand, daß einheitliche Vorgehensweisen geeignet sein können, Arbeitsabläufe ökonomischer und effizienter zu gestalten. Ist es beispielsweise für eine Station wichtig, bestimmte Informationen aus einem Aufnahmegespräch über jeden Patienten zu erfahren, so ist es gut, wenn jeder aus dem Team, der Aufnahmegespräche führt, genau diese Informationen erhebt. So spart man sich Blockaden in den Arbeitsabläufen, Nachfragen, Fehlen von Informationen in Besprechungen, Ärger und ähnliches.

Gute Teams bieten manchmal etwas ähnliches an wie gute Eltern. Gute Eltern treten einheitlich auf, weil sie damit etwas Gutes für ihre Kinder im Sinn haben. Das hat wirklich nichts mit Zusammenhalten *gegen* die Kinder zu tun.

Eltern sind an bestimmten Punkten einheitlich *für* die Kinder. Genauso sollte das auch für gute Teams sein. Teameinheitlichkeit transportiert in diesem Sinne therapeutische Grundbotschaften, die frühe Bedürfnisse in der menschlichen Entwicklung ansprechen. Oft handelt es sich dabei um Qualitäten, die viele Patienten in ihrer Geschichte vermissen mußten.

Bliebe noch ein letztes Kapitel der Einheitlichkeit hinzuzufügen. Die Kür: Von einheitlichen Handlungen hin zu einheitlichen Haltungen. Einheitlichkeit wird regelmäßig als »formal gleiches Handeln« verstanden. Beginnt ein Patientenausgang frühestens um 8 Uhr morgens, so wird ein Patient, der um 7.30 Uhr vor die Tür will, von jedem Teammitglied zurückgewiesen. Das bedeutet, in Situation X folgt immer Verhalten Y. Ich nenne diese Einheitlichkeit »Roboter-Einheitlichkeit«. Sie kann sehr sinnvoll sein. Es gibt allerdings auch Bereiche, in denen individueller Spielraum und Beweglichkeit der Mitarbeiter wichtig sind. Hier geht es dann nicht um einheitliche Handlungen, sondern um einheitliche Haltungen.

Nehmen wir an, ein Patient möchte um 3 Uhr morgens einen Nachtspaziergang machen. Die Antwort eines Teammitglieds, das sich der »Roboter-Einheitlichkeit« verpflichtet fühlt, ist klar: Nein, Ausgang beginnt um 8 Uhr morgens. Für den Patienten hingegen kann die Genehmigung des Nachtausgangs sinnvoll sein, weil er in der Fähigkeit gefördert werden muß, eigene Wünsche erkennen und einfordern zu können. Das Teammitglied, das dies nun in der Nachtsituation entscheidet, sollte auf der Handlungsebene Spielraum haben. Dieser kann dann eingeräumt werden, wenn alle Mitarbeiter im »gleichen Geist« und »gleicher Kultur« handeln. Einheitlichkeit besteht dann in den Haltungen aller Mitarbeiter.

Einheitlichkeit im Team ist dadurch gegeben, daß jeder die Situation nach einem einheitlichen, zuvor vereinbarten Standard löst. Die Kür der Einheitlichkeit, also die Verpflichtung gegenüber einer einheitlichen Haltung statt einer einheitlichen Handlungsweise, stellt aber höhere Anforderungen an Mitarbeiterinnen und Mitarbeiter. Sie ist gewissermaßen die Einheitlichkeit für Fortgeschrittene. Sie erfordert Selbständigkeit, die Bereitschaft zur Übernahme von Verantwortung. Sie setzt voraus, daß jedes Teammitglied grundsätzlich die Bedeutung der Einheitlichkeitsidee verstanden hat und diese jeweils gewichtig in den eigenen Entscheidungsprozeß einfließen läßt.

Kommunikative Dunkelfelder

Es gibt viele andere Prinzipien, an denen sich Teamarbeit ausrichten läßt, die man professionell analysieren, gestalten und umsetzen kann.

Der Supervisor hat bereits eine edle Aufgabe erfüllt, wenn es ihm gelingt, Teammitglieder in Stationsmanager zu »verwandeln«.

Egal, in welcher Funktion ein Teammitglied mit einer Station befaßt ist, wird es zum Stationsmanager – so ist eine wichtige Verschiebung der Wahrnehmung geschaffen. Stationsmanager heißt, daß der Mitarbeiter für alles das, was auf der Station passiert, Verantwortung übernimmt und versucht, es im Sinne therapeutischer Effizienz zu verbessern. Dazu gehört vor allem die Entwicklung einer Kultur von Teamarbeit. Therapeut auf einer Station ist der, der Stationsmanagement betreibt.

All dies zu professionalisieren ist stationäre Behandlung. Indem Teammitglieder ihren Blickwinkel weg von der strengen Fixierung auf den Patienten hin zu dem eines Stationsmanagers verändern, fangen sie an, stationäre Therapie zu betreiben.

Was kann nun ein Supervisor für diese Umwandlung zum Stationsmanager tun? Er kann Mitarbeiter für diesen Blickwinkel sensibilisieren, sie ermutigen. Aber vor allem muß er selber mit dem Blick des Stationsmanagers über die Station gehen und das Team wahrnehmen können.

Der Supervisor kann Teammitglieder z. B. für kommunikative Dunkelfelder sensibilisieren. Unter einem kommunikativen Dunkelfeld verstehe ich Bereiche, in denen das Prinzip Offenheit außer Kraft gesetzt wird. Es handelt sich um Bereiche, in denen Information nicht mehr frei fließen kann. Ich unterscheide inhaltliche Dunkelfelder von strukturellen. Inhaltliche Dunkelfelder sind bestimmte Themen, die nicht frei kommunizierbar sind. Strukturelle Dunkelfelder sind festgeschriebene Situationen, aus denen heraus es keinen freien Informationsfluß gibt.

Manche auf einer Station tätigen Therapeuten beanspruchen für ihre Vier-Augen-Gespräche gegenüber dem Team einen schweigepflichtsgeschützten Raum. Dann entscheidet der Therapeut selektiv, welche Informationen zurück in das Team gelangen. Argumentiert wird häufig damit, daß sich ein Patient nur so sicher fühlen könne und Vertrauen fasse. Wie so oft wird hier der Patient für Therapeuteninteressen vorgeschoben. Ich glaube, es geht darum, dem Therapeuten eine exklusive und machtvolle Stellung zu sichern. Dies wird mit dem Preis eines strukturellen Dunkelfelds erkauft. Für den Patienten bedeutet das in der Regel, daß er die Station als gespaltenes System empfinden muß.

Neben der Aufrechterhaltung eines gewissen Größengefühls geht es oft auch nur darum, sich nicht auf die Finger schauen zu lassen. Im Rahmen des *Langenfelder Modells*, in dem sogenannte persönlichkeitsgestörte Patienten behandelt wurden, haben wir seinerzeit Vier-Augen-Gespräche grundsätzlich abgeschafft (URBANIOK 1995). Patienten empfanden das als entlastend, weil damit von vornherein Spaltungsversuchen der Boden entzogen wurde.

Wieder läßt sich dieses Konzept auf den Supervisor übertragen. Schafft oder unterstützt er kommunikative Dunkelfelder? Inhaltlich: Welche Themen tabuisiert der Supervisor? Vielleicht Kritik an seiner Person, seiner Arbeitsweise, eigene Motive, die Bezahlung, konflikthafte Auseinandersetzungen der Teammitglieder untereinander. Oft übernimmt der Supervisor auch in der Supervision inhaltliche Dunkelfelder, die ohnehin im Team bestehen. Kritik an der despotischen Stationsschwester ist im Team tabuisiert und bleibt auch in der Supervision ein unantastbares Dunkelfeld. Der Supervisor verfügt über viele subtile Mittel, inhaltliche Dunkelfelder aufzubauen und zu verfestigen: Blicke, Schweigen, Desinteresse, entmutigende Bemerkungen und vieles mehr. Strukturelle Dunkelfelder können in Vier-Augen-Gesprächen des Supervisors mit bestimmten Mitarbeitern, dem Chefarzt oder anderen Teamsupervisionen bestehen. Gibt es gute Gründe für ein strukturelles oder inhaltliches Dunkelfeld, dann sollte es zumindest klar und transparent gegenüber dem Team deklariert sein, also als solches für das Team erkennbar. Jedes Dunkelfeld hat Nachteile für die Kommunikationskultur. Ein nicht deklariertes Dunkelfeld aber ist tödliches Gift.

Vielen Stationen ist es eigen, daß viel Zeit darauf verwandt wird, theoretische Konstrukte über Patienten anzufertigen. Gerade der Tiefenpsychologie kommt der Verdienst zu, die Möglichkeiten der Theoriebildung über Patienten um unendliche Variationen bereichert zu haben. Da glaubt man dann Ursachen dafür gefunden zu haben, daß ein Patient so und nicht anders ist. Da geht es um frühe Objektbeziehungen, Repräsentanzen, Introjekte und vieles mehr. Den Behandlern verhelfen solche Analysen zu dem großartigen Gefühl, tief und umfassend in die Probleme der anvertrauten Patienten eingedrungen zu sein. Häufig werden durch solche Ursachenforschungen allerdings Teile des Behandlungsteams von der Diskussion ausgeschlossen. Leider bleibt damit auch oft der gesunde Menschenverstand vor der Tür.

Es besteht ein auffallendes Mißverhältnis zwischen den vielfältigen theoretischen Variationen über Patienten, den tausenden von Seiten theoretischer Erörterungen und den dennoch recht stereotypen Folgerungen für die Praxis.

Haben wir einen narzißtisch gestörten Patienten, so braucht dieser: Struktur! Hat man sich mit scharfsinnigem Blick durch die Biographie einer durch unbewußte Verlustangst geprägten depressiven Patientin gequält, die diese drohende Depression durch inadäquate Fröhlichkeit abwehrt, so heißt das für den stationären Alltag mit Sicherheit: mehr Struktur. Nicht zu reden von persönlichkeitsgestörten Patienten oder Psychosomatikern. Und finden wir einen rotzfrechen Menschen auf der Station, sollten wir es mit mehr Struktur versuchen.

Ich bin ein großer Befürworter davon, nicht so sehr über Ursachen nachzudenken, sondern viel mehr Energie auf die Seite der Ergebnisse zu richten. Nach dem positivistischen Motto: Wahr ist, was nützt. Da ist es oft gut, mit praktischen Augen auf die Dinge zu schauen.

Wieder lassen sich Fragen an den Supervisor richten. Unterstützt er durch sein eigenes Verhalten Dienstleistungsidentität, Kundenfreundlichkeit und die Ausrichtung auf Nützlichkeit? Dann muß er sich selber an diesen Maßstäben messen lassen. Manche Supervisoren treten mit besserwisserischen Haltungen auf, glauben etwas über wahre, tiefe Gründe zu wissen, für die das Team aber noch nicht »reif« sei. Gründe, die aus unbewußten seelischen Abgründen in Form beobachtbarer Symptome an die Oberfläche steigen. Daß diese Zusammenhänge mit gesundem Menschenverstand nicht mehr erkennbar sind, ist geradezu der schlagende Beweis für ihre Richtigkeit. Die ans Tageslicht gebrachten Ergebnisse der Supervision bringen keine praktisch verwertbare Lösungsidee. Manchmal liefern sie lediglich einen Vorwand für kundenfeindliches Auftreten der Mitarbeiter gegenüber Patienten. Aber wer deswegen dem Supervisor die Anerkennung verweigert, offenbart sich als Ignorant. Mit solchen Haltungen bietet der Supervisor ein schlechtes Modell für den Umgang des Teams mit den Patienten.

Stellt sich der Supervisor dem Dienstleistungs- und Nützlichkeitsgedanken, so heißt das: Welchen praktischen Nutzen brachte die Supervision dem Team? Welche konkrete Gegenleistung erhält es für sein Geld? Konnte der Supervisor ein Problem lösen oder der Lösung näher bringen? Kann sich der Supervisor verständlich ausdrücken?

Supervisionen mit langen Schweigephasen, mit wenigen sphinxartigen Orakelsprüchen des Supervisors spiegeln weniger eine bestimmte Methode als vielmehr eine respektlose Haltung gegenüber dem Team als Kunde des Supervisors.

Oft ist zu beobachten, daß Team und Supervisor ähnliche Eigenschaften haben. Ist das Team wenig kommunikativ oder zeichnet sich durch eine distanzierte Haltung gegenüber Patienten aus, dann finden wir in diesen Fällen einsilbige oder wenig empathische Supervisoren. Teams und Supervisoren mit ähnlichen Abwehrmustern erfreuen sich oft einer langfristigen, spannungsarmen Zusammenarbeit.

Ein ähnliches Phänomen meint man bisweilen zwischen Hundebesitzern und ihren Hunden zu entdecken. Andererseits kann aber ermutigend zur Kenntnis genommen werden, welch verblüffende Wirkung ein kreativer und lebendiger Hund auf seinen phlegmatischen Besitzer haben kann.

Literatur

BETTELHEIM, B. (1975): Der Weg aus dem Labyrinth – Leben lernen als Therapie. Stuttgart.

CIOMPI, L. (1982): Affektlogik. Über die Struktur der Psyche und ihre Entwicklung. Ein Beitrag zur Schizophrenieforschung. Stuttgart.

HEIM, E. (1978): Milieutherapie. Bern u. a.

HEIM, E. (1985): Praxis der Milieutherapie. Berlin u. a.

ULICH, E. (1993): Lean Production – aus arbeitspsychologischer Sicht. In: *Zeitschrift für Organisationspsychologie in Forschung und Praxis*, H. 1.

URBANIOK, F.; BEINE, K. (1995): Qualitätssicherung am Psychiatrischen Krankenhaus – Chancen und Gefahren. In: HERMER, M.; PITTRICH, W.; SPÖHRING, W.; TRENCKMANN, U. (Hg.): Evaluation der Versorgung in der Bundesrepublik Deutschland. Opladen, S. 105–115.

URBANIOK, F. (1998): Teamarbeit in der stationären psychiatrischen Behandlung. Stuttgart.

URBANIOK, F. (1995): Das Langenfelder Modell: stationäre Behandlung »persönlichkeitsgestörter« Patienten. In: *Krankenhauspsychiatrie*, H. 4, S. 160–164.

WOMACK, J.P.; JONES, D.T.; ROOS, D. (1992): Die zweite Revolution der Autoindustrie: Konsequenzen aus der weltweiten Studie aus dem Massachusetts Institute of Technology. Frankfurt a. M.

KARL KÖNIG

Ideologien in psychiatrischen Teams und Ideologiekritik durch Supervision

Funktionales, aber auch dysfunktionales Verhalten in einem Team wird häufig unter Bezugnahme auf die vom Team vertretenen Ideologien begründet und gerechtfertigt. O.F. KERNBERG (1997) definiert Ideologie aus der Perspektive der »Gruppen- und Massenpsychologie« wertneutral als »ein System von Überzeugungen, die eine Gruppe, eine Gesellschaft oder Individuen mit Blick auf den Ursprung und die Funktionen ihres gesellschaftlichen Lebens und die für ihre Gesellschaft erstrebten kulturellen und ethischen Ansprüche und Erwartungen miteinander teilen«. Der *Brockhaus* (1997) spricht von einer »Gesamtheit der von einer Bewegung, einer Gesellschaftsgruppe oder Kultur hervorgebrachten Denksysteme, Wertungen und geistigen Grundeinstellungen«, die »häufig mit kritischem Akzent als begrenztes, starres, in Gegensatz zur Wahrheit gestelltes, durch unterschiedliche Interessen oder äußere Beeinflussungen getrübtes Wirklichkeitsbild« ergeben. Wohl in jeder Ideologiekritik ist der Vorwurf von Einseitigkeit zentral. Eine Textesammlung zur Ideologiekritik (LENK 1984) beginnt mit F. BACON (1561–1626). Bezüglich der Teamsupervision hat sich H. STAATS (1997; STAATS u.a. 1995) kritisch mit Ideologien auseinandergesetzt.

Eine Ideologie entsteht in Gruppierungen von Menschen. Sie ist das Ergebnis von Gruppenprozessen, in denen sich bestimmte Wertvorstellungen und Normen herausbilden und zuungunsten anderer Wertvorstellungen und Normen ausbreiten. Ideologien bestimmen das Erleben, Denken und Handeln der Gruppierung dann in zunehmendem Ausmaß. Sie sind ein wesentlicher Bestandteil der Vorstellungen individueller Identität (STAATS 1997) und der Identität einer Gruppierung, der man angehört. Ideologien entstehen auch aus der Persönlichkeit der einzelnen. Sie werden durch deren Charakter beeinflußt, aber auch durch das Umfeld; eben durch die anderen Mitglieder eines Teams oder auch durch die psychiatrische Institution, in der ein Team arbeitet. Verschiedene Individuen haben einen unterschiedlich starken Einfluß darauf, welche Inhalte sich durchsetzen.

Alle Persönlichkeitsstrukturen können zur Bildung von Ideologien beitragen. Eine schizoide Ideologie kann den Wert des Allgemeinen und Übergreifenden, der Menschheit, über alles stellen. Für eine narzißtische Ideologie kann Selbstverwirklichung ohne Rücksicht auf die Interessen anderer zentral sein. Eine depressive Ideologie stellt den Mitmenschen über das Selbst: Es ist wertvoller, sich um den anderen zu kümmern als um sich selbst. Eine zwanghafte Ideologie betont Recht und Ordnung. Eine phobische Ideologie stellt Harmonie über alles, Konflikte sollen vermieden werden: In Familien mit einer solchen Ideologie entsteht, was H.E. RICHTER (1977) als eine Sanatoriums-Atmosphäre beschrieben hat. Eine hysterische Ideologie kann Spontaneität über alles stellen.

Ideologien beeinflussen schon die Wahrnehmung, sowohl die Binnenwahrnehmung als auch die Außenwahrnehmung: Jemand nimmt bei sich selbst ungern wahr, was seiner Ideologie widerspricht; ob es sich nun um Triebwünsche, Ich-Interessen, Über-Ich oder Ich-Ideal-Anforderungen handelt. Natürlich kann es auch innere und interpersonelle Konflikte zwischen verschiedenen Wertvorstellungen geben, die akzeptiert sind und denen gefolgt werden soll, zum Beispiel zwischen dem Wert Selbstverwirklichung und dem Wert Solidarität.

Wenn jemand Wertvorstellungen vertritt, die mit der in seiner Gruppierung vertretenen Ideologie im Widerspruch stehen, stellt er sich oft außerhalb der Gruppe, er verliert deren Unterstützung und Schutz und kann leicht in die Rolle des Sündenbocks geraten, der »in die Wüste geschickt« werden muß, um den Zusammenhalt und die Funktionsfähigkeit einer Gruppierung zu erhalten.

Ideologien können wohl immer nur unter Einsatz von Abwehrmechanismen (A. FREUD 1936; KÖNIG 1996) erhalten bleiben und vertreten werden, zu denen Leugnung ebenso gehören kann wie viele Abwehrmechanismen, die sich gegen eigene Triebwünsche und Ich-Interessen richten, die der Ideologie zuwiderlaufen. Auch kollektive Abwehrleistungen im Sinne von psychosozialen Kompromißbildungen (BROCHER 1967, HEIGL-EVERS und HEIGL 1973, KÖNIG 1982) als Kompromisse zwischen den Triebwünschen verschiedener Mitglieder und einer gemeinsamen Abwehr dagegen, daß die Triebwünsche unverstellt manifest werden, sind wohl immer beteiligt (KREISCHE 1985, STAATS u.a. 1995). In Psychiatrischen Institutionen scheint die Etablierung eines Sündenbocks leider die häufigste Abwehrleistung zu sein, wobei Sündenböcke gebraucht werden und Teammitglieder sich als Sündenböcke anbieten; zum Beispiel Teammitglieder, die schon in der Ursprungsfamilie für vieles Schlechte verantwortlich gemacht wurden, das in der Familie geschah, und die nun eine analoge Position suchen, weil sie mit ihr vetraut sind und gelernt haben, mit ihr umzugehen.

Ideologien können aber auch rationalisierend als Begründung dafür herangezogen werden, daß ein einzelner oder die Gruppe Triebwünsche zu befriedigen sucht, die als Motiv abgelehnt würden. Man kann zwischen manifesten Ideologien unterscheiden, die untereinander und nach außen hin vertreten werden, und latenten Ideologien, die Erleben und Handeln unbemerkt und unreflektiert mitbestimmen. So können Residuen einer nationalsozialistischen Ideologie vom lebensunwerten Leben latent bei einzelnen Teammitgliedern wirksam sein, obwohl sie nicht bewußt vertreten werden.

Ideologie und Utopie

Aus jeder Ideologie kann eine Utopie abgeleitet werden, deren Begründer darstellen, wie eine Gesellschaft aussehen würde, die sich der betreffenden Ideologie verschreibt. In psychiatrischen Teams können das zum Beispiel egalitäre, aber auch elitäre Ideologien sein.

Die Dysfunktionalität einer ideologiebestimmten Utopie erweist sich meist, wenn versucht wird, sie in die Praxis umzusetzen. Utopien können aber faszinieren, solange ihre Verwirklichung in der fernen Zukuft gesehen wird. Erst wenn sie in praktisches Handeln umgesetzt werden sollen, zeigt es sich, daß sie unrealisierbar sind, weil sie wesentliche Faktoren nicht berücksichtigen, die konstituierender Anteil der menschlichen Lebensverhältnisse sind.

Regressive Vorgänge in Gruppen fördern das Entstehen einseitiger Ideologien. Die Bürokratisierung einer Institution, auf die O.F. KERNBERG (1997) unter anderem abhebt, kann eine Ideologie stabilisieren.

Einen Menschen ganz ohne Ideologie wird man nicht finden können. Ein ideologiefreier Standpunkt, von dem aus man alle Ideologien neutral betrachten könnte, kann daher kaum eingenommen werden. Es läßt sich allenfalls eine Annäherung erreichen. Selbstreflexion ist ein Mittel dazu.

Aus einer Ideologie ergeben sich Handlungsanweisungen, was das Handeln erleichtern kann, weil die Entscheidungsprozesse vereinfacht werden. Einseitig ideologiebestimmtes Handeln kann daran hindern, die durch die Ideologie selbst geforderten Arbeitsergebnisse zu erreichen. In psychiatrischen Kliniken und Ambulanzen kann Ideologie dazu führen, daß wichtige Aspekte der therapeutischen Arbeit vernachlässigt, andere überbetont werden. Es gibt Teams, die sich mit ihrer eigenen Ideologie in einem Konflikt befinden. Manche Teams fühlen sich in einer Ideologie wie in einem Käfig eingesperrt. Der Wunsch nach mehr Freiheit des zielorientierten Handelns mit größerer Flexibilität und besserer Anpassung an das Tägliche konfligiert mit einer strengen Ausrichtung der Arbeit nach ideologischen Gesichtspunkten. Für ein Team kann es dann entlastend wirken, wenn man auf spezifische funktionelle Probleme der ideologiegesteuerten Arbeitspraxis hinweist; zum Beispiel auf eine Überlastung des Teams, die durch Übereinsatz zustande kommt (»Ein jeder Patient hat Anrecht auf unseren maximalen Einsatz«) oder auf die Unklarheiten beim Verteilen der Verantwortung aufgrund einer egalitären Ideologie.

Egalitäre Ideologien spielen in therapeutischen Gemeinschaften eine große

Rolle. So heißt es oft, jeder solle sich für das Ganze verantwortlich fühlen und ein jeder Beitrag habe den gleichen Wert, weil die Personen, die den Beitrag leisten, den gleichen Wert hätten. Hier kommt es zu einer Vermengung von Person und Kompetenz. Ein Arzt und ein Pfleger sind Personen und als solche zu achten. Deshalb ist das, was sie tun, aber nicht gleich. Arzt und Pfleger haben unterschiedliche Kompetenzen. Sie leisten Verschiedenes, auch wenn sich ihre Kompetenzen teilweise überschneiden und der Arzt den Pfleger, der Pfleger den Arzt in Teilaspekten des jeweiligen Tätigkeitsbereichs vertreten kann. So kann ein erfahrener Pfleger viel über die Auswirkungen von Psychopharmaka gelernt haben. Das Verordnen von Psychopharmaka fällt aber nicht in seinen Tätigkeitsbereich und in seine Verantwortung. Umgekehrt darf ein Arzt nicht regelmäßig Arbeit tun, die in den Zuständigkeitsbereich des Pflegers fällt, und seine eigene Arbeit vernachlässigen.

Beim Verordnen von Medikamenten ist die Sachlage verhältnismäßig klar und eindeutig. Schwieriger wird es bei sozialpsychiatrischen Maßnahmen, vor allem solchen, die vom Arzt angeordnet und von Schwestern und Pflegern durchgeführt werden sollen. Auch zu der Frage, wann ein Patient gesund genug sei, um entlassen zu werden, können Pflegepersonal und Ärzte bzw. Psychotherapeuten abweichende und dennoch begründbare Meinungen haben. Es ist zum Beispiel möglich, daß ein Pfleger einem Arzt sagt, ein bestimmtes Verhalten eines Patienten deute nach seiner Erfahrung darauf hin, daß er noch ziemlich krank sei, während sich der Arzt vielleicht nach anderen Kriterien richtet. Optimal wäre es wahrscheinlich, wenn der Arzt sich vom Pfleger beraten ließe, seine Entscheidung dann aber aufgrund der Gesamtheit an Informationen, die ihm zur Verfügung steht, selbständig treffen würde, weil das in seinen Kompetenzbereich fällt und er auch die Entlassung juristisch zu verantworten hat.

Im Rahmen der Anwendung von Konzepten therapeutischer Gemeinschaft kann eine scheinbare Gleichrangigkeit dazu führen, daß eine funktionale Hierarchie nicht zustande kommt. Das erschwert die Arbeitsabläufe, weil Konflikte zwischen den Teammitgliedern entstehen und erhalten bleiben, die sich auf das Erreichen eines höheren, inoffiziellen Status richten. Die funktionalen Aspekte einer Hierarchie bestehen unter anderem darin, daß jeder definierte Entscheidungsspielräume hat, die er kennt und nutzen kann. Im Gegensatz dazu wird in manchen Teams, die eine therapeutische Gemeinschaft verwirklichen wollen, angestrebt, daß alle Entscheidungen diskutiert werden, was zu grotesken Auswüchsen führen kann. Prioritäten bezüglich der Wichtigkeit von Entscheidungen werden nicht gesetzt oder nicht eingehalten. Gerade Entscheidungen über relativ bedeutungslose Dinge eignen sich dazu, schwelende interpersonelle Konflikte, die »unter dem Teppich« bleiben sollen, auf einen Streit über Angelegenheit zu verschieben, bei denen es »um des Kaisers Bart« geht. Man spricht von einer »Verschiebung auf das Kleinste«.

Beim Umgang mit der eigenen Ideologie spielt der Abwehrmechanismus Leugnung eine große Rolle. Negative Aspekte der ideologiebestimmten Arbeit werden vielleicht festgestellt, in ihrer Bedeutung werden sie aber bagatellisiert. Natürlich gilt das auch für ein Team, das einer Ideologie von Recht und Ordnung anhängt, die dazu führt, daß eine starre, unflexible und den Entscheidungsspielraum des einzelnen dysfunktional einschränkende Hierarchie implementiert und aufrechterhalten wird. Auch hier werden die negativen Folgen geleugnet.

Einem ideologiebestimmten Verhalten wird oft ein »rein pragmatisches« Verhalten gegenübergestellt, das von höheren Werten absieht. Natürlich kann ein solches rein pragmatisches Verhalten auch auf einer Ideologie gründen: auf der Ideologie des Machbaren. Wenn gesagt wird, Politik sei die Kunst, das Machbare zu verwirklichen, wird übersehen, daß die Ziele einer solchen Politik meist durch Wertvorstellungen bestimmt sind, zum Beispiel durch die Wertvorstellung: »The greatest good to the greatest number.« Diese Wertvorstellung spielt auch in der Medizin eine Rolle. Die Frage, ob man sich bei Patienten, denen gut geholfen werden kann, engagieren soll oder bei Patienten, die mehr leiden, an deren Zustand man aber wenig ändern kann, wird immer wieder aufgeworfen und diskutiert.

Ideologie und Agressivität

Je schwieriger und anspruchsvoller eine therapeutische Arbeit ist, um so größer ist die Gefahr, daß Ideologien entwickelt werden, die eine einfache, aber einseitige Orientierung geben. Das ist zum Beispiel in der Suchtarbeit der Fall, wo man es immer wieder mit Willkür, mit Kontrollverlust und mit therapeutischen Mißerfolgen zu tun hat. Aggressives Handeln gegenüber dem Klienten oder Patienten kann ebenso ideologisiert werden wie übergroße Toleranz, Selbstaufopferung oder starres Sich-Abgrenzen (siehe Beitrag von Petzold/Petzold in diesem Buch).

Rufen Borderline-Patienten auf dem Wege der projektiven Identifizierung (KÖNIG 1992, 1997) heftige Gefühle beim therapeutischen Personal hervor, kann ein dysfunktionales therapeutisches Handeln mit extremen Formen von Ideologien gerechtfertigt werden. Ideologien werden auf die Spitze getrieben. In ihrer Einseitigkeit und Schwarz-Weiß-Malerei stellen sie dann Reaktionen auf die Spaltungsvorgänge zwischen guten und bösen Objekten dar, die ein solcher Patient in seiner inneren Welt vornimmt und die er dann im interpersonellen Feld eines Teams durch projektive Identifizierung inszeniert, indem er heftige und dann handlungsleitende Emotionen hervorruft (vgl. Beitrag von Dulz in diesem Buch).

Aggressive Reaktionen dem Patienten gegenüber kommen leicht in Konflikt mit den Vorschriften einer therapeutischen Rolle, die Mitmenschlichkeit und Mitgefühl fordert und vor allem, daß man den Patientinnen oder Patienten nicht schadet. Rollenmerkmale sind meist in das Selbstbild des Therapeuten integriert, so daß ein Therapeut, der durch einen Patienten zu einem bösen Objekt gemacht wird und böse auf ihn reagiert, seine berufliche Identität in Frage gestellt sehen kann. Das führt zu Selbstvorwürfen und zu Selbsthaß. Wird der Patient dafür verantwortlich gemacht, daß im Therapeuten ein Identitätskonflikt mit einer Labilisierung des Selbstbildes entsteht, kann ein Therapeut oder ein Team zu dem Schluß gelangen, daß der Patient unbehandelbar sei. Man entfernt ihn aus der Institution, um die Gefühle, die er hervorruft, nicht mehr haben zu müssen. Ist ein Team in der Einschätzung eines Patienten gespalten, kann es zu einer Gefährdung der Teamkohäsion kommen. Die einen möchten, daß der Patient entlassen oder verlegt wird; die anderen sehen ihn als einen guten Patienten, oder sie betonen, daß man sich gerade um die schwer gestörten Menschen mit besonderer Intensität kümmern müsse. Solche Konflikte können in einer Gruppierung, aber auch zwischen Gruppierungen auftreten. Hier ist es nicht nur Aufgabe des Supervisors, diese Diskrepanzen zu beschreiben und zu ihrer Bearbeitung anzuregen. Wenn die Information darüber, worum es sich bei der projektiven Identifizierung handelt und was sie bewirken kann, im Team nicht vorhanden ist oder vorhandene Informationen geleugnet werden, sollte der Supervisor diese Informationen geben und darauf bestehen, daß das Team sich mit ihnen auseinandersetzt.

In einer psychiatrischen Klinik habe ich beobachten können, daß es einem Patienten gelang, die ganze Station für sich einzunehmen. Als er aus organisatorischen Gründen auf eine andere Station verlegt werden mußte, entwickelte sich dort nicht die positive Einstellung, die er auf der bisherigen Station durch projektive Identifizierungen hergestellt hatte. Mit seinen Erwartungen wirkte er anspruchlich und rief aversive Reaktionen hervor. Das therapeutische Personal dieser Station bildete so eher Auslöser für die Übertragung eines bösen Objekts. Der Patient machte dann das therapeutische Personal durch projektive Identifizierungen zu Menschen, die ihm übler und übler wollten. Wenn man Beschreibungen des Patienten aus der einen oder der anderen Station hörte, konnte man nicht leicht auf den Gedanken kommen, daß es sich um denselben Menschen handele. Da gegenseitige Vertretungen der beiden Stationen im Schwestern- und Pflegerbereich üblich waren, kam es dann zu Konflikten zwischen den Teams, die auch auf einer ideologischen Ebene ausgetragen wurden. Die Station, die den Patienten unerträglich fand, argumentierte, es gehe nicht an, alle Kräfte auf einen Patienten zu konzentrieren. Man müsse so arbeiten, daß einer möglichst großen Zahl von Patienten geholfen werde, auch wenn ein Patient dadurch weniger Behandlung bekäme. Die Station, die den Patienten angenehm empfand, argumentierte, es handele sich um einen kooperationswilligen und für eine Therapie motivierten Patienten, der zwar schwer krank sei, für den sich ein Einsatz aber lohne und durch dessen Behandlung man viel lernen könne, was künftigen Patienten zugute käme. Die Maxime »The greatest good number« wurde also von beiden Stationsteams herangezogen.

Die Station, die den Patienten positiv erlebte, hatte den Vorteil, daß ihre Einstellung mit den Anforderungen der ärztlichen und der therapeutischen Rolle leichter in Einklang zu bringen war. Die Station, die den Patienten ablehnte, befand sich eher in einem Konflikt zwischen einer Ideologie, die forderte, sich um jeden Patienten zu bemühen, der auf die Station aufgenommen wurde, und der Forderung, möglichst vielen Patienten Hilfe zukommen zu lassen, also der Ideologie des größten Gutes für die größte Zahl; eine Forderung, die, wenn man ihr ausschließlich nachkäme, dazu führen würde, daß man die therapeutischen Ressourcen auf die Patienten konzentrieren müßte, denen am meisten geholfen werden kann, und das sind meist die Kranken mit einer mittleren Schwere ihrer Pathologie. Mit diesem Konflikt ging das Team so um, daß eine Station in der gleichen Klinik oder in einer anderen phantasiert wurde, die weniger durch Arbeit belastet sei und sich deshalb eher mit diesem schwierigen Patienten befassen könne. Entscheidungen, die in einer solchen Situation getroffen werden, haben einmal mit etablierten Ideologien zu tun, die die Einschätzung des Patienten von vornherein bestimmen; zum andern werden Ideologien rationalisierend herangezogen, um eigene Interessen akzeptabel zu begründen, zum Beispiel das Interesse, sich persönlich zu entlasten. Als die Menchanismen der in diesem Falle wirksamen projektiven Identifizierung klargestellt wurden, insbesondere, mit welchen Verhaltensweisen der Patient die unterschiedlichen Reaktionen hervorrief, führte das nicht nur zu einer zumindest partiellen Angleichung der Standpunkte, sondern auch zu fruchtbaren Diskussionen über projektive Identifizierung, die dazu führten, daß mit dem Phänomen Projektive Identifizierung fortan kompetenter umgegangen werden konnte. So hatten beide Teams tatsächlich etwas aus dem Umgang mit dem Patienten gelernt.

Bei einer Teamsupervision ist es sehr wichtig, zwischen Ideologien zu unterscheiden, die das Handeln eines Teams oder einzelner Mitglieder eines Teams direkt bestimmen, und Ideologien, die zur Rationalisierung eines anders motivierten Verhaltens dienen sollen. Hier handelt es sich um einen Unterschied, der oft erst herausgearbeitet werden muß. Als Supervisor steht man vor dem Problem, daß die eigentlichen Motive schwer akzeptabel sind, so daß es Proteste hervorruft, wenn man sie einem Team oder einem einzelnen Teammitglied ohne entsprechende Vorbereitung unterstellt. Die Proteste sind vor allem dann berechtigt, wenn der Eindruck entsteht, daß die ursprünglichen Motive als die einzigen hingestellt werden sollen. Tatsächlich sind die zur Begründung herangezogenen Motive oft auch vorhanden; sie werden nur eben als die einzigen dargestellt.

Da ist es im übrigen hilfreich, wenn der Supervisor dem Team vermittelt, daß es legitim ist, dem Patienten gegenüber ablehnende Gefühle zu entwickeln, solange man es nicht zuläßt, daß sie das eigene Handeln unreflektiert bestimmen. Hier liegen ähnliche Verhältnisse vor wie bei der Beziehung einer Mutter, die sich über ihr Kind ärgert, das volle Ausmaß ihres Ärgers aber nicht erleben darf, weil er den Forderungen von Über-Ich und Ich-Ideal zuwiderläuft.

Eine unterschiedslos liebende und akzeptierende Einstellung allen Patienten gegenüber kann in einem Team ideologisch begründet sein. Es kann dann für das einzelne Teammitglied schwer sein, aggressive Gefühle überhaupt zuzulassen oder gar darüber zu sprechen. Hier hat es sich in meiner Arbeit bewährt, eigene Gegenübertragungsgefühle und Gegenübertragungsphantasien zu beschreiben; zum Beispiel zu sagen, daß ich das Verhalten eines bestimmten Patienten unverschämt finde oder daß ich mich sonst über einen Patienten ärgern würde, wenn es meiner wäre. Wenn man das tun will, muß eine gute Arbeitsbeziehung mit dem Team etabliert sein. Eine solche Mitteilung verknüpfe ich dann mit Erläuterungen, die beinhalten, daß es für die Patienten gefährlich sein kann, wenn Pflegepersonen oder Ärzte aggressive Gefühle unterdrücken. Damit stelle ich mich auf die Seite der auch von mir akzeptierten, aber in Teams oft ideologisch untermauerten und dadurch ins Extreme gesteigerten Forderung, dem Patienten zu nützen und ihm nicht zu schaden. Eine akzeptierende Haltung gegenüber dem Ärger eines Teammitglieds auf einen Patienten, dann aber auch ein sachlicher Umgang mit diesem Ärger, der in seiner Entstehung aufgeklärt und dadurch handhabbarer gemacht werden sollte, kann einem Team dazu verhelfen, eigene aggressive Gefühle im Sinne einer Gegenübertragungsanalyse (KÖNIG 1995) diagnostisch zu nutzen und durch den diagnostischen Prozeß auch schon zu mindern. Damit wird aus etwas schwer Akzeptierbarem etwas, das dem Patienten nützt; nämlich dadurch, daß man die Interaktionen zwischen Patient und Mitgliedern des Teams und so auch den Patienten selbst besser versteht und besser mit ihm umgehen kann.

Dabei bekommt man es allerdings mit Teammitgliedern zu tun, die eine Ideologie der Spontaneität vertreten und den Supervisor dahingehend mißverstehen, daß er es für gut hält, die eigenen Gefühle unverarbeitet dem Patienten mitzuteilen, ohne eine Pause des Reflektierens dazwischenzuschalten, die dazu dient, die Gefühle zu reflektieren und dem Patienten selektiv nur das mitzuteilen, was ihm nützen kann. Die von A. HEIGL-EVERS und F. HEIGL (1973) initiierte psychoanalytisch-interaktionelle Form des Intervenierens (eine Übersicht über die neuen Entwicklungen findet sich bei A. HEIGL-EVERS und J. OTT 1994) betont gerade die Selektivität der Mitteilungen eigener Gefühle an den Patienten. Die Ich-Funktionen Impulskontrolle und Affekttoleranz sind hier gefordert. Sie können trainiert werden. Ein Supervisor sollte dazu anleiten können.

Literatur

BROCHER, T. (1967): Gruppendynamik und Erwachsenenbildung. Braunschweig.

FREUD, A. (1936): Das Ich und die Abwehrmechanismen. München.

HEIGL-EVERS, A.; HEIGL, F. (1979): Die psychosozialen Kompromißbildungen als Umschaltstellen innerseelischer und zwischenmenschlicher Beziehungen. In: *Gruppenpsychother. Gruppendyn.*, 14, S. 310–325.

HEIGL-EVERS, A.; HEIGL, F. (1973): Gruppenpsychotherapie: Interaktionell – tiefenpsychologisch fundiert (analytisch orientiert) – psychoanalytisch. In: *Gruppenpsychother. Gruppendyn.*, 7, S. 132–157.

HEIGL-EVERS, A.; OTT, J. (Hg.)(1994): Die psychoanalytisch-interaktionelle Methode. Göttingen.

KERNBERG, O.F. (1997): Ideologie und Bürokratie als soziale Abwehr gegen Aggression. In: *Psychosozial*, 20, S. 109–125.

KÖNIG, K. (1982): Der interaktionelle Anteil der Übertragung in Einzelanalyse und analytischer Gruppenpsychotherapie. In: *Gruppenpsychother. Gruppendyn.*, 18, S. 76–83.

KÖNIG, K. (1992): Kleine psychoanalytische Charakterkunde. Göttingen.

KÖNIG, K. (1993): Gegenübertragungsanalyse. Göttingen.

KÖNIG, K. (1996): Abwehrmechanismen. Göttingen.

KÖNIG, K. (1997): Einführung in die psychoanalytische Krankheitslehre. Göttingen.

KREISCHE, R. (1985): Kollektive Verleugnung und kollektive Ideologisierung als kombinierte Abwehrform. In: *Gruppenpsychother. Gruppendyn.*, 20, S. 356–357.

LENK, K. (Hg.)(1984): Ideologie. Ideologiekritik und Wissenssoziologie. Frankfurt a.M./New York.

RICHTER, H.-E. (1977): Patient Familie. Reinbek.

STAATS, H. (1997): Identitäten und Ideologien. In: *Forum Psychoanal.*, 13, S. 68–74.

STAATS, H.; LEICHSENRING, F.; KÖNIG, K. (1995): Ideologiebildungen auf psychiatrischen Stationen: Institutionalisierte Abwehrformen in der Teamsupervision. In: *Gruppenpsychother. Gruppendyn.*, 31, S. 120–129.

Der psychiatrische Patient
und Supervision

RUDOLF HELTZEL

Zur Supervision der stationären Therapie schizophrener Patienten

Die Reflexion patientenbezogener Arbeit ist zentraler Fokus supervisorischer Tätigkeit im stationär-psychiatrischen Setting. Es versteht sich von selbst, daß dabei vor allem auch die stationäre Therapie Schizophrener gemeint sein muß, da diese Patientengruppe den Kontext psychiatrischer Arbeit wesentlich mitbestimmt.

Supervisoren, die als externe Berater in solchen Abteilungen tätig sind, benötigen Feldkompetenz, die sich unter anderem aus dem Verständnis der für die Institution spezifischen Klientendynamik ergibt (siehe den Beitrag zur Feldkompetenz in diesem Band).

Das im folgenden zusammengefaßte Krankheitsmodell beruht im wesentlichen auf der Anwendung *psychoanalytischer* Erkenntnisse auf das Feld stationär-psychiatrischer Therapie und stellt insofern den Versuch dar, die seit Jahrzehnten geleistete Pionierarbeit psychoanalytisch ausgerichteter Psychosetherapeuten aufzunehmen und für die alltagspraktische Umsetzung nutzbar zu machen (BENEDETTI u.a. 1956, 1959; SEARLES 1965). Es ist ein Grundthema dieser Pionierarbeiten, wie auf eine sehr subtile Weise Kontakt und Beziehung aufgenommen wird – und dies nicht mit ausgefeilten Techniken der Intervention, sondern in einer Haltung von Sympathie und Offenheit in der *Begegnung* mit den Schizophrenen, die als von inneren Konflikten bestimmte Menschen gesehen werden (BENEDETTI 1983, 1992). Von hier aus spannt sich ein Bogen bis zu den neueren Ansätzen der Arbeitsgruppe um S. Mentzos, die wesentlich dazu beigetragen haben, die *psychodynamischen Modelle* schizophrener Psychosen neu zu beleben und in breiteren Kreisen psychiatrischer Professioneller bekannt zu machen (MENTZOS 1991, 1992).

Diese psychodynamische (auf Psychoanalyse basierende) Sicht wird ergänzt durch einen *gruppenanalytischen Zugang*, der die Bedeutung der zwischenmenschlichen (gruppalen, sozialen) Bezogenheit, Kommunikation und Vernetzung betont, der also Individuum und Gruppe im Zusammenhang betrachtet und den Kontext berücksichtigt, der aktuell wirksam ist (FOULKES 1974). Die Gruppenanalyse als eine Konzeption, die Elemente aus der Psychoanalyse, der Sozialpsychologie, der Gestaltpsychologie und der allgemeinen Systemtheorie aufnimmt (BEHR u. a. 1985), läßt sich mit großem Gewinn in Modelle integrieren, die einerseits psychodynamisch orientiert sind, andererseits eine Verbindung zu biologischen und sozialpsychiatrischen Ansätzen herstellen. Im Kern geht es dabei um ein Grundkonzept moderner Milieutherapie, das die in Deutschland immer noch verbreitete Polarisierung von Sozio- und Psychotherapie in einer dialektischen, ganzheitlichen Sicht aufhebt (BENEDETTI 1987).

Das Basismodell schizophrener Psychosen

Ausgehend von dem Postulat einer *somato-psychosomatischen Genese* der schizophrenen, psychotischen Störung werden Schizophrene als von hochaufgeladenen, archaischen inneren Konflikten zerrissene Menschen betrachtet (MENTZOS 1991 und 1992). Diese Konflikte sind ihnen im wesentlichen unerträglich und unbewußt. Sie handeln von Leben und Tod, Glück und Vernichtung, Rettung und Untergang, größten Nähewünschen und größter Einsamkeit und haben damit eine existentielle Dimension.

Die Symptomatik schizophrener Psychosen ist oftmals nicht direkter Ausdruck der zugrundeliegenden unbewußten Konflikte, sondern schon Folge von inneren Bewältigungs- und Kompensationsbemühungen der Betroffenen. Auch hoch auffällige Erlebens- und Verhaltensweisen lassen sich so als *Versuche der Selbstheilung* verstehen, daneben auch als Weg der *ersatzweisen Befriedigung* von biographisch verständlichen unbewußten Wünschen, Bedürfnissen und Beziehungssehnsüchten. Den von einer akut-psychotischen Krise Betroffenen ist es nicht möglich, innerpsychische Konflikte zu symbolisieren. Daher bringen sie ihre Ängste, Bedürfnisse usw. *handelnd* zum Ausdruck, indem sie ihren Körper, ihr aktuelles Lebensumfeld und die ihnen verbundenen Menschen als Mittel der szenischen Selbstdarstellung einbeziehen. Indem sie auf diese Weise Intrapsychisches veräußerlichen (SEARLES 1965; JACOBSEN 1978; RACAMIER 1982) machen sie uns per *Handlungssprache* verständlich, wie und worunter sie leiden.

Diese *zwischenmenschliche »Ansteckung«* ist als unbewußter Veräußerlichungs- und Verinnerlichungsprozeß, also als eine archaische Form der Kommunikation sehr subtil erforscht und beschrieben worden. Für das Verständnis psychotischer »Szenen« sind diese Vorgänge von allererster Bedeutung (»projektive Identifizierung«, siehe dazu OGDEN 1979; ZWIEBEL 1988). Ich kann auf diesen eminent wichtigen Punkt hier nicht näher eingehen und verweise, was die Anwendung dieses Konzepts auf psychiatrische Arbeitsbereiche angeht, auf weiterführende Literatur (HELTZEL 1994 und 1995).

Es ist nur folgerichtig, daß die Betroffenen im tiefsten Inneren hochgradig abhängig von den antwortenden, hilfreichen Reaktionen ihrer Bezugspersonen sind. Ohne diese anderen werden sie sich leblos, unvollständig, unglaublich einsam fühlen. Zugleich stellt diese zwischenmenschliche Abhängigkeit die allergrößte Bedrohung für sie da, vor der sie sich schützen müssen. Aus diesem Ur-Konflikt zwischen Angst vor Abhängigkeit und Sehnsucht nach Aufgehobensein in der Symbiose resultiert das *grundlegende unlösbare Beziehungsdilemma* schizophrener Menschen.

Für die therapeutischen Teams heißt das, daß sie in diese unbewußte zwischenmenschliche Dynamik auf eine massive Weise emotional einbezogen werden können. Die Untersuchung dieser weitgehend unbewußten Prozesse im Sinn der Übertragungs-Gegenübertragungs-Beziehung ist der Schwerpunkt psychoanalytischer Begleitung psychiatrischer Arbeit.

Wenn schizophren-psychotische Menschen notwendig in existentieller Abhängigkeit von ihrer Umgebung, von ihrem zwischenmenschlichen Umfeld leben, dann ist es ein befremdender Kunstgriff, so zu tun, als könne man sie im Prinzip allein und unabhängig von diesem Kontext sinnvoll behandeln. Notwendig ist vielmehr die Einbeziehung des den Patienten umgebenden Systems von Institutionen, Menschen etc. (FÜRSTENAU 1992). Damit ist hier wiederum nicht eine spezielle Technik der Intervention, sondern eine *Grundhaltung* gemeint, die der Bezogenheit der Schizophrenen, d. h. der Einbindung (Vernetzung) in familiäre, berufliche, nachbarschaftliche u. a. soziale Strukturen Rechnung trägt.

Mit dieser Grundhaltung übernehmen Therapeutinnen und Therapeuten eine integrative Funktion für die Patienten, denen es in aller Regel an der entsprechenden Fähigkeit mangelt.

Hier ist es fruchtbar, Grundaussagen der Gruppenanalyse einzubeziehen (FOULKES 1974). Diese basiert auf der Überzeugung, daß psychische Störungen multipersonale Phänomene sind, also in einem *zwischenmenschlichen Netzwerk* entstehen und in einem ebensolchen sozialen Kontext zu behandeln sind. Aus dieser Sicht drückt sich in ausnahmslos allen psychischen Problemen eine grundlegende Isolierung des Individuums aus, deren (heilsames) Gegenstück die wieder ermöglichte oder wieder hergestellte Kommunikation ist. Dabei ist der Krankheitsbegriff der Gruppenanalyse ein dialektischer (BUCHINGER 1992): Psychische und soziale (kommunikative) Realität sind weder aufeinander reduzierbar noch auseinander ableitbar, sie stehen vielmehr in einem Gegensatz zueinander. Andererseits sind sie nicht getrennt und unabhängig voneinander denkbar. Sie schließen sich also – streng genommen – gegenseitig aus *und* sind wechselweise die Voraussetzung des anderen. Die gruppenanalytische Wahrnehmung vermeidet es, diese Dialektik von Individuum und Gemeinschaft auf einen ihrer beiden Aspekte zu reduzieren. »Die Störung des Patienten wird zwar als individuelle Störung gesehen, als solche aber nur im Zusammenhang mit der aktuellen Gruppensituation (in der angewandten Gruppenanalyse: mit dem aktuellen Beziehungskontext – R. H.) voll verständlich.« (BUCHINGER 1992, S. 335) Aus dieser Sicht (die die sozialpsychologische Grundlegung der Psychoanalyse aufgreift und vertieft) ist es essentiell, alle Personen des familiären und des therapeutischen Netzwerks aktiv in die Behandlung einzubeziehen (FOULKES 1974).

Die psychodynamische Behandlungskonzeption für den stationären Bereich

Kern eines solchen Konzepts und Basis aller weiteren Bemühungen ist das Angebot und die (nötigenfalls auch aktive) *Sicherstellung einer haltenden Beziehung* im Sinne eines förderlichen Stationsmilieus, einer hilfreichen Umwelt, einer Atmosphäre der unaufdringlichen, zugleich aber verläßlichen Präsenz (HELTZEL 1995). Damit ist die schwierige Aufgabe angesprochen, dem zentralen Beziehungsdilemma des Schizophrenen mit der möglichst angemessenen, d. h. flexiblen *Balance zwischen Nähe und Abstand* zu begegnen.

Die große Deutung ist hier eher fehl am Platze. Hier geht es vielmehr um die prinzipielle Solidarität mit dem Kranken, um sensible, wohlwollende Präsenz, um selbstverständliche Angebote der mitmenschlichen Sorge und um hilfreiche Gesten, die den Körper und die grundlegenden Bedürfnisse der Patienten einbeziehen, die also basale Sicherheit und Wohlbefinden schaffen (MILCH/PUTZKE 1991). Hierher gehören insbesonder die pflegerischen Angebote wie Baden, Wärmen, Füttern, Körperpflege etc., also alles das, was gut tut und beruhigt.

Jedenfalls sind am Anfang keine ehrgeizigen psychotherapeutischen Ziele zu verfolgen, man sollte vielmehr für den Patienten da sein und sich von ihm im (Balintschen) Sinn »gebrauchen lassen«, bis der Patient bereit ist, sich selber wahrzunehmen (BENEDETTI 1992). Dies setzt voraus, daß sich die Therapeuten auf eine Art gewährend einstellen, d. h. überhaupt *zulassen*, daß der Patient den Kontakt zu ihnen dazu nutzt, seine ihm unbewußten Konflikte und Übertragungsneigungen an und mit ihnen ein Stück weit auszuleben. Auf diese Weise entsteht eine wirkliche emotionale Begegnung und damit die Möglichkeit des Verstehens. Ist ein Team *nur* darauf aus, ein soziotherapeutisches Stationsprogramm störungsfrei durchzuziehen, und darauf spezialisiert auszusortieren, was sich reibt und widersetzt, dann sind zwar kurze Verweildauern, also gute Statistiken zu erreichen, aber die *Begegnung* mit dem Schizophrenen bleibt auf der Strecke.

Sind die Behandler in diesem Sinne bereit, sich auf eine unmittelbare, direkte Beziehung einzulassen, so entsteht ein spezifischer *Handlungsdialog* (KLÜWER 1983 und 1995), in dem der Patient seine ihm unbewußten, aber symbolisch nicht repräsentierten Konfliktneigungen *agierend ausdrückt*, was ein (begrenztes) Agieren der Behandler als therapeutisch notwendige Reaktion erfordert (TREURNIET 1995, 1996). Die »Behandler« sind sozusagen als wirklich Handelnde gefragt, für die Patienten zählt, was sie und wie sie es *tun*: Es kommt darauf an, handelnd zu verstehen und Verständnis durch Handeln in der Beziehung umzusetzen (CUENI 1994). Die Behandler können also der Versuchung widerstehen, ihr (vermeintliches) Verständnis verbal-interpretativ mit dem Patienten auszutauschen. Der Verstehensprozeß findet vielmehr zunächst im Kopf der Therapeuten bzw. im therapeutischen Team statt. Hier wird in geduldiger Arbeit assoziativ gesammelt und allmählich zusammengesetzt und damit ansatzweise verstanden, was sich agierend vollzogen hat und weiterhin vollzieht und wie dieser Austauschprozeß helfen kann, den Patienten und seine Ängste, Konflikte, Bedürfnisse und Widerstände zu verstehen. Wie Searles es ausgedrückt hat: »Die Art von sozialer Situation, die der ich-fragmentierte Patient auf der Station gern fördert, betrachtet man, glaube ich, am besten als einen Prozeß, dem sowohl die Differenzierung als auch die sich anschließende Integration der disparaten Ich-Fragmente zunächst einmal großenteils außerhalb vom Patienten, nämlich in den Personen seiner Umgebung, stattfinden müssen, bevor sich dieser Prozeß in ihm selbst abspielen kann.« (SEARLES 1965, S. 105).

Jede gelingende, stimmige Supervisionssitzung bringt Beispiele, wie allein dieses gemeinsame Verstehen eine therapeutisch hilfreiche Wirkung auf die Patienten entfalten kann: Indem etwas im Team verstanden und integriert ist, lösen sich oft auch Knoten im Kontakt zum betreffenden Patienten, ohne daß ein Wort mit diesem darüber gewechselt wurde. Was sich hier, in der verstehenden Integration im Team abspielt, wird mit dem Begriff des »Containing« umschrieben: Indem in der Arbeitsgruppe eine emotionale, von Phantasien und Bildern begleitende Reaktion auf die Inszenierung der Patienten entsteht, kann diese aufgenommen, bewahrt, somit »verdaut« und verstanden werden. Das Behandlungsteam »hält« damit den Patienten, seine disparaten Ich-Fragmente und seine nicht symbolisierten Affekt- und Handlungsdispositionen und macht die letzteren im Sinne archaischer Übertragungsneigungen nachvollziehbar. Der entscheidende Mechanismus dieses Prozesses ist dabei der der *projektiven Identifizierung*.

Die Funktion des »Containings«, des Haltens wird aber nicht nur durch den spezifischen Kommunikations- und Verstehensprozeß im Team, sondern auch durch den *Rahmen des Settings* gesichert, den die Therapeuten anbieten und (auch gegen den Widerstand des Patienten) aufrechterhalten. (BLEGER 1966; TRIMBORN 1994). Der Rahmen ist das Ensemble konstant gehaltener Bedingungen, in deren Grenzen sich der therapeutische Prozeß abspielt. Der Patient braucht Raum, um sich in einem regressiven Prozeß mitteilen zu können, und er braucht zugleich einen *begrenzenden* Rahmen, innerhalb dessen er seine regressive Inszenierung geschehen lassen kann. Für beide, Therapeut wie Patient, geht es also um die schwierige Balance zwischen einer Bewegung emotionalen Sich-Einlassens und dem Einhalten einer stabilen Grenzsetzung im Sinne des Therapierahmens. Beide, Raum und Rahmen, heben sich gegenseitig auf und bedingen einander. In diesem Sinne sind beide unverzichtbare Dimensionen der halt- und sicherheitgebenden therapeutischen Beziehung und stehen in einem dialektischen Verhältnis zueinander. Indem das therapeutische Team den Rahmen gegen alle Versuchungen, ihn in Frage zu stellen oder aufzugeben, sicher aufrechterhält, erweist es sich als unzerstörbares Objekt (Balint), das die unbewußten Angriffe des Patienten überlebt (Winnicott).

Der begrenzende Rahmen stationärer Therapie stellt einen Schutz vor äußeren und inneren Reizen und Gefahren dar und ermöglicht den Patienten, sich unintegriert, ja auch gewalttätig zu verhalten, ohne sich schwer zu gefährden oder der Vergeltung ausgesetzt zu sein. Der Rahmen steht für Realität und schützt beide, Patienten wie Teammitglieder, vor irreversibler Verstrickung in symbiotische Ängste. Er fördert Verzicht, Realitätskontrolle und das Anerkennen klarer Selbst-Objekt-Grenzen und steht damit für ein Leben außerhalb der Symbiose mit der archaischen Mutter-Imago, die nicht nur als »ganz gut«, sondern eben auch als allmächtig und verschlingend phantasiert wird. Der Rahmen repräsentiert so das »Nein«, das »Prinzip Vater«, und symbolisiert damit Triangulierung in Ergänzung zur mütterlich-nährenden Dimension, die stationäre Behandlung hat oder jedenfalls haben sollte. Die Arbeit mit dem konkreten Rahmen ist um so bedeutsamer, je tiefer der Patient gestört ist, d. h. auch: je gravierender seine Symbolisierungsstörung ist (JANSSEN 1994; HELTZEL 1995).

In einem stationär-therapeutischen Team, das seine Arbeit als *Gruppenprozeß* versteht, sind alle Teammitglieder, also nicht etwa nur der Stationsarzt, für die Einhaltung des Behandlungsrahmens zuständig und verantwortlich. Überhaupt erfordert die Umsetzung der hier referierten Grundkonzeption eine große integrative Anstrengung aller Beteiligten und die Entwicklung einer bestimmten Struktur in der Zusammenarbeit des Teams (JANSSEN 1985, 1987, 1989), die sich so zusammenfassen läßt:

Alle Mitglieder des Teams haben eine (jeweils klar definierte, spezifische, eigenwertige) therapeutische Funktion und sind diesbezüglich gleichwertig. Die akademischen Experten haben therapeutisch keine Sonderstellung, ebenso gibt es keine Dominanz der größten Gruppe, der Pflegekräfte. Jeder soll lernen, seinen Beitrag zur Stationsarbeit als Teil eines Gruppenprozesses zu sehen, in den er seine spezifische berufliche Kompetenz einbringt, die ihn von anderen Berufsgruppen unterscheidet. Weder sollen alle das gleiche können noch ist angestrebt, daß jeder versucht, so etwas wie ein ärztlich-psychologischer Einzeltherapeut zu werden.

Es herrscht eine möglichst freie, authentische, offene, affektiv lebendige Kommunikation untereinander. Dieser Austausch ist jedoch fokussiert, d. h. eindeutig aufgaben- bzw. patientenbezogen – insofern ist die Offenheit systematisch eingeschränkt. Das Team soll keine Selbsterfahrungsgruppe sein, sondern lernen, patientenbezogene Phantasien, Gefühle, Erlebnisse, Einfälle etc. möglichst arglos in eine spontane Reflexion einzubringen.

Diese Grundideen zur Rollenteilung und Teamkooperation basieren auf Psychoanalyse und Gruppenanalyse, genauer: stellen Formen der (zugegeben) idealtypischen *Anwendung* beider im stationär-psychiatrischen Setting dar. Damit komme ich zu der Frage, welche Folgerungen sich für Theorie und Praxis der Fallsupervision aus diesen Überlegungen ergeben.

Fallsupervision der stationären Therapie schizophrener Patienten

Die bekannteste und zugleich verbreitetste Form auf Psychoanalyse basierender Supervision in psychiatrischen Institutionen ist eine modifizierte Form von Balint-Arbeit, also psychoanalytische Fallarbeit im Team. Indem M. Balint ursprünglich »Stranger-Groups«, d. h. Gruppen von Professionellen, die miteinander *nicht* kooperierten, zusammenstellte, bediente er sich einer genialen *Komplexitätsreduktion*: Er minimierte den Einfluß der Arbeitsgruppe bzw. der Institution auf das Gruppengeschehen und konnte so über den spontanen Bericht des Vortragenden und die darauf folgende freie Assoziation der Gruppenmitglieder die Psychodynamik von Arzt-Patienten-Beziehungen aus den Spiegelungen erschließen, die diese Beziehungsdynamik in der Balint-Gruppe hervorrief. Die Bearbeitung und die Analyse dieser sogenannten *Spiegelungsphänomene* ermöglichte also die detaillierte Untersuchung von Übertragungs-Gegenübertragungsentwicklungen, die sich im berichteten therapeutischen Kontakt eingestellt hatten (KUTTER 1990; LOCH 1995).

In der psychoanalytischen Fallarbeit mit psychiatrischen Teams muß diese Methode insofern modifiziert werden, als ja in der Regel alle Teammitglieder therapeutische Kontakte, also eigene unmittelbare Erfahrungen mit den betreffenden Patienten haben. Die *Einführung der Methode* psychoanalytischer Fallsupervision gestalte ich daher so: Ich erläutere dem Team, daß in einer freien, unstrukturierten Gruppenassoziation zusammengetragen werden kann, was jedes Teammitglied im eigenen Umgang mit den Patienten erlebt und erfahren hat. Im übrigen seien alle spontanen Einfälle, Bilder, Gedanken, Gefühle und Körperempfindungen, den Fall betreffend, willkommen. Eine Vorbereitung (Strukturierung) der Diskussion z. B. durch Aktenstudium sei nicht erforderlich, ebensowenig ein bewußt angestrebter Zusammenhang in den Assoziationen. Die Einfälle bräuchten nicht klug, nicht geschult oder studiert klingen – im Gegenteil, es seien auch verrückte, abwegige oder »dumme« Ideen hilfreich, auch wenn es zunächst nicht so scheine. Dabei gehe es nicht um richtig oder falsch, nicht um die Planung therapeutischer Aktivitäten oder die Entscheidung konkreter Kooperationsabsprachen, sondern zunächst einmal nur um *vertieftes Verstehen* insbesondere dessen, was die Patienten im

Kontakt mit den Mitarbeitern szenisch gestalteten. Dies sei am ehesten zu klären, wenn alle Einfälle, Gefühle oder Körperempfindungen möglichst arglos und spontan vorgebracht würden. Dabei müsse klar sein, daß eine gut funktionierende Gruppe *immer* mehr könne als ein einzelner, d. h. den Patienten stets umfassender und facettenreicher widerspiegle, als dies *eine* Person könne. Falls die Angst diesbezüglich groß ist, versichere ich, daß die persönliche Seite der Einfälle nur insoweit von Interesse sei, als sie den Patienten und seine Konflikte besser verständlich mache. Weitergehende intime (»private«) Öffnung sei nicht erforderlich bzw. gehöre ohnehin an einen anderen Ort.

Ich bespreche außerdem, daß zwar keine Teilnahmepflicht bestehe, daß aber die Ergebnisse der Gruppenarbeit um so besser seien, je mehr Mitglieder aus dem Team sich daran beteiligten. Ich plädiere sehr für die Teilnahme der (oberärztlichen) Leitungspersonen an der Supervision, vereinbare ein festes Setting (wenn möglich 14-tägige Sitzungen von anderthalbstündiger Dauer an einem möglichst ungestörten Ort, fest vereinbarte Bezahlung, Auswertungs- bzw. Rückmeldungssitzungen mit der Leitung der Institution, evtl. ausdrücklich vereinbarter Einbezug von Abwesenden, z. B. den Nachtwachen) und versuche einen Sitzungstermin zu finden, an dem möglichst viele Mitarbeiterinnen und Mitarbeiter teilnehmen können (z. B. in der Zeit der Mittags-Übergabe).

Mein in vielen Supervisionen gewonnener Eindruck ist, daß die in dieser Einführung zum Ausdruck kommende Grundhaltung dazu beiträgt, daß auch nicht-akademische Teammitglieder aktiv an den Sitzungen teilnehmen und sich relativ offen in den Gruppenprozeß einbringen. Psychoanalytiker, die über verbreitetes Desinteresse und Teilnahmeboykotts insbesondere von Pflegepersonal klagen, müssen sich fragen lassen, ob ihre Einstimmung auf die Bedürfnisse, Ängste und Widerstände ihrer Kooperationspartner ausreichend bzw. angemessen ist.

Kommt die skizzierte Gruppenassoziation in Gang, höre ich zuerst einmal aufmerksam zu, versuche meine Gegenübertragung (einschließlich meiner Handlungsimpulse und Körperempfindungen) möglichst wachsam aufzunehmen und greife nur ein, wenn der Gruppenprozeß ins Stocken kommt oder Widerstände die weitere Arbeit zu blockieren drohen. Ich frage aber auch nach, was der Bericht des jeweils Vortragenden in den anderen auslöst, und bringe, wenn es mir stimmig und sinnvoll erscheint, gelegentlich auch eigene Gegenübertragungsgefühle zur berichteten Szene ein. Es passiert, daß ich Körperphänomene in der Gruppe anspreche oder daß ich mich über »schräge«, abseitige, deutlich nicht konsensfähige Einfälle freue, so daß ich mich insgesamt aktiver und persönlich konturierter einstelle, als dies dem gängigen Bild des (schweigenden, sich passiv zurückhaltenden) Psychoanalytikers entspricht.

In der auf diese Weise entstehenden Gruppenarbeit geht es vorwiegend um das *Verstehen unbewußter Szenen*, die die Patienten gestalten (und die Mitarbeiter mitgestalten): Das Wesen seelischer Erkrankungen liegt in unbewußten innerpsychischen Prozessen, die über eine aktuelle Szene mit den Gesprächs- und Interaktionspartnern erschlossen werden können (ARGELANDER 1970; LORENZER 1971). Menschen verfügen über die Begabung, ihre intrapsychische Problematik (die immer auch eine interpersonelle Dimension hat) in der Kommunikation mit den Interaktionspartnern als Szene darzustellen, indem sie diese dazu verführen, eine bestimmte Rollenbeziehung – die einer inneren Objektbeziehung des Patienten entspricht (SANDLER 1976) – einzugehen. Unter der Voraussetzung, daß die Interaktionspartner emotional erreichbar sind (sich also dem Kontakt nicht entziehen oder verweigern), entsteht *ein zeitweises und partielles Involviertsein*, d. h. eine begrenzte emotionale Verstrickung, in die die Interaktionspartner mit der eigenen Person (also immer auch mit den eigenen Konfliktneigungen) einbezogen sind (TREURNIET 1993, 1995). Im Fall schizophren-psychotischer Patienten ist es, wie bereits erwähnt, so, daß diese Verstrickung vorwiegend averbal (über handelnden Umgang) herbeigeführt wird. Ich möchte dies an zwei Beispielen aus meiner Supervisionspraxis verdeutlichen:

Frau A. ist chronisch schizophren, leidet u. a. an sexuell getönten Sinnestäuschungen und erotisch durchtränkten paranoiden Befürchtungen und entstammt einer Familie, in der es nach manchen ernsthaften Hinweisen inzestuösen Mißbrauch gegeben haben könnte. Auf Station fühlt sie sich sofort von allen männlichen Teammitgliedern sexuell belästigt, wobei ihre Beschuldigungen abstrus und verrückt wirken. Einen jüngeren Mitarbeiter läßt die Patientin überhaupt nicht in Ruhe. Sie verfolgt ihn ständig mit paranoiden Unterstellungen, bis er sich ganz ausgeliefert, hilflos und zugleich hochgradig wütend auf sie fühlt. Als sie ihn obszön beschimpft, erlebt er sich diesem sexuellen Übergriff gegenüber ohnmächtig, was insbesondere die für Frau A. zuständige Einzeltherapeutin, die der Patientin eher mütterliche Gefühle entgegenbringt, überhaupt nicht nachvollziehen kann. Als das heikle Thema in der Supervision durchgearbeitet wird, verhält sich der Mitarbeiter ungewöhnlich abwehrend: Nein, das wolle er nicht genauer besprechen, »so viel Persönliches« wolle er nicht geben!

Was zunächst wie mangelnde Kooperation oder persönlich motivierte Abwehr aussah, erschien mir gerade wegen dieser besonderen Formulierung und wegen des emotionalen Hintergrunds der ganzen Szene (durch die Art seiner Gegenwehr rief der Mitarbeiter eindringende Nachfragen geradezu hervor) wie die getreue Wiedergabe der Gefühle eines mißbrauchten Kindes: hilflos ausgeliefert, wütend und ohnmächtig fühlte sich der Vortragende, und trotzdem verstand ihn die (mütterliche) Therapeutin ebensowenig wie das ganze Team. Frau A. hatte, so schien es uns dann in der durcharbeitenden

Reflexion, das Drama ihres möglichen Mißbrauchs auf Station re-inszeniert und dabei mit vertauschten Rollen zum Ausdruck gebracht, wie sie sich früher gefühlt haben könnte.

Auch mein zweites Beispiel thematisiert möglichen frühkindlichen inzestuösen Mißbrauch: Die ärztliche Kollegin, die den Bericht bewegt vorträgt, fühlt sich in der Behandlung einer schizophrenen Patientin überfordert, angespannt und hilflos. Aus der Vorgeschichte ist nicht viel mehr bekannt als die Tatsache, daß die Patientin vermutlich als Kind sexuell mißbraucht worden ist. Das ist fast schon alles, was man auf Station von dieser Lebensgeschichte weiß, zumal die Patientin alles andere in einem eigenartigen Nebel beläßt, der undurchdringbar scheint. Offensichtlich ist allerdings, daß sie sehr leidet: Sie halluziniert eine männliche Stimme, die ihr verbietet, »darüber« zu sprechen, und sie wirkt ausgesprochen gequält. Man spürt, daß sie von früher erzählen will, daß sie sich entlasten muß, aber beim kleinsten Versuch, ihr in dieser Situation Erleichterung anzubieten, halluziniert sie massiv, betrinkt sich unkontrolliert und schneidet sich die Haut auf. Das gesamte Team, vor allem aber die betreuende Ärztin, fühlt sich sehr aufgefordert, die Patientin anzuhören und ihr durch Fragen das Erzählen zu ermöglichen. Sie provoziert diese Art Nachfragen geradezu, da sie in nebulösen Andeutungen ihr Gequältsein anspricht – um beim ersten Ansatz eines entlastenden Gesprächs zusammenzubrechen.

Es wird deutlich, wie die Patientin das Team und insbesondere die ihr am nächsten stehende Ärztin zur Teilnahme an einer eindringenden, übergreifenden Beziehung provoziert, wobei sie die Mitarbeiterinnen mit Gefühlen der Hilflosigkeit, der Ohnmacht und vor allem der Schuld zurückläßt. Die Schuld ist unausweichlich: Entweder fühlt sich die Kollegin schuldig, weil sie die Patientin in ihrer Qual allein läßt oder weil sie herauszuhelfen versucht und dabei noch mehr Qualen hervorruft. Ein unlösbarer Konflikt.

Das szenische Verstehen solcher (partieller) Übertragungs-Gegenübertragungs-Verstrickungen kann sehr entlastend sein, und tatsächlich entspannte sich der Kontakt zu der Patientin im Anschluß merklich, so daß eine sehr tragende, haltgebende Beziehung zu der behandelnden Ärztin – auch über die Entlassung hinaus – zustande kam.

Szenisches Verstehen dieser Art ist der Kern psychoanalytischer Begleitung psychiatrisch-psychotherapeutischer Fallarbeit. Es ermöglicht das Verständnis unbewußter Beziehungskonflikte und der Versuche der (schizophrenen) Patienten, diese für sie unerträglichen Konflikte in der handelnden Begegnung mit den Professionellen zu kommunizieren und zu bewältigen. Dabei wird immer auch die zwischenmenschliche »Ansteckung« deutlich, der Mitarbeiter im Kontakt mit schizophrenen Menschen ausgesetzt sind. Indem diese Verstrickungen *im Team* verstanden werden, lösen sich oft auch die Knoten im Kontakt zu den betreffenden Patienten, und die Beziehung entspannt sich fühlbar, nicht selten ohne daß es großer Diskussionen mit den Patienten bedarf. Auf diese Weise fördert psychoanalytische Fallsupervision das Verstehen und die Beziehungsaufnahme zu den Patienten: die Mitarbeiter können wieder besser halten (Halt geben, aushalten), sie können wieder im Kontakt sein, statt sich genervt, überfordert, ausgebrannt, vorwurfsvoll, desinteressiert, schockiert etc. daraus zurückzuziehen.

Um sich dieser Anforderung zu stellen, brauchen Teams eine Möglichkeit der »Entgiftung«, wie sie gelungene Supervisionssitzungen darstellen können. Ein stationäres Behandlungsteam kann nur dann »Containing« ausüben, wenn es selbst institutionell, konzeptionell und zwischenmenschlich gut gehalten ist. Psychoanalytische Supervision kann dazu wirkungsvoll beitragen.

Der Halt, den eine gut funktionierende Gruppe darstellt, ist durch nichts zu ersetzen, und so kommt der *»Holding-Together-Function«* des Supervisors (HEARST 1982) allergrößte Bedeutung zu. Hierunter fällt alles, was den Zusammenhalt der Arbeitsgruppe fördert, also alles, was integriert, zusammenfügt oder verbindet (ohne zu harmonisieren). Hier sind die reale Person des Supervisors und vor allem seine Grundhaltung wichtiger als Deutungen und Konstruktionen, seien sie auch noch so stimmig oder klug formuliert. Besonders bedeutsam ist diese Dimension in der Arbeit mit Patienten, die eine (persönlichkeitsabhängige, störungsspezifische) Neigung haben, Teams zu fraktionieren oder zu spalten. Dies trifft nicht nur auf Borderline-Patienten zu, sondern auch auf Menschen, deren Störung zwischen Borderline und Psychose liegt.

Ein Beispiel:

Herr B. beschäftigt das Stationsteam über viele Monate und trägt dabei auf seine Art zu einer aggressiven, aufgeheizten Stimmung bei, in der sich vor allem die Gruppe der Pflegekräfte und der Stationsarzt unversöhnlich gegenüber stehen. Dem Arzt, der Einzelgespräche führt, zeigt sich der Patient zwar schwierig, verzweifelt und hilfsbedürftig, aber letztlich doch kooperativ. Zwar provoziert er den Arzt und testet viele Male, ob der den Kontakt trotzdem aufrecht erhält. Als Ausgleich für seine Mühe wird der Doktor aber mit unübersehbaren Entwicklungsfortschritten beschenkt, über die der Patient in den Einzelkontakten berichtet. Kein Zweifel, der lange Aufenthalt auf Station bringt den Patienten langsam aber stetig weiter, die mühsame Arbeit lohnt sich, eine sinnvolle Alternative dazu ist nicht zu erkennen.

Unter den Pflegekräften auf Station wird dies freilich ganz anders gesehen: denen gegenüber verhält sich Herr B. unerträglich provokant, penetrant anspruchlich (»Hotelgast«), uneinsichtig, verbockt und aggressiv, was mit vielen nachvollziehbaren Beispielen verdeutlicht wird. Kein Zweifel, Herr B. gehört entlassen, die »Behandlung« ist sinnlos, der Patient eine Zumutung für das Personal wie für seine Mitpatienten! Während unter den Pflegekräften Empörung und lang aufgestauter Groll hochkommen, empfindet der Stationsarzt kaum Ärger auf Herrn B., und auch dem zuständigen Oberarzt geht es so. Die Emotionen in bezug auf den Patienten sind scharf getrennt: hier die positiven Reaktionen, dort die negativen, wobei jede Seite die jeweils andere nicht nachvollziehen kann. Mir als Außenstehendem fällt allerdings auf, daß *beide* Reaktionen auf Herrn B. stimmig erscheinen: So, wie er sich jeweils verhält, sind sie, aus je unterschiedlichen Blickwinkeln, angemessen. Was hier in der Reaktion der verschiedenen Berufsgruppen so polarisiert erscheint, entspricht wohl dem gespaltenen Selbsterleben des Patienten, der sich vermutlicht entweder als »gut« oder als »böse« erlebt und der es bisher nicht vermag, diese beiden Selbstaspekte miteinander in Verbindung zu bringen. Und was sein Selbsterleben kennzeichnen dürfte (die Polarisierung gut/böse), wird wohl auch auf sein Beziehungsvermögen zutreffen: die Beziehungen zu anderen Menschen sind für ihn entweder »gut« oder »böse«, und mit der Aufrechterhaltung der aggressiven Beziehung zum Pflegeteam schützt er auch die für seine Weiterentwicklung unentbehrliche »gute« Beziehung zum Stationsarzt vor dem Gift seiner Destruktivität. So gesehen wird deutlich, daß die Therapie nicht allein in den Händen des Arztes liegt, wie man bei oberflächlicher Betrachtung meinen könnte, sondern nur voranschreiten kann, weil das *ganze* Team als »Container«, als Resonanzkörper für die Dramatisierung des Patienten zur Verfügung steht.

Wenn ich entsprechende Prozesse in der Fallsupervision bearbeite, gebe ich im Anschluß an die freie Gruppenassoziation, sofern sich ein gemeinsames Verständnis abzeichnet, eine mehr oder weniger ausführliche *Information und Instruktion* an die Anwesenden. Ich erläutere etwa, wie die Inszenierung des Patienten verstanden werden könnte und stelle einen Bezug zur Teamspaltung her. Dieses Vorgehen stellt ein Bemühen um *Verbindung von Getrenntem*, also einen integrativen Ansatz dar.

Im psychiatrischen Alltag gibt es Situationen höchster Bedrohlichkeit, insbesondere im Zusammenhang mit der akuten Dekompensation schizophrener Menschen: Patienten verletzen sich bestialisch oder greifen ihre Umgebung auf eine Weise an, daß Todesangst entsteht. In derartigen Situationen kann es absurd sein, *nur* auf szenisches Verstehen zu bestehen (also nur zu deuten), ohne *auch* zu überlegen, wie sich Teammitglieder wirkungsvoll schützen oder wie Patienten vor ihrer eigenen Destruktivität bewahrt werden können (BENEDETTI 1976). Damit ist die Arbeit mit *begrenzenden Rahmen* angesprochen, der sich der Destruktivität der Patienten entgegenstellt und die (beruhigende) Realität repräsentiert. Ich erinnere zahlreiche Supervisionssitzungen in verschiedenen Teams, wo es um die Klärung entsprechender Schritte ging und szenisches Verstehen allein nicht ausreichend gewesen wäre, um konstruktiv weiterzukommen. In solchen Situationen brauchen Teams etwa *Über-Ich-Entlastung* (um überhaupt handeln zu können) und

Entscheidungshilfen, um quälende Unsicherheiten und Skrupel überwinden und wieder professionell reagieren zu können. Eine Supervision, die »Entscheidungsabstinenz« für sich reklamiert und Ratschläge systematisch verweigert (während sie Vorgesetzte ausschließt und Verschwiegenheit ihnen gegenüber vereinbart) läuft Gefahr, zur praxisfernen Übung oder zur geheimen institutionellen Gegenmacht zu werden, abseits oder neben bestehender Hierarchie.

Hiermit ist die *Präsenz der Institution im Supervisionsprozeß* angedeutet (HELTZEL 1997). Die Einfälle der Supervisanden spiegeln nicht nur die Konfliktneigungen, Beziehungswünsche und -ängste der Patienten wider. Vielmehr gilt auch umgekehrt, daß die Auswahl der vorgestellten Patienten oder der patientenbezogenen Themen teaminterne (oder institutionsbezogene) Problemstellungen widerspiegeln kann (KUTTER 1990).

Auch das Angebot einer klar definierten psychoanalytischen Fallarbeit im Team schützt nicht davor, daß übergeordnete (team- oder institutionsbezogene) Aspekte von Supervisanden eingebracht werden und die Atmosphäre, die Struktur oder die Inhalte der »Fallarbeit« mehr oder weniger bestimmen (HELTZEL 1997). Diese *umgekehrte Spiegelung* bringt übergeordnete (gruppenbezogene, organisatorische, institutionelle) Aspekte ins Spiel, die entweder unreflektiert ausgeblendet oder in die Supervision einbezogen werden können. Supervisoren, die sich für den zweiten Weg entscheiden, müssen Wege suchen, psychoanalytische Fallsupervision (modifizierte Balint-Arbeit) mit der Klärung teambezogener oder institutioneller Konflikte zu verbinden (GNÄDINGER 1990). Dabei kann dann z. B. anstehen, das oben skizzierte Teammodell mit der Methode der Rollenklärung durchzuarbeiten, oder es kann um die Bearbeitung unbewußter institutioneller Abwehrprozesse gehen. In jedem Fall werden an alle Beteiligten erhebliche integrative Anforderungen gestellt, um der Komplexität und Widersprüchlichkeit unterschiedlichster Rahmenbedingungen in der Psychiatrie gerecht zu werden.

Literatur

ARGELANDER, H. (1970): Das Erstinterview in der Psychotherapie. Darmstadt.

BEHR, H.; HEARST, L.; VAN DER KLEIJ, G. (1985): Die Methoden der Gruppenanalyse im Sinne von Foulkes. In: KUTTER, P. (Hg.): Methoden und Theorien der Gruppenpsychotherapie. Stuttgart.

BENEDETTI, G. (1976): Der Geisteskranke als Mitmensch. Göttingen.

BENEDETTI, G. (1983): Todeslandschaften der Seele. Göttingen.

BENEDETTI, G. (1987): Psychotherapeutische Behandlungsmethoden. In: KISKER, K. P. u. a. (Hg.): Psychiatrie der Gegenwart, Bd. 4, Berlin, S. 285–323.

BENEDETTI, G. (1992): Psychotherapie als existentielle Herausforderung. Göttingen.

BENEDETTI, G.; MÜLLER, C. (Hg.) (1956): Internationales Symposium über die Psychotherapie der Schizophrenie. Lausanne.

BENEDETTI, G.; MÜLLER, C. (Hg.) (1959): 2. Internationales Symposium über die Psychotherapie der Schizophrenie. Lausanne.

BLEGER, J. (1966): Die Psychoanalyse des psychoanalytischen Rahmens. In: *Forum der Psychoanalyse*, 9, S. 268–280.

BUCHINGER, K. (1992): Der Krankheitsbegriff der Gruppentherapie. In: PRITZ, A.; PETZOLD, H. (Hg.): Der Krankheitsbegriff in der modernen Psychotherapie. Paderborn.

CUENI, S. (1994): Wann beginnt Psychotherapie? In: *Die Psychotherapeutin*, 1, S. 81–91.

FOULKES, S.H. (1974): Gruppenanalytische Psychotherapie. München.

FÜRSTENAU, P. (1992): Entwicklungsförderung durch Therapie. Grundlagen psychoanalytisch-systemischer Psychotherapie. München.

GNÄDINGER, H. (1990): Teamsupervision und Balint-Ansatz. In: FATZER, G.; ECK, C.D. (Hg.): Supervision und Beratung. Ein Handbuch. Köln, S. 277–310.

HEARST, L. (1982): Restoring the Impaired Self as an Essential Corrective Experience in Group Analysis. In: PINES, U.; RAFAELSEN, L. (Hg.): The Individual and the Group. New York.

HELTZEL, R. (1994): Der psychoanalytische Beitrag zur psychiatrischen Versorgung. Ein integrativer Ansatz. In: *Sozialpsychiatrische Informationen*, 24, S. 2–13.

HELTZEL, R. (1995): Die haltende Beziehung im stationären-psychiatrischen Setting. In: *Sozialpsychiatrische Informationen*, 25, S. 30–39.

HELTZEL, R. (1997): Der psychoanalytische Beitrag zur stationär-psychiatrischen Versorgung. In: *Supervision*, Veröffentlichung in Vorbereitung.

JACOBSEN, C. (1978): Psychotischer Konflikt und Realität. Frankfurt a. M.

JANSSEN, P. L. (1985): Auf dem Wege zu einer integrativen analytisch-psychotherapeutischen Krankenhausbehandlung. In: *Forum der Psychoanalyse*, 1, S. 293–307.

JANSSEN, P. L. (1987): Psychoanalytische Therapie in der Klinik. Stuttgart.

JANSSEN, P. L. (1989): Behandlung im Team aus psychoanalytischer Sicht. In: *Praxis der Psychotherapie und Psychosomatik*, 34, S. 325–335.

JANSSEN, P. L. (1994): Zur psychoanalytischen Behandlung der Borderline-Störungen. In: STREECK, U.; BELL, K. (Hg.): Psychoanalyse schwerer psychischer Erkrankungen. München, S. 124–142.

KLÜWER, R. (1983): Agieren und Mitagieren. In: *Psyche*, 37, S. 828–840.

KLÜWER, R. (1995): Agieren und Mitagieren – zehn Jahre später. In: *Zeitschrift für psychoanalytische Theorie und Praxis*, 10, S. 45–70.

KUTTER, P. (1990): Das direkte und indirekte Spiegelphänomen. In: PÜHL, H. (Hg.): Handbuch der Supervision. Berlin, S. 291–301.

LAZAR, R. A. (1993): »Container-Contained« und die helfende Beziehung. In:

ERMANN, M. (Hg.): Die hilfreiche Beziehung in der Psychoanalyse. Göttingen.

LEMPA, G. (1995): Zur psychoanalytischen Behandlungstechnik bei schizophrenen Psychosen. In: *Forum der Psychoanalyse*, 11, S. 133–149.

LOCH, W. (1995): Theorie und Praxis von Balintgruppen. Gesammelte Aufsätze. Tübingen.

LORENZER, A. (1971): Sprachzerstörung und Rekonstruktion. Frankfurt a. M.

MENTZOS, S. (1991): Psychodynamische Modelle in der Psychiatrie. Göttingen.

MENTZOS, S. (Hg.) (1992): Psychose und Konflikt. Göttingen.

MILCH, W. E.; PUTZKE, M. (1991): Auswirkung der Kleinkindforschung auf das Verständnis von Psychosen. In: *Forum der Psychoanalyse*, 7, S. 271–282.

OGDEN, T. (1979): Die projektive Identifikation. In: *Forum der Psychoanalyse*, 4, S. 1–21.

RACAMIER, P.C. (1982): Die Schizophrenen. Eine psychoanalytische Interpretation. Berlin / Heidelberg / New York.

SANDLER, J. (1976): Gegenübertragung und Bereitschaft zur Rollenübernahme. In: *Psyche*, 30, S. 297–305.

SANDLER, H. F. (1965): Der psychoanalytische Beitrag zur Schizophrenieforschung. München.

TREURNIET, N. (1993): Was ist Psychoanalyse heute? In: *Psyche*, 94, S. 111–141.

TREURNIET, N. (1995): Über eine Ethik der psychoanalytischen Technik. In: *Psyche*, 50, S. 1–31.

TRIMBORN, W. (1994): Analytiker und Rahmen als Garanten des therapeutischen Prozesses. In: *Psychotherapeut*, 39, S. 94–103.

ZWIEBEL, R. (1988): Einige Bemerkungen über die Rolle der projektiven Identifizierung in der analytischen Beziehung. In: KUTTER, P. u. a. (Hg.): Die psychoanalytische Haltung. München / Wien, S. 259–278.

MANFRED WOLFERSDORF, IRIS GRÜNEWALD

Supervision in Teams
mit depressiven Patienten

Einleitung

Nachdem Supervision in den 70er Jahren nur im Sprachgebrauch psychotherapeutischer Ausbildung geläufig und auf Einzelfallsupervision beschränkt war, fand sie nur langsam auch Eingang in die Arbeit auf Stationen in psychiatrischen Kliniken. Mit der zunehmenden Entwicklung psychotherapeutischer Ansätze bei psychisch kranken Menschen und dem Aufbau von diagnostisch und therapeutisch spezialisierten Behandlungseinheiten – Stationen für Entwöhnungsbehandlung, sogenannte Psychotherapie-Stationen – wurde die Unterstützung der Arbeit durch Supervision notwendig. Da die Behandlungsansätze komplexer und multidimensionaler, d. h. von Behandlern unterschiedlicher Professionen getragen wurden, mußten Wege gefunden werden, unterschiedliche Berufsgruppen zu einem gemeinsam arbeitenden Team werden zu lassen.

Vorreiter in der Arbeit auf Spezialstationen für depressiv Kranke ist die Weissenauer Depressionsstation, die dieses Spezialisierungskonzept vor 20 Jahren entwickelt hat und damit ebenfalls auf eine lange Tradition von sogenannter Teamsupervision zurückblicken kann (Übersicht bei WOLFERSDORF 1997). Unter »Teamsupervision« wurde und wird auf der Depressionsstation die Supervision der Gruppe aller Mitarbeiterinnen und Mitarbeiter verstanden, die am patientenbezogenen Therapie- und Pflegeprozeß beteiligt sind. Üblicherweise handelt es sich um die pflegerischen Mitarbeiter, Ärzte, Psychologen, Sozialarbeiter, Bewegungs- und Ergotherapeuten. Die Teamsupervision erfolgt seit über 12 Jahren durch einen externen Supervisor, derzeit durch eine Supervisorin. In den ersten Jahren nach Gründung der Depressionsstation 1976 wurde die Teamsupervision durch den auf der Depressionsstation arbeitenden Psychologen moderiert.

Nach einer kurzen Skizze typischer depressiver Erlebens- und Verhaltensweisen einschließlich des psychodynamischen Grundverständnisses werden wir im folgenden auf Ansätze der Supervision auf einer Depressionsstation sowie ihre spezifischen Themen und Problematiken hinsichtlich ihrer Klientel eingehen. Dabei werden die verschiedenen Aufgaben der Supervision (nach RAPPE-GIESECKE 1994), wie Entlastung, Weiterbildung, Krisenintervention und Optimierung der Zusammenarbeit im Team, unter den spezifischen Aspekten der Arbeit mit Depressiven betrachtet.

Rahmenbedingungen der therapeutisch-pflegerischen Arbeit mit Depressiven

Klientel

Auf Depressionsstationen werden Patientinnen und Patienten mit schweren und schwersten Depressionen behandelt, bei denen, entsprechend dem aktuellen Krankheitsmodell, Störungen auf der biologischen, der psychischen (lebensgeschichtlich und/oder akut) und zumeist auch auf der sozialen Ebene vorhanden sind. Ein Großteil der Patienten weist dabei einen rezidivierenden oder chronischen Verlauf sowie Suizidversuche in der bisherigen Krankheitsgeschichte auf. Dabei besteht weitgehend Übereinstimmung in Klinik und Wissenschaft, daß biologische und psychologische Dispositionen, soziale, interaktionelle, lerngeschichtlich-biographische Entwicklungsfaktoren sowie konkrete Auslöser (belastende Lebensereignisse, chronische Belastungen, Wechselwirkung zwischen Umfeld-Persönlichkeit usw.) bedeutsame Rollen spielen.

Das Krankheitsbild »Depression« läßt sich anhand der depressiven Symptomatik, depressiver Beziehungsgestaltung mit den Interaktionspartnern, depressiver Überansprüchlichkeit an Versorgung und Zuwendung sowie anhand der depressiven Vergangenheits-, Gegenwarts- und Zukunftssicht mit Selbstentwertung der eigenen Person, der eigenen Leistungsfähigkeit und Lebensperspektive, mit Hoffnungslosigkeit und Suizidalität beschreiben. Depressive Patienten sind im Affekt herabgestimmt, freudlos, häufig gefühlsentleert, und ihr Denken ist eingeengt und geprägt von Wertlosigkeitserleben, Insuffizienz- und Schuldgefühlen. Der Antrieb ist herabgesetzt, Tätigkeiten fallen schwer, häufig stehen Depressive nicht mehr vom Bett auf. In ihrem Verhalten sind sie entweder passiv zurückgezogen oder klagend, fordernd und auf sich selbst bezogen.

Behandlungsansätze

Als Basis der Behandlung ist im wesentlichen die Aktivierung der Patienten zu nennen, d.h., sie sollen dazu angeregt werden, Aktivitäten zu unternehmen, an denen sie aufgrund ihrer Pathologie kein Interesse mehr haben, zu denen sie sich nicht mehr in der Lage fühlen und über deren Bewältigung sie sich zunächst auch nicht freuen können. Ziel dabei ist, wieder positive Erfahrungen zu machen, um das negative Selbstbild korrigieren zu können. Getragen wird dieser Behandlungsansatz vom Vermitteln stellvertretender Hoffnung und akzeptierender Wertschätzung (nach ROGERS 1973). Dabei ist in der Interaktion mit Depressiven häufig wenig Resonanz (so ist der Patient z. B. nicht »tröstbar«) zu spüren, und Depressive werden von ihren Gesprächspartnern häufig als unbefriedigend in der Kommunikation erlebt.

Supervisionsziele

Welche der typischen depressiven Erlebens- und Verhaltensweisen nehmen nun Einfluss auf die Arbeit mit den Patienten und werden somit zu Themen der Teamsupervision?

Entlastung

Als belastend und oft chronisch überfordernd in der Arbeit mit Depressiven wird die langdauernde Herabgestimmtheit erlebt, die Freudlosigkeit und die Bedrücktheit, was der »Grundstimmung« der Patientengruppe entspricht. Dabei wird von Mitarbeitern die Fähigkeit gefordert, sich auf depressives Erleben einstimmen zu können (Affinität zur Depression). Die erhöht einzubringende emotionale Nähe geht jedoch mit einer erhöhten emotionalen Belastung einher, wenn die Balance zwischen emotionaler Nähe und therapeutischer Distanz nicht gefunden wird. Kritisch wird es, wenn aus »Selbstschutz« dann der Kontakt zu den schwer kranken Patienten vermieden wird.

Zuviel Nähe führt auch häufig dazu, daß depressive Kognitionen wie »Hoffnungslosigkeit«, »Ausweglosigkeit« und »Insuffizienz« des Patienten vom therapeutisch-pflegerischen Personal übernommen werden und damit die Behandelnden lähmen, bremsen, selbst »insuffizient« machen können. Während bei schizophrenen Patienten akutes paranoid-halluzinatorisches Erleben rasch distanzierend als »verrückt« diagnostiziert und damit als Krankheit etikettiert werden kann, findet sich in der Einengung depressiver Kognitionen immer ein wahrer, zur persönlichen Biographie, auf die Lebenssituation bezogener Kern, der bei identifikatorischer Empathie von therapeutisch-pflegerischer Seite zur Übernahme, zumindest zur tieferen Betroffenheit führt.

Ansatz der Supervision ist hierbei das Finden eines ausgewogenen Maßes von Nähe im Sinne emotionaler Einstimmung und Wahrnehmung dieser Hoffnungslosigkeit und gleichzeitig von Distanz im Sinne von Vermeidung von Verschmelzung (GRÜNEWALD/WOLFERSDORF 1993). Das Wissen um die eigene Fähigkeit zur Hilfe und Unterstützung und das Bewahren der eigenen Vitalität ist notwendig zur Arbeitsfähigkeit und Effizienz. Auch das Erarbeiten gegenseitiger Unterstützungsmöglichkeiten innerhalb des Teams kann in der Supervision zum Thema gemacht werden.

Der psychodynamische Ansatz von Depression als Ausdruck einer gegen sich selbst gerichteten Aggression macht verstehbar, daß nicht nur die Hoffnungslosigkeit als Gegenübertragungsgefühl auftritt, sondern auch Wut, Aggressionen oder Enttäuschung empfunden werden. Darin spiegelt sich die »eingeengte« Überzeugung des Patienten von der Wertlosigkeit der eigenen Person und die Anklage an die Umwelt, niemand schätze ihn, er sei niemandem etwas wert. Sind die dadurch beim Behandler ausgelösten Gegenübertragungsgefühle und -antworten unkontrolliert oder werden nicht als solche erkannt, können sie leicht das Verhalten des Behandelnden gegenüber dem Patienten leiten und somit häufig Interaktionsmuster aus der häuslichen Umgebung des Patient wiederholen.

Oft wird die depressive Klage, »mir kann man sowieso nicht helfen«, als Entwertung der Hilfsangebote und der Helfer gedeutet und führt zu Gegenaggression und Verärgerung im Sinne von: »Wenn du nicht willst, dann lassen wir es halt bleiben!« GIERNALCZYK (1994) bezeichnet dies als »Friß oder stirb«-Attitüde.

Einige Formen der Depression zeigen sich unter anderem mit ständigem appellativem Klagen (abwertend als »Jammerdepression« bezeichnet), was auf Dauer nur schwer mit konstanter Zugewandtheit oder auch mit Gleichmut durch die Behandler zu tragen ist und leicht zu Überreaktionen (z. B. pharmakologische Sedation) oder zu überhöhten therapeutisch-pflegerischen Forderungen (Patient solle endlich autonom, aktiv, selbständig oder ähnliches werden) führen kann. So läuft der klagsam-appellative Patient Gefahr, in seiner Klage, die für das Umfeld unerträglich wird, nicht mehr wahrgenommen, sondern nur noch gegenaggressiv abgelehnt zu werden. Auch die andere Seite depressiven Verhaltens, der Rückzug, die Hemmung, die Apathie können zur Belastung und damit zum Thema für Supervision werden. Dann schlägt die grundsätzliche Anforderung an therapeutisch-pflegerisches Personal, einem depressiven Patienten im Rückzug nachzugehen, ihn einzubeziehen, ihn aufzufordern, trotz seiner Lustlosigkeit und Gehemmtheit etwa an Aktivitäten teilzunehmen, morgens aufzustehen usw., um von »Er kann ja nicht« in die Deutung »Er will ja nicht«. Depressive Patienten erfahren derartige Mißdeutungen häufig in ihrem Umfeld, wenn Angehörige in ihrem anfänglichen Bemühen um den immer apathischer, avitaler, zurückgezogener werdenden Patienten keine positive Reaktion auf ihre Bemühungen erfahren.

Depressives Insuffizienzerleben, die Unfähigkeit, auf sozialen Kontakt adäquat zu reagieren, die Unveränderbarkeit depressiver Herabgestimmtheit durch freundschaftliche Zugewandtheit können selbst von wohlmeinenden Angehörigen und Partnern als Nichtwollen oder gar als böse Absicht mißverstanden werden.

In der Supervision ist es zur Entlastung des Teams notwendig, diese Gegenübertragungsprozesse zu analysieren, das Erleben und Verhalten des Patienten als krankheitsspezifisch erkennen zu können, um sozusagen »innerlich einen Schritt nach hinten« zu machen und professionell zu bleiben.

Weiterbildung und Optimierung der Arbeit

Die Aufgabe der Supervision als Weg der Optimierung der Arbeit verläuft vor allem über die Methode der Fallsupervision. In der Gruppe aus unterschiedlichen Professionen werden die Facetten eines Patienten vielfältiger und können den eigenen Blickwinkel weiten. Darüber hinaus werden Gegenübertragungsprozesse (z. B. Spaltungen des Teams bei Patienten mit Persönlichkeitsstörungen und Depression, KIND 1992) deutlich und können konstruktiv gelöst werden.

Ein anderer Aspekt sind die Therapieziele des Behandlungsteams, etwa hinsichtlich Dauer bis zur Besserung, Ausmaß der Remission oder Änderung von Verhaltensmustern des Patienten.

Da zu hohe und damit nicht erreichbare Ziele zu Enttäuschung, Frustration oder Ärger führen, ist die Entwicklung *realistischer* therapeutischer Ziele ein wichtiger Aspekt der Fallsupervision. Dabei muß immer wieder bedacht werden, daß in der Gruppe der stationär behandelten depressiven Menschen das sogenannte Rückfallrisiko mit 50-80 % zu schätzen ist und die Chronifizierungsrate bei ca. 20 % liegt.

Es scheint, daß hier möglicherweise ein typischer Persönlichkeitszug Depressiver, nämlich der erhöhte Anspruch an sich selbst, durchschlägt und auch auf therapeutisch-pflegerischer Seite zu einem schweren Ertragenkönnen von Chronizität und erneuter kurzfristiger Aufnahme führt. Der »chronische Patient«, der Patient, der immer wieder in die Klinik kommt, der »schon wieder« da ist, kann leicht zu einem Gefühl von Insuffizienz und Unfähigkeit, man habe eben nicht helfen können, im Behandlungsteam führen. Erinnert werden eben nicht die mehr als zwei Drittel der Patienten, die üblicherweise nur einmal in stationäre Behandlung kommen. So ist auch in der Therapie chronisch depressiver Patienten bis heute nicht ausdiskutiert, ob man einen chronisch Depressiven wie einen immer wieder akut erkrankenden Patienten behandeln oder ob man das Konzept »chronische Depression als Leiden«, mit dem der Patient sich einrichten muß, bevorzugen soll. Allerdings aktiviert der chronisch Depressive durch seine Klage, durch Suizidalität, durch seinen depressiven Autismus, durch die Vernachlässigung der eigenen Person und des Körpers usw. immer wieder pflegerisch-medizinische Intervention.

Die Aufgabe der Supervision ist hier einerseits auf der emotionalen Ebene (Kontrolle der Gegenübertragung), andererseits auf der kognitiven Ebene (Wissensvermittlung, realistische Abschätzung von Behandlungsmöglichkeiten) anzusiedeln. Ebenso kann die Supervision auf der Verhaltensebene ansetzen, d. h. etwa, in Form von Rollenspielen können Umgangsweisen erprobt werden oder von erfahrenen Mitarbeitern Fertigkeiten im Umgang mit derartigen Patienten an Unerfahrene weitergegeben werden.

Krisenintervention

Als akute Krisen im Umgang mit depressiven Patienten sind vor allem ausgeprägte Suizidalität eines oder mehrerer Patienten, schwere Suizidversuche oder/und vollendete Suizide anzusehen. Solange Todeswünsche, Suizidideen oder -absichten, Suizidversuche in der depressiven Hoffnungslosigkeit oder im depressiven Erleben einer wahnhaft gestimmten Endlichkeit als Ausdruck von Krankheit etikettiert werden können, so lange wird es möglich, sich mit dem depressiven Patienten gegen seine Hoffnungslosigkeit zu verbünden (»depressiver Modus von Suizidalität«). Suizidalität eines depressiven Patienten wird dann bedrohlich, wenn sie vom Patienten intensional eingesetzt wird, man sich auf der therapeutisch-pflegerischen Seite manipuliert, instrumentalisiert fühlt und wenn der Patient am Ende eines Gesprächs nicht von seinem suizidalen Druck entlastet ist und weiterhin Handlungsgefahr besteht. Suizidalität von Patienten in psychiatrisch-psychotherapeutischen Einrichtungen ist für alle damit Betrauten eine äußerst belastende Situation, die mit Angst vor Scheitern, Angst vor Schuldigwerden, Sorge um die eigene Identität als Helfer, mit eigener Hilf- und Ratlosigkeit einhergeht und auch das eigene Lebenskonzept in Frage stellen kann.

Dabei ist zu bedenken, daß Suizidalität in unterschiedlichem Ausmaß zu jeder Zeit bei ca. 60 % der stationär behandelten depressiven Patienten zu erwarten ist (WOLFERSDORF 1993, KIND 1992, REIMER 1996).

Kommt es zu einer suizidalen Handlung oder gar zum Suizid eines depressiven Patienten, führt dies zu Schuldgefühlen, massiver Betroffenheit, Gefühlen von Unfähigkeit, Versagen, aber auch von Ärger, Zorn und Enttäuschung. Der Suizid des Patienten kann als Ablehnung der angebotenen Hilfe, als Ablehnung des Angebots von Nähe, Fürsorge und Hoffnung empfunden werden. Und doch ist es auch unter optimalen Bedingungen illusionär zu glauben, Suizide vollständig verhindern zu können. Das Wissen um die Unverhütbarkeit eines Suizides im Einzelfall legitimiert gleichwohl nicht eine nachlässige Haltung bzw. eine falsch zugewiesene »Freiheit/Freiverantwortlichkeit« für Suizidalität, denn bekanntermaßen findet sich Suizidalität beim depressiv kranken Menschen häufig in der Nähe von und verknüpft mit aktueller Psychopathologie, mit depressivem Erleben von Hoffnungs- und Hilflosigkeit. Daß trotz therapeutisch-pflegerischer Bündnisse und trotz aller Bemühungen um den Patienten suizidale Handlungen und vollendete Suizide geschehen, liegt zum einen an der großen interaktionellen Bedeutung von suizidalen Handlungen in bezug auf das Umfeld, auf die häufig unterschätzte Bedeutung von Umfeld und Beziehungsfaktoren, letztendlich auch daran, daß Suizidalität immer auch ein sehr individuelles, privatimes Denken und Verhalten ist, das in Zusammenhang mit innerer Not steht, die in ihrer Intimität häufig nicht mehr mitteilbar ist, nicht mehr mitgeteilt werden kann und im Einzelfall auch nicht mehr mitgeteilt werden soll. So bleibt nach einem Suizid auch immer ein Stück Ratlosigkeit bei den »Hinterbliebenen«. Zu diesen gehören nicht nur die persönlichen Verwandten, sondern auch die Betreuer der letzten Zeit und Stunden. Aus diesen Gründen sind suizidale Handlungen und Suizide von depressiven Patienten immer wieder und dann längerfristig Themen von Teamsupervisionen. Dort gehören sie auch hin und offen besprochen, ohne Frage nach dem »Schuldigen«, sondern mit dem Ziel eines vertieften Verständnisses vom Geschehen, in dem der Suizident nicht mehr erreichbar war und in dem letztendlich auch die Grenzen der Suizidprävention liegen. Ein Team muß als Ganzes trauern, um die eigene Arbeitsfähigkeit wieder neu herzustellen und anderen Patienten in suizidalen Krisen wieder Hilfe anbieten zu können.

Ist der Suizid eines Patienten Thema mehrerer Supervisionsrunden im Team, fällt häufig eine erhöhte Gruppenkohäsion, ein vermehrtes Zusammenrücken, ein vertieftes Verständnis und Mitfühlen innerhalb des therapeutisch-pflegerischen Teams auf. Eine Funktion, die Supervision auch haben kann und muß.

Optimierung der Zusammenarbeit

Da es sich bei einem Team nicht nur um die Summe von Einzelpersonen handelt, sondern um ein sich aufeinander einstimmendes System, ist zur Erhaltung und Verbesserung der Gesamteffizienz der Supervisionsansatz mit Fokus auf das Team ebenso notwendig wie die Fallsupervision. Dabei sind, wie in allen Teams, auch auf Depressionsstationen Themen wie Personalwechsel, Verantwortlichkeiten, Hierarchie, Institutionseinflüsse etc. wichtig.

Die Arbeit auf Depressionsstationen prägt die Mitarbeiterinnen und Mitarbeiter zeitweise stark. Häufig findet man im Team ähnliche Verhaltensmuster oder psychodynamische Effekte wie bei den Patienten: hoher Leistungsanspruch an sich selbst und andere, Nichtbeachtung eigener Belastungsgrenzen, gering ausgeprägte Konfliktbereitschaft, passive Coping-Strategien bei Problemen, aber auch Bedürfnis nach Anerkennung, Wertschätzung usw. Das Thematisieren und Bearbeiten dieser Verhaltensmuster erhöht nicht nur die persönliche Kompetenz der Mitarbeiter, sondern verbessert die Interaktion und die Effizienz des gesamten Teams und ist in diesem Sinn Aufgabe der Supervision. Vor diesem Hintergrund gehen patientenbezogene Supervision (»Fallsupervision«) im Team und sogenannte Teamsupervision, bei der es etwa um interaktionelle Probleme, um Abgrenzungen der Berufsgruppen, um hierarchische Fragenstellungen usw. geht, ineinander über.

Abschlußbemerkung

Die Arbeit mit depressiven Patientinnen und Patienten im ambulanten wie stationären Rahmen ist eine Arbeit, die jedes einzelne Mitglied des therapeutisch-pflegerischen Teams bis in sein eigenes persönliches Erleben hinein bewegt, betrifft und damit auch beeinträchtigen kann. Für den Erhalt der Arbeitsfähigkeit, der Fähigkeit mit einem depressiven Patienten hilfreich zu interagieren, in einem therapeutisch-pflegerischen Team gemeinsam hilfreich für den Patienten zusammenzuarbeiten, ist Supervision aus heutiger Sicht unbedingt notwendig. Zu fordern ist dabei ein externer Supervisor für Team- und Fallsupervision, der neben einer qualifizierten psychotherapeutischen Ausbildung auch institutionelle Erfahrungen in klinisch-psychiatrischer Arbeit aufweist.

Ziel von Supervision ist die Verbesserung der Interaktion eines Teams, die Verbesserung der Kompetenz der Mitarbeiter und der Effizienz des gesamten Teams in bezug auf seinen Behandlungsauftrag. Hier hat Supervision auch qualitätsichernde Funktion. Ziel von Supervision ist nicht das Angebot einer Selbsterfahrungsgruppe, nicht das Angebot einer Balint-Gruppe, wenngleich bei langjährig gleichem Supervisor derartige Aspekte in die Arbeit einfließen können, sofern das Team es akzeptiert. Bei der Supervision eines therapeutisch-pflegerischen Teams, das mit hoffnungslosen, suizidgefährdeten, depressiven Patienten arbeitet, darf sich der Supervisor nicht verführen lassen, entweder therapeutisch-pflegerische *Ideal*konzepte von Behandlung entwickeln zu wollen oder auch über die Beleuchtung, Klarstellung und vielleicht Deutung dessen, was im Team in der Interaktion mit dem Patienten und den Mitarbeitern geschieht, hinauszugehen auf die Ebene von Handlungsanweisung. Selbst das Angebot von großer Nähe, wie es in therapeutisch-pflegerischen Teams von Depressionsstationen für einen guten Umgang untereinander und mit dem depressiven Patienten gefordert ist, darf den Supervisor nicht verführen, da er sonst die hilfreiche Distanz verliert und mit dem Team verschmilzt. Auch dies ist ein Argument für einen externen Supervisor. Unter diesem Aspekt sollten zudem die Verträge mit Supervisoren Ein-Jahres-Verträge sein und in einem offiziellen Rahmen, z.B. zwischen Krankenhausleitung und Supervisor, stehen.

Die Teams sollten sich nicht selber einen Supervisor suchen, wenngleich sie beim Entscheidungsprozeß für einen Supervisor einzubinden sind. Für die Arbeit mit therapeutisch-pflegerischen Teams, die vorwiegend mit depressiven Patienten umgehen, muß sich ein Supervisor der spezifischen depressiven Erlebens- und Verhaltensweisen bewußt sein. Auf allen Depressionsstationen ist heute Teamsupervision fester Bestandteil der therapeutisch-pflegerischen Arbeit.

Literatur

GIERNALCZYK, T. (1994): Beziehungsfallen und Gegenübertragungsverstrickungen in der Therapie mit Suizidalen. In: SCHNEIDER, V.; ISRAEL, M.; FELBER, W. (Hg.): Suizidprävention und gesellschaftlicher Wandel. Regensburg.

GRÜNEWALD, I.; WOLFERSDORF, M. (1993): Spezialstationen für depressiv Kranke. *Deutsche Krankenpflege-Zeitschrift*, 1, S. 13–16.

KIND, J. (1992): Suizidal. Die Psychoökonomie einer Suche. Göttingen/Zürich.

RAPPE-GIESECKE, K. (1994): Supervision. Gruppen- und Teamsupervision in Theorie und Praxis. Berlin/Heidelberg/New York.

REIMER, Ch. (1996): Psychotherapeutischer Umgang mit suizidalen Patienten. In: REIMER, Ch.; ECKERT, J.; HAUTZINGER, M.; WILKE, E. (Hg.): Psychotherapie. Ein Lehrbuch für Ärzte und Psychologen. Berlin/Heidelberg/New York, S. 455–473.

ROGERS, C. R. (1973): Die klientenzentrierte Gesprächspsychotherapie. München.

RUPPE, A. (1996): Langzeitverlauf von Depressionen. Psychopathologische Faktoren als Risikofaktoren und Prädiktoren. Ergebnisse einer prospektiven 6-Jahres-Katamnese. Regensburg.

WEDLER, H.; WOLFERSDORF, M.; WELZ, R. (Hg.) (1992): Therapie bei Suizidgefährdung – Ein Handbuch. Regensburg.

WOLFERSDORF, M. (1993): Hilfreicher Umgang mit Depressiven. Göttingen/Stuttgart.

WOLFERSDORF, M. (1997): Depression. Verstehen und bewältigen. 2. verb. Aufl. Berlin/Heidelberg/New York.

BIRGER DULZ

Zur Supervision der stationären Therapie von Borderline-Patienten

Läßt sich eine fachgerechte Therapie von stationär behandelten Borderline-Patienten auch ohne Supervision durchführen? Oder muß das Fehlen einer Supervision sogar als Kunstfehler gesehen werden? Um diese Fragen beantworten zu können, bedarf es einiger Vorbemerkungen, insbesondere zur Struktur von Borderline-Patienten.

Ich gehe im folgenden vom üblichen Standard aus: vom Team einer allgemeinpsychiatrischen, nicht spezialisierten Station, deren Patientinnen und Patienten oft ungewollt und dennoch zu einem hohen Teil Borderline-Patienten sind. Immerhin 15% aller (!) stationär-psychiatrisch behandelter Patienten[1] leiden an einer Borderline-Persönlichkeitsstörung (WIDINGER / WEISSMAN 1991), deren Prävalenz von SWARTZ, BLAZER u.a. (1990) mit 1,8% und im Manual des DSM-IV (AMERICAN PSYCHIATRIC ASSOCIATION 1994) mit 2% angegeben wird.

Zur Struktur von Borderline-Patienten

Die Symptome der Borderline-Patienten sind zumeist »sichtbar« – etwa selbstverletzendes Verhalten, Impulsdurchbrüche, Delinquenz, Angst und Drogenkonsum. Insbesondere während der Therapiephase, in der Realtraumata bearbeitet werden, können schwer belastende Symptome aller Art – vor allem »Schnippeln«, Pseudohalluzinationen und Suizidalität – auftreten (DULZ / SCHREYER 1997), die das Team trotz ihrer vergleichsweisen Offenkundigkeit zutiefst irritieren oder ängstigen können.

---

[1] An dieser Stelle möchte ich dafür plädieren, die zur Borderline-Therapie erforderlichen spezifischen Programme auf »reinen Borderline-Stationen« durchzuführen. Nach eigener Erfahrung und entgegen allgemeiner Erwartung ist das Arbeiten auf einer allgemeinpsychiatrischen Station mit drei Borderline-Patienten unter ansonsten psychotisch Gestörten weit komplizierter und dramatischer als auf einer speziellen Borderline-Station (DULZ u.a. 1998). Unverzichtbare Vorbedingung einer Borderline-Einheit: ein intaktes, gut geschultes und motiviertes Team (DULZ/SCHNEIDER 1995, 1996).

Problematischer sind jedoch die strukturellen und deshalb – anders als die meisten, wenngleich oft heterogenen Symptome – nicht so einfach wahrnehmbaren Aspekte, die eine Borderline-Störung letztlich aber ausmachen und auf der strukturellen Ebene als homogenes Krankheitsbild erscheinen lassen: die Abwehrmechanismen (DULZ / SCHNEIDER 1995, 1996; KERNBERG 1978, 1990; ROHDE-DACHSER 1979, 1989). Diese sind:

- Spaltung als zentraler Abwehrmechanismus
- projektive Identifizierung
- primitive Idealisierung
- Omnipotenzgefühl
- Entwertung
- Verleugnung

Aus der durch diese Abwehrmechanismen geprägten Beziehungsdynamik der Borderline-Patienten folgt, daß bei den Mitarbeitern einer Station, auf der Borderline-Patienten behandelt werden, in ganz besonderem Maß Affekte im Sinne von Gegenübertragungsgefühlen ausgelöst werden. Ich würde sogar behaupten: Wenn ein Mitglied eines Teams meint, solche Gefühle nicht oder nur ausnahmsweise zu empfinden, dann hat diese Person bezüglich der eigenen Gegenübertragungsreaktionen jenen Abwehrmechanismus mobilisiert, der als Verleugnung bezeichnet wird und die Therapie verunmöglicht. Grund für diese Verleugnung ist der Versuch des Schutzes vor jenen Gefühlen, die aufgrund ihrer Vehemenz unbewußt als unerträglich »eingeschätzt« werden – etwa weil durch das Über-Ich aggressive oder negativ getönte Affekte im allgemeinen als »vermeintlich nicht statthaft« unterdrückt werden müssen, denn professionelle Helfer haben – so meinen diese häufig selbst – wertfrei, also frei von Gegenübertragungen allen Hilfesuchenden zur Seite zu stehen.

Nun ist die Existenz von Gegenübertragungen aber weder etwas »Gutes« noch »Schlechtes«. Vielmehr erfolgen sie als unvermeidliche und »normalmenschliche« Reaktionen auf das, was von den Patienten vermittelt wird. Zum Problem wachsen sich Gegenübertragungen erst aus, wenn sie nicht wahrgenommen und also verleugnet bzw. von dem jeweils betroffenen Teammitglied mißgedeutet oder unreflektiert projiziert werden.

Werden Gegenübertragungen jedoch realisiert und darüber hinaus akzeptiert als eine vom Patienten induzierte Reaktion, die je nach Schwächen und Stärken des Mitarbeiters individuell ausfällt und in Abhängigkeit von Person und Situation modifiziert wird, so lassen sich die Gegenübertragungen nicht nur »entschärfen«, sondern hinsichtlich Diagnostik und Therapie nutzen. CH. ROHDE-DACHSER (1979, 1989) geht denn auch davon aus, daß in der Therapie von Borderline-Patienten das freimütige Mitteilen von Gegenübertragungsgefühlen – und dies setzt deren Entstehen als auch Wahrnehmen voraus – einen wichtigen technischen Parameter darstellt.

Unsere »Helfer«-Sozialisation beinhaltet die als Professionalität mißverstandene Utopie, daß jeder von uns alle Patienten gleich (gut) behandeln kann. Diese »Fähigkeit« setzte voraus, daß wir wie Maschinen funktionieren. Aber im Gegenteil: Wir unterliegen – wie im übrigen alle Menschen und so auch alle Patienten – persönlichen Erfahrungen, Wertevorstellungen und Gefühlen, Defiziten und Stärken, also auch unseren Gegenübertragungsgefühlen. Dieses sollten wir uns als Potenz bewußt machen, die wir in die Therapie einbringen können. So und nur so wird der Borderline-Patient die für ihn dringend notwendige Erfahrung machen, daß wir Therapeuten, die von ihm entweder idealisiert oder entwertet werden, lebendige Wesen mit Vorzügen und Schwächen sind.

Nur die Kenntnis unserer Gegenübertragungsgefühle und der daraus erwachsenden Gegenübertragungsreaktionen schützt uns davor, dem Patienten »auf den Leim zu gehen« oder auch Aggressionen des Patienten stellvertretend für ihn auszutragen – manche fremdaggressive Handlungen basieren auf Strebungen des Patienten zur Befriedigung seiner masochistischen Bedürfnisse. Bei unkontrollierter und unreflektierter Haltung können unsere Maßnahmen keine therapeutischen, sondern offen oder (häufiger) verdeckt sadistische Vorgänge sein. Diese wären zwar immer noch menschlich, nun aber nicht mehr professionell, dienten sie doch unserer Stabilisierung auf Kosten unserer Patienten und festigten deren Pathologie.

Funktion der Supervision

Aus der Bedeutung des Teams und seines »Funktionierens« sowie der besonderen Beziehungspathologie der Borderline-Patienten ergibt sich bereits die Relevanz von interner wie externer Supervision. Wenn der Patient an einem Störungsbild leidet, dessen wesentliche Aspekte (mittels primitiver Idealisierung, Omnipotenzgefühl, Entwertung, projektiver Identifizierung und Verleugnung initiiert) die der Spaltung sind, dessen Therapie aber insbesondere den Zusammenhalt des Teams voraussetzt, dann bedarf es immer wieder der Hilfe von außen, also einer Supervision. Dies betrifft insbesondere die Analyse der Gegenübertragungsgefühle.

In Anlehnung an das Modell des Containing von Bion muß das Team so etwas wie »entgiftet« werden. M. LOHMER (1988, S. 56) führt zum Containing in der Borderline-Therapie aus: »Die Aufgabe des Therapeuten [Anm.: hier des Supervisors] ist es – ähnlich wie die Mutter dem Kind – dem Patienten seine Containingfunktion zur Verfügung zu stellen ... Diese Gefühle[2] [des

---

2 z. B. Hilflosigkeit, Verwirrung, heftige Angst, Verzweiflung, Depression, Haß, Neid, Todeswünsche, aber auch Euphorie, Freude, Spaß, Glück, Entspannung.

Teammitgliedes] müssen ... vom Patienten [vom Team] zunächst aus dem eigenen Erleben abgespalten und in andere Objekte [den Supervisor] projiziert werden. Wenn der Therapeut [Supervisor] sich als Container für dieses Gefühl zur Verfügung stellt, kann der Patient [Teammitglied] allmählich die Erfahrung machen, daß solche Gefühle von jemandem [dem Supervisor] empfangen und verstanden werden können, daß sie also ›ertragbar‹ und nicht zerstörerisch sind ... Auf diese Weise werden diese ursprünglich ›bösen‹ Teile von ihrem bedrohlichen Charakter ›entgiftet‹ und gereinigt.«

An dieser Stelle muß eingefügt werden, daß das scheinbare Gleichsetzen von Patient und Teammitglied keineswegs als Entwertung zu verstehen ist, sondern darauf beruht, daß Abwehrmechanismen und Affekte der Borderline-Patienten in freilich abgeschwächter Form menschliches »Allgemeingut« sind. Gerade dieses macht den Umgang mit Borderline-Patienten oft so schwer aushaltbar, schieben sie doch den Teammitgliedern ihre überflutenden Gefühle herüber, die bei uns allen (dann als Gegenübertragungsgefühle) deshalb auf fruchtbaren Boden fallen, weil diese Gefühle eben nicht völlig fremd sind. Mit anderen Worten: Wir empfangen – unbewußt und ob wir wollen oder nicht – vom Borderline-Patienten ausgesendete überbordende (zumeist bedrohliche) Gefühle, was zur *Ent*lastung des Patienten und *Be*lastung des Therapeuten führt. Der Therapeut seinerseits kann nur Entlastung erfahren, wenn er sich dieses Prozesses bewußt ist. Andernfalls wird er – gänzlich untherapeutisch – »zurückschießen« mit der Folge, daß der Patient beispielsweise

- als bedrohlicher empfunden wird (als er wirklich ist) und u. U. ohne zwingende Indikation zwangsmediziert und fixiert wird oder
- als »unangenehmster Zeitgenosse des Jahrhunderts« an kompetente Kollegen überwiesen (d. h. abgeschoben) wird.

Das Containing gilt als eines der gerade für die Borderline-Therapie zutreffendsten Modelle, wenngleich ich das der »haltenden Funktion« für stimmiger halte (DULZ u. a. 1998). Ich stimme M. DORNES (1995, S. 39) zu, wenn dieser zur Vorstellung vom entgiftenden Container meint, als normative therapeutische Handlungs- oder Einstellungsempfehlung erzeuge sie im Kliniker häufig Über-Ich-Druck und Schuldgefühle, denn es sei gar nicht möglich, auf heftige Affekte der Patienten »zugleich in ›verdauter‹ Form zu antworten«. Dennoch ist die Grundidee des Containing bezogen auf die Supervision von Borderline-Therapeuten (statt auf Borderline-Therapien) nicht nur als theoretisches Konstrukt, sondern auch als praktikables Modell einleuchtend, denn in der Supervision sind die Affekte weniger heftig als in der Borderline-Therapie, wenn wir einmal davon ausgehen, daß psychiatrisches Personal weniger gestört ist als dessen Patienten.

Seine entgiftende Funktion kann der Supervisor nur erfüllen, wenn er nicht den Part eines »Säulenheiligen« und »Allwissenden« einnimmt. Vielmehr muß der Supervisor sich zur Verfügung stellen als Projektionsfläche für die Phantasien der Teammitglieder, d. h., er bleibt nicht »unangetastet« als hilfreicher Oberkollege, sondern wird sich manchmal dem Sperrfeuer einzelner oder vieler Mitglieder des Teams ausgesetzt sehen oder auch gekränkt werden, ohne daß er »zurückkränken« darf. Dies gilt gleichermaßen für den externen wie den internen Supervisor (d. h. den Ober- und/oder Chefarzt).

Diese Übertragungen des Teams, die aus den Gegenübertragungen erwachsen, gilt es in der Supervision aufzulösen. Das sollte auf eine Weise geschehen, die das Team zusammenschmiedet, auch wenn die »Aura« des Supervisors einige Blessuren davonträgt. Ein solches Vorgehen dürfte einem Supervisor zumeist nur dann möglich sein, wenn er nicht nur zu einer reflektierten Haltung[3] in der Lage ist, sondern auch die andere Seite – die des Therapeuten schwer gestörter Borderline-Patienten – kennt und versteht sowie die mit der Rolle der Teammitglieder verbundenen heftigen, oft rasch wechselnden Affekte: Wut, Hilflosigkeit, Freude, Resignation, Leere, Euphorie, Glück, Angst.

Gerade Angst spielt bei Borderline-Störungen eine wesentliche Rolle – sie stellt deren Zentralsymptom dar. Ohne eine Reduzierung dieser Angst wird ein Borderline-Patient weder eine Therapie durchstehen noch mittelfristig von ihr profitieren. Die Angstreduzierung ist also oberstes Ziel einer jeden Behandlung von Borderline-Patienten. Nur wenn das Team selbst entängstigt ist, kann es dem Therapieziel »Angstminimierung« gerecht werden. Also ist die Reduktion der Angst der Teammitglieder ein entscheidender Aspekt der Supervision von Borderline-Therapien.

Nicht minder bedeutend scheint mir ein weiterer Gesichtspunkt zu sein: Borderline-Störungen sind – dies muß aufgrund einer Vielzahl empirischer Studien als belegt gelten[4] – überwiegend und in einem Maße wie bei keiner anderen psychiatrischen Erkrankung wesentlich durch Realtraumata (mit)verursacht.

3 M. E. stellt eine gründliche Selbsterfahrung eine Voraussetzung zur Tätigkeit als Supervisor dar. Insbesondere eine nicht ausreichende Bearbeitung des Narzißmus würde dazu führen, daß der Supervisor das supervidierte Team dazu »mißbraucht«, eine narzißtische Aufwertung zu erfahren. Eine Supervision, die dem Supervisor als narzißtische Plombe dient, kann die Bedürfnisse des Teams nicht befriedigen. Ein häufiges Indiz für die Abwehr der Supervision durch das Team ist die Ablehnung der Person des Supervisors.

4 Siehe u. a. BYRNE u. a. 1990; DULZ u. a. 1998; DULZ/SCHNEIDER 1995, 1996; HERMAN u. a. 1989; NIGG u. a. 1991; OGATA u. a. 1990; PARIS u. a. 1994a und b; SACHSSE 1995; ZANARINI u. a. 1989.

Weil die Borderline-Störungen so eng assoziiert sind mit körperlicher Mißhandlung und sexuellem Mißbrauch, werden in jedem Teammitglied archaische Impulse geweckt. Diese können von der Verleugnung (»Das hat die Patientin sich alles nur ausgedacht« – nach dem Motto, daß nicht sein kann, was nicht sein darf) bis zur Identifizierung mit dem Patienten reichen (»Die Patientin sollte den Vater umbringen, ich würde das auch tun«). Dazwischen liegen all die anderen Aspekte von Angst und Verunsicherung etwa aufgrund einer eigenen Trauma-Anamnese[5] oder auch aufgrund der Sorge um die körperliche und seelische Unversehrtheit eines eigenen Kindes.

Die tägliche Begegnung mit einer Anhäufung realtraumatisierter Menschen, die durch das Trauma psychisch schwerst geschädigt wurden,[6] die während der Therapie immer wieder in suizidale Krisen geraten, die sich selbst verletzen, die in Form von Pseudohalluzinationen die Traumata symbolhaft wiedererleben, die unbewußt Retraumatisierungen anstreben und teilweise inszenieren ... das bedarf neben eines institutionellen Schutzes[7] der professionellen Unterstützung von außen, also durch einen Supervisor – zum Schutz vor den eigenen Gefühlen und zum Schutz der Patienten vor angstbedingt überzogenen (gut gemeinten) Maßnahmen durch das Stationspersonal. Beispiele: bei »Schnippeln« ein gut gemeintes alsbaldiges Fixieren, was aber eine Retraumatisierung des Patienten bedeuten kann; bei pseudosuizidalen Äußerungen Verlegung auf eine geschlossene Station, was einen neuerlich traumatisierenden Beziehungsabbruch nach sich ziehen kann.

Insbesondere bei der Supervision von weniger im Umgang mit Borderline-Patienten geübten Teams sollte die Psychodynamik der Pharmakotherapie regelmäßig thematisiert werden. Psychopharmaka sind oft unverzichtbarer

---

5 Immerhin gehen FINKELHOR u. a. (1990) davon aus, daß 27 % der Frauen und 16 % der Männer sexuell mißbraucht worden seien, ohne daß bei diesen Zahlen körperliche Mißhandlungen berücksichtigt werden. Daneben gibt es ja auch jene vergleichsweise eher kleinen Traumata (z. B. ein Klinikaufenthalt als Säugling), die dennoch subjektiv belastend waren. Ich meine allerdings, daß eigene erlittene Traumata per se mitnichten zur Therapie Traumatisierter befähigen.

6 SHENGOLD (1979) spricht berechtigterweise von Seelenmord. In diesem Sinne therapieren wir »Mordopfer«.

7 Gemeint ist z. B. der Schutz durch Vorgesetzte, wenn ein Teammitglied einen Fehler begangen hat, oder auch die Bewahrung von Irritationen durch freie Stellen bzw. Versetzen von Teammitgliedern. Hilfe braucht ein Team, das Borderline-Patienten behandelt und nicht nur verwahrt, u. U. auch vor Angriffen anderer Klinikmitarbeiter. Mit auch diesen Problemen wird ein Supervisor konfrontiert werden, der deshalb den Klinikbetrieb mit der ihm eigenen Dynamik nicht nur theoretisch kennen sollte.

Bestandteil der Behandlung (DULZ 1994), ihre Verordnung und Verabreichung ist aber abhängig von der vom Patienten ausgehenden Psychodynamik und wirkt auf eben diese Psychodynamik unmittelbar zurück (zur Psychodynamik der Pharmakotherapie siehe DULZ 1997). Die Motive zum Verabreichen von Medikamenten müssen aufgedeckt werden, sind sie doch so sehr wie bei keinem anderen Krankheitsbild mitbestimmt durch die Gefühle des Verordnenden: Hat dieser eine letztlich unbegründete Angst um den Patienten, würde ohne ausreichende Indikation z. B. Lorazepam als Anxiolytikum gegeben werden; ist der Arzt nach Beleidigungen durch den Patienten wütend, könnte ein im Grunde nicht notwendiges und aufgrund von zu gewärtigenden Nebenwirkungen sogar kontraproduktives hochpotentes Neuroleptikum gegeben werden.

Aus diesen wenigen Anmerkungen ist vielleicht deutlich geworden, daß der Umgang mit Borderline-Patienten sich unterscheidet sowohl von der »klassischen« Psychiatrie als auch von der »klassischen« Psychoanalyse. So wenig wie die Therapie des Borderline-Patienten eine klassisch-analytische ist, so wenig sollte die Haltung des Supervisors klassisch-analytisch sein.

Zur Art der Supervision

Natürlich ist die Art und Weise, wie ein Supervisor seine Supervisionen durchführt, stets eine individuelle. Dennoch glaube ich, daß in der Supervision von Borderline-Therapien einige besondere Anforderungen an den Supervisor gestellt werden sollten. Im Grunde sind dieses dieselben Kriterien, die ich für die Basis jeder Borderline-Therapie halte und wie sie an anderer Stelle bereits dargestellt wurden (vgl. DULZ / SCHNEIDER 1995, 1996; DULZ u. a. 1998; ROHDE-DACHSER 1979, 1989). Zu nennen sind vor allem:
1. **Variables Setting**: Aufgrund der ständigen Inkonstanz hinsichtlich der Gefühle im Team wie bei den Patienten und aufgrund der notwendigen laufenden Anpassung der therapeutischen Vorgehensweisen an die schwankende Befindlichkeit jedes einzelnen Patienten erscheint es notwendig, daß auch das Setting der Supervision jeweils der momentanen »Lage auf Station« angepaßt wird. Dogmatisches Festhalten an dem, was dem Supervisor als »richtig« erscheint, geht vorbei an den wechselnden Bedürfnissen des Teams. So kann es in der einen Sitzung notwendig sein, ganz konsequent »am Patienten« zu bleiben (etwa zum Schutz eines gerade überinvolvierten und in diesem Moment labilen Mitarbeiters). In der folgenden Supervisionsstunde hingegen kann es sich als erforderlich erweisen, nicht minder konsequent die Psychodynamik im Team zu analysieren (etwa zum Schutz eines Patienten wie eines in diesem Moment psychisch stabilen Mitarbeiters, der als Folge heftiger Gegenübertragungsgefühle andere Teammitglieder entwertet). Fall- und Teamsupervision gehen in-

einander über, sie stellen lediglich die Pole der breiten Palette supervisorischen Vorgehens dar.

2. **Sympathie**: Wie Sympathie[8] eine wichtige Rolle im Durchhalten des Therapeuten gegenüber seinem Borderline-Patienten einnimmt, so erscheint mir Sympathie auch in der Supervision eine wichtige Basis darzustellen. Der Supervisor wird sich darauf verlassen können, immer wieder mit schweren Vorwürfen und Mißachtungen seiner Person konfrontiert zu sein – dieses betrifft aber genausowenig den Supervisor, wie negative Übertragungsgefühle eines Patienten die Person des Therapeuten betreffen. Der Supervisor muß sich als Projektionsfläche für negative Affekte im Team zur Verfügung stellen, damit im Sinne des Containing die Atmosphäre im Team »entgiftet« werden kann. Hier bedarf es einer Sympathie seitens des Supervisors hinsichtlich des Teams als Ganzes; es versteht sich dabei von selbst, daß auch ein Supervisor ein Mensch ist und deshalb unterschiedliche Vorlieben und Aversionen hat und also einzelnen Teammitgliedern ein unterschiedliches Ausmaß an Sympathie entgegenbringt. Sympathie sollte der Supervisor aber vor allem auch bezüglich der Arbeit des Teams sowie seiner Patienten haben. Empfindet der Supervisor keine Sympathie für die ja nicht eben »pflegeleichten« Borderline-Patienten und keinen Respekt vor der Arbeit und dem Engagement des Teams, so wird ein konstruktives Arbeitsbündnis nicht entstehen können und alsbald eine Ablehnung des Teams durch ihn oder seiner Person durch das Team erfolgen. Ganz platt gesagt: Wer Borderline-Patienten nicht mag und primär als ärgerliche Zeitgenossen sieht, hat die Finger von der Supervision von Borderline-Therapien zu lassen.

3. **Haltende Funktion**: Die Rolle der haltenden Funktion, wie sie WINNI-COTT beschrieben hat, sehe ich als fundamental an für die Arbeit mit Borderline-Patienten. Borderline-Therapeuten sind ständig darum bemüht, im Sinne Winnicotts Patienten zu halten, die sich nicht halten lassen wollen, weil bei ihnen auf Nähe jeglicher Form eine unsägliche Angst folgt. Soll ein Team nicht ausbrennen (»burn-out«), benötigt es gerade in Phasen erheblicher psychischer Belastung (etwa wenn fünf oder sechs Borderline-Patienten ständig mit Therapieabbruch drohen und gleichzeitig jeden Abend, typischerweise nach Feierabendbeginn der Therapeuten, heftig »schnippeln«) einer – sagen wir mal – sehr menschlichen und »unverkopf-

8 FERENCZI (1988) hat 1932 in seinem klinischen Tagebuch notiert: »Nur Sympathie heilt ... Verständnis ist notwendig, uns die Sympathie an der richtigen Stelle (Analyse), in der richtigen Art anzuwenden. Ohne Sympathie keine Heilung. (Höchstens Einsichten in die Genese des Leidens).«

ten« Unterstützung durch den Supervisor. Das Team muß seinerseits das erfahren, was es den Patienten ständig und rund um die Uhr zu geben versucht: eine haltende Funktion. Eine haltende Funktion des Supervisors erachte ich als beste Chance des Teams für das »Auftanken« und zur Reduzierung der Angst von Teammitgliedern: aufgrund der diffusen Angst der Patienten (projektive Identifizierung), aufgrund der Angst um Patienten (wenn diese suizidal sind oder sich selbst verletzen), aufgrund der Angst vor Patienten (wenn diese fremdaggressiv sind), aufgrund der Angst vor Fehlern (die aber immer und überall passieren). Gelingt in der Supervision keine Vermittlung von Sicherheit, mißlingt also – etwa wegen einer nicht angstfreien Atmosphäre in den Supervisionssitzungen – die Reduzierung der Angst der Teammitglieder, so wird auch die Therapie der Patienten des supervidierten Teams mißlingen.

4. **Technische Neutralität:** [9] Ein Hauptthema in der Therapie von Borderline-Patienten ist deren Agieren. [10] Insbesondere in weniger geschulten Teams werden die Patienten das Agieren gewissermaßen an das Team weitergeben können mit der Folge, daß nun die Teammitglieder ihrerseits im Umgang miteinander und mit den Patienten unbewußt motivierten Handlungsimpulsen unterworfen sind. Hier bedarf es eines großen Maßes an technischer Neutralität des Supervisors, damit dieser nicht in das Agierfeld hineingezogen werden kann, denn Agieren ist hoch kontagiös. Würde er sich hineinziehen lassen, wäre er kein Supervisor (im Sinne eines »Überblickers«) mehr, denn er hätte den Überblick verloren und ergriffe unreflektiert (!) Partei für die eine oder die andere Person des Teams. Das Team würde nicht mehr unterstützt bei der Analyse seines eigenen Verhaltens und wäre dann nicht mehr in der Lage, das Agieren der Patienten auf dem Boden der technischen Neutralität zu analysieren und seine Ursachen mit den Patienten zu bearbeiten.

5. **Supervisor als »reale« Person:** So wie sich alle Teammitglieder bei der Borderline-Therapie als reale Personen präsentieren sollen, so soll sich der Supervisor als reale Person darstellen. Bliebe er eine »Eminenz«, ein unerreichbarer »Halbgott«, könnte das Team sich von der weniger konflikt-

---

9 KERNBERG (1988, 1991) meint, daß technische Neutralität eine unentbehrliche Voraussetzung für interpretative Arbeit sei, insbesondere wenn durch den Patienten (hier: das Team) im Therapeuten (hier: im Supervisor) aggressive Gegenreaktionen ausgelöst würden.

10 Agieren ist kein bewußtes »Theatermachen«, sondern ein unbewußt motiviertes Verhalten zur Reduzierung der überflutenden Angst. Wirft man dem Borderline-Patienten das Agieren vor, wirft man ihm gleichermaßen vor, daß er überhaupt Angst hat.

trächtigen und deshalb verführerischen, letztlich therapeutisch aber ineffektiveren Haltung im Sinne eines »Patientenmanagers« nicht immer wieder entfernen, könnte es zur menschlichen Gestaltung der Beziehungen zu den Patienten nicht zurückfinden. Das Team muß durch den Supervisor vorbildhaft erfahren, daß eine reale Person mit Schwächen (und Vorzügen) nicht automatisch schwach und inkompetent sein muß. Gefragt sind also Kongruenz und Echtheit des Supervisors. Dies beinhaltet z. B. auch eine Parteiergreifung für ein Teammitglied, wenn dieses von einem (oder meist mehreren) Patienten persönlich angegriffen und dabei gekränkt wurde. So wie der Therapeut in der Borderline-Therapie aktiver sein soll als in der klassischen Psychoanalyse, so sollte der Supervisor von Borderline-Therapeuten aktiv die Supervisionssitzungen mitgestalten. Hierdurch entstehen interaktionelle und also wirklich lebendige Begegnungen, die Teams dringend nötig haben. Hingegen sind die 50 Varianten des analytischen »Mhm« wenig hilfreich, denn sie entlasten die Mitglieder des Teams nicht.

6. **Information des Teams**: Die Behandlung von Borderline-Patienten setzt einen vergleichsweise hohen Wissensstand aller Teammitglieder voraus. Da insbesondere Pflegepersonal in der Vergangenheit wenig Fortbildung genossen hat ... ja: nicht selten sogar von ihr ausgeschlossen wurde, ist Supervision eine glänzende Gelegenheit, theoretische Informationen »eng am Fall« zu vermitteln. Ein Supervisor, der Sachinformationen nicht für einen Supervisionsgegenstand hält, ignoriert die Rolle des Pflegepersonals in der Therapie von Borderline-Störungen und hängt der irrigen Ansicht nach, daß allein ein glänzender Therapeut (d. h. Arzt oder Psychologe) therapeutische Erfolge garantiert. Aber weit gefehlt: Das Team ist der Kernpunkt der Arbeit. Und Supervision ist eine Form von dessen Fortbildung.

M.N. EAGLE (1988, S. 136) faßt zusammen: Sicherheit bietende Bedingungen seien förderlich bei den Bemühungen des Patienten, »passiv erduldete traumatische Erlebnisse in aktive Bemeisterungsversuche umzuwandeln« (und auch der Umgang mit Realtraumatisierten kommt nicht selten einer Traumatisierung der damit befaßten Teammitglieder gleich); Sicherheit sei am wirkungsvollsten »durch eine unaufdringliche wohlwollende Neutralität zu erreichen«. Somit stellt Eagle eine Beziehung her zwischen Sympathie (Wohlwollen), technischer Neutralität und haltender Funktion (Sicherheit).

Die eingangs gestellten Fragen sind also – und das wird kaum überraschen – eindeutig zu beantworten: Die stationäre Behandlung von Borderline-Patienten ohne Supervision ist nicht als Therapie, sondern bestenfalls als ein formal korrekter Umgang zwischen Teammitgliedern und Patienten zu sehen. Eine Borderline-Therapie ohne Supervision durchzuführen kommt einem Kunstfehler gleich – so wie das Operieren mit nicht sterilisiertem, mit (in Anlehnung an das oben dargestellte Modell des Containing) nicht entgiftetem Skalpell.

Psychotherapie ist keine nebenwirkungsfreie Behandlung. Ebenso wie unerwünschte Wirkungen entstehen können, gibt es absolute wie relative Kontraindikationen. Die Therapie selbst kann sich zur Ursache eines gerade bei Borderline-Patienten zu vermeidenden Therapieabbruchs auswachsen. Im Extremfall kann sie zum Tode des Patienten führen durch dessen Suizid (und Suizide sind bei Borderline-Patienten ohnehin häufig[11]) – so wie eine Wundinfektion den Tod eines operierten Patienten bedingen kann. In dem chirurgischen Fall helfen Antibiotika und Desinfektionsmittel, im Borderline-Fall die interne und externe Supervision aller Mitglieder des Teams.

Ein Therapeut, der sich frei von jeder Notwendigkeit seines Supervidiertwerdens fühlt, erscheint mir nicht geeignet zur Therapie von Borderline-Patienten. Ich habe es mehrfach erlebt, daß gerade ausgesprochen erfahrene Therapeuten in schwierigen Phasen einer Borderline-Therapie um supervisorische Unterstützung baten. Bei diesen Kollegen sind die ebenso spannenden wie schwierigen Patienten – und insbesondere die zu gewärtigenden Schwierigkeiten werden zu Beginn der Therapie oft unterschätzt – gut aufgehoben. Die Patienten werden von der Therapie profitieren, und der Therapeut wird durch die Therapie nicht nur weniger belastet, sondern kann die Therapie für sich selbst als bereichernd empfinden. Und daß beide – Patient und Therapeut – profitieren, ist schließlich das Ziel jeder Supervision.

---

11 Siehe u. a. AKISKAL u. a. 1985; FYER u. a. 1988; GÖTZE 1998; GUNDERSON 1984; PARIS u. a. 1987; PARIS u. a. 1989; STONE u. a. 1987.

Literatur

AKISKAL, H.S.; CHEN, S.E.; DAVIS, G.C.; PUZANTIAN, V.R.; KASHGARIAN, M.; BOLINGER, J.M. (1985): Borderline: an adjective in search of a noun. In: *J. Clin. Psychiatry*, 46, S. 41–48.

AMERICAN PSYCHIATRIC ASSOCIATION (1994): Diagnostic and statistical manual of mental disorders. Forth edition DSM-IV. Washington.

BYRNE, C.P.; VELAMOOR, V.R.; CERNOVSKY, Z.Z.; CORTESE, L.; LOSZTYN, S. (1990): A comparison of borderline and schizophrenic patients for childhood life events and parent-child relationships. In: *Can. J. Psychiatry*, 35, S. 590–595.

DORNES, M. (1995): Gedanken zur frühen Entwicklung und ihrer Bedeutung für die Neurosenpsychologie. In: *Forum Psychoanal.*, 11, S. 27–49.

DULZ, B. (1994): Pharmakotherapie bei Borderlinestörungen. Eine Literaturübersicht. In: *Nervenarzt*, 65, S. 755–761.

DULZ, B. (1997): Zur medikamentösen Behandlung von Borderline-Störungen. In: BUCHHEIM, P.C. (Hg.): Psychotherapie und Pharmakotherapie. Stuttgart/ New York, S. 169–185.

DULZ, B.; SACHSSE, U.; JENSEN, M.; NADOLNY, A.; SCHREYER, D. (1998): Aspekte einer Traumaätiologie: Psychodynamische Überlegungen und empirische Daten. In: KERNBERG, O.F.; DULZ, B.; SACHSSE, U. (Hg): Handbuch der Borderline-Störungen. Stuttgart/New York.

DULZ, B.; SCHNEIDER, A. (1995,1996): Borderline-Störungen. Theorie und Therapie. Stuttgart/New York.

DULZ, B.; SCHREYER, D. (1997): Über einige Probleme bei der Bearbeitung von Inzest-Erlebnissen von Borderline-Patienten. In: Psychiat. Prax. (im Druck).

DULZ, B.; SCHREYER, D.; NADOLNY, A. (1998): Stationäre Psychotherapie: Von haltender Funktion, technischer Neutralität und Sympathie. In: KERNBERG, O.F.; DULZ, B.; SACHSSE, U. (Hg): Handbuch der Borderline-Störungen. Stuttgart/New York.

EAGLE, M.N. (1988): Neuere Entwicklungen in der Psychoanalyse. Eine kritische Würdigung. Internationale Psychoanalyse, München/Wien.

FERENCZI, S. (1988): Ohne Sympathie keine Heilung. Das klinische Tagebuch von 1932. Frankfurt a. M.

FINKELHOR, D.; HOTALING, G.; LEWIS, I.A.; SMITH, C. (1990): Sexual abuse in a national survey of adult men and women. Prevalence characteristics and risk factors. In: Child Abuse Negl., 14, S. 19–28.

FYER, M.R.; FRANCES, A.J.; SULLIVAN, T.; HURT, S.W.; CLARKIN, J. (1988): Suicide attempts in patients with borderline personality disorder. In: Am. J. Psychiatry, 145, S. 737–739.

HERMAN, J.L.; PERRY, J.C.; VAN DER KOLK, B.A. (1989): Childhood trauma in borderline personality disorder. In: Am. J. Psychiatry, 146, S. 490–495.

GÖTZE, P. (1998): Suizidalität bei Borderline-Patienten. In: KERNBERG, O.F.; DULZ, B.; SACHSSE, U. (Hg): Handbuch der Borderline-Störungen. Stuttgart/New York.

GUNDERSON, J.G. (1984): Borderline personality disorder. Washington.

KERNBERG, O.F. (1978, 1990): Borderline-Störungen und pathologischer Narzißmus. Frankfurt a. M.

KERNBERG, O.F. (1988, 1991): Schwere Persönlichkeitsstörungen. Stuttgart.

LOHMER, M. (1988): Stationäre Psychotherapie bei Borderlinepatienten. Berlin u. a.

NIGG, J.T.; SILK, K.R.; Westen, D.; LOHR, N.E.; GOLD, L.J.; GOODRICH, S.; OGATA, S. (1991): Object representations in the early memories of sexually abused borderline patients. In: Am. J. Psychiatry, 148, S. 864–869.

OGATA, S.N.; SILK, K.R.; GOODRICH, S.; LOHR, N.E.; WESTEN, D.; HILL, E.M. (1990): Childhood sexual and physical abuse in adult patients with borderline personality disorder. In: Am. J. Psychiatry, 147, S. 1008–1013.

PARIS, J.; BROWN, R.; NOWLIS, D. (1987): Long-term follow-up of borderline patients in a general hospital. In: *Compr. Psychiatry*, 28, S. 530–535.

PARIS, J.; NOWLIS, D.; BROWN, R. (1989): Predictors of suicide in borderline personality disorder. In: *Can. J. Psychiatry*, 34, S. 8–9.

PARIS, J.; ZWEIG-FRANK, H.; GUZDER, J. (1994a): Risk factors for borderline personality in male outpatients. In: *J. Nerv. Ment. Dis.*, 182, S. 375–380.

PARIS, J.; ZWEIG-FRANK, H.; GUZDER, J. (1994b): Psychological risk factors for borderline personality disorder in female patients. In: *Compr. Psychiatry*, 35, S. 301–305.

ROHDE-DACHSER, Ch. (1979, 1989): Das Borderline-Syndrom. Bern/Stuttgart/ Toronto.

SACHSSE, U. (1995): Die Psychodynamik der Borderlinestörung als Traumafolge. Ein Entwurf. In: *Forum Psychoanal.*, 11, S. 50–61.

SHENGOLD, L. (1979): Child abuse and deprivation: Soul murder. In: *J. Am. Psychoanal. Assoc.*, 27, S. 533–559.

STONE, M.H.; STONE, D.K.; HURT, S.W. (1987): Natural history of borderline patients treated by intensive hospitalization. In: *Psychiatr. Clin. North. Am.*, 10, S. 185–206.

SWARTZ, M.; BLAZER, D.; GEORGE, L.; WINFIELD, I. (1990): Estimating the prevalence of borderline personality disorder in the community. In: *J. Pers. Dis.*, 4, S. 257–272.

WIDINGER, T.A.; WEISSMAN, M.M. (1991): Epidemiology of borderline personality disorder. In: *Hosp. Community Psychiatry*, 42, S. 1015–1021.

ZANARINI, M.C.; GUNDERSON, J.G.; MARINO, M.F.; SCHWARTZ, E.O.; FRANKENBURG, F.R. (1989): Childhood experiences of borderline patients. In: *Compr. Psychiatry*, 30, S. 18–25.

STEPHAN STEINER

Supervision in der Akutpsychiatrie

Einleitung

In der Akutpsychiatrie hat wie in der Intensivmedizin der Faktor Zeit eine besondere Bedeutung. Während man auf einer psychotherapeutischen Abteilung oder gar auf einer Abteilung für chronisch Kranke »Zeit hat«, ja sogar viel Zeit braucht, um die Aufgabe bei der Betreuung der Patienten zu erfüllen, fehlt in der Akutmedizin oft die Zeit. Wenn Mephisto in Goethes Faust sagt: »Gebrauch der Zeit, sie geht so schnell von hinnen; doch Ordnung lehrt Euch Zeit gewinnen«, so weist er darauf hin, daß es überall dort, wo man wenig Zeit hat und die Zeit drängt, besonders wichtig ist, ordnende Strukturen einzusetzen, um ausreichend Zeit zur Erledigung der gestellten Aufgaben zu haben. Oft ist es eben nicht so, daß Zeit Rat bringt, sondern vielmehr Un-Rat, d. h. eine derart große Menge von Informationen, die das Wesentliche verbirgt. Damit ist die Frage angeschnitten, inwieweit sich die Technik der Supervision in der Akutpsychiatrie von jener in anderen Abteilungen unterscheidet.

Akutpsychiatrie und die Dimension Zeit

In akuten Situationen spitzen sich Ereignisse plötzlich dramatisch zu, und der übliche Ablauf der Lebensvorgänge wird unterbrochen (ROTHSCHILD 1980). Man spricht volkstümlich von einem »Nervenzusammenbruch« und meint damit ein »akutes«, unerwartet auftretendes Ereignis, bei welchem der Betroffene ein deutliches Gefuhl des »Nicht-mehr-weiter-Könnens« erlebt, etwa kurz vor Erringen eines bestimmten Zieles, zu dessen Erreichung eine große Anstrengung notwendig gewesen ist. Der Zusammenbruch stellt häufig einen Schutz des Selbst vor weiterer Überforderungen oder weiterer Häulung von Anstrengungen dar und signalisiert einen Alarmzustand.

Über den Mangel an Zeit wird auf Akutabteilungen sehr viel gesprochen: Der Assistent muß noch Schreibarbeiten erledigen oder dringende Telefonate tätigen; und das Pflegepersonal kann wegen eines unruhigen Patienten oder wegen des Dienstplans nicht an der Supervision teilnehmen. Akutmedizin ist eigentlich immer mit einem Mangel an Zeit verbunden. Zeit hat man – oft genug auch zu wenig – für medizinische Untersuchungen, für technische-therapeutische Verrichtungen an Patienten, Rapporte, Dienstübergaben, zum

Schreiben von Protokollen, für die medizinisch-somatische Pflege, die rasch, präzise und intensiv durchgeführt werden muß. Gefragt sind »sachliche« Entscheide, unterstützt durch effiziente Apparaturen, Maschinen und Computer. Regelmäßig fehlt aber die Zeit, Fragen des Patienten zu beantworten oder ein Gespräch mit den Angehörigen zu führen, für seine seelischen Nöte, Gefühle, Wünsche und Konflikte, schließlich überhaupt für die Pflege der zwischenmenschlichen Beziehungen.

Zum Zuhören und Eingehen auf den andern braucht es aber Zeit; wir können unsere Patienten erst nach und nach verstehen, denn: Trauer, Wut, Liebe entstehen und verschwinden »mit der Zeit«. Im Alltag gibt es dafür keinen Raum, da sie »unsachlich« sind. Sie bleiben oft unbewußt und finden dann ihren Ausdruck im Handeln und »Agieren« oder in der Frei-Zeit, wodurch ein Gegensatz zur gewohnten psychotherapeutischen Einstellung deutlich wird: Während in einem psychotherapeutischen Prozeß Agieren in der Regel nicht im Zentrum steht, ja vielmehr dieses als Widerstandsverhalten verstanden und analysiert werden will, ist in der Akutmedizin Handeln ein (lebens-)notwendiges »Tun«.

Der Begriff der Zeit ist gekoppelt an jenen der Veränderung (Verlauf) und der Bewegung. Zeit haben kann man nur in der Gegenwart, also im Jetzt. Was jetzt nicht getan wird, ist vorbei. Und läßt man die Dinge sich entwickeln, so kann vielleicht das, was zur rechten Stunde getan werden sollte, nicht mehr erledigt werden. Allzu rasch kann der Zeitpunkt auftreten, da Versäumtes nicht mehr nachgeholt werden kann, aus dem Jetzt Vergangenheit wird und lebendiges Geschehen zum Stillstand kommt.

Zeit haben ist in der Supervision – wie in der Psychotherapie – eine Grundbedingung für das erfolgreiche Fortschreiten eines Entwicklungsprozesses. Sie ist für die Klärung komplexer dynamischer Beziehungen und der Übertragung, die zum Verständnis von seelischen Prozesse ja so wichtig ist, sowie für die Entwicklung von Gegenübertragungsgefühlen und die Analyse von Widerstandsverhalten unentbehrlich. Vom Psychiater und Psychotherapeuten wird denn auch zu recht verlangt, daß er Zeit hat. Die Psychiatrie ist die Disziplin der Geduld und der Langmut (CIOMPI 1982)

Beispiel: Auf einer Akutabteilung wurde in einer der ersten Supervisionssitzungen eine ganze Stunde darüber diskutiert, ob sich die Krankenschwestern mit »Frau« oder mit »Schwester« ansprechen lassen sollten. Mit der Anrede »Schwester« wurde an eine immer präsente Helferin appelliert, die nur die Ansprüche anderer zu befriedigen habe und im Grunde immer da sei. Mit der Anrede »Frau« sollte deutlich gemacht werden, so wurde argumentiert, daß die Person auch jemand sei, die eigene Bedürfnisse habe und eigene Gefühle wie Trauer und Wut zeigen will und darf.

So banal diese Diskussion erscheinen mag, so wichtig war es, sich in einer Phase von großem Streß Zeit zu nehmen, um etwas ganz Persönliches zu diskutieren, sich dabei kennenzulernen und dabei auch der eigenen Bedürfnisse gegenüber Patienten, Mitarbeitern und Vorgesetzten gewahr zu werden.

Das Beziehungsgefüge auf einer Akutabteilung

Zwischenmenschliche Beziehungen

Auf einer Akutabteilung sind die zwischenmenschlichen Beziehungen zu den Patienten oft schwer beeinträchtigt. Der Kranke ist in wesentlichen Lebensfunktionen, seelisch wie oft auch körperlich, stark eingeschränkt; er findet keine Zeit und hat keine Energie, sich auf andere einzulassen. Der Kontakt mit der Umwelt geht auf ein Minimum zurück, die Wahrnehmung wird immer mehr auf das eigene Ich konzentriert. Der Depressive zeigt die typische Gedankeneinengung, der Schizophrene ist erfüllt von seiner inneren Wahnwelt und verliert die Kontrolle über die äußere Realität. Beim Depressiven verläuft die Zeit unendlich langsam; wem Trennung und Schmerz widerfährt, dem nimmt die Zeit keine Ende. Beim Maniker ist sie massiv beschleunigt. Bei Schizophrenen ist sie aufgehoben, sie leben nur noch in der Gegenwart; das Leben wird zeitlos.

Der Betreuer derart schwer kranker Patienten ist in einer besonders schwierigen Lage. Er findet sich wieder in einer Grenzsituation, an der Grenze seiner beruflichen Möglichkeiten, an der Grenze des Seins, vielleicht an der Grenze des Todes, allein. Kommunikation ist mit einem ganz auf sich selbst bezogenen oder bewußtlosen Patienten kaum oder gar nicht mehr möglich.

Dieses Beziehungsgefüge auf einer Akut- oder Intensivstation spiegelt sich nun auch in der Supervision wider. Themen wie jene der Machbarkeit und des Sinns der Arbeit stehen zu Beginn im Vordergrund; die individuellen Beziehungen zwischen dem Helfer und seinem Patienten treten dagegen in den Hintergrund. Später gewinnen Themen, die Konflikte unter den Mitarbeitern betreffen, zunehmend an Bedeutung,

Beispiel: Eine Intensivstation wünschte die Einführung einer Balint-Gruppe für das Pflegepersonal. In den ersten paar Sitzungen wurden Patienten vorgestellt, die einer intensiven medizinischen Betreuung bedurften und, kaum waren sie wieder ruhig und es ihnen besser ging, zur Weiterbehandlung auf die Therapieabteilungen verlegt wurden. In der Balintgruppe wurden die Gespräche zunehmend inhaltsarmer und die Wahl eines Patienten zur Vorstellung in der Gruppe wurde immer schwieriger.

Erst in einem bilanzierenden Gespräch wurde in der Rückschau der Gruppe deutlich, daß deren Bedürfnis nicht die Klärung der Beziehung zwischen den Betreuern und den Patienten war (denn diese Beziehungen waren immer ähnlich gelagert, nur von kurzer Dauer und installierten sich individuell selten in intensiver und belastender Weise), vielmehr wurde sichtbar, daß die Pflegenden im Grunde den Wunsch hatten, ihre Zusammenarbeit unter sich, mit Vorgesetzten und Untergebenen, zu diskutieren und zu klären. – In der Folge wurde der Name der Supervision in Praxisberatung umbenannt.

Macht und Hierarchie

Hierarchische Strukturen und Leitung sind notwendig. Sie setzen den Rahmen, schaffen die formalen Voraussetzungen, damit die Arbeit getan werden kann. Sie schützen vor übermäßigen Forderungen von außen und sichern die Bedürfnisse bei der »Produktion« im Innern (STEINER 1987). Hierarchische Leitung kann Entscheidungsprozesse vereinfachen und rasches Handeln ermöglichen. Dies ist dann von besonderer Bedeutung, wenn keine Zeit zur Verfügung steht, um bei einer im Einzelfall ungeklärten Arbeitsteilung den jeweils besten funktionalen Handlungsablauf zu finden.

In einer Supervision können sich daran sehr viele Themen entzünden. Der Grund liegt oft in einer ungenügenden Klärung der Machtverteilung (SCHMIDT 1990) und der Kompetenzen. Es ist eindrücklich zu beobachten, wie oft detaillierte Pflichtenhefte für Arbeitnehmer und ganz besonders für die Vorgesetzten fehlen. Dadurch werden von Untergebenen wie von Vorgesetzten gegenseitig (projektiv) unerfüllbare Erwartungen über die prinzipiell mögliche Arbeitsleistung geweckt, und Mißverständnisse bei der Lösung von Aufgaben sind vorprogrammiert. Die Folge für den einzelnen ist diffuses Unwohlsein; er sieht sich in der Rolle des Opfers; Gefühle der Ohnmacht und der Resignation können aufkommen. Nur durch eine präzise Klärung und Analyse der Aufgabenstellung und Rollenverteilung kann derartigen Entwicklungen entgegengetreten werden. Sind diese Prozesse nicht durchsichtig, dann erschöpft sich ein Team in unendlichen Klagen, ohne je eine konstruktive Lösung finden zu können. Dabei muß u.U. ein schmerzlicher Prozeß durchlaufen werden, um die idealisierenden Vorstellungen auf ein realistisches Niveau zu bringen und bisher verleugnete Realitäten anzuerkennen.

Die Komplexität und das Chaos

Die Arbeitsabläufe in der Intensivmedizin können sehr komplex sein. Viel Personal, in Schichtbetrieb arbeitend, immer wieder wechselnden Arbeitsaufgaben ausgesetzt und die Forderung, immer wieder auf neue und oft unvorhergesehene Aufgaben reagieren zu müssen: all dies erinnert manchmal an chaotische Zustände. Akutabteilungen behandeln Patienten, bei denen buchstäblich ein Chaos herrscht. Dies gilt speziell im Bereich der Psychiatrie etwa für akut psychotische Patienten. Dementsprechend wirkt gelegentlich auch die Schilderung der Supervisanden chaotisch, wenn diese selber den Überblick verlieren.

Die in den letzten Jahrzehnten neu formulierte Chaostheorie bietet hier bemerkenswerte Verstehenshilfen an (EGLI 1995). Sie lehrt uns, daß scheinbar unfaßbare chaotische Strukturen sich mathematisch genau beschreiben lassen und Muster (Fraktale) darstellen.

Ebenso verhält es sich mit den Strukturen, mit denen wir es in der Supervision auf Akutstationen zu tun haben. In der unüberblickbaren Fülle von Informationen in einem Team können wir oft Verhaltensmuster erkennen, die im übergeordneten System, also z. B. der Institution, ebenso erkennbar sind. So kann man beobachten, wie der Umgang des Chefs mit Konflikten, Gefühlen, Offenheit u.a. sich in Strukturen und der Kultur der Institution abbildet oder auch beim einzelnen Untergebenen und sogar beim Patienten. Andererseits hat uns M. BALINT (1964) gelehrt, daß sich in der Gruppe, in welcher ein Arzt einen Patienten vorstellt und von seiner Beziehung mit ihm berichtet, eine Atmosphäre und Gefühle entwickeln, bei deren Beobachtung wichtige Rückschlüsse auf die Dynamik und Konfliktsituation des Patienten und seiner Beziehung zum Arzt gezogen werden können. Die Darstellung von dem, was in einer Arzt-Patienten-Beziehung geschieht, spiegelt sich in der Gruppe als spezifisches Verhaltensmuster wider.

Deshalb kann es in der Supervisionsarbeit nicht mehr darum gehen, linear einen Sachverhalt nach dem andern zu klären, sondern vielmehr darum, in der Präsentation des Supervisanden Muster erkennen zu lernen. Erst wenn wir in der Lage sind, durch ein kontextuelles Denken derartige Strukturen wahrzunehmen, können wir Voraussagen machen, Verstehenshilfen anbieten und Einfluß nehmen darauf, wie ein gewünschtes Ziel besser erreicht werden kann. Gelingt dies nicht, besteht die Gefahr, daß gewisse ineffektive oder störende Verhaltensformen weiter erhalten und perpetuiert werden.

Der Supervisor und sein Arbeitsauftrag

In der Akutpsychiatrie wird in der Regel der Wunsch nach Supervision von dem Vorgesetzten (der aber nicht identisch mit dem Kostenträger sein muß) an den Supervisor herangetragen, der entweder die gleiche Grundausbildung (»Basisprofession« nach RAPPE-GIESECKE 1990) hat oder eine davon unabhängige Supervisionsausbildung genossen hat. Und nur selten gelangt das betroffene Team direkt an den Supervisor, ganz im Gegensatz zu Teams eigentlicher Psychotherapie-Abteilungen, die aus einem laufenden Prozeß heraus den Wunsch nach Supervision äußern und dann von der Leitung nur noch den »Segen« zur Suche eines Supervisors bekommen wollen, d. h. die Zusicherung, daß die Kosten übernommen werden und die notwendige Arbeitszeit zur Verfügung gestellt wird (KÜCHENHOFF 1996). Dem stark lösungsorientierten Arbeitsfeld einer Akutabteilung entsprechend, wird der Auftraggeber vom Supervisor die rasche und effiziente Klärung eines Problems verlangen. Zwischen dem Auftraggeber und dem Supervisor kann sich eine »Koalition gegen einen Dritten bilden« (SELVINI PALAZZOLI 1984), nämlich gegen den oder die Supervisanden. Der Supervisor wird instrumentalisiert, d.h., er tut etwas, das wohl dem Auftraggeber scheinbar dient, aber den Bedürfnissen der Supervisanden u.U. widerspricht. Diese Koalition kann Ausdruck einer Not des Leiters sein, der im Grunde selber der Hilfe bedarf, diese aber nicht offen mitteilen kann (siehe auch das Schlußgespräch in diesem Band). Der Supervisor weiß dann oft nicht, in wessen Interesse er arbeitet und welche Aufgabe er zu lösen hat. Vordergründig arbeitet er an der Lösung von Problemen im Team, den geheimen Auftrag des Leiters kann er dabei nicht erfüllen. Es bildet sich eine paradoxe Situation, und zwar in dem Sinne, daß das Ersuchen zur Hilfe gleichzeitig auf zwei Ebenen stattfindet, die einander ausschließen; denn entweder kann das Ersuchen im eigenen Interesse gestellt werden (in unserem Beispiel im Interesse des Vorgesetzten) oder im Interesse des andern (des Supervisanden). Es ist unmöglich, gleichzeitig auf beide Ebenen einzugehen!

Beispiel: Der Institutsleiter und der Abteilungspfleger einer Akutabteilung gelangen mit dem Wunsch an den Berater, eine Supervision bei den Mitarbeitern durchzuführen, und weisen auf gängige Themen hin wie Ohnmacht, Nähe-Distanz, Turn-over (viel Wechsel in der Anstellung) und der Notwendigkeit, den Oberarzt zu stützen. Der Auftrag sollte möglichst bald vom Supervisor übernommen werden, da in der Aufbauphase der Abteilung eine möglichst rasche Konsolidierung der Arbeit erfolgen sollte.

In der ersten Supervisionssitzung wird bei der Sammlung aktueller Themen von der dienstältesten Schwester als erstes auf die Schwierigkeit verwiesen, daß die Patienten den therapeutischen Problemen ausweichen und sich gegenüber den Anstrengungen des Teams ablehnend verhalten würden. Ferner wird es als notwendig erachtet, die Kommunikation zu verbessern.

Schon die Art und Weise, wie ein Auftrag an den Supervisor herangetragen wird, gilt es sorgfältig zu bedenken. Im vorliegenden Beispiel läßt sich erahnen, daß der Arbeitgeber Führungsprobleme hat und Mühe bekundet, sich in der erst vor wenigen Monaten gegründeten und sich noch im Aufbau befindenden Abteilung durchzusetzen, und noch nicht in der Lage ist, ein Team zu bilden, das in seinen Zielen schon Klarheit geschaffen hat. Im Team spiegelt sich diese Situation wider, indem es seine Ohnmacht vis-à-vis der Patienten ausdrückt. Es entsteht die Vermutung, daß es wohl weniger um die Ablehnung seitens der Patienten geht – ist es doch die Aufgabe eines Teams, mit solchen negativen (Übertragungs-)Reaktionen nach den Regeln der therapeutischen Ausrichtung und Theorie zu reagieren (und hier besteht ja ein Fachwissen) – als um die Ablehnung gegenüber den Vorgesetzten und um ungelöste Konflikte, die anzusprechen im Arbeitsalltag nicht möglich ist.

Spezielle Themen

Beginn einer Supervision als Ausdruck einer Krise

Anlaß für eine Supervision ist meistens eine latente oder manifeste Krise, die, ähnlich wie in der Psychotherapie, grundsätzlich ein besonders günstiger Moment zur Einführung einer Änderung darstellt (CIOMPI 1982). Allerdings kann dabei ein erheblicher zeitlicher Druck entstehen; es soll rasch eine Supervision eingerichtet werden, so daß die Zeit zur Vorabklärung mit dem Auftraggeber bezüglich der Zielsetzungen und des Settings manchmal knapp bemessen ist. Die Erwartungen sind dementsprechend hoch und auf eine möglichst rasche Lösung der Krise innerhalb weniger Sitzungen ausgerichtet. Diese Dynamik kann sich schon in den ersten Sitzungen widerspiegeln. Die Teilnehmer der Supervision übersprudeln von Eindrücken, sie reden viel, die Gruppe oder das Team wirkt dabei zeitweise fast wie angetrieben. Dies als erstes zu akzeptieren ist wichtig und bringt die erste emotionale Entlastung der Beteiligten. Allerdings bedarf es bald der Intervention seitens des Supervisors. Die Informationsmenge muß reduziert und strukturiert werden (SCHARFF 1994), damit er sich dieser in der Flut der Daten orientieren kann. Es muß Raum geschaffen werden zum Reflektieren des Geschehens, Raum, der in der täglichen Arbeit angesichts all der dringenden Aufgaben, die es auf einer Akutabteilung zu lösen gibt, fehlt. Ohne diesen alles entscheidenden Prozeß bleibt die Supervision ein Agierfeld, ein Ort, in dem die alten vertrauten Verhaltensmechanismen des Arbeitsalltages und die Konflikte neu inszeniert werden und, angesichts der Unmöglichkeit, sie zu lösen, zu schweren Enttäuschungen über die Supervision und die darin geleistete Arbeit führt. Klärungsversuche, Interpretationen oder Deutungen seitens des Supervisors können in solchen Fällen nicht angenommen werden, weil diese an den zugrunde liegenden und durch vieles Reden noch versteckten Konflikte vorbeigehen. Noch schlimmer: Der Versuch, unbewußte Konflikte oder Wünsche und die damit verbundenen abgewehrten Gefühle anzusprechen, belasten das Team noch zusätzlich. Deshalb bedarf es bei der Arbeit in der Supervision eines Vorgehens, das den Supervisanden gerade aus Akutstationen Raum zur Reflexion schafft. Besonders hilfreich ist dabei eine Technik, welche gleichzeitig dem Bedürfnis nach handelnder Auseinandersetzung (KLUWER 1983) Rechnung trägt, etwa jene des psychodramatischen Rollenspiels (MORENO 1959, YABLONSKI 1992).

Routine und Freizeit

Einer weiteren Beachtung bedarf die Tatsache, daß auf Akutabteilungen sehr oft die Routine fehlt. Routine ist hier definiert als reguläre Aktivität, die wiederholt abläuft, ohne daß sich komplexe Entscheidungsabläufe ergeben (Bally, zit. nach SEGUIN 1989). Sie vereinfacht das Arbeiten und spart Energie. Der routinierte Pfleger kann seine theoretischen und praktischen Fähigkeiten optimal einsetzen und den Bedürfnissen des Patienten gerecht werden.

Der Alltag in der psychiatrischen Akutabteilung bringt dagegen viele neue und kritische Situationen, auf die man sich nur schlecht vorbereiten kann. Diese unterbrechen die normale Arbeit in unvorhergesehener Weise oder beinhalten komplexe ungewöhnliche Fragestellungen. Für die Supervision bedeutet dies, daß zu Beginn den gut funktionierenden Betriebsabläufen Beachtung geschenkt werden sollte und weniger dem, was mangelhaft oder was widersprüchlich ist; dessen sind sich die Supervisanden ohnehin meist ausreichend bewußt oder spüren es wenigstens. In einer Krise geht das Wissen über eigenes Können, über effektive und wirkungsvolle vertraute Arbeitsabläufe leicht verloren. Das supervisorische Vorgehen hat dabei auch eine das Ich stützende Wirkung, indem eine anerkennende Grundhaltung erlebt und der Supervisand seiner eigenen Fähigkeiten besser gewahr wird.

Eine besondere Beachtung verdienen die Klagen, die auftreten, wenn Teammitglieder in der Freizeit nicht mehr ihren privaten Aktivitäten nachgehen können, Überstunden leisten müssen, schlaflos werden oder gar sich krank melden. Derartige Symptome werden oft als Ausdruck persönlicher, privater Schwierigkeiten betrachtet.

Dieser Sichtweise muß aber besonders dann, wenn sie von mehreren Teammitgliedern geäußert wird, eine andere hinzugefügt werden: Sie können gerade auf Akutabteilungen ein feiner Indikator dafür sein, daß Arbeitsabläufe in erheblicher Weise gestört sind. In der Regel werden derartige Klagen vorerst einmal verstanden als Ausdruck einer Zunahme der Arbeitsmenge, deren Bewältigung eine vom Vorgesetzten geforderte Pflicht ist. »Die Arbeitszeit richtet sich nach den Bedürfnissen der Institution«, so hieß es früher in einer Stellenbeschreibung für Assistenzärzte. Eine solche Erklärung ist aber nur eine sehr oberflächliche. Vielmehr sind diese Klagen häufig Ausdruck einer Störung des Arbeitsklimas, oder genauer gesagt: der zwischenmenschlichen Beziehungen, und nicht Ausdruck davon, daß eine zu große Arbeitsmenge bewältigt werden muß. Die Betroffenen fühlen sich gekränkt, unterdrückt oder verletzt und finden keine Möglichkeit, sich darüber zu äußern. Die Vorgesetzten sind sich oft gar nicht bewußt, welche ihrer Verhaltensweisen derartige Gefühle auslösen. Die Fähigkeit zur Kommunikation ist verloren gegangen.

Der geschützte Raum der Supervision kann helfen, sich der eigenen Gefühle klar zu werden und die auslösenden Konflikte zu erkennen. Dieser Prozeß der Klärung genügt oft schon, so daß die Betroffenen von selbst in der Lage sind, einen Weg zu finden, damit allenfalls die herrschenden Bedingungen und Konflikte verändert werden können, um die Arbeitsaufgaben im vorgesehenen Rahmen wieder besser bewältigen zu können.

Ohnmachtsgefühle

Regelmäßig gehören Gefühle der Ohnmacht zu den ersten Themen, die in Supervisionen von Akutabteilungen zur Sprache kommen. Ohnmächtig fühlen sich Teammitglieder nicht nur in der Behandlung schwerer lebensbedrohlicher Krankheiten, sondern auch gegenüber dem Verhalten der Vorgesetzten oder den Mechanismen der Institution. Das Umgehen damit erfordert viel Sorgfalt. Die Ohnmacht als solche muß in der Supervision sichtbar, formulierbar und erlebbar werden. Dies ist der erste Schritt, um Macht über die Ohnmacht zu erhalten. Darüber zu reden, die Gefühle mit andern zu teilen und zu erleben, damit nicht allein zu sein, das macht sie erträglich und schützt vor der drohenden Resignation. Bis allerdings die die Ohnmacht begleitenden Gefühle von Wut und Aggression in der Helfer-Interaktion (SCHMIDBAUER 1977) bearbeitbar werden, braucht es oft einen langen Weg. Ein frühzeitiger Versuch, die abgewehrten Gefühle zu deuten, würde zu Unverständnis führen und als schwere Bedrohung erlebt. Das Zögern, sich diese Gefühle einzugestehen, ist auf einer Akutstation, wo man in der Behandlung an die Grenzen dessen stößt, was Menschen möglich ist, besonders groß, weil derartige Emotionen oft als aggressiv erlebt werden und mit dem Auftreten von Schuldgefühlen verbunden sind.

Es ist immer wieder interessant feststellen zu können, daß nach dieser ersten Phase einer Supervision das Thema langsam verschwindet. In dem Maße wie sich die Arbeit in der Supervision konkretisiert, das Vertrauen innerhalb der supervidierten Gruppe steigt und die Hintergründe und Motive klarer werden, können alltägliche Probleme besser angegangen werden; man wird wieder »Herr der Lage«. Droht der Supervisor in den Sog der Ohnmacht hineinzugeraten, besteht sein Auftrag darin, konsequent bei seiner Aufgabe zu bleiben und zu klären, wer ohne Macht ist respektive wer jetzt im Besitz der Macht ist, um dann auf pragmatische Lösungen hinzuarbeiten.

Supervisionswiderstand

Als Supervisionswiderstand verstehe ich ein in der Literatur wenig beschriebenes Abwehrverhalten, ein Geschehen, das sich gegen das Erreichen der Ziele der Supervision richtet. Dabei soll es in unserem Zusammenhang nicht um die individuellen intrapsychischen Abwehrformen der einzelnen Supervisanden gehen, sondern um eine »Abwehrkonstellation« (MENTZOS 1988) innerhalb des sozialen Gefüges. Wie erwähnt, ist es das Ziel der Supervision, dem Supervisanden zu helfen, seine Arbeit besser zu erfüllen, seine zwischenmenschlichen Beziehungen am Arbeitsplatz befriedigend zu gestalten und seinen Platz im Beziehungssystem zu finden und zu reflektieren. Dem Erreichen dieser Ziele setzen sich nun oft Widerstände entgegen. Man erkennt diese an dem Unvermögen des Teams, ein Thema für die bevorstehende Sitzung zu wählen, an der Wahl eines Themas (als Alibi), das nur wenige fesselt, an der aufkommenden Langeweile, an Bemerkungen am Schluß der Stunde, daß die Supervision heute nichts gebracht habe u. ä.

Es gibt verschiedene Formen des Supervisionswiderstandes (STEINER 1991). Er kann sich ausdrücken in Verschleierung durch Informationsüberflutung, Herstellen eines undurchsichtigen Kommunkationsgeflechts, fortwährendes Erklären des laufenden Prozesses als Ausdruck des Rationalisierens, unregelmässige Präsenz der Teilnehmer und selektives Verschweigen aktueller Themen. Besonders ausgeprägt kann er sich dann entwickeln, wenn im Verlaufe des Supervisionsprozesses die Aufdeckung eines Konfliktes in der Leitung bevorsteht. Unstimmigkeiten etwa zwischen einem Abteilungsleiter und dem Klinikchef oder zwischen einer Oberschwester und deren Stellvertretung ist nicht nur für die beiden Konfliktpartner schwierig, offen zu legen, sondern derartige Konflikte bedrohen auch die Untergebenen, weil damit Unsicherheit über die Kompetenz aufkommt und die Sicherheit der Führung plötzlich in Frage gestellt wird. Von den Vorgesetzten wird im Grunde genommen Unfehlbarkeit erwartet.

Ein anderer Widerstand kann sich gegen das Aufdecken von Privilegien richten: Es wird befürchtet, daß dann, wenn diese angesprochen und offen auf den Tisch gelegt werden, dies mit dem Verlust persönlicher Vorteile einher gehen könnte. Im weiteren kann es für ein Team gelegentlich bedrohlich werden, wenn es darum geht, sich mit hervordrängenden Gefühlen der Aggression auseinander zu setzen. Derartige Gefühle widersprechen den institutionell oft geförderten und auch vom einzelnen Individuum hochgehaltenen Idealen des sozial erwünschten Altruismus und des selbstlosen Helfers. Würde man sich seiner aggressiven Impulse angesichts etwa akut manischer Patienten bewußt, wäre das mit unerträglichen Schuldgefühlen verbunden. Drängt der Supervisor zu früh auf die Konfrontation mit der Aggression, tritt ebenfalls ein Widerstand auf, der den weiteren Verlauf der Supervision gefährden kann.

Bei all diesen Prozessen ist es möglich, daß, wenn sie nicht erkannt werden, die Supervision unvermittelt und für alle Beteiligten in unbefriedigender Weise ein Ende findet.

Schlußbemerkung

Die Arbeit mit Supervisanden aus psychiatrischen Akutabteilungen unterscheidet sich deutlich von jener mit Abteilungen, z. B. anderen mit chronischen oder »Langzeitpatienten«. Während bei letzteren der Therapeut »mit der Zeit geht«, selber altert und den Patienten vielleicht zurückläßt, geht in der Akutpsychiatrie der Patient und läßt den Therapeuten zurück. Die Beschleunigung der Arbeitsprozesse auf Akutabteilungen fordert spezielle Bewältigungsstrategien, denen sich der Supervisor bewußt sein muß. Und bei aller Hektik, die es auf Akutabteilungen bisweilen gibt, vergessen wir nicht, daß man auf die Zeit als »eine grosse Meisterin, die viele Dinge ordnet« (Corneille), vertrauen kann.

Literatur

BALINT, M. (1964): Der Arzt, sein Patient und die Krankheit. Stuttgart.

CIOMPI, L.; DAUWALDER, H.P. (Hg.) (1990): Zeit und Psychiatrie. Bern u. a.

CIOMPI, L. (1982): Affektlogik. Über die Struktur der Psyche und ihre Entwicklung. Ein Beitrag zur Schizophrenieforschung. Stuttgart.

EGLI, H. (1995): Balintarbeit: Ein Weg statt eine Technik. In: *Schw. Ärztezeitung*, 76, H. 14, S. 582–586.

KLÜWER, R. (1983): Agieren und Mitagieren. In: Psyche, 37, S. 828–840.

KÜCHENHOFF, J. (1996): Zur Theorie und Praxis psychodynamischer Supervision in der Psychiatrie. In: *Schweizer Archiv für Neurologie und Psychiatrie*, 146, 1, S. 25–30.

MENTZOS, S. (1988): Interpersonale und institutionalisierte Abwehr. Frankfurt a. M.

MORENO, J.L. (1959): Gruppenpsychotherapie und Psychodrama. Einleitung in die Theorie und Praxis. Stuttgart.

RAPPE-GIESECKE, K. (1990): Theorie und Praxis der Gruppen- und Teamsupervision. Berlin u. a.

ROTHSCHILD, B. (1980): Seele in Not. Zürich.

SCHARFF, J. M. (1994): Psychoanalytisch orientierte 10-Stunden-Beratung im Spiegel der Supervision. In: *Psyche*, 48, S. 324–360.

SCHMIDBAUER, W. (1977): Die hilflosen Helfer. Reinbek.

SCHMIDT, M.G. (1990): Supervision im Krankenhaus unter Einbeziehung psychoanalytisch-systemischer Gesichtspunkte. In: *Gruppenpsychoth. Gruppendynamik*, 26, S. 221–232.

SCHNEIDER, H.R. (1987): Zur Supervision in der Sozialpsychiatrie. In: *Sozial- und Präventivmedizin*, 32, 3, S. 180–182.

SEGUIN, M. (1989): De la supervision medicale à la supervision infirmière. In: *Krankenpflege*, 82, 7, S. 66–71.

SELVINI PALAZZOLI, M. (1984): Hinter den Kulissen der Organisation. Stuttgart.

STEINER, St. (1991): Widerstand und Abwehr in der Supervision. In: *Psychother. Psychosom. med. Psychol.*, 41, S. 401–406.

STEINER, St. (1987): Zur Patienten – Team – Interaktion im Spannungsfeld der Institution. In: STEINER, St.; THOMMEN, M. (Hg.): Stationäre Psychotherapie – eine Episode? Bern u. a.

YABLONSKI, L. (1992): Psychodrama. Die Lösung emotionaler Probleme durch Rollenspiel. Stuttgart.

MARIO WERNADO

Zur Supervision der stationären Therapie von Suchtpatienten

Supervision zu bekommen ist »in«. Supervision bindet die Angst vor der Leitung, stellt sozusagen ein atmosphärisches Regulativ dar: Sie ist der Ort, wo die von der Institution nicht tolerierten Wünsche, Bedürfnisse und Entwicklungen thematisiert sowie angstfrei und kritisch »alternativ« formuliert werden können; sie ist der Ort, wo durch Steigern der Effizienz Arbeitsplatzsicherheit wenn nicht garantiert, so doch verbessert werden kann; und nicht zuletzt ist Supervision (die im Suchtbereich auch von den Rentenversicherungsträgern im Rahmen der Rehabilitation gefordert wird) marktgerecht, verbessert also die Akzeptanzchancen der Einrichtung.

Der Hinweis, daß Supervision Aufgabe des Fachvorgesetzten ist, löst überwiegend eher Ablehnung aus, daß es daneben noch externe Supervision des Teams gibt und die Leitungsebene (also auch der Fachvorgesetzte) sich durch Leitungssupervision helfen läßt, wird dann meist nicht mehr gehört.

Die nachfolgenden Zeilen beschreiben Supervisionsarbeit in einer stationären Einrichtung für die Rehabilitation Abhängigkeitskranker. Zwischen den Polen Pathologie der Patienten und Strukturvorgaben der Institution (Größe der Einrichtung; Selbstverständnis der Trägerschaft, etwa privatwirtschaftlich oder kirchlich) entfaltet sich die Problematik eines Teams. Kooperieren und Rivalisieren, Leiten und Leiden (z.B. unter einer Gruppe zu leiden und sie leiten zu sollen) führt in den Supervisionen zu thematisierbaren Kränkungsgeschichten, die in aller Regel biographische Kränkungsgeschichten der Mitarbeiter anstoßen und Parallelen in den Kränkungserlebnissen der Patienten finden.

Supervision als Leitungsaufgabe

Bisher gilt (zu Recht) das biopsychosoziale Verständnis von Sucht. Dies sagt aus, daß wir sie als eine Krankheit verstehen, die Ursachen und Auswirkungen im körperlichen, seelischen und sozialen Bereich hat. Diese »Verbackenheit« macht es den Patienten, den Therapeuten und dem Supervisor schwer, die Ursachen und Bedeutungen zu klären und korrekte Zuordnungen für die Arbeit vorzunehmen – was Voraussetzung zur professionell geleisteten Therapie ist.

Der Ärger in einer Gruppe kann für einen dafür sensibilisierten Patienten zu Magenbeschwerden führen. Mit diesen Magenbeschwerden wendet er sich an den zuständigen Arzt, der, da es in der Suchtmedizin sowenig »Medizinisches« zu tun gibt, eine umfangreiche Diagnostik (einschließlich Gastroskopie) anordnet. Dem Patienten geht es sehr schnell besser: Sein Bild von Krankheit als »von innen kommend« (genauer gesagt: vom Inneren des eigenen Körpers) und daß der Arzt der Fachmann ist, der durch seine Aktivität das Problem löst, wird bestätigt; zugleich ist der Patient dem aktuellen Gruppenkonflikt entzogen, da er bei der extern durchgeführten Diagnostik zugleich eine Auszeit hat, in der er von weiteren Gruppenaktivitäten entpflichtet ist.

Anhand dieses alltäglichen Falles möchte ich die Problematik der internen Supervision in einer Suchtklinik beschreiben. Die alte Erfahrung, daß sich Ärzte bzw. Therapeuten und Patienten aus dem Weg gehen (und Nebenschauplätze betreten), wenn es um belastende Probleme geht, spiegelt sich auch in der Kooperation von multiprofessionellen Teams (die dann den darin enthaltenen Problemen auch gern aus dem Wege gehen) wider. Aufgabe der internen Supervision ist es, die Aspekte des Patienten, des Therapeuten (Arzt, Psychologe, Beschäftigungstherapeut, Bewegungstherapeut, Sozialarbeiter), der Institution und des Arbeitsauftrags, den diese Institution hat und an die zuständigen Mitarbeiter weitergibt, in einem Gleichgewicht zu halten, das die Lösbarkeit von Problemen gestattet. Diese läßt sich jedoch nur dann herstellen, wenn diese Aufgaben für die interne Supervision grundsätzlich auch lösbar sind. Dabei muß sie sich vor Fallstricken hüten: Supervision hat agogische, d. h. weiterbildende Aspekte für die Mitarbeiter (und den Supervisor!), aber sie ersetzt keine Weiterbildung. Supervision beschäftigt sich mit therapeutischen Aspekten, ersetzt aber nicht die Therapie. Supervision stößt bei den Mitarbeiterinnen und Mitarbeitern notwendigerweise an deren subjektive Grenzen, ohne die Grenzen zur Selbsterfahrung im engeren Sinne zu überschreiten. Supervision ist Arbeitsauftrag und setzt Loyalität gegenüber der Institution voraus, ohne zur Management- oder Dressurleistung zu werden.

Für das skizzierte Beispiel könnte das für die Arbeit mit dem Gruppentherapeuten bedeuten:

- Ist eine Strukturdiagnose gestellt worden?
- Ist der Konflikt des Patienten wirklich verstanden worden? Sind die daraus entstehenden Folgen angemessen vorhergesehen worden? Die Antizipationsfähigkeit, die Fähigkeit des Patienten also, die Auswirkungen von Konflikten vorherzusehen und daraus Lösungen zu entwickeln, die weder ihm noch anderen schaden, nimmt nur dann zu, wenn der Gruppentherapeut die Antizipationsfähigkeit von Konflikten vorlebt.
- Welche Fehler sind aufzufinden? Fehler im Sinne von: Was hat gefehlt an Information, an Verständnis, an vorausgegangener Kooperation im multi-

professionellen Team, um die sich entfaltende Problematik auf der Behandlungsebene (und nicht auf der Agierebene) zuzulassen?

- Ist der Patient unter Umständen Opfer der Gegenübertragungsaggression des Therapeuten geworden (in aller Regel dann, wenn die Strukturdiagnose entweder nicht gestellt oder nicht eigentlich verstanden worden ist)?
- Ist ihm, dem Patienten (ggf. auch dem Therapeuten), von der Institution etwas zugemutet worden, was er objektiv nicht zu verantworten hat bzw. objektiv gar nicht bewältigen konnte?

Das oben geschilderte Beispiel beschreibt eine versuchte Konfliktlösung am Schnittpunkt zwischen Psychotherapie und Medizin. Die Kooperation zwischen diesen Bereichen bietet erfahrungsgemäß Bruchstellen und Ritzen, in die die Pathologie einsickert. Aufgabe der Supervision ist es dabei, das objektiv Verbesserungswürdige und -fähige von dem Unmöglichen zu trennen bzw. dieses Gleichgewicht herzustellen: Ungereimtheiten und Fehler können korrigiert werden, sie zu verfolgen und dem jeweils anderen zuzuschreiben wiederholt die Pathologie der Patienten (»Die anderen sind schuld, daß ich saufe!«). Diese, allen Therapeuten bekannte Abwehr vollzieht sich tagtäglich auch in der Kooperation mit Kolleginnen und Kollegen, Vorgesetzten und anderen Institutionen; erfahrungsgemäß ist sie um so notwendiger, je labiler der Selbstwert des Therapeuten, des Behandlungsteams oder der Institution ist. Auch hier kann Reifung und Nachreifung nur geschehen, wenn Patienten erleben, daß ein Konflikt grundsätzlich auch aushaltbar ist und nicht reflektorisch der Schuldzuweisung bedarf. Die Kompetenz des Supervisors besteht darin, zu erkennen und zu benennen, wie sehr explizite oder auch unausgesprochene Probleme der Institution (Stichworte wie: Belegungsdruck, Sparmaßnahmen, Gefährdung des Fortbestehens der Klinik) mitbelasten und damit in diesem Rahmen nicht lösbar machen. Somit ist Supervision der Ort, wo im besten Fall Gelassenheit erarbeitbar ist, die ermöglicht, im Nachvollziehen der »störenden« Ereignisse und Gefühle die Pathologie des Patienten tiefer und präziser zu verstehen; der Supervisor ist hier der Leiter und Lehrer, der solchen Prozessen Raum gibt.

Supervision beim Arzt

Man muß wissen, daß es eine Suchtmedizin bisher noch nicht gibt und die Verdienste im Aufbau des Versorgungssystems für Abhängigkeitskranke in der Anfangszeit auf der Seite der Sozialarbeit und der Psychologie lagen. Das macht das Selbstverständnis von Ärzten in Suchteinrichtungen verständlicher. Die insbesondere bei dieser Krankheit (von allen) immer wieder erlebte Hilflosigkeit und Notwendigkeit zur Kooperation mit anderen Berufsgruppen – verbunden mit der notwendigen Akzeptanz, daß die biopsychosoziale Krankheit Abhängigkeit nur im Team angemessen angegangen werden kann

– verunsichert: Mit guten medizinischen Standards kann der Arzt den Kollegen nicht imponieren, sehr wohl aber dem im traditionellen Krankheitsbegriff verhafteten (und damit entlasteten) Patienten. Somit sind die »Sollbruchstellen« in der Kooperation vorgezeichnet.

Mit zu berücksichtigen ist, daß in der Suchtmedizin der Arzt unpopuläre Gesichtspunkte vertreten muß, nämlich: Es gibt zwar ein Recht auf Hilfe, aber kein Recht auf Wohlbefinden – und das entgegen dem Image, daß mit High-tech-Medizin scheinbar nahezu alles zu machen ist. Krankheit, ihre Diagnostik und ihre Therapie (sofern es sich nicht um Notfälle handelt) hat und braucht ihre Zeit. Die Entdeckung der Langsamkeit und die Qualität des ruhigen Daseins und Standhaltens müssen entwickelt und verteidigt werden vor dem Hintergrund der Anforderung von Patienten (und ggf. auch der Institutionen) nach Instant- und Sofortlösungen.

Hier hat Supervision damit zu tun, die Ängste der Mediziner bearbeitbar zu machen: die äußere (»Wenn ich nicht alles tue, was diagnostisch möglich ist, steht mir der Staatsanwalt in den Socken!«) und die innere Verunsicherung (»Wozu bin ich gut, wenn ich den Patienten konsequent nur auf sich selbst und die Selbstheilungskräfte verweise?«). Hier liegt ein Fallstrick für den Supervisor, nämlich strukturelle und Leitungskonflikte zu verwandeln in persönliche Schwierigkeiten eines nachgeordneten Arztes; die Einstellung und das Selbstverständnis der medizinischen Leitung muß in der internen Supervision deshalb mit reflektierbar sein.

Supervision und die Verbindung nach »draußen«

Jeder Patient hat das Recht und die Möglichkeit, Kontakt zu seinen Angehörigen, zu seiner Beratungsstelle, zu seinem Rentenversicherungsträger, zu seiner Krankenkasse aufzunehmen, ggf. auch ohne den Therapeuten vorab darüber zu informieren. Im oben skizzierten Fall kann er sich bei der Beratungsstelle über den schlechten Therapeuten und die gute medizinische Versorgung auslassen, vielleicht berichtet er auch der Ehefrau, daß er es nicht mehr aushält und sie ihn abholen soll. Selbst wenn er all das nicht tut: Es ist Aufgabe der Supervision, den Blick zu weiten und an solche Aspekte zu denken, um sie für die weitere Therapieplanung – ganz konkret: unter Umständen für das nächste Gespräch – präsent zu haben.

Falls der Patient doch die Beratungsstelle informiert hat und die Ehefrau bittet, ihn abzuholen, hat man es mit zwei zu reflektierenden Welten zu tun:

- einer inneren des Therapeuten (der gekränkt ist, unter Umständen auch ein schlechtes Gewissen hat, glaubt, sich rechtfertigen zu müssen) und
- einer äußeren, wenn die Nachfrage einer Beratungsstelle z. B. wutentbrannt zurückgewiesen wird und die dortigen Kollegen implizit oder explizit des Co-Verhaltens verdächtigt werden.

Auch wenn unter dem Druck der derzeitigen Situation Kooperation scheinbar erzwungen ist, so ist mit zu reflektieren, daß solche Aspekte und Reaktionen auch dann ihre Wirkung entfalten, wenn sie aus Angst vor Konsequenzen oder schlichtweg aus Unsicherheit nicht formuliert werden. Dann ist ein nächster notwendiger kollegialer Austausch (z. B. mit den Kollegen in der Beratungsstelle) mit einer »Rabattmarke« belastet und kann die weitere Zusammenarbeit »unerklärlicherweise« erschweren.

Therapien sind Zweierbeziehungen (Therapeut-Patient, Therapeut-Gruppe). Der Ausstieg aus der Zweierbeziehung wird als Verrat, Loyalitätsbruch, als Kränkung erlebt, und sofern der Therapeut eigene Probleme in den zurückliegenden Sitzungen mit erkennt, werden Schuldgefühle ausgelöst bzw. abgewehrt. Grundsätzlich wird dieser »Verrat« negativ konnotiert (»Sie hätten mich vorher oder wenigstens überhaupt davon in Kenntnis setzen können, daß ...«). Die andere Seite des Verrats, die unter Umständen progressive, von den therapeutischen Aktivitäten abgekoppelte und davon anscheinend unabhängige, wird kaum gesehen, überwiegend eben in dieser Dynamik: »Wenn ich es von dir nicht bekomme, hole ich es von jemand anderem«, so ähnlich wie bei Suchtmitteln. Daß hinter diesem »Verrat« stets eine Erlösungsphantasie, verbunden mit einem Erlösungswunsch steht, bleibt dann außen vor und dem Verständnis nicht zugänglich. Gemäß dem Motto: »Hasse den Irrtum, aber liebe den Irrenden« sind dann Interventionen wie die folgenden nicht möglich:

»Ich habe mich zwar darüber ziemlich geärgert, als ich von Herrn X in der Beratungsstelle erfahren habe, was Sie eigentlich von mir denken, aber bei einigem Nachdenken habe ich Sie dann eigentlich doch ganz gut und – wie ich sagen muß – jetzt sogar besser verstehen können: Ich wünsche mir schließlich auch oft, daß meine Vorgesetzten mich verstehen, ohne daß ich mir immer so viel Mühe mit plausiblen Erklärungen geben muß.«

Voraussetzungen und Grenzen der Leitungssupervision

Supervision hat eine sehr einfache Voraussetzung: den Glauben daran, daß eine Veränderung bei Mitarbeitern und Strukturen möglich ist. Das Arbeiten in Institutionen und in vorbestehenden Strukturen entwickelt aber bekanntlich Tendenzen zur Erstarrung, und sowohl der Teamleiter als auch das Team sind von diesen Erstarrungswünschen nicht frei. In der Regel passen sie aber nicht zu den Vorstellungen, die man sich von sich und seiner Arbeitsgruppe macht: modern, fortschrittsbereit, dynamisch usw. Das Forcieren solcher Attribute und Akzente lehnt in aller Regel Alterungs- und Konsolidierungsprozesse ab, häufig werden diese »negativen« Eigenschaften des Alters und Alterns der Institution und den Rahmenbedingungen zugeschrieben. Hier entsteht eine Schnittpunktproblematik: Der Teamleiter kann seine Aufgabe nur wahrnehmen, wenn er mit der Institution und deren Arbeit bzw. seinem daraus abgeleiteten Arbeitsauftrag auch positiv identifiziert ist. Hier gerät er selbst in die gerade skizzierten Widersprüche und bedarf seinerseits der Distanzierungshilfe. Nur ausreichende Distanz macht möglich, scharf zu sehen.

Zu seiner eigenen »Justierung« bedarf somit der Teamleiter der Supervision, die seine zwei Konfliktbereiche betrifft: In der Überschneidung zwischen ihm, seiner Aufgabe als Teamleiter und seinem Kontakt zu den Patienten in Form von Teamsupervision (die durch einen externen Supervisor durchgeführt wird) sowie in seiner Funktion als Mitglied der Leitungsebene benötigt er Leitungssupervision.

Zur Verdeutlichung: Er plädiert etwa heftig für Kompetenzverbesserung, spricht sich aber implizit oder faktisch gegen eine Veränderung der Gesamtinstitution aus und übernimmt sinnlose Pufferfunktionen zwischen den Mitarbeitern und der Leitung. So wird er dann, angeblich unbewußt, zum Helfer der Erstarrung, die dann von den Mitarbeitern ab einem gewissen Punkt zu Recht moniert wird.

Dazu bedarf es der Leitungsfunktion, um diese ängstigende Zwitterposition fruchtbar werden zu lassen.

Auch hier gilt, daß man an eine grundsätzliche Veränderbarkeit von Institutionen glauben muß, wenn man Leitungssupervision betreibt; insofern setzt Leitungssupervision immer die Teilnahme aller im Leitungsbereich Verantwortung Tragenden voraus, insbesondere der Verwaltung und Geschäftsführung. Ob sie in jeder Supervision als Person anwesend sein muß, ist eine andere Frage. Es sind dann u. a. die Konfliktthemen, die manifest oder vorbewußt in der Institution dadurch entstehen, daß sich ausgesprochene oder unausgesprochene Firmenphilosophien, Trägerschaftsidentitäten (privat-wirtschaftlich oder z. B. kirchlich) mit einer präzisen, aber zumeist kaum erkennbaren Wucht auf allen Ebenen der Institution als Konfliktfelder wiederfinden und entweder ignoriert oder verfolgt werden in Unkenntnis ihrer Quellen.

In einer im Aufbau befindlichen Klinik gilt das Prinzip: Zupacken und Lösen. Nachdenkliche Mitarbeiter geraten in Sündenbockpositionen, sofern die Leitung nicht die Bereitschaft erkennen läßt, den Stand der Entwicklung zu reflektieren und dafür Zeit einzuräumen.

Abschlußbemerkungen

Supervision wird gelegentlich als »Entwicklungshilfe« verstanden. Damit wird eine grundsätzliche Beendbarkeit eines solchen Vorganges mit reflektiert und angestrebt. Dies ist notwendig, um sich immer wieder Klarheit darüber zu verschaffen, an welcher Stelle gerade die Autonomie-Entwicklung der Mitarbeiter und der Institution steht und in welcher Weise sich dementsprechend das Supervisionsthema ändern muß. Supervision kann hier der Raum sein, in dem Konflikte mit gerechtfertigten Forderungen aus der Arbeit mit Abhängigkeitskranken wie sorgende Konfrontation, Klarheit, Grenzen anerkennen, Abschied nehmen von Grandiositätsphantasien bearbeitet werden können. Zumindest existiert in ihr ein Raum, eine Sicherheit, daß so etwas geht oder gehen kann.

Mögliche Störungen neben individuelle Ausbildungsdefizite oder persönliche Schwierigkeiten gleichberechtigt als Konfliktverursacher zu stellen, hat schützende, entlastende und wachstumsfördernde Funktion: bei den Ursachen und auch der Lösung eines Konfliktes ist man nie alleine.

Literatur

PÜHL, H. (1994): Handbuch der Supervision 2.

PÜHL, H. (1994): Angst in Gruppen und Institutionen. Der Einzelne und sein unbewußtes Gruppennetz.

HEIDI MÖLLER

Supervision in Forensischen Psychiatrien

Heilung – sofern man diese durch eine Einweisung in die Forensische Psychiatrie anstrebt – kann nur durch Beziehung erfolgen. Durch Konstanz und Dauer in der Behandlung gilt es, dem Patienten zu helfen, zu innerer Stabilität zu gelangen. G. BENEDETTI (1975) spricht von mehrdimensionaler Übertragung, die durch behandlerische Symbiose zur Integration geführt werden kann. Gelungene Integrationsarbeit ist fast ein Garant für die Abnahme selbst- und fremddestruktiver Verhaltensweisen und insofern der zentrale Pfeiler der therapeutischen Bemühungen in Forensischen Psychiatrien. So kommt der Beziehungsfähigkeit aller Fachgruppen eine besondere Bedeutung zu. Die Fähigkeit, Gegenübertragungsphänomene als solche zu erkennen und handhabbar zu machen, stellt ein wichtiges Lernfeld der Supervision dar.

Der gesellschaftliche Auftrag des Maßregelvollzugs

Die Institution hat eine gesellschaftlich zugewiesene, reglementierende Funktion. Die Forensische Psychiatrie ist eingebettet in eine höhergeordnete Institution. Das Strafgericht ordnet die Unterbringung in einer Forensischen Psychiatrie nach § 126a StPO bei denjenigen Männern und Frauen an, deren grobe Verstöße gegen das Strafgesetzbuch durch psychische Krankheit (§ 63) oder Suchterkrankung (§ 64 StGB) motiviert waren. Damit geht die Zuständigkeit der Justiz in die der Gesundheitsbehörden über, aus Gefangenen werden Patienten. Die Strafvollstreckungskammer bleibt jedoch Wächter der Strafzeit. Zu festgelegten Zeitpunkten überprüft die Kammer nach Sichtung der gutachterlichen Stellungnahmen der behandelnden Mediziner oder Psychologen die Möglichkeit der Entlassung. Der Strafvollstreckungskammer obliegt bei Aussichtslosigkeit der therapeutischen Bemühungen die Entscheidung über die Verlegung in das Gefängnis.

Dem Behandlungsgedanken wird eindeutig Priorität vor der reinen Verwahrung der Patienten eingeräumt. Der Konflikt zwischen Sichern und Verwahren ist damit jedoch strukturell angelegt. Das Primat der Behandlung ist weder von der Öffentlichkeit noch von allen in Forensischen Psychiatrien Arbeitenden allgemein anerkannt. Die Leitidee von Sicherheit und Ordnung dominiert häufig die Arbeit. Hiermit ist bereits der Hauptkonflikt zwischen den unterschiedlichen Berufsgruppen benannt. Ein Großteil der Auseinandersetzungen verläuft immer wieder um die Frage: Wieviel sichernde Verwahrung muß und wieviel risikobehaftete Behandlung darf sein? Der Maßregelvollzug steht regelmäßig in der aktuellen Diskussion um Sexualstraftäter unter Beschuß. Von politischer Seite und auf Druck der Medien und der Öffentlichkeit wird ihm mangelnde Sorgfalt ihrer Beurlaubungspraxis vorgeworfen. Zum Teil wird ihm völliges Versagen, zumindest aber Ineffektivität vorgeworfen. Schuld- und Sühnevorstellung halten durch die Hintertür in den Behandlungsalltag Einzug, und dies, obwohl der Gesetzestext sie explizit ausschließt.

Die in der Forensischen Psychiatrie Tätigen drohen dadurch in ein reaktives Handlungsmuster zu geraten. Es gilt u.U. nur noch, Suizide zu verhindern, Ausbruchsversuche zu vereiteln und neuen Straftaten während der Ausgänge vorzubeugen, d.h. im wesentlichen Ruhe und Ordnung zu garantieren. Die Folge davon ist oftmals die langsame Verkümmerung von Kreativitätspotentialen. Die Überbetonung des Funktionierens verhindert ideenreiches, innovatives Handeln. Es fehlen bald die Entwürfe, die Visionen und Ideale, die zu Beginn einer beruflichen Tätigkeit in diesem Feld noch so leidenschaftlich vertreten wurden. Ihr Arbeitsalltag droht sich unter dem Druck der Öffentlichkeit immer mehr einem reaktiven Verhaltensmuster anzunähern.

Die Atmosphäre im Maßregelvollzug ist geprägt von der Psychodynamik und Deliktdynamik der Patienten. Eine reife Entwicklung von Sexualität und Aggression ist bei ihnen mißglückt, so daß Gewalt-, Perversions- und Desintegrationsphänomene dominieren. Gewalt herrscht über Erotik, Hass über die Liebe. Das Leben der Patienten ist gekennzeichnet durch ein Fehlen von Sinnlichkeit, Anonymität der Beziehungen, Promiskuität und Dynamik von Herrschaft und Unterwerfung. Die Delikte haben vernichtet, die Autonomie des anderen total negiert. Vor diesem Hintergrund treten die Behandler forensischer Patienten in den Kampf um Verständigung ein. Ihr Arbeitsalltag ist gekennzeichnet von der inneren Dynamik dieser Patienten. Die berufliche Sozialisation der Menschen, die im Maßregelvollzug arbeiten, hat u.U. einen hohen Preis. Eigene soziale Isolation droht dann, wenn es nicht gelingt, eine Gegenwelt zur Klinikrealität zu bewahren. Man droht, von dem vorgefundenen hohen Spannungspegel und der narzißtischen Zufuhr, die »der Kampf mit der Bestie« verspricht, abhängig zu werden. Mir selbst ging es zu Beginn meiner Tätigkeit in einer Justizvollzugsanstalt so, daß ich viele private Unternehmungen seltsam fad und als wenig aufregend empfand. Gemessen an dem, was mir Tag für Tag in der Anstalt widerfuhr, war das langweilig und uninteressant. Der Erhalt von Sensibilität, von Wahrnehmung von Nuancen in einer Welt der Härte und des Chaos, ist ein schwieriges Unterfangen.

Forensische Psychiatrien sind totale Institutionen, wie sie E. GOFFMAN 1973 beschrieben hat. Die Lebensbedingungen unterliegen der Fremdbestimmung, Hierarchie und Kontrolle. Menschliche Bedürfnisse werden durch die bürokratische Organisation, einem hierarchischen Stab von Funktionären, gehandhabt, gleichgültig, ob dies ein notwendiges oder effektives Mittel der sozialen Organisation ist. Nach R. SCHWENDTER (1991) hat die Praxis totaler Institutionen wenig Übereinstimmung mit den allgemeinen Menschen- und Bürgerrechten.

Die Unterbringung in einer totalen Institution bietet wenig Gewähr für psychische Integrität. Die Abschottung von der Außenwelt birgt die Gefahr einer »Diskulturation«, einer zumindest zeitweiligen Unfähigkeit, nach der Entlassung mit den Anforderungen der Gesellschaft fertig zu werden. Dieser Prozeß wurde auch als Hospitalisierung beschrieben. Durch multiple Deprivation und vollkommen externale Bestimmung des »locus of control« entsteht eine maligne Demontierung der Identität. E. GOFFMAN (1973) beschreibt einen Rückkoppelungsprozeß, demzufolge bei den Patienten eine Abwehrreaktion auf die Demütigungen hervorgerufen wird, gegen die dann durch die Institution der nächste Angriff gerichtet wird, um ihm zu zeigen, daß er sich durch ein Entfernen von der demütigenden Situation gerade nicht zur Wehr setzten kann. So ist der Konflikt zwischen dem Personal im Maßregelvollzug und den Patienten schon strukturell bedingt.

Das Strafbedürfnis der Gesellschaft

Psychisch kranken Straftätern soll eine Heilbehandlung zukommen. Auf der anderen Seite dominiert ein massives Strafbedürfnis der Gesellschaft, und zwar so stark, daß die Behandlungsbemühungen stets bedroht sind. Riewald sieht schon 1927 als wesentliche Ursache des Strafbedürfnisses der Gesellschaft die unbewußte Identifizierung auch mit dem psychisch kranken Delinquenten: »Die Wut darüber, daß er sich herausnimmt, was jedermann sich verbietet, solange es verboten und noch nicht befohlen ist, diese Wut kühlt sich, indem sie Gleiches mit Gleichem vergilt, die Tat des Stellvertreters an ihm wiederholt.« Dadurch, daß die kriminelle Tat zur Ausnahme erklärt wird, kann die Gesellschaft ihr Bild von der »heilen Welt« retten. So bedarf es der gesellschaftlich ausgestoßenen Gruppe der psychisch kranken Kriminellen, um die Unterschiedlichkeit zwischen Normalität und Kriminalität zu sichern. Jeder Mensch, der nicht hinter Klinikmauern sitzt, kann sich zum Kreis der »Guten« zählen.

Für E. FROMM (1978, S. 139) stellt die Strafjustiz ein Mittel dar, dessen sich die Protagonisten staatlicher Autorität bedienen, um sich der Bevölkerung als strafende Vaterfiguren aufzudrängen. Die Vaterübertragung auf den Staat und insbesondere auf die Strafjustiz als Inkarnation der Macht des Vaters, strafen zu können, dient der Aufrechterhaltung der gesellschaftlichen Hierarchie.

Auch Forensische Psychiatrien könnte man demnach als für die in Freiheit

Lebenden konstruiert sehen. Sie haben die Funktion, auf Freiheitsentzug zu verweisen und mit ihm zu drohen. Sie halten eher die extramurale Bevölkerung zu normgetreuem Verhalten an, als daß sie für die Patienten sinnvoll sind. Th.W. ADORNO u. a. (1950) führt in seinem Buch *Die autoritäre Persönlichkeit* die aggressive Autoritätssucht der Persönlichkeit als ursächlich für den Fortbestand von sanktionierenden totalen Institutionen an. Die betreffende Persönlichkeit versucht, überall Menschen zu finden, die konventionelle Normen verletzten, um auf Bestrafung zu drängen und zu verurteilen. Nonkonformisten, Minoritäten und Rechtsbrecher werden so zu Sündenböcken der autoritätshörigen Persönlichkeiten, die auf diese Weise ihre stark verdrängten, destruktiven und sadistischen Impulse ausleben.

Der gesellschaftlich geforderte Triebverzicht ist nicht mehr aufrechtzuerhalten, wenn einige wenige sich über diese Forderung hinwegsetzen.»Wenn ein anderer der Strafe entschlüpft, warum muß ich dann Triebverzicht leisten?« (ALEXANDER/STAUB 1971, S.409). Das Über-Ich vieler Menschen ist nicht so weit verinnerlicht, daß es nicht äußerer stabilisierender Maßnahmen wie der Strafandrohung bedarf, um gesellschaftliche Anpassungsleistung zu erreichen.

Die Arbeit im Maßregelvollzug befindet sich in einem steten Kampf gegen das Strafbedürfnis der Gesellschaft, ihr wird zutiefst mißtraut, sie wird verleumdet und mißachtet. Somit ist der Arbeitsplatz Forensische Klinik emotional stark belastet, er enthält einen zermürbenden Aspekt professionellen Handelns, indem dort auf der einen Seite das Scheitern der Gesellschaft verwaltet, auf der anderen Seite aber angefeindet wird.

Die Rolle der Behandler im Maßregelvollzug

Im Maßregelvollzug arbeiten unterschiedliche Berufsgruppen miteinander. Neben der Verwaltung bilden Pflegekräfte und Ärzte, Sozialarbeiter, Kunst- und Arbeitstherapeuten, Sport- und Bewegungstherapeuten, Psychologen, Lehrer und zuweilen Pfarrer den Personalstab. Dieser ist klar hierarchisch gegliedert. Alle gemeinsam sind arbeitsteilig an der Verwirklichung des gesetzlichen Auftrags, der Heilung der Patienten und des Schutzes der Öffentlichkeit vor weiteren Straftaten, beteiligt. Daraus ergibt sich bereits der Grundkonflikt einer Anstalt. Die Patienten spalten die Behandler in die Guten und Bösen, je nachdem wie hoch der Verwahrungsaspekt in ihrer konkreten Arbeit angesiedelt ist. Ärzten, Sozialarbeitern, Psychologen, Pfarrern etc. wird daher eher, wenn auch nicht immer, die Rolle des Helfers und den Pflegekräften die des »Wärters« zugeschrieben. Dementsprechend herrschen, abgesehen von den praktisch unterschiedlichen Arbeitsbereichen, für beide Personalgruppen unterschiedliche Ausgangsvoraussetzungen zur Kontaktaufnahme.

Es entstehen zahlreiche Verhaltensunsicherheiten, denn die Pflegenden spüren in ihrer täglichen Arbeit den Widerspruch zwischen Sichern und Verwahren sowie Behandeln. Ihr anfängliches Engagement entwickelt sich mehr und mehr zu sozialem Abstand (GOFFMAN 1973). Aufgrund der Schwere der Störung herrscht viel Angst in der Beziehungsgestaltung zum Patienten. Die Atmosphäre von Aussichtslosigkeit kennzeichnet gerade die Arbeit im Bereich des §64. Die Behandler resignieren schnell. Es läßt sich eine außerordentlich hohe Mitarbeiterfluktuation feststellen, die nicht nur mit den oft recht unattraktiven Standorten Forensischer Psychiatrien zu erklären ist. Unterschiedliche Bewältigungsstrategien werden »gewählt«: Resignation, »innere Kündigung«, Dienst nach Vorschrift, aggressive Kompensation oder physische und/oder psychische Erkrankung.

Als in früheren Jahren noch die Verwahrfunktion der Forensischen Psychiatrien dominierte, konnten die Pflegenden klaren Regeln folgen. Das ältere Personal war wenig spezifisch ausgebildet und aus der ländlichen Bevölkerung rekrutiert. Das heutige Anforderungsprofil des modernen Psychiatriepflegers überfordert viele langgediente Pflegekräfte, sie halten es für diffus. Damals hatten die »Wärter« die genaue Befolgung der Anstaltsregeln sicherzustellen und zugleich mit gesundem Menschenverstand Bedingungen zu erhalten, unter denen nur ein Minimum an Patienten verärgert und rebellisch wurde. Mit den Worten eines Verwaltungsbeamten: »Der gute Wärter ist derjenige, der die beste Disziplin mit den wenigsten Reibungen erreicht.« (zit. nach MAYNTZ 1968, S. 161). Heute sollen sie »alle Möglichkeiten der Organisation in einem Programm individualisierter Behandlung koordinieren« (ebd., S. 162). Insassen werden zu »Klienten«. Die angewandte Verhaltenstheorie der Pflegenden stellt eine Mischung aus Menschenfreundlichkeit, Mittelschichtswerten und psychiatrischen Prinzipien dar. Proportional zum Anwachsen ihres Ermessensspielraums wächst ihre Verhaltensunsicherheit. In ruhigen Zeiten sollen sie aufnahmefähig und freundlich sein, die Persönlichkeit des einzelnen Patienten respektieren, die Regelverletzungen einzelner eher als Unvermögen, Regeln zu befolgen, denn als eine vorsätzliche und bewußte Überlegung sehen. In unruhigen Zeiten jedoch werden sie an ihre angestammten Pflichten als Aufseher erinnert.

Die Institution versetzt die Angehörigen des Pflegepersonals in eine Art »Vorgesetztenfunktion« den Patienten gegenüber. Es werden Objekt-Subjekt-Relationen geschaffen. Freiheitsentzug *zwingt* das Personal zum permanenten Eingriff in die Selbstgestaltung anderer. Diese Machtbefugnisse sind durchaus geeignet, narzißtische Bedürfnisse nach Grandiosität zu befriedigen; selbst unbewußte sadistische Impulse können ausgelebt werden. Die Angestellten erfahren durch ihre Rolle als unmittelbar dem psychisch kranken Straftäter Übergeordnete zunächst eine Ich-Erweiterung im Sinne einer Steigerung des Selbst- und Eigenmachtgefühls. Sekundär sind sie jedoch der Diskriminierung der Öffentlichkeit ausgesetzt. Die Berührung mit dem ertappten Täter läßt sie selbst schuldig werden. Ihr sozialer Status ist gering. Stereotype wie »Wärter« führen oft dazu, daß die Angehörigen des Pflegedienstes das Prinzip von Sicherheit und Ordnung überbetonen und die Patienten ihre Rolle als »Zwangsobjekte« besonders kraß spüren lassen.

Um eigene Diskriminierung zu kompensieren, ihr jede Berechtigung zu nehmen, muß die soziale Distanz zum Patienten in all ihren Merkmalen erhalten, wenn nicht erweitert werden. Die in Forensischen Psychiatrien Arbeitenden, die die Chance hätten, ein realistisches Bild des psychisch kranken Straftäters zu entwickeln, da sie ständig und unmittelbar mit ihm in Kontakt stehen, müssen gerade, um sich sozial differenzieren zu können, einen »Lumpenkomplex« entwickeln und kultivieren, der eine archaische Kategorisierung von Gut und Böse und eine Stereotypenbildung beinhaltet. Gesellschaftliche Vorurteile verschärfen sich, anstatt überprüft zu werden.

Die Überlegenheit den Patienten gegenüber, die das Personal aufgrund ihrer Macht und der Gewißheit hat, der moralisch bessere Mensch zu sein, hat ihr masochistisches Pendant: die gesellschaftliche Diskriminierung und das eigene Eingeschlossensein. R. BINSWANGER (1978, S. 1151) spricht von Kollusion der Personengruppen: »Hinter der oberflächlichen Polarisierung zwischen Insassen und Personal verbirgt sich teilweise eine Kollusion gegenseitiger Befriedigung unbewußter Bedürfnisse.« Auch die Behandler sind acht Stunden lang täglich eingesperrt und können sich nur mit Hilfe des Schlüssels frei bewegen.

Bei der Berufswahl mögen auch Abwehraspekte eigener latenter Kriminalität eine Rolle spielen. Als Mitglied dieser Organisation haben die dort Tätigen die Aufgabe, Kriminalität in Schach zu halten. »Es ist geradezu ein diagnostisches Merkmal starker, unverarbeiteter asozialer Tendenzen, wenn jemand sich allzu eifrig in den Dienst des Sühnegedankens stellt. Die oft merkwürdige unterirdische Affinität zwischen Verbrecherwelt und ihren amtlichen Verfolgern ist aus diesem psychischen Vorgang zu erklären. Mit einem Teil seiner Seele, dem unbewußt triebhaften, steht ja jeder Mensch, aber ganz besonders der eifrige Verfolger des Verbrechers, auf dessen Seite. Diese unbewußte Sympathie wird durch die Verdrängungsinstanz am Bewußtwerden verhindert und in der Verfolgung des Täters überkompensiert.« (ALEXANDER/STAUB 1971, S. 410)

Positiv ausgedrückt hieße dies, im Maßregelvollzug Tätige haben einen nahezu »genialen Weg« gefunden, ihre eigene latente Kriminalität zu leben. Für die Effektivität von Behandlungsarbeit sind die oben angestellten Überlegungen von zentraler Bedeutung. Unbewußte Kollisionen verhindern Heilung, wenn Ausbildung und Supervision keine Möglichkeiten schaffen, den unbewußten Motiven der Berufswahl in einem angstfreien Klima auf die Spur zu kommen.

Die Klientel in der Forensischen Psychiatrie

Supervision im Maßregelvollzug ist auch deshalb unter besonderen Vorzeichen zu betrachten, weil die Klientel sehr »speziell« ist. Bei Formen neurotisch bedingter Delinquenz, dem Verbrecher aus Schuldbewußtsein, wie ihn Freud beschrieb, deckt die Unterbringung in einer Forensischen Abteilung das unbewußte Strafbedürfnis im hinreichenden Maß ab. Die Klinik funktioniert wie ein institutionalisiertes sadistisches Über-Ich. Schuldgefühle – bei Freud nicht Resultat, sondern unbewußte Motivation der Delinquenz – werden durch die Tat und deren Sühne, symbolisiert durch den Aufenthalt im Maßregelvollzug, befriedet.

Neurotische Kriminalität ist heute ein weitaus marginaleres Phänomen als zu Lebzeiten Freuds. Dennoch finden sich unter den Tötungsdelinquenten, den Sexualstraftätern und vereinzelt auch unter den Eigentumsdelinquenten in Forensischen Psychiatrien immer wieder Patienten mit eindeutig neurotischer Struktur. Diese verarbeiten ihren Aufenthalt sehr oft durch ein hohes Maß an Anpassungsbereitschaft. Sie wirken entlastet durch ihren Aufenthalt in der Klinik. Das drückende Schuldgefühl ist legitimiert, und sie haben ein äußeres Zeichen gesetzt: »Ich bin ein schlechter Mensch.« Diese negative Identitätsbeschreibung entlastet vom enormen Druck des strafenden, rigiden Über-Ichs. Gleichzeitig bringt die passive Unterwerfung unter das Klinikreglement die Sicherheit des »väterlichen« Schutzes. Durch die Anpassung bleiben Entwicklungsaufgaben, die schon in der Herkunftsfamilie nicht angegangen wurden, erneut unbearbeitet. Die Auseinandersetzung wird vermieden und damit männliche Identitätsfindung blockiert. Die Biographie vieler Verurteilter weist an diesem Punkt deutliche Parallelen auf. Väter fehlen ganz, sind unbekannt oder haben sich früh von der Mutter getrennt. Häufig sind sie schwach durch Alkoholismus und/oder aufgrund ihrer Persönlichkeitsstruktur. Selten hatten sie Gelegenheit zur positiven Identitätsfindung durch ein geeignetes männliches Modell.

Extramural fehlt es oft innerlich wie äußerlich an Struktur. Die Patienten kommen oft aus der Arbeitslosigkeit und werden am Ende des Klinikaufenthalts wieder in sie entlassen. Wieder sind sie durch das Vakuum im Alltag überfordert. Hinter Gittern hingegen ist der Tag geregelt: Arbeit, Mahlzeiten und sogar der Freizeitbereich sind genau festgelegt. Die Klinik bietet Struktur und hilft somit, die Desintegration der Persönlichkeit zu verhindern.

Das Leben psychisch kranker, dissozialer Menschen steht unter dem Schatten der ewigen Suche nach Grenzen. Es fehlte an Auseinandersetzung und Reibungsmöglichkeit (mit dem Vater). Sie verschaffen ihrem Leben als Delinquente einen hohen Spannungspegel. Dieser bietet ihnen »Ersatzreibung«. Die permanente Aktion dient der Flucht vor innerer Leere und Hilflosigkeit, die die mißlungene Triangulation hinterließ. Der hohe Spannungspegel hilft scheinbar über das innere Vakuum hinweg. Für das Agieren und Externalisieren innerer psychischer Konflikte ist in der künstlichen Welt der Klinik ausreichend Raum gegeben, so daß das bedrohte und schwache Ich Stärkung erfährt und das Gefühl inneren Totseins scheinbar überwunden werden kann.

Die Manipulation der Umwelt – auch so kann man Kriminalität begreifen – ist auf der einen Seite determiniert durch die Sehnsucht nach Grenzen. Auf der anderen Seite machen die Dissozialen sich die Welt aufgrund ihres unstillbaren, fast süchtigen Verlangens nach Zuwendung und Bestätigung passend. In extrem alloplastischer Weise wird die Welt der inneren Bedürfnisstruktur entsprechend geformt. Dieser Seinsmodus garantiert sofortige Spannungsabfuhr, ist aber auf der anderen Seite Garant für Einsamkeit. Die Dissozialen treffen in der Manipulation immer nur sich selbst wieder, sie bleiben allein und unbeantwortet. So kämpfen sie mit der Umwelt, statt sich mit ihren inneren Konflikten auseinanderzusetzen. Das Aggressionspotential wird benutzt zur Flucht nach vorn, zur Enttäuschungsprophylaxe. Auf diese Weise müssen sie nicht in Kontakt kommen mit ihren Entbehrungen und Schmerzen. Sie befürchten unbewußt die Desintegration der Persönlichkeit, der sie aktiv zuvorkommen.

Kriminalität – verstanden als Externalisierung innerpsychischer Konflikte – kann somit als die unbewußte Suche nach dem Vater gesehen werden. Die Externalisierung ist ein typisches Merkmal dissozialer Menschen (RAUCHFLEISCH 1981). Externalisierung ist in interaktionalen Bezügen wie in Partnerschaften, aber auch in Abwehrarrangements mit Institutionen möglich. Die Forensische Psychiatrie (»Vatersubstitut Klinik«) bietet sich an, neurotische, auch paranoide Bedürfnisse zu befriedigen: »Alle wollen mir was!« Sie stellt einen idealen Partner im Abwehrarrangement vieler Patienten dar. Die totale Institution garantiert weiterhin den Kampf mit der Umwelt. Sie bietet die Grenzziehung, nach der sich die psychisch kranken Delinquenten sehnen, und ermöglicht zugleich, innere Konfliktfelder nach außen zu verlagern. Die Patienten in Forensischen Psychiatrien waren Zeit ihres Lebens multiplen Entfremdungsprozessen unterzogen. Sie wuchsen (wenn überhaupt) in innerlich gespaltenen Familiensystemen auf. Der Vielfrontenkrieg mit den Menschen in ihrer unmittelbaren Umgebung ist ihnen genauso vertraut wie die inszenierte Auseinandersetzung mit Institutionen.

So finden sich zahlreiche zum Teil kalkulierte, zum Teil unbewußte Vielfrontenkriege zwischen den Beschäftigten und den Patienten. Dies prägt die Arbeitsatmosphäre deutlich.

Supervision im Maßregelvollzug

Supervision hat es nicht leicht, sich in diesen Spannungsverhältnissen inmitten großer Konflikte zwischen den Interessensgruppen, zu etablieren. Im

Maßregelvollzug sollen Menschen mit unterschiedlichstem Status und unterschiedlichen Kompetenzen zusammenarbeiten: Ärzte, Psychologen, Sozialarbeiter, die über höhere Freiheitsgrade in der Gestaltung ihres Arbeitsablaufes verfügen, erregen oft den Neid der Pflegekräfte. Sie haben flexiblere Arbeitszeiten, müssen keinen Schichtdienst absolvieren und stehen nicht im unmittelbaren Konkurrenzkampf um die wenigen lukrativen Leitungspositionen. Sie verdienen weitaus mehr und stehen in der Regel der Leitung aufgrund des gemeinsamen Status näher. Hinzu kommt, daß viele, die ihren Arbeitsplatz in dieser totalen Institution wählen, durch Arbeitslosigkeit motiviert wurden. Mißgunst, Rivalität und Neid sind institutionelle Phänomene. Rivalitätsspannungen prägen den Arbeitsalltag.

Supervision findet oft innerhalb einer Fachgruppe statt. Teamsupervision hingegen zu etablieren ist oftmals von viel Widerstand begleitet. Hintergrund dessen sind häufig massive Spannungen zwischen den Berufsgruppen, die den Wunsch nach Kooperation schmelzen lassen. Dabei könnte der gemeinsame Supervisionswunsch, die gemeinsame Definition als »Hilfebedürftige«, einen Beitrag zu mehr solidarischem Miteinander leisten. Ein Konsens darüber, daß eine so schwierige Arbeit mit dem ihr innewohnenden hohen Kränkungspotential helfende, stützende und erklärende Supervision braucht, ist oftmals nur schwerlich herzustellen.

Das Arbeitsziel

Zur Frage der Besonderheiten in der Supervision im Maßregelvollzug ist zunächst einmal das Arbeitsziel zu nennen. Die Veränderungserwartungen an die Patienten und damit mittelbar auch an die dort Tätigen werden von externen, sozialen Instanzen – wie Gericht, Strafvollstreckungskammer – formuliert. Da Dissozialität u. a. bedeutet, in Konflikt mit gesellschaftlichen Normen geraten zu sein, lautet der oft nicht einmal ausgesprochene Anspruch an die Arbeit im Maßregelvollzug: völlige Symptomfreiheit der Patienten. Die »Symptomatik«, wenn man durch psychische Krankheit motivierte Kriminalität so nennen will, ist unmittelbar erkennbar, die Gefahr eines Rückfalls hat u. U. immense Fremddestruktion zur Folge. Bei Scheitern der Behandlungsmaßnahmen stehen die Behandler unter massivem inneren und äußeren Druck, denn anders als andere Symptome, die eher mit autoaggressivem Verhalten einhergehen, gehört zu antisozialem Verhalten mindestens die Manipulation der Umwelt und schlimmstens die Zerstörung menschlichen Lebens. Der Erfolgsdruck ist in keinem anderen psychosozialen Feld so groß. Entscheidungen wie das Gewähren von Urlauben und Ausgängen bergen auch bei noch so gewissenhafter Prüfung ein Restrisiko. Die vorgesetzten Instanzen ebenso wie die Öffentlichkeit belauern geradezu Fehlentscheidungen.

Für den Supervisor ist es wichtig, darauf zu achten, daß sich bei so viel Gegenwind bei den Behandlern keine unbewußten Verbrüderungstendenzen mit den Patienten verfestigen. Ein Schulterschluß: »Wir gegen den Rest der Welt«, ist genauso kontraindiziert wie eine übermäßig restriktive Haltung. Es gilt ebenso, feindliche Projektionen auf die Justizorgane zu benennen und zu bearbeiten. Oftmals dienen diese als Sündenböcke für nicht greifende Behandlungsbemühungen.

Der Supervisor muß sich darauf einstellen, daß der Erfolgsdruck an ihn in der Supervisionssitzung weitergegeben wird. An der Frage nach dem Arbeitsziel entwickeln sich häufig Konflikte zwischen den Pflegekräften und dem akademischen Personal. Durch ihre Rolle verstehen sich die Pflegenden eher als Garanten der inneren und äußeren Sicherheit. Damit entstehen Verfestigungen, die die Kooperation erschweren. Die akademischen Mitarbeiter gelten oft einseitig als zuständig für die Seele, für die Vergünstigungen und die »saubere Arbeit«, die Pflegenden sind diejenigen, die die Räume der Patienten nach Drogen durchsuchen, die schlechten Nachrichten überbringen und Versagungen aussprechen.

Inhalte von Teamsupervision sollten die Auflösung der Stereotypien beider Berufsgruppen sein. Gerade die Frage des gemeinsamen Arbeitsziels, etwa die Behandlungsplanung für einen einzelnen Patienten, bietet sich an, in einen Dialog zu kommen, der Fragen der Sicherheit und der Behandlungsorientierung gleichermaßen berücksichtigt und hilft, Klischees aufzuheben. Erschwerend kommt hinzu, daß Ärzte, Psychologen und Pflegende häufig nicht über gleiche »Krankheitskonzepte« verfügen. Subjektive Theorien über die Entstehung von psychischer Krankheit, Kriminalität, Perversion und Sucht sind recht unterschiedlich und oftmals ideologisch aufgeladen. Hier kommt dem Supervisor häufig Dolmetscherfunktion zu, um zwischen den unterschiedlichen Sprachen zu vermitteln.

Die Motivation zur Supervision

Die Schwierigkeit, Supervision im Maßregelvollzug als selbstverständlich oder gar obligatorisch einzuführen, läßt sich neben der eher rationalisierenden Begründung durch finanzielle Engpässe auch als Spiegelphänomen der Behandlungsmotivation der Patienten verstehen. Patienten wird die Motivation zu Behandlungsmaßnahmen aller Art (soziales Kompetenztraining, Psychotherapie, Alphabetisierungskurse, Berufsausbildungen u.v.m.) oft deshalb abgesprochen, weil man ihren Leidensdruck vermißt. Sie agieren ihre Bedürfnisse aus und verschaffen sich Befriedigung sofort, so daß aus triebtheoretischer Sicht kaum eine Notwendigkeit zur Arbeit an der Persönlichkeit besteht. Der Begriff der Behandlungsmotivation von psychisch kranken Straftätern muß jedoch anders gefaßt werden.

Wir finden in der Forensischen Psychiatrie Menschen mit malignen Lebenskarrieren und wenig protektiven Faktoren in ihrer Sozialisation. In der Regel handelt es sich um Ohnmachtssozialisationen, einhergehend mit Entbehrungen nicht nur materieller Art. Die Patienten nehmen eine externale Bestimmung des »locus of control« vor. Ihre Identität ist beschädigt und wird häufig während der Inhaftierung weiter demontiert. Der Anstoß für Behandlungsmaßnahmen im weitesten Sinne ist häufig nicht primär durch den Wunsch des Klienten gegeben. Die Hoffnung auf Vergünstigungen, die Erfüllung des Behandlungsplans, um in den Genuß vorzeitiger Entlassung zu kommen, stehen im Vordergrund. Wobei es unrecht wäre, den Anteil von Patienten nicht zu erwähnen, den heftige Schuld- und Schamgefühle plagen und der aus eigenem Antrieb heraus Hilfe sucht.

Behandler in der Forensischen Psychiatrie sehen sich oft einer ablehnenden Haltung ihren Behandlungsangeboten gegenüber. Diese ist nur dann verstehund aushaltbar, wenn es dem Supervisor gelingt, immer wieder auf die strukturellen Defizite psychisch kranker, dissozialer Menschen Bezug zu nehmen. Nur so läßt sich das Ausmaß persönlicher Kränkung eingrenzen. Da das Beziehungsgefüge Patient-Behandler nahezu den Charakter einer Bringschuld erreicht – man trägt den Patienten Behandlungsmöglichkeiten hinterher –, besteht die Gefahr von Resignation und/oder Zynismus.

Diese Unlust, die fehlende Motivation der Patienten, ist manchmal eine der Ursachen, gar nicht erst Supervision in Anspruch zu nehmen. Man könnte von einer Art »Infektion« der Unlust sprechen. Die Arbeit mit einer Klientel, die von Aussichtslosigkeit, fehlenden Perspektiven und hoher Rückfallquote gekennzeichnet ist, stellt hohe Anforderungen an die Mitarbeiter. Häufig ist ein Phänomen der Ansteckung mit Resignation zu beobachten. Die Idee, Supervision mit positiven Konnotationen oder gar Visionen zu versehen, fällt auch aufgeschlossenen und engagierten Supervisoren in diesem Milieu schwer.

Gerade aber die Arbeit mit psychisch kranken Dissozialen, deren Kennzeichen es ist, innere Konflikte durch Handlungen zu lösen, braucht ein stabiles Setting. »Nicht zuletzt kommt dem Supervisor die Aufgabe zu, ein Klima zu schaffen, in dem Mißerfolg, Enttäuschung und Kränkungen ausgesprochen werden können, weil nur so die Entstehung von Ressentiments sich verhindern läßt.« (MOSER 1977, S.179)

Kommt ein Arbeitsbündnis dennoch zustande, wird dem Supervisor höchst ambivalent begegnet. Fragen der Motivation des Erfolgs werden an den Supervisor delegiert. Das Mißtrauen und die Härte der Arbeit in der totalen Institution läßt sich oft atmosphärisch – als Spiegelphänomen – in den Sitzungen spüren. Ebenso wie die Patienten sind die Supervisanden in totalen Institutionen höchst mißtrauisch und wittern fast paranoid hinter dem Beitrag zur Psychohygiene am Arbeitsplatz – der Supervision auch sein sollte – eine weitere Kontrollmöglichkeit oder eine perfide Form der Sanktionierung durch die Leitung.

Die Beziehung zum Supervisor

Im Kontakt zum Supervisor spiegelt sich die oft mühevoll zu gestaltende Beziehung der Pflegekräfte zu den Patienten. Die Patienten kommen aus deprivierten Milieus und erleben in der Haft mehr als nur eine kommunikative Deprivation. Der Alltag ist geprägt von Monotonie und Kompetenzverlust. Hinzu kommt, daß Kennzeichen vieler psychisch kranker Dissozialer vor allem eine hohe Ambivalenz gegenüber intensiven Beziehungen ist. Die Gefahr von Abhängigkeit wird schnell erlebt, denn der Patient nimmt seine Symbiosewünsche wahr, und dabei werden ungeheure Ängste virulent. Die Angst besagt, daß die bislang notdürftig geflickten Wunden früherer, traumatisch erlebter Beziehungserfahrung drohen wieder aufzureißen.

Der Supervisor in totalen Institutionen sieht sich in einem ähnlichen Dilemma. Die Wünsche der Supervisanden sind oftmals riesengroß, ohne daß sie eingestanden und verbalisiert werden könnten. Sie vermitteln sich eher atmosphärisch. Es fällt gerade Menschen, die im Maßregelvollzug tätig sind, schwer, ihre professionelle Bedürftigkeit zu zeigen. Sind sie doch Tag für Tag mit Suizidhandlungen, gewaltsamer Dekompensation und massiven Auseinandersetzungen einer schwierigen Klientel konfrontiert, die vermeintlich keine »Schwäche« beim Behandler duldet. Es schleicht sich leicht eine narzißtisch überhöhte Haltung des Alleskönners und Souveräns ein, der die Möglichkeiten, Supervision zu nutzen, einschränkt.

Oftmals ist es der Supervisor, der durch sein Modell Werte wie Verbindlichkeit, Stabilität von Kontakt und nicht mißbräuchliche Beziehung repräsentieren muß. Er steht oft für ein Gegenmodell von Arbeitsbeziehung, ist Garant für ein kleines bißchen Normalität in dieser fremden Welt hinter Gittern. Er kann helfen, daß auch für Behandler Mord ein Tabu und regelkonformes Leben kein seltsames Phänomen darstellt.

Der Supervision im Maßregelvollzug wohnt ein hohes Kränkungspotential inne. Es ist für alle schwierig, längere Zeit ohne spektakuläre Erfolge zu leben und die sadomasochistischen Gegenübertragungsphänomene sowie viel Arbeit in der negativen Übertragung auszuhalten. Dem Supervisor kommt in diesem Übertragungsgefüge eine besonders pflegerische Rolle zu. Er muß vielfältig unterstützen und anerkennen, um den Behandlern eine Möglichkeit der Psychohygiene durch Supervision zu ermöglichen. Die schwere Arbeit ist ohne rückgratstärkende Funktion der Supervision fast nicht zu leisten.

Schlußbemerkungen

»Dissoziale lassen einen niemals kalt, sie zwingen den anderen, affektiv zu ihnen Stellung zu nehmen.« (RAUCHFLEISCH 1981, S. 138) Dabei lassen sich meiner Erfahrung nach zwei konträre Affekte finden: hohes emotionales Engagement versus rigide Ablehnung. Diese dichotome Haltung den Patienten gegenüber finde sich sowohl bei den Professionellen (Richtern, Sozialarbeitern, Psychologen etc.) als auch in gerichtlichen Gutachten, der Presse und auch in wissenschaftlichen Publikationen.

Das Spaltungsphänomen läßt sich zurückführen auf voneinander getrennte Gefühlsanteile des psychisch kranken, dissozialen Menschen. Er inszeniert seinen Innenkonflikt in der Außenwelt. So braucht er seine Zerrissenheit nicht innerlich zu spüren, sondern trennt die Mitmenschen in ganz gute und ganz böse. So kommt es dazu, daß in Teams der Kliniken, aber auch in Supervisionsgruppen immer wieder Spaltungsphänomene zu finden sind.

Die Behandler sind oft hin und her gerissen zwischen Optimismus und Anteilnahme auf der einen sowie Hilflosigkeit und Resignation auf der anderen Seite. Der strukturelle Zielkonflikt der Institution spiegelt sich überindividuell im supervisorischen Setting wider. Die emotionale Haltung der Behandlung von psychisch kranken Dissozialen unterliegt meist einem phasischen Verlauf in der Einschätzung der eigenen Effektivität. Realistische Zielfindung mit Hilfe des Supervisors dient oftmals der Burnout-Prophylaxe. Es gilt zu verhindern, daß sich die typischen Reaktionsmöglichkeiten des Klinikpersonals verfestigen:

- Rückzug, das heißt Trennung von der Institution.
- Manipulation, das heißt äußere Gefügigkeit gegenüber der Institution und innerer Widerstand durch Identifikation mit der Ohnmacht der Patienten.

Der eine Ausweg ist ebenso wenig wünschenswert wie der andere. Berechtigte Hoffnung, diese Wege könnten dauerhaft vermieden werden, besteht nur, wenn genügend Möglichkeit zu konstruktiver Auseinandersetzung sowohl auf der Ebene mit gleichrangigen Kolleginnen und Kollegen als auch mit übergeordneten Instanzen besteht.

Literatur

ADORNO, Th. W. u.a. (1950): The Authoritarian Personality. New York.

ALEXANDER, F.; STAUB, H. (1971): Der Verbrecher und seine Richter. In: MOSER, T. (Hg.): Psychoanalyse und Justiz. Frankfurt a.M., S. 205–321.

BENEDETTI, G. (1975): Ausgewählte Aufsätze zur Schizophrenielehre. Göttingen.

BINSWANGER, R. (1978): Rahmenbedingungen analytisch orientierter Psychotherapie im Strafvollzug. In: *Psyche*, 32, S. 1148–1166.

FREUD, S. (1982): Einige Charaktertypen aus der psychoanalytischen Arbeit. Studienausgabe Bd. 10. Frankfurt a. M.

FROMM, E. (1978): Analytische Sozialpsychologie und Gesellschaftstheorie. Frankfurt a. M.

GOFFMAN, E. (1973): Asyle. Frankfurt a. M.

MAYNTZ, R. (Hg.) (1968): Bürokratische Organisationen. Köln/Opladen/ Berlin.

MENTZOS, S. (1990): Interpersonale und institutionalisierte Abwehr. Frankfurt a. M.

MOSER, T. (1977): Zum Problem psychoanalytisch orientierter Supervision. In: *Forensische Sozialtherapie*, 16, S. 177–182.

RAUCHFLEISCH, U. (1981): Dissozial. Göttingen.

REIK, T. (1971): Geständniszwang und Strafbedürfnis. In: Moser, T. (Hg.): Psychoanalyse und Justiz. Frankfurt a. M.

SCHWENDTER, R. (1991): Totale Institutionen. In: *Gestaltbulletin*, 1, S. 64–72.

HELMUT ZAEPFEL, BRUNO METZMACHER

Supervision in der Kinder- und Jugendpsychiatrie

Historische Aspekte

Die Kinder- und Jugendpsychiatrie (KJP) ist innerhalb der allgemeinen Psychiatrie ein – historisch betrachtet – vergleichsweise junger Zweig. Als wissenschaftlich und institutionell eigenständiger Bereich enstand sie erst um 1930 herum, und die Anerkennung verläuft bis heute eher schleppend. So zählten wir 1984 nur ca. 25 Ärzte für Kinder- und Jugendpsychiatrie sowie 50 Abteilungen für Kinder- und Jugendpsychiatrie in der damaligen BRD (REM-SCHMIDT/SCHMIDT 1988). Diese kurze Geschichte liest sich bis heute wie ein fortlaufender Kampf um Anerkennung, und zwar nicht nur, was die berufsständische Entwicklung bzw. die Geschichte ihrer Professionalisierung anbelangt.

Die KJP entwickelte sich wie die allgemeine Psychiatrie aus der Einrichtung der Asyle, d.h., die Einrichtungen für »verrückte Kinder« folgten dem Vorbild des Irrenhauses (HOCHMANN 1996). Psychische Erkrankungen von Kindern wurden in einer Weise klassifiziert, die sich an den Wahnformen bei Erwachsenen orientierten. So sprach man in der Fachöffentlichkeit von den »unzivilisierten Kindern« als »Idioten, Imbezilen und Kretins«. Entsprechend traf die KJP in der Nachkriegszeit derselben »antipsychiatrischen« Kritik wie die Erwachsenenpsychiatrie. Diese Kritik meinte, sehr vereinfacht, daß die kindlichen Formen seelischer Verwirrung, die stationär etwa in Kinderheimen beobachtet würden, die Folge einer institutionell begründeten, affektiven Mangelerfahrungen seien. Danach erzeugen die Einrichtungen der KJP als »Totale Institutionen« erst all jene psychoseähnlichen kindlichen Störungs bilder – z. B. das »Heimkindsyndrom« –, die sie zu heilen vorgeben. Das allgemeinste Merkmal dieser Einrichtungen war eine ausgeprägte Unberechenbarkeit und Unzuverlässigkeit der Betreuung und der persönlichen Zuwendung.

Diese Kritik der Psychiatrie hat in der Folgezeit eine Reformgeschichte bewirkt, deren Vielfalt und Widersprüchlichkeit hier nicht einmal in Ansätzen nachzuzeichnen möglich ist. Nur soviel: Es dürfte u.a. der Bereich der KJP gewesen sein, in dem am nachhaltigsten pädagogisch-therapeutisches Denken und Handeln Einzug hielt. Dies führte u.a. dazu, daß heute von einer Wechselwirkung zwischen der Schwere der seelischen Störungsbilder und den damit verbundenen Beziehungs- und Übertragungsanforderungen an die Behandler ausgegangen wird. Es ist heute stärker anerkannt, daß seelische Grenzzustände von Kindern und Jugendlichen auch die sie behandelnden Einrichtungen bzw. die darin arbeitenden Menschen zu »verwirren« vermögen. Danach ist das Wichtigste für diese Institutionen das »psychische Überleben ihrer Betreuer«. Hieraus leitet sich eine weitere Einsicht der Reformbewegung ab: So reformbedürftig die »kindfeindliche« »Totale Institution« war, so kritisch sind Versuche zu bewerten, Kinder- und Jugendpsychiatrien zu »idealisieren«, zu Heilung versprechenden therapeutischen Einrichtungen erklären zu wollen.

Grundsätze und Auftrag der Versorgung

Die Kinder- und Jugendpsychiatrie ist heute bedeutsamer Bestandteil des medizinischen Versorgungssystems, das ambulante, teilstationäre und stationäre Dienste zur psychosozialen Versorgung von Kindern, Jugendlichen und jungen Erwachsenen umfaßt. Kinder und Jugendliche, die einer psychiatrischen Behandlung bedürfen, kommen überrepräsentativ häufig aus sozialen Milieus, in denen eine Häufung von Risikofaktoren vorliegen. Hierzu gehören etwa Arbeitslosigkeit, körperliche und psychische Erkrankungen einer oder mehrerer Elternteile, teilweise hoch belastende eigene Biographien, Trennungserfahrungen, materielle Armut. Für diese Kinder gilt u.a., daß die Familien selbst zum Risikofaktor geworden sind.

Aufgrund dieser Vielfalt und Komplexität der seelischen und sozialen Problemlagen, die zur Behandlung kommen, ergibt sich die Notwendigkeit, die Behandlungsteams multiprofessionell zusammenzusetzen. Danach arbeiten verschiedenste Berufsgruppen mit z.T. unterschiedlichen pädagogisch-therapeutischen Orientierungen zusammen. Grundsätzlich wird Wert darauf gelegt, daß man individuumszentrierte und systemische Behandlungsweisen miteinander kombiniert. Diese Vielfalt von Methoden und der Anspruch, schulenübergreifend zu arbeiten, ergibt eine Fülle von Abstimmungs- und Integrationsproblemen für die Mitarbeiterinnen und Mitarbeiter. So sollen etwa ehrgeizig formulierte Behandlungsziele im Alltag »kleingearbeitet« und mit einer Vielzahl von täglichen Organisationsleistungen – vom Gruppenalltag über die Regelung des Schulbesuchs bis zur Kontaktpflege mit den Angehörigen – verzahnt werden. Diese Feinabstimmung von Anforderungen des Klinikmilieus mit den Erwartungen der bedeutsamen Instanzen der Lebenswelt der Kinder und Jugendlichen ist sehr konfliktträchtig und störungsanfällig. Es ist von daher nur folgerichtig, wenn der Integrations- und Konfliktlösungsfähigkeit von Teams eine große Bedeutung beigemessen wird. So meint H. Remschmidt, daß zur Förderung dieser Fähigkeiten eine begleitende Weiterbildung notwendig sei, die zwei Gesichtspunkten Rechnung tragen sollte: »Einmal der Vermittlung von fachlichen Kenntnissen mit dem Ziel, ein besseres Verständnis für das Verhalten der Patienten zu erreichen, zum andern der Erzielung eines besseren Einblicks in die eigenen Verhaltens- und Reaktionsweisen, besonders in emotionaler Hinsicht. Schließlich ist für das Funktionieren eines therapeutischen Teams ein einheitlicher Stationsstil und ein lückenloser Informationsfluß über die Ereignisse auf der Station notwendig.« (REMSCHMIDT 1988, S. 613)

Möglichkeiten der Weiterbildung gibt es allerdings im Alltag der Klinik eher für die ärztlichen und psychologischen Mitarbeiter, die die Kosten hierfür meist selber tragen. Damit dieses Ziel einer hinreichend guten Integrations- und Konfliktfähigkeit des Teams dennoch verfolgt werden kann, bietet sich z. B. Team- und Organisationssupervision als eine Möglichkeit an. Wir werden im folgenden ein Modell der Team- und Stationssupervision skizzieren, das man auch als Fortbildungssupervision bezeichnen könnte (PÜHL 1996, S. 10)

Supervision als Hilfe zur Selbstbeobachtung und Selbstorganisation

Die Supervision kinder- und jugendpsychiatrischer Teams kann man als Hilfe und Anleitung zur Selbstbeobachtung des stationären Geschehens bezeichnen.

Um dies zu ermöglichen, wird den Teams der supervisorische Raum wie eine Art Bühne angeboten, auf der sie ihre in der Regel sehr konflikthaften Alltagserfahrungen im Umgang mit sich selbst, den Patienten und ihren Angehörigen sowie mit der Gesamtinstitution »erzählend« in Szene setzen können: Supervision als »narrative Praxis« (PETZOLD 1990 und 1995). Das Ziel ist, den Teams darüber zu einer selbstkritischen, mehrperspektivischen Wahrnehmung ihres Klinikalltags zu verhelfen. Die Folgen könnten u. a. sein:

- Einseitige (dogmatisierte) Sehweisen und verfestigte Handlungsroutinen können kritisiert und »verflüssigt« werden.
- Institutionelle Behandlungsideologien und -mythen – »Wir sind eine große Therapiefamilie« – werden benannt und damit für die Teammitglieder dialogfähig und kritisierbar.
- Die kinder- und jugendpsychiatrischen Einrichtungen und Teams vermögen ihre Allmachts- und Ohnmachtsschwankungen – »Wir sind die besseren Eltern« oder auch »Wir sind Endstation Sehnsucht, wir verwalten das gesellschaftlich erzeugte Erziehungselend« – im Umgang mit den Klienten besser zu balancieren.

- Sackgassen und »Teufelskreise« im pädagogisch-therapeutischen Umgang mit Kindern und Eltern werden früher wahrgenommen: Durch diese größere, innere Distanz zum Behandlungsgeschehen (Exzentrizität) ergeben sich neue Veränderungsspielräume.

Indem die Institution bzw. das Team sich in dieser Weise kritisch selbst zu beobachten beginnt, kann die Organisation der Alltagswirklichkeit auf der Station und der therapeutisch-pädagogische Umgang mit dem Patienten immer wieder in kleinen Schritten verändert werden. Supervision ist folglich eine Art Hilfe zur Selbsthilfe, u. a. mit dem Ziel, die Lernfähigkeit und den Zusammenhalt (Kohärenz) von Teams und damit von institutionellen Subsystemen inmitten eines bisweilen sehr gewaltförmigen Alltags zu erhalten. Verläuft sie hinreichend gut, so kann sie zur Ausbildung einer Art »innerem Supervisor« des Teams führen (ZAEPFEL/METZMACHER 1996, S. 482f.). In diesem Fall werden die supervisorischen Austauschvorgänge vom Team als Modell kritischer Selbstbeobachtung und gelingender interaktioneller Konfliktregelung verinnerlicht.

Hinreichend gelingende supervisorische Begleitung von Teams ist jedoch auf lange Sicht nur möglich, wenn Supervision von Teams im Rahmen einer Organisationsentwicklung stattfindet, die die Leitung mit einbezieht (SOZIALPSYCHIATRISCHE INFORMATION 1990, S. 2ff.). Erst diese Verbindung von Organisations- und Teamsupervision erzeugt jene Lernfähigkeit und kritische Nachdenklichkeit (Selbstreflexivität) der Institution, die u. a. die kindlichen/jugendlichen Patienten und ihre Angehörigen davor bewahrt, allzu rasch zum Gegenstand von institutionellen Machtspielen, Stigmatisierungs-, Hospitalisierungs- und Ausstoßungspraktiken zu werden. Damit wird zumindest erschwert, daß den Kindern, Jugendlichen und Erwachsenen im Zeichen der Hilfe widerfährt, was ihnen an lebensgeschichtlichem Leid schon mehrfach zugefügt wurde (KÖTTGEN u. a. 1990). Der Kinder- und Jugendpsychiatrie droht immer wieder die Gefahr, eher zu einem Ort der Kontrolle sozial abweichenden und störenden Verhaltens zu werden als Ausgangspunkt für eine mögliche Neuorientierung zu sein, von dem aus das Kind und der Jugendliche zusammen mit den Angehörigen neue soziale Anschluß- und Integrationsmöglichkeiten erprobt.

Nun liegt dem hier skizzierten Modell von Supervision (als narrativer Praxis) u. a. die folgende Annahme zugrunde: Wir haben es im supervisorischen Prozeß nicht »pur« mit der Realität der Institution und den dort ablaufenden Interaktionen zwischen den Behandlern und den Klienten zu tun, sondern mit den Bildern, Konstruktionen und Vor-Urteilen, die die Teammitglieder über eben ihre Klinik und ihre Arbeitsbeziehungen mit den Klienten haben.

Verstehen von Team- und Organisationskulturen

Kinder- und jugendpsychiatrische Teams gewinnen ihre Selbstbilder (Teamidentität) und ihre Handlungssicherheit u. a. auf der Basis von gemeinsamen Interpretationen und Bewertungen ihrer Alltagspraxis. Sie konstruieren in alltäglichen Interaktionen ihre Team- und Alltagswirklichkeit und damit eine spezifische subkulturelle Welt (SCHREYÖGG 1991). Auf der Bühne der Supervision werden diese Welt und diese Identitätsvorstellungen etwa in sprachlichen Bildern (Metaphern) beschrieben wie »Wir sind das interessante ›Außenseiterteam‹ der Klinik« oder » ... die Oase in der Klinikwüste« etc. Untersucht man diese Bilder (BUCHHOLZ 1994, S. 291 f.), dann treten u. a. »geheime«, informelle Fassungen der offiziell verkündeten Normen, Regeln, Hausordnungen und Werthaltungen der Klinik zutage. Diese werden im Rahmen der Supervision als Mythen, Geschichten und Legenden erzählt, in denen die Geschichte und Tradition der Station, ihrer Macht und Ohnmacht, ihre »Größe« und ihrer »Unzulänglichkeit« etc. immer wieder aufs neue berichtet und erfunden wird (BECKER 1995, S. 179 ff.). So konstruierte »Eigenrealitäten« (LEMPP 1992) der Station umfassen auch inoffizielle Absprachen (»Sprachspiele«) und Handlungsroutinen, die jenseits der offiziellen Verlautbarungen und konzeptionellen Hochglanzbroschüren festlegen, wie tatsächlich diagnostiziert, erzogen und therapiert wird (FENGLER/FENGLER 1984).

Diese »Eigenrealitäten« enthalten eine Art geheimer Moral der Stationen, die festlegt, worüber geschwiegen und was nicht benannt werden darf. Diese Moral enthält ein Inventar sogenannter institutioneller Abwehrmechanismen, die die Tabus und Teamgeheimnisse, das verwundbare Herz der Institution und ihrer Teams sowie ihre informellen Machtstrukturen schützen sollen, und sie beschreibt die Mechanismen, mit denen die Institution sich der Loyalität ihrer Mitglieder versichert. Die Institution Kinder- und Jugendpsychiatrie besteht somit aus einer offiziellen, in Konzepten, Vorträgen etc. beschriebenen »Musterrealität« und verschiedenen »Eigenrealitäten«, zwischen denen bisweilen solche Widersprüche entstehen, daß nicht mehr klar ist, von welcher Institution gerade gesprochen wird.

Diese institutionellen Wirklichkeitsentwürfe werden als »Arbeitsmodelle, Skripts oder Narrative« bezeichnet. Diese »Drehbücher« organisieren die Sehweisen der Mitarbeiter, d. h., sie wirken wie Brillen, durch die hindurch die Teams sich selbst, ihre Patienten und die alltäglichen Handlungsvollzüge wahrnehmen und interpretieren (ZAEPFEL/METZMACHER 1996, S. 57 ff.). Will man die in Supervisionen berichtete Alltagswirklichkeit von Teams, ihre Handlungsvollzüge, Problemlösemuster und ihre Formen der Selbstauslegung supervisorisch verstehen, so bedarf es der Rekonstruktion dieser Skripts und Drehbücher mit Hilfe eines methodisch angeleiteten Sinnverstehens.

Verbindung von sozialem und szenischem Sinnverstehen

Das, was in der Supervision zu verstehen und zu verändern versucht wird, sind, dies wird nun deutlich, die inneren Arbeitsmodelle, Skripts und Narrative der Teams, die deren Erzählungen über den Alltag in der Klinik zugrunde liegen. Somit treten im Rahmen von Fallsupervisionen Patienten und ihre Angehörigen nie real auf, sie kommen nur als Teil einer Geschichte, d. h. fiktional vor und haben keinerlei Möglichkeit, direkt in die Beschreibung und den Entwurf ihrer Rollen und Funktionen einzugreifen. Wenn somit im Rahmen von Fallsupervisionen versucht wird, den Patienten besser zu verstehen, dann erfolgt dies ausschließlich über die Arbeit an den Skripts und Narrativen der Teams, durch die hindurch Bilder des Patienten konstruiert werden, die den Kontakt mit ihm steuern.

Wir gehen folglich von der Annahme aus, daß es mindesten zwei Realitäten gibt, die den Klinikalltag prägen (SCHÜLEIN 1996, S. 166): eine »harte«, sinnlich-empirisch faßbare, sogenannte manifeste Realität, über deren Inhalte relativ problemlos Einigkeit zu erzielen ist; sozusagen »darunter« liegt eine »weiche«, »latente« (Beziehungs-)Realität, die nicht direkt zu fassen ist, weil sie keine direkte Wirksamkeit und sinnlich »begreifbare« Präsenz hat. Diese »latente« Realität handelt von den nicht mitteilbaren Ängsten, Kränkungen und Sorgen, der Wut und dem Ärger, aber auch vom Begehren, der Sehnsucht und vielem mehr, das im alltäglichen Konfliktmanagement mitschwingt. Mit diesen Themen hängen Fragen zusammen wie:

- Wieviel Einfluß habe ich hier, bzw. wer hat die Macht?
- Wie sehr werde ich anerkannt und bin Teil des Teams, bzw. wer ist hier der »Anerkannteste«, wer der »Außenseiter« etc.?
- Wie eigenständig und verantwortlich will und/oder kann ich handeln, und welchen Preis hat das?

Wichtig ist, daß dieses »institutionelle Unbewußte« gemeinsam (interaktionell) erzeugt wird, d. h., alle Themen und Inhalte, über die nicht gesprochen, gestritten und erzählt wird bzw. werden darf, fallen nicht automatisch dem Vergessen anheim, sondern können indirekt weiter wirken (WELLENDORF 1996, S. 173ff.). Daß Themen wie »Wer unter den Teammitgliedern der Station ist der ›Kinderstar‹?« aus dem bewußtseinsfähigen »Alltagsverkehr« gezogen werden, hat viel mit der Abwehr und der Bewältigung von Angst und dem Umgang mit Macht zu tun (interaktionelle und institutionelle Abwehr, LEUSCHNER 1985). Diese auf den ersten Blick »unsichtbaren« kollektiven Bewältigungsformen können nun die Lern- und Veränderungsfähigkeit von Teams beeinträchtigen, sofern sie hinter dem Rücken aller Beteiligten eine Art Eigenleben zu führen beginnen und damit die Konfliktfähigkeit des Teams lähmen. Wir sprechen in diesem Fall von »fixierten Skripts und Narrativen«, weil die konflikthaft gehemmten Austauschprozesse im Team zu einer Art kollektivem »Tunnelblick«, »Sündenbockdenken« in die Sackgasse etc. führen.

Will man nun die Einflußmacht dieser in den Teamskripts enthaltenen »Mythen, Tabus und Beziehungsgeheimnisse« begrenzen bzw. solche fixierten »Drehbücher« verflüssigen, muß man sie auf eine »manifeste« Realitätsebene bringen, d. h. sie für alle Beteiligten übersetzen und veranschaulichen (symbolisieren). Dabei wird häufig deutlich, daß es etwa *den* »Kinderstar« im Team gar nicht gibt und statt eines Entweder-oder das Sowohl-als-auch« vorherrscht und das situative Mal-so-mal-so. Diese Verflüssigungsarbeit allzu festgefahrener »Drehbücher« erfolgt nun dadurch, daß diese auf der supervisorischen Ebene erzählend, d. h. sprechend und handelnd in Szene gesetzt werden. Dabei erzeugen die Erzählungen der Teammitglieder bestimmte gefühlsintensive Atmosphären, Phantasien, Bilder, Gedanken und Handlungsimpulse, d. h. ein szenisches Geschehen, das gemeinsam mit dem Supervisor zu verstehen versucht wird (szenisches Verstehen). Diese Interpretationsversuche zielen darauf ab, die »unter« der Inhaltsebene der Teamerzählungen (manifeste Erzählebene) liegende, »verborgene« Erzählebene freizulegen.

Supervision zielt somit auf eine klärende und korrigierende Nach- und Neuerzählung jener latenten, fixierten Drehbücher und Narrative ab, die das Team im Umgang mit sich, der Institution und dem Klienten konflikthaft blockieren. Dabei weiß Supervision im günstigen Fall, daß diese beiden beschriebenen Realitätsebenen gleichwertig und zugleich konfliktreich aufeinander bezogen sind. Das Team findet mit Hilfe des supervisorischen Blicks nur dann den Zugang zu seinen Stärken und Ressourcen, wenn es so genau wie möglich seine »konkrete« Alltagsrealität wahrzunehmen und zu beschreiben vermag. Des weiteren muß ständig berücksichtigt werden, daß sich die teamspezifischen Eigenrealitäten stets vor dem Hintergrund der »harten«, manifesten Institutionsrealitäten entwickeln (METZMACHER/ZAEPFEL 1994). Die »Teamskripts« sind »innere« Bewältigungs- und Verarbeitungsversuche dieser ökonomischen, administrativen und hierarchischen Gegebenheiten, Strukturen und Zwänge. Diese »harten« Randbedingungen sind doppelgesichtig, d. h., sie sind Ressource (z. B. Sicherheit und Zugehörigkeit) und Zwang. In den Teamgeschichten werden somit immer auch »Dreiecksgeschichten« (BUCHHOLZ 1993, S. 187 ff.) erzählt, die etwa vom »schwachen Pflege‑dienstleiter und dem starken Team« oder von der »ignoranten Verwaltung und ihrer profitorientierten Ideologie der Qualitätssicherung« handeln. Supervision von Teams sollte, wenn möglich, in diesem Dreieck von Team-Supervisor-Institution beweglich bleiben und der Gefahr entgegenwirken, sich zu sehr zum Bündnisgenossen einer Seite machen zu lassen (Verlust der Triangulierungsfähigkeit).

Aus diesen Ausführungen zum Verhältnis von manifester und latenter Institutionswirklichkeit folgt aber auch, daß sie stets die Balance zwischen In-

terpretation (szenisches Verstehen) der »latenten« Institutionswirklichkeiten und Handlungsorientierung zu halten versucht.

Im folgenden sollen einige Aspekte supervisorischer Arbeit an einer Fallgeschichte veranschaulicht werden.

Teamspaltung als Spiegelung familiärer Systemprobleme

Der 17jährige Sohn einer angesehenen Politikerfamilie wird infolge akuter Suizidalität und mit dem Verdacht einer paranoid-halluzinatorischen Psychose (Ph-Psychose) als Notfall aufgenommen. Der verantwortliche Oberarzt schaltet sich im Auftrag des ärztlichen Leiters der Klinik ein und führt, gemeinsam mit dem aufnehmenden Arzt, eine erstes Gespräch mit den Eltern und dem Jugendlichen. Der Auftrag der Eltern lautet u. a.: »Überzeugen Sie unseren Sohn, daß er psychotisch erkrankt ist. Er will dies nicht wahrhaben.« Der Sohn distanziert sich in diesem und allen weiteren Gesprächen von der Zuschreibung, er sei psychotisch. Die suizidale Handlung gebe er zu, jedoch sei dies ein »Aussetzer« gewesen, der nicht mehr vorkomme. Er frage sich, wer denn hier verrückt sei, die Eltern oder er. Er bleibt bei dieser Problemdefinition, obgleich er darauf hingewiesen wird, daß dies der dritte stationäre Aufenthalt innerhalb von 18 Monaten sei.

Nach zwei Wochen, an dem Tag, an dem der Patient »offen« geführt wird, entweicht er nach Hause und hinterläßt einen höflichen Abschiedsbrief, in dem er sich für die zuvorkommende Behandlung bedankt und sich für die Selbstentlassung entschuldigt. Daraufhin entscheidet der Oberarzt, daß der Patient gefahndet werden soll. Er wird erneut geschlossen untergebracht, obgleich, so das Team, keine akute Suizidalität und kein manifest psychotisches Verhalten vorgelegen habe. In der Supervision wird der folgende Konflikt zwischen dem anwesenden Oberarzt und dem Team deutlich: Der Oberarzt, von der Diagnose Ph-Psychose und akute Suizidalität fest überzeugt und eher mit dem Ansinnen der Eltern identifiziert, meint, daß die mangelnde Krankheitseinsicht des Patienten mit einem nach wie vor aktiven psychotischen Geschehen zuammenhänge, so daß eine Entlassung nicht in Frage komme. Das Team, mit der Position des Patienten identifiziert, meint, man könne den Patienten nicht gegen seinen Willen therapeutisch behandeln, geschweige denn Krankheitseinsicht per Zwang vermitteln. Im übrigen sei auch zu fragen, ob man sich in diesem Fall nicht zum parteiischen Bündnisgenossen der Eltern mache.

Der manifesten Teamerzählung liegt, dies macht die Supervision deutlich, eine Art »fixierte Dreiecksgeschichte« zugrunde, d. h., das Dreieck Team-Patient/Familie-Oberarzt zerfällt in zwei gespaltene Zweiecke oder Dyaden. Der Teamkonflikt ist u.a. ein Reflex auf den innerfamiliären Systemkonflikt:

Wer ist eigentlich der zu Behandelnde? Auf der Ebene des Teams bildet sich dieser Konflikt in der Frage ab: Wessen klinische Problemdefinition ist die richtige, bzw. welche diagnostische Wirklichkeitskonstruktion von Familie und Sohn soll zur Basis der therapeutischen Behandlung werden? Allein die Wahrnehmung und Benennung dieser gespaltenen, »dissoziierten Dreiecksgeschichte« ermöglicht dem Team, zu einer verbesserten Balance innerhalb des Dreiecksgeschehens zwischen Team, Patient/Familie und Oberarzt zu kommen. Danach wird jede diagnostische Wahrnehmung zunächst für »richtig« erklärt und die in jeder Position enthaltenen Anliegen und Bedenken ernst zu nehmen versucht. Dies kann u. a. zu der Entscheidung führen, zunächst weniger auf einzeltherapeutische Maßnahmen zu setzen als zu versuchen, den stationären Raum als Möglichkeit zu nutzen, in dem die Familie sich mit ihren widerstreitenden Problemdefinitionen und kontroversen Auffassungen über ihre »familiären Wirklichkeitskonstruktionen« auseinanderzusetzen beginnt. Des weiteren erlaubt die störungsbezogene Sicht des Oberarztes, daß dem Sohn ein bestimmter Zeitraum zur Verfügung steht, in dem dieser kleine, kompromißhafte Schritte hin auf eine verstärkte Krankheitseinsicht unternehmen kann.

Teamkonflikte als Spiegelung der seelischen Zerissenheit von Kindern und Jugendlichen

Das Team einer kinderpsychiatrischen Station berichtet über seine Probleme im Umgang mit dem achtjährigen Tobias, der von seinen alkoholabhängigen Eltern vor ungefähr drei Monaten auf der Station buchstäblich »abgestellt« wurde, weil er zu Hause alles kurz und klein schlage und nun auch die Mutter attackiere – tatsächlich griff er die Mutter während des Aufnahmegesprächs an. Nach anfänglicher »Schönwetterphase«, in der man sich über die Eltern emporte sowie Mitgefühl und Gefallen an diesem »quirligen Knirps« gefunden habe, der aussehe wie ein kleiner »Belmondo«, habe sich der Wind gedreht: Tobias zerlege die Station, mische die Kindergruppe auf und werde immer unberechenbarer. Teile des Teams teilen mit, daß sie mit ihrer Geduld am Ende seien, was u. a. an Äußerungen wie den folgenden deutlich wird: »Ich hätte nicht übel Lust, den Tobias einmal spüren zu lassen, wie das ist, immer einen unter die Gürtellinie zu bekommen.« oder »Vielleicht sollten wir ihm bis auf weiteres die Wochenendbesuche zu Hause streichen, denn da scheint ja alles eitel Sonnenschein zu sein« etc. Die Frage an den Einzeltherapeuten, was denn eigentlich in den »Klavierstunden« im Spielzimmer passiere, machte deutlich, daß das Spiel »good guys« bzw. »guter therapeutischer Onkel« einerseits, »bad guys« oder die »bösen Erzieher« andererseits nun auch im Team gespielt wurde.

An diesem sehr verkürzten Ausschnitt aus einer »Teamerzählung« wird deutlich: Kinder mobilisieren unmittelbar nach der Aufnahme häufig alle noch verfügbaren seelischen und sozialen Anpassungsreserven und wirken zunächst unauffälliger als erwartet. Streeck-Fischer nennt das die »honeymoon-Phase« (STREECK-FISCHER 1995, S. 81). Mit der Zeit wird die psychosoziale Abwehr des Kindes schwächer und es treten die defizitären und konflikthaften Bindungsmuster auf, die u.a. Anlaß für die Aufnahme waren. Im vorgestellten Fall entsteht dadurch sowohl innerhalb des Teams als auch im Kontakt mit dem Kind eine Art »teufelskreisähnlicher« Verstrickung, d. h., gegenseitige Entwertung und aggressive Distanzierung verengen die Behandlerperspektive (fixiertes Behandlerskript oder -narrativ). Die Wahrnehmung des therapeutischen Prozesses innerhalb des Teams folgt nun eher einer Logik des »Entweder-oder« anstatt einem »Sowohl-als-auch«. Es werden »Sündenböcke« identifiziert, Bedrohungs-, Ausgrenzungs- und Vergeltungsgefühle geäußert und ein Verlust von haltgebenden und grenzsetzenden Funktionen beklagt. Das Kind hat es zu diesem Zeitpunkt »geschafft«, seine Störung so in Szene zu setzen, daß den Behandlern ihre »innere Autonomie« abhanden zu kommen droht (ZAEPFEL / METZMACHER 1996, S. 72).

Ziel der Supervision ist es, daß das Team zu einer kritischen Selbstbeobachtung zurückfindet (ex-zentrische Position), die es erlaubt, die eigene, gefühlsmäßige Verstrickung (Involvierung) wahrzunehmen und besser unterscheiden zu können zwischen dem Anteil des Kindes, des Teams und der anderen beteiligten Instanzen (z. B. Institution und Familie).

Hierbei sind die folgenden Arbeitsschritte möglich:

- Die »teufelskreisähnliche Verstrickung« zwischen Team und Patienten wird zur Wahrnehmung gebracht und die Art und Weise, wie sie entsteht und aufrechterhalten wird, untersucht.
- Die teaminterne Rollenzuweisung wird herausgearbeitet (METZMACHER / ZAEPFEL 1996, S. 95): In welcher Weise »verwendet« das Kind welches Teammitglied, bzw. wie verlaufen die verschiedenen, das Team spaltenden Rollenzuweisungen? Kinder unterlaufen die psychosoziale Abwehr der Behandler sehr viel schneller und intensiver als Erwachsene, weil ihre Beziehungskommentare vor allem handlungssprachlich erfolgen. Tobias tritt z. B. einem Erzieher vor das Schienbein und beginnt zugleich mit einem anderen Erzieher zu schmusen. Oder: Im Rahmen einer Großgruppenveranstaltung belagern sechs Kinder einen Erzieher, und zwei Teammitglieder sitzen »ohne« Kinder da. Die Verletzungen und Kränkungen, die aus solchen Szenen resultieren, sind innerhalb der Supervision oft schwer anzusprechen, weil darüber solche Themen deutlich werden, wie »Wer ist hier der heimliche Kinderstar und wer der Kinderschreck?«
- Eine selbstkritische Diagnose des Teamprozesses kann ein Ausgangspunkt werden, die innerseelische Situation des Kindes besser zu verstehen.

Die kindlich-jugendlichen Inszenierungen auf der »Bühne« des Teams können ein Schlüssel zum Verstehen des Patienten sein. Mit der »Inszenierungshypothese« (METZMACHER / ZAEPFEL 1996, S. 84ff.) wird unterstellt, daß das Kind seine innerseelisch nicht bearbeitbaren, konflikthaften Wünsche, Ängste und aggressiven Impulse interaktionell in Szene setzt bzw. verschiedene, im inneren Dialog nicht vermittelbare, bedrohliche Selbst- und Personenanteile auf Teammitglieder »überträgt«. Das Kind bzw. der Jugendliche inszeniert seine Trauma-, Defizit- und Konflikterfahrungen umso heftiger, je geringer seine Fähigkeiten sind, zwischenmenschliche Spannungen und Unsicherheiten (Ambivalenzen) innerhalb seines innerseelischen Dialograumes selbständig oder mit Hilfe des Erwachsenen auszuhalten und zu bearbeiten.

Dieser Arbeitshypothese zufolge »spiegelt« sich, sehr vereinfacht formuliert, die zerissene, in einem unversöhnlichen »Entweder-oder« gespaltene Seelenlandschaft des Kindes in den Auseinandersetzungen, der Ratlosigkeit, den aggressiven Impulsen und Ausstoßungstendenzen des Teams wider. Indem das Team seine konflikthaft eingeschränkte Mehrperspektivität mit Hilfe des supervisorischen Blicks und der theoretischen Erläuterung wiederherstellt, fügt es zugleich die vom Kind nicht ertragbaren und zersplitterten (dissoziierten) Gefühle, Gedanken und Handlungsimpulse (Selbstanteile) im Erlebnisraum des Teams wie in einem Gefäß wieder zusammen. Damit wird die Chance größer, dem Kind eine hinreichend gute therapeutisch-pädagogische Antwort anzubieten. Letztere könnte dem Kind helfen, die destruktiven Kontaktmuster insoweit zu mildern, daß therapeutische »Ausstoßungsprozesse« verhindert werden. Weitere sogenannte interaktionelle »Teufelskreismuster« zwischen Team- und Klientensystem, die Gegenstand der supervisorischen Untersuchung werden können, sind z.B. die »fürsorgliche therapeutische Einkreisung« oder die »Co-Abhängigkeit« mit dem Angehörigensystem (SCHÜTZE 1989)

Nun sind Erklärungsversuche, die Teamkonflikte mit Hilfe der »Widerspiegelungs- und Inszenierungshypothese« zu verstehen versuchen, unter Vorbehalt heranzuziehen. Allzuoft werden diese Annahmen mechanisch angewendet, d.h., die »Landkarte wird zum Gelände«. Geht der »Als-ob-Charakter« dieser Erklärungsmodelle verloren – sie sind ja nichts anderes als theoriesprachliche Bilder (Metaphern) –, kann es passieren, daß Teams ihre eigenen oder institutionell bedingten Defizite und Konflikte in Gänze dem Patienten zuschreiben. Dann benutzt das Team die Erfahrungen mit dem Patienten zur Verleugnung teamspezifischer Konflikte. LEUSCHNER (1985) nennt das institutionelle oder interaktionelle Abwehr.

Um dies zu verhindern, müssen beide Hypothesen immer auch in umgekehrter Richtung geprüft werden, d.h., der supervisorische Ansatz sollte auch die folgenden Fragestellungen enthalten:

- In welcher Weise sehen Teams ungelöste teaminterne Konflikte und Defizitlagen in den Patienten und seine Familie hinein, bzw. verwenden sie letztere im Sinne der institutionellen Abwehr? Anders gefragt: Wird mit Hilfe der »Einzelfalldarstellung« (Kasuistik) ein Team- und/oder Behandlerkonflikt »erzählt«?

- In welcher Weise werden konflikthafte Auseinandersetzungen mit der Institutionshierarchie oder anderen institutionellen Subsystemen auf das Team und damit auf die Behandlung der Patienten und ihrer Angehörigen »verschoben«? Oder: Auf welche Weise prägen institutionsinterne »Ideologien« und nie hinterfragte Behandlungsmythen die »Wahrnehmungsbrillen« von Teams (BECKER 1995)?

Hierfür ein abschließendes Beispiel:

Teamkonflikte als Spiegelung institutioneller Mythen und Ideologien

In der Supervision auf einer tiefenpsychologisch orientierten kinderpsychiatrischen Station werden die Stationstherapeuten, ein Arzt und eine Psychologin, von den Erzieherinnen und Erziehern der Gruppe bezüglich ihres Verhaltens in den wöchentlich stattfindenden Fallkonferenzen heftig kritisiert. An diesen Fallkonferenzen nehmen auch die psychotherapeutische Leitung, die Pflegedienstleitung und der ärztliche Leiter teil. Sie, die Erziehenden fühlen sich in dieser Konferenz wie eine Art »pädagogisches Bodenpersonal«, das vor und nach den therapeutischen »Ausflügen« der Therapeuten ins Spielzimmer die »Wartungsarbeiten« verrichten dürfe. Es würde nur über die »Flugnummern« im Spielzimmer berichtet und der Alltag in der Gruppe zur »Nebensächlichkeit« degradiert. Auch würde das Team z.B. im Fall X seit Wochen darauf drängen, daß präzisiert werde, wie lange und mit welcher Zielsetzung noch behandelt werden solle. Das Kind sei nunmehr acht Monate hier, die Eltern würden sich immer mehr entziehen, und das Team frage sich, ob hier eine Fremdunterbringung vorbereitet würde oder nicht. Man habe den Eindruck, daß je komplizierter der Fall, um so abgehobener würden die Erklärungsversuche ausfallen.

Der Supervisionsverlauf macht deutlich, daß der hier angedeutete Teamkonflikt u.a. auf unhinterfragten »Behandlungsmythen« basiert, deren »Autoren« in der Leitung der Klinik zu suchen sind. Ein solcher Mythos könnte lauten: »Die eigentliche Veränderung des Patienten findet im Spielzimmer und nicht im pädagogischen Alltag der Gruppe statt«. Sobald die Leitung anwesend ist, gerät die Fallkonferenz zu einer Art Seminar, in dem die alltagsbezogenen, pädagogischen Handlungsziele vergleichsweise unwichtig werden. Im Vordergrund stehen, aus der Sicht der Erzieher, komplizierte, biographischen Erörterungen und tiefenpsychologische Beziehungsanalysen. Alle Verstehensversuche mittels psychodynamischer Deutungen und Erklärungen laufen Gefahr, zu »verwildern«, d.h., es bleibt unklar, wie das Verstehen zum

Handeln kommt. In diesem Sinne dient tiefenpsychologisches Verstehen eher der psychosozialen Abwehr: Es soll die Ratlosigkeit der Experten unsichtbar machen oder »Definitionsmacht« demonstrieren, und zwar nach dem Motto: »Wer am kompliziertesten erklärt, ist der Klügste und hat recht.« Im oben genannten Fall wurde nun nicht der Konflikt mit der Leitung riskiert, indem man deren Handhabung der Fallkonferenz kritisierte. Vielmehr wurde dieser Konflikt innerhalb des Teams polarisiert und »personalisiert«, d.h. an den Stationstherapeuten festgemacht. Im weiteren Verlauf der Supervision wurde folgendes sichtbar:

▪ Zwischen der Klinikkonzeption und der Behandlungsrealität bestehen erhebliche Widersprüche, die quer durch das Team verlaufen. Einerseits wird die multiprofessionelle Zusammenarbeit aller Berufsgruppen und die Gleichberechtigung von pädagogischem »Realraum« und therapeutischem »Übergangsraum« betont. Andererseits besteht in den konkreten Fallbesprechungen die Neigung, vor lauter »Psychodynamik der Übertragungsbeziehung im Spielzimmer« den »Alltag in der Gruppe« zu vergessen.

▪ Des weiteren wird immer wieder ausgeblendet, wie belastend der »Spagat« zwischen großformatigen, therapeutischen Zielsetzungen und dem »Alltag in der Anstalt« ist (FENGLER/FENGLER 1994). Ziele wie »Nachreifung und Nachsozialisation« von Kindern mit sog. »Frühstörungen« müssen in einem Alltag umgesetzt werden, der von ständiger Personalverknappung, Fluktuation, Überstunden und krankheitsbedingten Fehlzeiten etc. gekennzeichnet ist. Von daher ist eine fortlaufende Überprüfung und Korrektur der Therapieziele notwendig. So bestand in diesem Fall zwar Einigkeit darüber, daß noch erhebliche pädagogisch-therapeutische Reifungsschritte notwendig waren, doch wurde zugleich deutlich, daß die Klinik hierfür allenfalls eine Zwischenetappe sein konnte. Eine solche Zielkorrektur kann für Teile des Teams und der Leitung eine Kränkung bedeuten oder gar als therapeutischer Mißerfolg gewertet werden, wenn sie stillschweigend von nicht kritisierbaren Behandlungsidealen wie z.B. einer »umfassenden Nachbeelterungsphilosophie« (OTTE 1995) ausgehen.

Abschließende Bemerkungen

Psychotherapeutisch orientierte Kinder- und Jugendpsychiatrien laufen ständig Gefahr, die tiefgreifenden Widersprüche zwischen therapeutischem Anspruch und institutionellen Mangellagen mit Hilfe einer regelrechten »Wortzauberei« zum Verschwinden zu bringen (als Beispiel EGGERS 1992) oder, wie es Buchholz nennt: die Institution wird »lyrisch«. (BUCHHOLZ 1993, S.220ff.). Es entstehen darüber regelrechte Einrichtungsmythen und eben eine Art »Scheinwirklichkeit« (Ideologie). Wenn institutionelle Widersprüche, die sich aus Finanzierungs-,Verwaltungs- und machtförmigen Kontrollzwängen ergeben, auf diese Weise der kritischen Selbstbeobachtung entzogen werden, lähmen sie die »Lern- und Veränderungsfähigkeit« der Einrichtung. Sie können darüber zu einem wesentlichen Faktor von »Burnout«-Phänomenen auf seiten der Mitarbeiter werden.

Supervision kann dazu beitragen, daß Widersprüche und Konflikte, die sich der institutionellen Wahrnehmung entziehen, benannt werden, wodurch die Chance besteht, sie erneuten Problemlösungen zuzuführen. Vor allem hilft sie, daß nicht alle Mangel- und Defiziterfahrungen als persönlich-professionelles Versagen verarbeitet werden. Zugleich erschwert sie aber auch die Neigung unter »Beziehungsarbeitern«, daß administrative oder Leitungsentscheidungen als »beabsichtigte Bösartigkeiten« ausgelegt werden, d. h., sie entdramatisiert und verhindert, daß alles durch die »Beziehungsbrille« gesehen wird (WEDEKIND 1988). Dieser Vorgang der kritischen Selbstbeobachtung ist mitunter schmerzhaft, weil er »lieb gewordene« Gewohnheiten und versteckte Allmachtsphantasien, vertraute Bequemlichkeiten und verdeckte Machtreviere ans Licht der »Teamöffentlichkeit« bringt. Ebenso aber ist klar, daß es diese psychosozialen »Fettpolster« und »Muskelschwächen« sind, die ein Team in seiner Konflikt-, Integrations- und Abgrenzungsfähigkeit schwächen. Supervision in der Kinder- und Jugendpsychiatrie kann Hilfe zur Selbsthilfe sein, so daß Teams sich ihre Selbstachtung und Identität, ihre Grenzen und Ressourcen immer wieder zu erhalten und zu erarbeiten vermögen.

Literatur

BARDE, B.; MATTKE, D. (Hg.) (1993): Therapeutische Teams. Göttingen.

BECKER, H. (1995): Angewandte Psychoanalyse in der Teamsupervision als Forschungsansatz. Zur Ethnopsychoanalyse psychiatrischer Institutionen. In: BECKER, H. (Hg): Psychoanalytische Teamsupervision. Göttingen.

BUCHHOLZ, M. (1993): Dreiecksgeschichten. Göttingen.

BUCHHOLZ, M. (1994): Die Rolle der Metapher in der Konstruktion einer psychotischen Biographie. In: BUCHHOLZ, M.; STREECK, U. (Hg.): Heilen, Forschen, Interaktion. Opladen, S. 291 ff.

EGGERS, C. (1992): Was ist Kinderpsychiatrie? Die Verantwortung des Kinder- und Jugendpsychiaters für die Zukunft. In: *Fundamenta Psychiatrica*, 6, S. 21–26.

FENGLER, Ch.; FENGLER, Th. (1994): Alltag in der Anstalt. Bonn.

HOCHMANN, J. (1996): Die kindliche Psychose und die Institution. In: *Kinderanalyse*, 2, S. 145–159.

KÖTTGEN, Ch.; KRETZER, D.; RICHTER, St. (Hg.) (1990): Aus dem Rahmen fallen. Bonn.

LEMPP, R. (1992): Vom Verlust der Fähigkeit, sich selbst zu betrachten. Bern.

LEUSCHNER, W. (1985): Psychiatrische Anstalten – ein institutionalisiertes Abwehrsystem, Teil I/II. In: *Psychiatr. Praxis*, 12, S. 111–115 (I) und S. 149–153 (II).

METZMACHER, B.; ZAEPFEL, H. (1996): Zur Verbindung von tiefenpsychologischem und sozialem Sinnverstehen in der Integrativen Therapie. In: METZMACHER, B.; PETZOLD, H.G.; ZAEPFEL, H. (Hg.): Methodische Zugänge zu den Erfahrungswelten des Kindes von heute, Bd. I. Paderborn.

METZMACHER, B.; ZAEPFEL, H. (1994):»Soziologische Phantasie« und institutionelle Realität oder: Umrisse einer kontextbezogenen therapeutischen Grundhaltung. Unver. Manuskript.

OTTE, H. (1995): Eltern-Macht in der Therapie? Das Beziehungsdilemma der Nachbeelterung. In: SCHMIDT-LELLEK, C.J.; HEIMANNSBERG, B. (Hg.): Macht und Machtmißbrauch in der Psychotherapie. Köln.

PETZOLD, H. G. (1990): Integrative Drama-Theorie und Szenentheorie. In: PETZOLD, H.; ORTH, I. (Hg.): Die neuen Kreativitätstherapien. Paderborn, S. 849–880.

PETZOLD, H. G. (1995): Mehrperspektivität – ein Metakonzept für Modellpluralität, konnektivierende Theorienbildung und sozial-interventives Handeln in der Integrativen Supervision. In: *Gestalt und Integration*, 2, S. 225–297.

PÜHL, H. (Hg.) (1996): Supervision in der Institution. Frankfurt a. M.

REMSCHMIDT, H.; SCHMIDT, M.H. (1988): Kinder- und Jugendpsychiatrie in Klinik und Praxis. Stuttgart/New York.

SCHREYÖGG, A. (1991): Organisationsberatung in stationären Einrichtungen für Psychotherapie. In: Integrative Therapie, 3.

SCHÜLEIN, J.A. (1996): Der Institutionsbegriff und seine praktische Relevanz. In: PÜHL, H. (Hg.): Supervision in der Institution. Frankfurt a. M., S. 151ff.

SCHÜTZE, G. (1989): Diagnostische und therapeutische Möglichkeiten der stationären Betreuung einer Borderline-Erkrankung in der Adoleszenz – eine kasuistische Darstellung. In: KLOSINSKI; G. (Hg): Psychotherapeutische Zugänge zum Kind und zum Jugendlichen. Bern.

SOZIALPSYCHIATRISCHE INFORMATION (1990): Themenheft Supervision, H. 2. Bonn.

WEDEKIND, E. (1988): Beziehungsarbeit. Zur Sozialpsychologie pädagogischer und therapeutischer Institutionen. Frankfurt a. M.

WELLENDORF, F. (1996): Überlegungen zum Unbewußten in Institutionen. In: PÜHL, H. (Hg.): Supervision in Institutionen. Frankfurt a. M.

ZAEPFEL, H.; METZMACHER, B. (1996): Die Konstruktion innerseelischer und sozialer »Wirklichkeit« im therapeutischen Prozeß: Sozialkonstruktivistische Überlegungen zum Verfahren der integrativen Kinder- und Jugendlichentherapie. In: METZMACHER, B.; PETZOLD, H.G.; ZAEPFEL, H. (Hg.): Methodische Zugänge zu den Erfahrungswelten des Kindes von heute, Bd. II. Paderborn.

CHRISTA PETZOLD, HILARION G. PETZOLD

Supervision in geriatrischen und gerontopsychiatrischen Einrichtungen

Im Bereich der psychosozialen und pflegerischen Altenarbeit, insbesondere im Heimwesen und der Gerontopsychiatrie, sind Probleme kommunikativer, organisatorischer und institutioneller Art in besonderer Weise verflochten. Psychiatrische und physische Belastung und Ressourcenmangel kommen hinzu, so daß Supervision wichtige Aufgaben der Klärung interpersonaler Probleme, der Arbeitsoptimierung, aber auch der Organisationsentwicklung hat. Sie leistet Krisenhilfe und Burnout-Prophylaxe und hat immer wieder auch Weiterbildungsfunktion. Das macht ein mehrperspektivisches, integratives Supervisionsmodell erforderlich.

Supervision findet zunehmend auch Eingang in die Altenarbeit: in ambulanten Diensten, Heimen, gerontopsychiatrischen Stationen. Im Bereich gerontopsychiatrischer Einrichtungen hat der Weiterbildungsaspekt, hat der Aspekt der Personalentwicklung, der Optimierung von Teamarbeit und der Hilfen für eine effektive Arbeit im Rahmen der »Institution« (PETZOLD/ PETZOLD 1997) eine große Bedeutung. All diese Aspekte müssen verschränkt sein, denn durch die rasch wachsenden Erkenntnisse im Bereich der Sozialgerontologie, Geragogik und Gerontotherapie (PETZOLD/BUBOLZ 1976, 1979; PETZOLD/MÜLLER 1997) wird es erforderlich, für das Personal in der Praxis einen »Know-How-Transport« des fachspezifischen Kenntnisstandes in einer Art und Weise zu gewährleisten, daß er mit dem Praxisalltag in der Einrichtung verbunden werden kann und zur Verbesserung dieser Praxis beiträgt. So kann das Wissen über »Aufforderungsqualitäten« des Kontextes die entsprechenden »Handlungsmöglichkeiten« aufrufen und dazu führen, daß Patienten wie Personal mobilisiert werden, weil etwa auf nonverbale Signale und ihre Bedeutung vermehrt geachtet wird.

Supervision zeigt exemplarisch – etwa in Form von Rollenspielen oder Life-Supervision – wie Interaktions- und Kommunikationsmuster zwischen Pflegenden und Patienten oder den Pflegekräften untereinander aktivierend oder lähmend wirken, wie Muster »intimer Kommunikation« (PETZOLD/ VAN BEEK/VAN DER HOEK 1994) Vertrauen schaffen. Gerade Alterspatienten, die in ihren leiblichen Potentialen, in ihrer Wahrnehmungs-, Interaktions- und Kommunikationsfähigkeit oftmals beeinträchtigt sind, brauchen

Personal, das mit diesen Einschränkungen umgehen kann, um Beeinträchtigungen weiß und für diese kompensatorische Strategien der Interaktion entwickeln kann. Spezifisch sozialgerontologisches Wissen (LEHR 1996) wird also in der Supervision und durch die Supervision erlebniskonkret umgesetzt. Supervision unterscheidet sich damit grundsätzlich von anderen Formen der Weiterbildung.

Indem Patienten-Situationen in einer Supervisionsgruppe vorgestellt werden, die Probleme von allen Beteiligten erörtert und betrachtet werden, durch Rollenspiele plastisch geworden sind, können alternative Verhaltensstrategien in der Gruppe erarbeitet werden, für die der Supervisor wichtige sozialgerontologische, gerontopsychologische und sozialpsychologische Konzepte einbringt, Ergebnisse der Forschung, die Praxisverständnis und praktisches Handeln verändern.

Wie in anderen Bereichen auch, wird der Supervisor oft wegen seines Expertenwissens als allwissender »Heilsbringer« mißverstanden. Vielmehr aber sollte eine Supervision die Supervisanden auffordern, aktiv in der Lösungsfindung mitzuarbeiten, und zwar durch die Ko-Respondenz untereinander, mit dem Supervisor und – wenn erforderlich und möglich – mit der Leitungsebene.

Ko-Respondenz über Veränderung

Ko-Respondenz (PETZOLD 1991) definieren wir wie folgt: Der Ko-Respondenz-Prozeß führt durch Analyse zu Sinn und zur Veränderung von Situationen, indem die an einer Situation beteiligten Personen ihre Lage reflektieren, d. h. in einem Prozeß der Differenzierung Komplexität freisetzen, die strukturiert und prägnant gemacht werden kann. In einer weiteren Phase des Gruppenprozesses, der verbal und aktional (z. B. psycho- und soziodramatisch) abläuft, werden Erfahrungen und Erkenntnisse integriert. Es wird auf diese Weise eine neue Stabilität gewonnen, die die Möglichkeit zur Veränderung, zu Kreation und Überschreitung des Bisherigen bietet (PETZOLD 1994). Es entsteht ein Zyklus von Reflexion und Handlung, von Theorie und Praxis, von Stabilisierung und Veränderung, von Integration und Kreation, der für das Identitätserleben zentrale Bedeutung gewinnt: die Chance zur Entfaltung, zum Wachstum der Identität, die ja immer in soziale Kontexte eingebunden und von ihnen bestimmt ist. Im gruppalen Ko-Respondenz-Prozeß wird, wie im individuellen, Identität gestiftet, bekräftigt und gesichert durch Akte von Konsens und Kooperation (PETZOLD/MATHIAS 1983, S. 186).

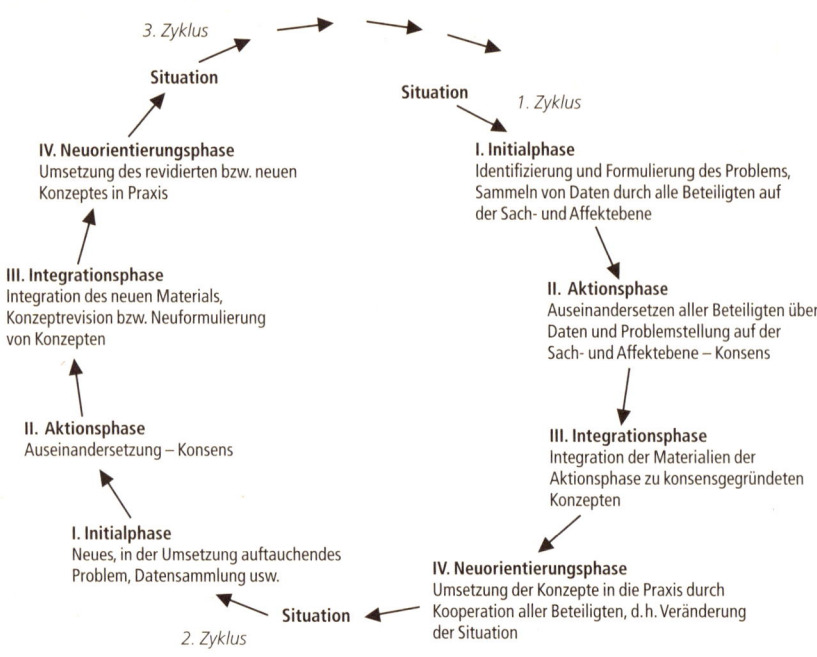

Funktionen der Phasen:

I. Differenzierung → Komplexität
II. Strukturierung → Prägnanz
III. Integration → Stabilität
IV. Kreation → Transgression

Ko-Respondenz-Modell – Veränderungszyklus in der Institution

Ko-Respondenz führt, wenn sie gelingt, zu Konsens, der zu Konzepten ausgearbeitet wird und Kooperation möglich macht.

Dazu ein Beispiel: Im Rahmen einer Teamsupervision in einer offenen gerontopsychiatrischen Station kristallisiert sich immer mehr heraus, daß die Belastung durch desorientierte Bewohner sehr hoch ist. An der Supervision nehmen sieben Pflegekräfte, ein Sozialarbeiter und ein Gruppenleiter teil. Der 1. Zyklus entwickelt sich in den einzelnen Phasen folgendermaßen:

Initialphase: Situationsanalyse und Formulierung des Problems durch alle Beteiligten auf der Sach- und Affektebene. Hier wurde besonders die Belastung durch »Wegläufer« deutlich: die Furcht, nicht schnell genug zu bemerken, wenn einer dieser verwirrten Patienten auf die Straße läuft, die Befürchtung, daß ihm etwas zustoßen könnte und die Angst vor Schuldzuweisung und den eigenen Schuldgefühlen. Weitere Faktoren waren die Furcht vor der eigenen Aggression, wenn ein Patient zum »zigsten Mal« wieder zurückgeholt werden mußte, und auch die Schwierigkeit, andere Patienten zu beruhigen, die sich von den Verwirrten beunruhigt und gestört fühlten.

Aktionsphase: Auseinandersetzung aller Beteiligten mit der Problemstellung und Erarbeitung des Konsens. Im genannten Beispiel waren sich alle Teilnehmenden einig, daß eine intensivere Betreuung der desorientierten Patienten und insbesondere der »Wegläufer« für das Personal und für die anderen Patienten eine große Entlastung bedeuten würde. Ich (Ch. P.) berichtete den Supervisanden von Häusern, in denen eine Tagesbetreuung für verwirrte alte Menschen angeboten wird und wie dort das Konzept solcher Betreuung aussieht. Ich schlug vor, bis zum nächsten Supervisionstermin sich mit diesem Gedanken auseinanderzusetzen, eventuell Informationen zu sammeln oder eigene Ideen mitzubringen.

Integrationsphase: Hier werden die Materialien aus der Aktionsphase zur Erarbeitung eines gemeinsamen Konzepts verwandt. Es wurde erarbeitet, wie in diesem Altenheim eine Tagesbetreuung möglich werden könnte. Weitere Fragen mußten geklärt werden: In welchem Raum könnte sie durchgeführt werden? Welches Personal stünde für die Betreuung zur Verfügung? Wie müßte der Tagesablauf strukturiert werden?

Es ist natürlich klar, daß diese Fragen nicht in einer Supervisionssitzung zu klären waren. Es dauerte etwa ein halbes Jahr, bis ein Konzept erarbeitet war und man sich darauf geeinigt hatte, welche Bewohner an der Tagesbetreuung teilnehmen sollten. Ziel dieser Struktur sollte u. a. sein, daß kontinuierlich ein Ansprechpartner zur Verfügung steht, damit eine individuelle Betreuung stattfinden kann. Ein anderes Ziel war, daß Selbständigkeit erhalten und gefördert wird, z. B. durch eigene Zubereitung des Frühstücks oder kleiner Mahlzeiten, daß Gruppenaktivitäten wie z. B. Orientierungstraining, Gymnastik, Singen oder Außenaktivitäten immer am selben Tag und zur selben Stunde durchgeführt werden, um eine Tages- und Wochenstrukturierung zur besseren Orientierung zu gewährleisten.

Parallel zur Supervision führte ich im Sinne einer Organisationsberatung mit der Heimleitung auf deren Wunsch ein Gespräch über räumliche und personelle Möglichkeiten zur Durchführung der Tagesbetreuung. Die Supervision wurde also wiederum zur *Organisationsberatung* hin überschritten. Die Heimleitung war von dem Gedanken angetan und unterstützte das »Unternehmen Tagesbetreuung«.

Es wurden eine geräumige Stationsküche, die sonst kaum genutzt wurde, und ein Bewohnerzimmer zur Verfügung gestellt. Eine Sozialarbeiterin und eine Pflegekraft, die durch die Entlastung auf der Station abkömmlich waren, sollten zehn Bewohner betreuen.

Neuorientierungsphase: Es begann die Umsetzung des Konzeptes in die Praxis durch Kooperation aller Beteiligten, d. h. eine Veränderung der Situation. Ist das Konzept vorbereitet und konsensuell angenommen worden und werden die konkreten Planungen und organisatorischen Maßnahmen abgeschlossen, wird die konkrete Umsetzung in Angriff genommen, und damit beginnt ein neuer Ko-Respondenzzyklus.

Der 2. Zyklus verlief wie folgt.

Initialphase: In dieser Phase werden Probleme besprochen, die bei der Umsetzung des neuen Konzeptes auftauchen. Es stellte sich schon bald heraus, daß die Pflegekraft nicht immer kontinuierlich bei der Gruppe bleiben konnte, z. B. durch Erkrankungen und Urlaub von Mitarbeitern oder durch unvorhergesehene Mehrarbeit. Die Gruppengröße mit zehn Bewohnern erwies sich als zu groß.

Aktionsphase: Hier geht es um Auseinandersetzung und Konsensbildung. Es wurde noch einmal diskutiert, wie sinnvoll die Tagesbetreuung ist. Festgestellt wurde, daß die Betreuung eine große Entlastung für die Station darstellt, die betreuten Bewohner sich sichtlich wohler fühlten und z. T. orientierter als vorher waren, aber es wurde auch Neid geäußert, da immer die gleiche Pflegekraft die Betreuung übernommen hatte.

Integrationsphase: Es wurde beschlossen, die Gruppengröße auf sieben Bewohner zu reduzieren, so daß die Pflegekraft sich in Notsituationen aus der Betreuung herausziehen konnte, und daß sich im regelmäßigen Turnus die Pflegekräfte in der Betreuung abwechseln. Weiterhin sollten während der Urlaubszeit der Sozialarbeiterin die Tagesgruppe nicht stattfinden, da sie aufgrund des nicht ausreichenden Personals organisatorisch undurchführbar war.

Neuorientierungsphase: Nun ging es um die Umsetzung des Konzeptes. Es zeigte sich, daß mit dieser Konzeptrevision eine deutliche Verbesserung der Situation erreicht werden konnte und die Innovation sich als tragfähig erwies.

Das Ko-Respondenz-Modell in der Supervision ist ein »Theorie-Praxis-Zyklus«, in dem alle Beteiligten in Ko-Repondenz, d. h. in Austausch und Auseinandersetzung treten, eine Situation theoretisch hinterfragen und somit durchleuchten, um dann in maximaler Übereinstimmung, im Konsens, ein Konzept zu erarbeiten, daß in Kooperation auch praktisch umgesetzt werden kann.

Dieses Beispiel, in dem ein Team in der Supervision produktiv ein Konzept erarbeitet und umgesetzt hatte, wirkt vielleicht einfach und unkompliziert, aber es erforderte von allen Beteiligten sehr viel Arbeit und Bereitschaft, neue Wege einzuschlagen. Erst in der Erarbeitung dieses Konzeptes und in seiner praktischen Umsetzung wurde die Gruppe der Stationsmitarbeiter zu einem wirklichen »Team«, zu einer Gruppe von Menschen, die gemeinsam, unter Einbringung ihrer *Kompetenzen und Performanzen* und dem wechselseitigen Respekt für ihre unterschiedlichen Möglichkeiten, eine Aufgabe im Rahmen einer Institution bewältigten (PETZOLD 1998).

Supervision hilft Gruppen arbeitender Menschen zum Team zu werden (PETZOLD/ORTH 1996), besonders wenn es sich nicht um »naturwüchsige« Arbeitsgruppen in gewachsenen Zusammenhängen handelt. Teamarbeit erfordert ein Zusammenarbeiten um Aufgaben und Probleme gemeinsam zu bewältigen, die sich in einer »geteilten Lebenswelt« (PETZOLD/PETZOLD 1991; KIWITZ 1991) stellen. In modernen Großheimen und in vielen gerontopsychiatrischen Institutionen finden wir solche gewachsenen Strukturen nicht, sondern wir müssen zumeist erst Möglichkeiten für Teamarbeit schaffen, die eine optimale institutionelle Arbeit in Betreuung und Pflege ermöglicht. Mit einer Qualität, die nicht nur von technisch präziser Funktionalität gekennzeichnet ist – so wichtig dies ist –, sondern auch von einer humanen, patientenzentrierten, intersubjektiven Qualität.

Belastende Pflege, gefährliche Pflege, ko-kreative Pflege

Gerade in der Pflege führt bloße Funktionalisierung leicht in die Verdinglichung und in die Inhumanität, zumal Pflege ja ursprünglich im zwischenmenschlichen Intimitätsraum der Familie stattfand und erst relativ spät in den Prozessen der gesellschaftlichen Differenzierung zunehmend »professionalisiert« wurde. Pflege ist keine leichte Sache. Sie belastet oftmals und braucht deshalb die zwischenmenschliche Entlastung. Die Krankenschwester oder Altenpflegerin in einer »rund um die Uhr« dauernden Sauberkeits- und Pflegeverpflichtung kann den Bezug zu der Besonderheit des einzelnen Menschen, den sie pflegt, verlieren, und durch Zeit- und Schichtdienst wird es auch schwierig, die Beziehung zu den anderen Pflegepersonen und Mitarbeitern (Reinigungspersonal, Küche) in einem lebendigen Verbund zu halten.

Ein solcher Verbund ist aber wichtig, um aus der zwischenmenschlichen Erfahrung und Kooperation *Entlastung* zu erhalten, denn Pflege im Altenbereich, »schwere Pflege«, zumal Pflege und Betreuung gerontopsychiatrischer Patienten, ist oftmals sehr belastend. Alterspsychosen, Demenzen, aber auch schwere somatische Erkrankungen mit psychischen Folgen – wie Morbus Pick, Huntington Disease, Parkinson Erkrankungen, Morbus Alzheimer – konfrontieren das pflegende Personal ständig mit der Realität menschlichen Abbaus und Verfalls, mit Siechtum und Tod – der Antizipation möglicher eigener Lebensformen am Ende der Lebensstrecke. Die physische Infirmität der Patienten macht darüber hinaus die Pflege oftmals zu einer körperlichen Schwerstarbeit. Unzureichende quantitative und qualitative Personalschlüssel führen oftmals zu Überforderungen der Helfer, zu chronifiziertem Job-streß, »zeitextendierten Belastungen«, zum Teil auch Überbelastungen, die in »Krisen der Helfer«, Situationen des Ausgebranntseins, ja, in »malignem Burnout« resultieren, der einerseits durch eine »Erosion der persönlichen Tragfähigkeit« gekennzeichnet ist und zum anderen durch »gefährliche Pflege«, d. h. eine abgestumpfte, vernachlässigende Haltung den Bedürfnissen und Nöten der Patienten gegenüber. Dieser Zustand kann aber auch zu aktiver verbaler, ja, brachialer Gewalt gegen Alterspatienten führen. Die Hilflosigkeit, die den zum Teil nicht ausreichend sozialgerontologisch ausgebildeten Schwestern und Pflegern widerfährt, die Ohnmacht im Angesicht eines unaufhaltsamen Verfalls führt zu dysfunktionalen Abwehrmechanismen. Die Belastungssituationen, die hier entstehen können, sind vielfältig determiniert.

»Schwere Pflege«, das heißt auch immer harte körperliche Arbeit, aber auch psychische Belastungen durch unruhige, z. T. aggressive gerontopsychiatrische Patienten, Kommunikationsprobleme mit Dementen, Resonanzlosigkeit bei fortgeschrittenen Alzheimer-Patienten, das heißt Siechtum, Leiden, schweres Sterben, zugleich knappe personale Ressourcen, die wenig Spielraum für eine patientenzentrierte Pflege lassen, Teamsituationen mit größeren Qualifikationsunterschieden (Examinierte / Nicht-Examinierte), geringe gesellschaftliche Gratifikation, wechselnde Dienste etc. – all das schafft vielfältige Belastungssituationen, die schon allein aufgrund der Personalknappheit oft das Risiko »gefährlicher Pflege« bieten.

Hier ist Supervision wesentlich in der Funktion von Entlastung und der Gewährleistung stützender kollegialer Hilfe, aber auch von Kontrolle gefragt. Sie bietet Teams insgesamt, aber auch Einzelpersonen emotionale Unterstützung, hilft »Abstand« zu belastenden Situationen zu gewinnen, bietet Klärungshilfen und Möglichkeiten Organisationsabläufe zu optimieren, um mehr Zeit für patientenzentrierte Pflege zu finden, denn das Fehlen solcher Qualitäten führt auf seiten des Personals zu Gefühlen der »Selbstinstrumentalisierung«. Supervision hat hier die Funktion der Burnout-Prophylaxe (FENGLER 1991). Sie bietet Hilfen, die empathisch oft schwer verständlichen – weil für Selbsterleben und Identität bedrohlichen – Reaktionen gerontopsychiatrischer Patienten zu verstehen und in funktionablem Umgang mit ihnen umzusetzen: u. a. dadurch, daß die Verhaltensweisen von Patienten und Gefühle, wie des Befremdens oder des Abgestoßenseins, in der Gruppe besprochen werden können. Die Phänomene können in ihrer Krankheitsspezifik eingeordnet werden oder vor ihrem psychodynamischen Hintergrund verständlich werden. Ganz wesentlich wird dabei, die eigenen, durch diese Konfrontation auftauchenden Abwehrmechanismen und die psychischen Reaktionsweisen wahrnehmen und verstehen zu lernen – Abschalten, Verhärten, Desinteresse, Ermüdung, Ekel, Reaktionen des Widerwillens, des Ärgers, der Wut etc. Gerade das Aufkommen von Aggressions- und Haßgefühlen oder ein »Abstumpfen« wird als belastend erlebt, kann aber ohne supervisorische Hilfe häufig in Teams nicht besprochen werden, weil es sich um »verbotene Gefühle« handelt. Die multiple Belastungssituation birgt das Risiko, daß es zu »malignen Burnout-Prozessen« (PETZOLD/PETZOLD 1996) kommt, wie sie besonders im Bereich der Intensivmedizin und im geriatrischen bzw. gerontopsychiatrischen Sektor in bedrückender Weise feststellbar sind.

Patientenmißhandlungen und im Extremfall Patiententötungen finden sich gerade in diesem Bereich, wie die Dokumentation von MAISCH (1996) zeigt. Die Vorfälle in Lainz/Österreich (PETZOLD 1985b, 1994; BAROLIN 1990) sind hier als Beispiel in einer besonders drastischen Dimension zu nennen. Hier ging es keineswegs um die malignen Dynamiken »pathologischer Mörderinnen« (so der Wiener Bürgermeister Zilk), sondern auch um eine maligne Teamdynamik und Stationsdynamik unter Pflegebedingungen, die dazu angetan waren, Inhumanität zu produzieren. Die internationale Expertenkommission, die die Vorgänge untersuchte, empfahl dann auch als eine Maßnahme der Prophylaxe solcher Entgleisungen und der Bearbeitung von Überlastungssituationen: Supervision.

Um der Gefahr des »malignen Burnouts« durch die »Erosion persönlicher Tragfähigkeit« (PETZOLD 1989a ; PETZOLD/PETZOLD 1996) begegnen zu können, ist ein spezifisches Wissen um besondere Dynamiken erforderlich: Das ständige Miterleben von Siechtum und Tod führt z.T. zu aggressiven Abwehrreaktionen gegenüber denjenigen, die Siechtum und Tod den Pflegenden beständig vor Augen führen, den Patienten. Die Pflegenden sind an die Atmosphären der Verlorenheit, Hilflosigkeit, des Leidens durch »Mitleiden« ausgeliefert, weil sie »affiziert« werden. Obwohl man als Pflegende durchaus handlungsmächtig ist, erlebt man durch den massiven »Sog der Situation« Hilflosigkeit. Der »locus of control« erscheint external: Ich werde von dem Patienten, z.T. auch von den Angehörigen, unter Druck gesetzt, kontrolliert. Als Reaktion darauf erhöhe ich die Kontrolle, was (subjektiv erlebt) besonders effektiv durch aggressive Handlungen geschieht, in denen und durch die die eigene Wirksamkeit und Wirkmacht spürbar wird. Kontrolltheoretische Überlegungen (FLAMMER 1990) sind hier zur Interpretation des Geschehens äußerst nützlich und sollten von Supervisoren zur Begründung von Interventionen herangezogen und vermittelt werden.

Traumatischer Streß, PTSD, malignes Burnout

Für Menschen, die aufgrund von Vorschädigungen in ihrer Biographie eine besondere Vulnerabilität besitzen, ist das Miterleben »schlimmen Sterbens« oder dramatischer Ereignisse auf der Station (Schlaganfälle, Herzinfarkt, Erstickungsanfälle), besonders während des Nachtdienstes (wenn man allein ist), oftmals eine traumatische Erfahrung. Gerade junge Schwestern oder

Pfleger, die solche dramatischen Ereignisse noch nicht miterlebt haben oder auf sie nicht entsprechend vorbereitet wurden, werden hier zuweilen überfordert, erleben *traumatischen Streß* mit all den psychischen und physischen Reaktionen, die damit verbunden sind. Oft genug erhalten sie nach einem solchen Zwischenfall nicht nur keine Entlastung, emotionale Stütze – von einem gezielten »debriefing« (PETZOLD/PETZOLD 1996) einmal ganz zu schweigen –, sondern sie erfahren z.T. auch noch Vorwürfe oder Zurückweisungen von seiten des diensthabenden Arztes oder der Kollegen, besonders wenn sie »etwas falsch gemacht« haben. Treten solche Zwischenfälle gar gehäuft auf, so kann es zu Reaktionen von »prolongiertem, traumatischem Streß« kommen, die die Arbeitsfähigkeit erheblich beeinträchtigen können, was wiederum zu einem »circulus vitiosus der Belastung« führt, denn die geminderte Einsatzfähigkeit belastet natürlich sämtliche Teammitglieder. In solchen Situationen kann sich dann ein »posttraumatisches Streß-Syndrom« (PTSD) ausbilden (VAN DER KOLK u.a. 1996), eine *Streßphysiologie*, die sich chronifiziert und einerseits von einer Übererregbarkeit (»hyparousal«), andererseits aber durch eine Selbstanästhesierung und Abstumpfung (»numbing«) gekennzeichnet ist.

Die emotionale Resonanzfähigkeit, das Vermögen zur Empathie anderen gegenüber, aber auch zur Selbstempathie wird dadurch schwerwiegend beeinträchtigt. Das Risiko »gefährlicher Pflege« steigt. Es erfolgt ein Rückzug von den Patienten (man stellt die Klingel ab, macht nur noch das Notdürftigste), oder es kommt zu einem Verlust von Impulskontrolle. Patienten werden dann brachial oder verbal mißhandelt. Mißhandlungen durch Vernachlässigung oder Gewalttätigkeit sind – das wurde bislang zuwenig beachtet – zu einem Teil wahrscheinlich Resultate von »posttraumatischen Streß-Syndromen«, die Pflegekräfte durch überfordernde Erlebnisse ausgebildet haben. Derartige PTSD-Phänomene können sich »addieren«, wenn man in einem Team mehrere Schwestern oder Pfleger hat, die von einem solchen PTSD oder einem Burnout-Syndrom betroffen sind. Damit bilden sich besondere Teamphänomene aus: Solidarisierung gegen den »Aggressor« Patient, kaltes und liebloses Pflegeklima, Abnahme der kollegialen Kontrolle – Mißhandlungen oder schlechte, gefährliche Pflege werden kaschiert oder als selbstverständlich hingenommen, Pflegefehler werden durch »negative Solidarität« verdeckt (MAISCH 1996) und Entlastungsfreiräume werden zu Lasten von Patienten geschaffen (PETZOLD 1985b).

Supervision im gerontopsychiatrischen Bereich und in der Geriatrie hat die wichtige Funktion, solchen Entwicklungen vorzubeugen, oder, wo sie eingetreten sind, die Betroffenen zu einer intensivierten supervisorischen Begleitung, zu Einzelsupervision *und* zu einer psychotherapeutischen Behandlung zu motivieren, denn ohne eine solche ist eine Veränderung der Symptomatik kaum möglich. Herkömmliche Behandlungsmodelle, die auf erneutes Durchleben und Durcharbeiten traumatischer Erlebnisse basieren (z.B. tiefenpsychologische und humanistisch-psychologische), bergen die Gefahr einer Re-traumatisierung, und neue Ansätze wie EMDR (SHAPIRO 1995) und sport-therapeutisches Ausdauertraining (VAN DER MEY/PETZOLD/ BOSSCHER 1997) sind in ihrer Wirksamkeit und insbesondere ihrer spezifischen Anwen-dungen für den hier angesprochenen Personenkreis und das angesprochene Arbeitsfeld noch nicht erprobt. Die Erfahrungen mit PTSD-erkrankten Schwestern aus Frontlazaretten im Vietnamkrieg sind nicht unbedingt auf das Setting in der Geriatrie, Gerontopsychiatrie oder Intensivmedizin zu übertra-gen, weil die ganze Problematik der aggressiven Impulse, der verdeckten ma-lignen Dynamik dem Patienten gegenüber bereits ein Spezifikum des hier thematisierten Feldes ist, etwa die spezifischen Mechanismen der »geheimen Mitwisserschaft« im Team, das Verleugnen von Anzeichen und Phänomenen der Mißhandlung durch Mitarbeiter, Stationsärzte und Pflegeheimleitung (MAISCH 1996).

Eine Aufgabe von Supervisoren sollte sein, auch im Rahmen ihrer agogi-schen Funktion über das PTSD-Risiko aufzuklären sowie über die Signale »malignen Burnouts« und die damit verbundenen Modelle zu informieren, so daß Einzelpersonen und Teams darum wissen und neue Ressourcen (PET-ZOLD 1997) erschließen können. Vor allem gilt es Bagatellisierungstendenzen vorzubeugen.

Auch muß deutlich werden, daß es mit ein paar Supervisionsstunden und Beratungsgesprächen nicht getan ist (Supervisoren müssen sich der *Grenzen ihrer Kompetenz* bewußt sein), denn zeitextendierter Streß und PTSD sind *behandlungsbedürftige Syndrome*, deren Therapie einige Spezialkompetenzen voraussetzen.

Im übrigen muß vermerkt werden, daß wir es bei den Beschwerden von Alterspatienten, insbesondere bei gerontopsychiatrischen, oft selbst mit Post-traumatischen Streßsyndromen zu tun haben: nämlich »protrahierten« Fol-gen, d. h. Spätfolgen von traumatischen Streßerfahrungen im Lebensverlauf – es sollte nicht vergessen werden, daß wir es hier oftmals mit Menschen zu tun haben, die einen, zum Teil zwei Weltkriege erlebt haben. Mit der Abnahme des Kurzzeitgedächtnisses und der Aktivierung des Langzeitgedächtnisses werden auch emotional belastende, lebensgeschichtliche Erfahrungen »hoch-geschwemmt«, und emotionale Erinnerungen kommen als »intrusive Gedan-ken und Gefühle« auf, wie sie in der PTSD-Diagnostik vielfach beschrieben worden sind. Hinzu kommt mit einer Abnahme der kognitiven Kompetenzen und aufgrund zerebraler Abbauerscheinungen auch eine Verminderung von psycho-physischen Regulationsmechanismen und damit ein spätes Aufkom-men von PTSD-Symptomatiken (AARTS/OP DEN VELDE 1996; PETZOLD/ PETZOLD 1996).

Schließlich darf nicht unberücksichtigt bleiben, daß Patienten, die auf einer gerontopsychiatrischen bzw. geriatrischen Station oder in einem entsprechenden Pflegeheim leben müssen und noch über ein entsprechendes Maß an kognitiver und emotionaler Kompetenz verfügen, bei dem »alltäglichen Schrecken«, der sich auf derartigen Stationen abspielt, selbst immer wieder traumatischem Streß durch Ausbrüche, Zusammenbrüche, Todesfälle unter ihren Mitpatienten ausgesetzt sind. Da ihre eigenen Verarbeitungsmöglichkeiten belastet und eingeschränkt sind, liegt damit eine besondere *Vulnerabilität* vor. Es ist davon auszugehen, daß ein Teil dieser Patienten auch ein PTSD mit dem ganzen Spektrum der Symptomatik durch die schlimmen Situationen in der Gerontopsychiatrie erleidet, vor denen es kein Entrinnen gibt.

Entlastungsarbeit könnte hier eine präventive Funktion haben, und eine intensive psychische Betreuung wäre damit unbedingt erforderlich, für die entsprechenden personellen Ressourcen geschaffen werden müßten. Damit sieht es aber in der Praxis oftmals schlecht aus.

Supervisoren sollten hier Hilfen und Ermutigungen geben, Strukturen und Handlungsmodelle zu entwickeln, durch die für die Patienten Angebote der Entspannung und Entlastung bereitgestellt werden, genauso wie mit dem Personal die Bedeutsamkeit von Streß und Entspannungsmethoden im beruflichen Alltag herauszuarbeiten sind und dafür Methoden vermittelt, Freiräume eingeplant und Ressourcen bereit gestellt werden müssen (VAN DER MEY/PETZOLD/BOSSCHER 1997; PETZOLD 1997). Ein posttraumatisches Streß-Syndrom entsteht ja durch eine Dysregulation und bei Überforderung.

Hyperstreß führt zu einem »Hyperarousal« der Amygdala (Mandelkerne), einer Region im lymbischen System, in der eingehende Informationen emotional klassifiziert *(marking)* werden (z. B. gefährlich/nicht-gefährlich), an den Hipocampus weitergeleitet werden, wo sie nach Bereichen aufgrund vorliegender Materialien in den Gedächtnisarchiven emotional bewertet *(valuation)*, zugeordnet und vorverarbeitet werden, um dann zu weiterer Einschätzung *(appraisal)* und Verarbeitung, einem verfeinerten »kognitiven Processing«, in den Bereich des Frontallappens weitergeleitet zu werden – Bearbeitungsformen, die relativ »langsam« sind. Bei Gefahrsituationen ist dies also ein dysfunktionaler Weg. Bei Informationen, die als gefährlich klassifiziert werden, blockieren die Mandelkerne die Informationsweiterleitung in den Hipocampus und damit die Informationsverarbeitung in den höheren Zentren (LE DOUX 1992), so daß es zu sehr unmittelbaren, emotionsgeleiteten Reaktionen kommt: Panik, Fluchtimpulse, Hyperarousal einerseits, Reaktionen des Totstellens, der Selbstanästhesierung, des Abstumpfens. Kopflosigkeit und Überreagieren andererseits. Abstumpfen, Gleichgültigkeit, mangelnde Empathiefähigkeit sind demnach Reaktionsmuster, die, wenn sie sich chronifizieren und als Physiologie »festsetzen«, ein adäquates Reagieren im Lebensalltag wie im Arbeitszusammenhang massiv beeinträchtigen. Insbesondere ist die rationale Verarbeitung, Versachlichung, Versprachlichung, die kognitive

Einschätzung *(appraisal)* und emotionale Bewertung *(valuation)* gemindert. Menschen werden »abgestumpft«, ja, sie können »verrohen«, und dann sind die Risiken »gefährlicher Pflege« gegeben.

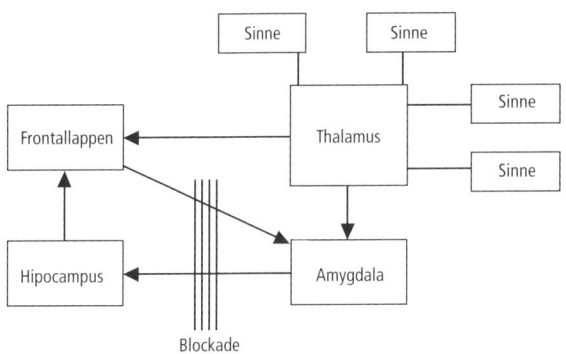

Blockierter Informationsfluß bei traumatischem Streß nach LE DOUX und VAN DER KOLK

Ko-kreative Teamarbeit als Entlastung und Qualitätssicherung

Einer Förderung der Teamarbeit durch Supervision, nach dem Modell der »joint competence and performance« (PETZOLD u. a. 1995), bewirkt das Zusammenwirken aller Fähigkeiten und Fertigkeiten der Gruppe und ist weiterhin auf die ko-kreativen Prozesse des Problemlösens und der Gestaltung einer »guten Situation« im Arbeitskontext gerichtet. Solche Supervision hat eine bedeutsame Funktion für die Qualitätssicherung der Arbeit im gerontologischen und gerontopsychiatrischen Bereich. Sie hat in derartigen Kontexten immer das Ziel, die *Arbeitsqualität* der Pflegenden und die *Lebensqualität* der Gepflegten und Betreuten zu verbessern, also ko-kreative Interaktion zu fördern. Wir haben zu diesem Zweck im Bereich der Arbeit mit alten Menschen und mit Teams in diesem Sektor vielfältige Methoden und Techniken der Arbeit mit »kreativen Medien« entwickelt: Puppenspiel, Malen, kreatives Schreiben, Rollenspiel und Bewegungsarbeit (PETZOLD 1985a).

Kartierungen der »Organisationskultur« bzw. »Stationskultur« oder des Klimas an »Kollegialität«, »Powermaps«, mit denen Machtstrukturen in Teams und auf der Station bzw. in Situationen erfaßt werden können, eröffnen Möglichkeiten zu ko-kreativen Erfahrungen und Gestaltungsmöglichkeit, die eine wesentliche Verbesserung der Pflege bewirken kann. Pflege wird dann ein kreatives Geschehen *zwischen* den Angehörigen des Pflegepersonals, die ihre pflegerischen Aufgaben mit einer neuen Qualität wechselseitiger Ermutigung, Förderung, Bereicherung und Bestätigung (enrichment, empowerment) wahrnehmen und ausüben, solche Qualitäten aber auch im Umgang und in der Arbeit mit Heimbewohnern oder Patienten zu aktualisieren suchen. Dieser Faktor der Kreativierung in der Supervision und durch die Supervision für die praktische Pflege-, Betreuungs- und Stationsarbeit kann in seiner psychohygienischen und soziohygienischen Bedeutung für das Personal und seiner qualitätsverbessernden Wirkung für die Patienten gar nicht hoch genug eingeschätzt werden. Das Maß an »belastender Pflege« nähme ab und das Risiko »gefährlicher Pflege« würde gemindert, wenn man in den zur Rede stehenden Bereichen Supervisions- und Arbeitsformen eines solchen ressourcenorientierten, integrativen Ansatzes implementieren könnte. Supervision und ko-kreative Teamarbeit sind ein gewichtiger »protektiver Faktor« in der Betreuung, Pflege und Aktivierung alter Menschen (PETZOLD/ORTH 1996).

Gerade in den helfenden Settings und Berufen und speziell in der Gerontopsychiatrie und Altenpflege ist eine gute Klientenbegegnung und guter Teamgeist unumgänglich, sollen die Mitarbeiter nicht an Leib und Seele krank werden oder die Freude an der Arbeit mit den Bewohnern verlieren. Was eine junge Pflegekraft nach kurzer Tätigkeit in der Altenpflege an Leid, Siechtum und Sterben sieht, sehen andere Menschen in ihrem ganzen Leben nicht, und das bleibt oft nicht ohne Folgen. Da kann ein gutes Team, wenn Vertrauen und ein Zusammengehörigkeitsgefühl besteht, zur gegenseitigen Entlastung (ROSENMAYR 1989) und damit zur Verbesserung der Qualität der Versorgung und Betreuung der Heimbewohner und Patienten beitragen.

Die Erfahrung jedoch zeigt, wie schwierig es oft ist, im Team zusammenzuarbeiten. Da gibt es unausgetragene Meinungsverschiedenheiten, zuweilen verdeckten Groll, der nicht ausgesprochen oder der so lange geschluckt wird, bis er eines Tages explosionsartig abgeladen wird und dann andere verletzt. Oft erlebt man auch, daß eine Schicht gegen die andere Schicht agiert und die Arbeit dann unerträglich wird. Hier kann die Supervision eines Externen, der nicht im Zentrum der emotionalen Involvierung steht, hilfreich sein, so daß die Mitarbeiter einer Arbeitsgruppe offener miteinander umgehen und lernen können, wechselseitig konstruktive Kritik zu üben, ohne den anderen zu kränken, wodurch eine bessere Zusammenarbeit möglich wird. Vielfach wird der Begriff »Team« unangemessen verwandt (PETZOLD/ORTH 1996), nämlich zur Bezeichnung von Arbeitsgruppen in Institutionen, die keineswegs nach Teamprinzipien zusammenarbeiten.

Der Supervisor kann durch Klärung der Beziehungsebene zu einem reflexiven, kooperativen Klima beitragen und mithelfen, nach Problemlösungen oder Kompromissen zu suchen, denn die Fähigkeit zu konstruktiven Kompromissen zwischen Personen und Gruppen sowie Akzeptanz gegenüber Grenzen zu entwickeln, das ist ein wichtiger Beitrag zur Gewährleistung von seelischer und sozialer Gesundheit. Gerade im Bereich der Gerontopsychiatrie, Geriatrie und Altenpflege, wo Mitarbeiter vor soviel Hilflosigkeit stehen oder Linderung von Leid zum Ziel haben, aber oftmals restriktiven, institutionellen Bedingungen ausgesetzt sind, ist die Fähigkeit, Kompromisse schließen zu lernen, unumgänglich.

Ein »komplexes atmosphärisches Erfassen«, ein »mehrperspektivisches szenisches Wahrnehmen« und eine gute »Empathie« sind dabei grundlegende Voraussetzungen supervisorischer Arbeit. Da diese Qualität aber auch gute Teamarbeit (PETZOLD 1998) kennzeichnet, bietet der Supervisor schon ein Modell für problemlösendes Verhalten. Er ist gleichzeitig Mitspieler und Beobachter des Geschehens, engagiert, aber nicht involviert (PETZOLD 1989b). In der Teamsupervision wird ein integrativ arbeitender Supervisor im Zusammenspiel (Synergie) seines Wissens und der Wahrnehmung seiner Gefühle, seiner Eindrücke, seines Erkennens von Prozessen, mit seinen Erfahrungen also, arbeiten und diese mit denen der Supervisanden verbinden. Sein Engagement, seine Fähigkeiten des inneren Abstands und der Mobilisierung von Kooperation ermöglichen ihm, das Geschehene im Team zusammenhängend wahrzunehmen und ihm in optimaler Weise zu helfen, alle vorhandenen Ressourcen und Potentiale zu nutzen (PETZOLD 1997).

Ambulante und stationäre Arbeit mit alten Menschen könnten von spezifischer und feldkompetenter Einzelfall-, Team- und Institutionssupervision und supervisorischer Organisationsberatung nachhaltig profitieren. Es ist zu hoffen, daß die Mitarbeiter, Verwaltung und Träger sich der Möglichkeiten qualifizierter Supervision in Zukunft häufiger bedienen.

Literatur

AARTS, P.G.H.; OP DEN VELDE, W. (1996): Prior traumatization and the process of aging. In: VAN DER KOLK, B.A.; MC FARLANE, A.C.; WEISAETH, L. (Hg.) Traumatic stress. New York, S. 356–377.

BAROLIN, G.S. (1990): Schwerste Mißstande in »einem Wiener Pflegeheim« – schon 1985 in allen Details publiziert! In: Österreichische Krankenhauszeitschrift, 31, S. 33–43.

FENGLER, J. (1991): Helfen macht müde. Zur Analyse und Bewältigung von Burnout und beruflicher Deformation. München.

FLAMMER, A. (1990): Erfahrung der eigenen Wirksamkeit. Einführung in die Psychologie der Kontrollmeinung. Bern.

KIWITZ, P. (1991): Das Lebensweltkonzept und seine Bedeutung für die Sozialwissenschaften. In: PETZOLD, H.G.; PETZOLD, Ch. (1991): Lebenswelten alter Menschen. Hannover, S. 2–19.

LE DOUX, J.E. (1986): Sensory systems and emotions: A model of affective processing. Integrative Psychiatry, 4, S. 237–243.

LE DOUX, J.E. (1992): Emotion as memory: Anatomical systems underlying indeliable neural traces. In: CHRISTIANSON, S.A. (Hg.): Handbook of emotion and memory. Hillsdale 1992.

LEHR, U. (1996): Psychologie des Alterns. Darmstadt.

MAISCH, H. (1996): Phänomenologie der Serientötung von schwerstkranken älteren Patienten durch Angehörige des Pflegepersonals. In: Z.f. Gerontologie und Geriatrie, 3, S. 201–205.

PETZOLD, H.G. (1978): Das Ko-respondenzmodell in der Integrativen Agogik. In: PETZOLD, H.G. (1991): Integrative Therapie. Ausgewählte Werke Bd. II, 1: Klinische Philosophie. Paderborn.

PETZOLD, H.G. (1985a): Mit alten Menschen arbeiten. München.

PETZOLD, H.G. (1985b): Angewandte Gerontologie als Bewältigungshilfe für das Altwerden, das Alter und im Alter. In: PETZOLD, H.G.: Mit alten Menschen arbeiten. München, S. 11–30.

PETZOLD, H.G. (1985c): Die Verletzung der Alterswürde – zu den Hintergründen der Mißhandlung alter Menschen und zu den Belastungen des Pflegepersonals. In: PETZOLD, H.G.: Mit alten Menschen arbeiten. München, S. 553–572.

PETZOLD, H.G. (1989a): Belastung, Überforderung, Burnout – Gewaltprobleme in Heimen. In: Behinderte in Familie, Schule, Gesellschaft, 4, S. 17–44.

PETZOLD, H.G. (1989b): Supervision zwischen Exzentrizität und Engagement. In: Integrative Therapie, 3/4, S. 352–363.

PETZOLD, H.G. (1993): Die Krisen der Helfer. In: SCHNYDER, U.; SAUVANT, Ch.(Hg.): Krisenintervention in der Psychiatrie. Bern, S. 157–196.

PETZOLD, H.G. (1994): Mehrperspektivität – ein Metakonzept für die Modellpluralität, konnektivierende Theorienbildung und für sozialinterventives Handeln in der Integrativen Supervision. In: Gestalt und Integration, 2, S. 225–297.

PETZOLD, H.G. (1997): Das Ressourcenkonzept in der sozialinterventiven Praxeologie. Düsseldorf.

PETZOLD, H.G. (1998) (Hg.): Integrative Supervision und Organisationsentwicklung. Paderborn.

PETZOLD, H.G.; BEEK, Y. VAN; HOEK, A.-M. VAN DER, (1994): Grundlagen und Grundmuster»intimer Kommunikation und Interaktion« – »Intuitive Parenting« und»Sensitive Caregiving« von der Säuglingszeit über die Lebensspanne. In: PETZOLD, H.G. (Hg.): Psychotherapie und Babyforschung, Bd. 2: Die Kraft liebevoller Blicke. Paderborn, S. 491–646.

PETZOLD, H.G.; BUBOLZ, E. (1976) (Hg.): Bildungsarbeit mit alten Menschen. Stuttgart.

PETZOLD, H.G.; BUBOLZ, E. (1979): Psychotherapie mit alten Menschen. Paderborn.

PETZOLD, H.G.; LEMKE, J.; RODRIGUEZ-PETZOLD, F. (1994): Die Ausbildung von Lehrsupervisoren. Überlegungen zur Feldentwicklung, Zielsetzung und didaktischen Konzeption aus Integrativer Perspektive, *Gestalt und Integration*, 2, S. 298–349.

PETZOLD, H.G.; MATHIAS, U. (1983): Rollenentwicklung und Identität. Paderborn.

PETZOLD, H.G.; MÜLLER, J. (1997): Psychotherapieforschung und Gerontotherapie. In: PETZOLD, H.G.; MÄRTENS, M. (Hg.): Psychotherapieforschung und Praxis, Paderborn (im Druck).

PETZOLD, H.G.; ORTH, I. (1996): Das Konflux-Modell und die Arbeit mit kokreativen Prozessen in Teamsupervision und Organisationsberatung. In: *Kunst & Therapie*, 1, S. 1–46.

PETZOLD, H.G.; PETZOLD, Ch. (1991): Lebenswelten alter Menschen. Hannover.

PETZOLD, H.G.; PETZOLD, Ch. (1996): Erosion persönlicher Tragfähigkeit, traumatischer Job-Streß – Ursachen und Strategien des »debriefings« – maligner Burnout in helfenden Berufen. Düsseldorf.

PETZOLD, H.G.; PETZOLD, Ch. (1997): Kundenorientierung, Institution, Organisation. In: *Caritas*, 10, S. 463–480.

ROSENMAYR, L. (1989): Supervision in der geriatrischen Pflege und Betreuung. In: *Rathaus-Korrespondenz*, 15, S. 17–21.

SHAPIRO, F. (1995): Eye movement desentization and reprocessing. New York.

VAN DER KOLK, B.A.; MCFARLANE, A.C.; WEISAETH, L. (1996): Traumatic stress. New York.

VAN DER MEY, S.; PETZOLD, H.G.; BOSSCHER, R. (1997): Runningtherapie, Streß, Depression – ein übungszentrierter Ansatz in der Integrativen leib- und bewegungsorientierten Psychotherapie. In: *Integrative Therapie*, 3.

Besondere Formen der Supervision in der Psychiatrie

WOLFGANG WEIGAND

Wer entwickelt die Organisation in der Psychiatrie?

Die Fachkräfte fortschrittlicher psychiatrischer Organisationen betrachten ihre Einrichtung zunächst unter der Perspektive, unter der sie auch ihre Klienten betrachten: therapeutisch. Das ist ihr professioneller Auftrag, und so wurden sie beruflich sozialisiert.

Ihre institutionellen Wahrnehmungen, Sichtweisen und Verhaltensmuster haben sie in der Regel unreflektiert aus ihren beruflichen Erfahrungen, ihrer beruflichen Ausbildung und ihrer Professionskultur in ihren beruflichen Habitus übernommen.

Am Beispiel des medizinischen Therapeuten wird dies besonders deutlich: Seine Organisation ist das Krankenhaus, seine beruflichen Vorbilder in Führungsrollen sind Oberärzte und Chefärzte mit den bekannten Führungsattitüden, sein Bild von Organisationen ist hierarchisch, eher statisch und von funktionalen Notwendigkeiten geprägt. Therapeutische Konzepte entwickeln sich weiter, Organisationsstrukturen sind vorgegeben, schwer veränderbar und insgesamt: oft hinderlich für die »eigentliche« Arbeit.

Die Interdependenz zwischen therapeutischen Konzepten und institutioneller Realität

Psychiatrische Organisationen haben in ihrer Tradition die Funktion, die Klientel vor sich selbst und im gewissen Umfang auch die Umwelt vor der Klientel zu schützen. Diese Schutzfunktionen, die in der Vergangenheit leicht zu rigider Aufbewahrung verkamen, sind auch heute je nach spezifischer Aufgabe der Klinik (von der Kinder- und Jugendpsychiatrie bis zur Forensik) noch wirksam. Hausordnungen spielen deshalb in diesen Einrichtungen eine wichtige Rolle; sie werden fast ausschließlich therapeutisch begründet, selten jedoch in ihrer institutionellen Relevanz kritisch betrachtet. Welche Interessen verbinden die verschiedenen Klinikbereiche (Therapie, Pflege, Leitung, Verwaltung, Wirtschaft) mit einer solchen Hausordnung? Wie bestimmend sind die jeweiligen Interessen dieser Bereiche für die Gestaltung, Kontrolle und Entwicklung der Hausordnung?

Ein zweites Beispiel: In einer Klinik wird die Zunahme von Fehlzeiten der

Mitarbeiter festgestellt und beklagt. Die Erklärungen, die dafür gesucht werden, sind häufig monokausal. Das Phänomen »Fehlzeiten« kann jedoch ganz unterschiedlich wahrgenommen, verstanden und interpretiert werden:

- Aus therapeutischer Sicht: Es signalisiert die Überforderung, in die ein Mitarbeiter durch seine Arbeit mit schwierigen Patienten kommt; vielleicht wird sogar eine ganz persönliche Problematik des Mitarbeiters aktualisiert.
- Teambezogen-gruppendynamisch: Der Kontakt mit den Kollegen im Team und mit den Vorgesetzten ist unbefriedigend; die Arbeit macht deshalb keinen Spaß mehr.
- Aus institutionellen Gründen: Die Arbeitsbedingungen werden schlechter: Arbeitszeit, Gehalt, Arbeitsplatzumgebung etc.
- Im Blick auf die Klinikleitung: Das Management motiviert zuwenig, ist nicht präsent, hat keinen guten Kontakt zu den Mitarbeitern und kann deshalb auch die Arbeit nicht kontrollieren.
- Aus der Perspektive des Mitarbeiters: Der Mitarbeiter merkt, daß er sich auf seinem Arbeitsplatz einrichten kann und bezüglich der Qualität und Quantität seiner Arbeit wenig positive oder negative Sanktionen erfährt.

Die Gefahren, die vernachlässigte, verfestigte oder instabile Organisationen für die psychiatrische Arbeit in sich bergen, sind nicht sofort erkennbar, zumindest nicht so lange, wie der herkömmliche Organisationsbetrieb funktioniert. Solange sich an der Grundorientierung, der Finanzierung und der Personalausstattung der Klinik nichts ändert, glaubt man, alles sei in Ordnung – aber das trügt. In der gegenwärtigen Situation haben wir dafür ein gutes Beispiel: Die meisten Organisationen des Gesundheits- und Sozialbereichs sind nicht auf die gesellschaftlichen Umweltanforderungen, die sich in Anfragen nach Legitimation, Leistung, Selbstverantwortlichkeit, ökonomischer Effizienz ausdrücken, vorbereitet und deshalb auch nicht in der Lage, mit solchen Anforderungen fertig zu werden. Solange »der Laden läuft«, glaubt man, daß es ein »guter Laden« sei. Plötzlich verändern sich die Umwelt- und Marktbedingungen, und es wird deutlich, daß die Organisation zu inflexibel, zu langsam, zu wenig kreativ, zu schlecht vorbereitet ist, um die anstehenden Probleme zu lösen.

Die Indikation von Beratung

Hat die Organisation ein Bewußtsein für die permanente Notwendigkeit der eigenen Veränderung entwickelt und dies nicht nur aufgrund des Drucks von außen, sondern aus der Einsicht, daß gute therapeutische Arbeit nur in einer aufgabenadäquaten und funktional strukturierten Organisation mit kompetenten und zufriedenen Mitarbeitern gelingen kann? Der Einsatz der verschiedenen traditionell bewährten Beratungsformen –

von der Balintgruppe über Einzelsupervision bis zur Teamberatung – hat in den Einrichtungen einen institutionellen Nebeneffekt: Vorausgesetzt die Berater bringen den »institutionellen Blick« mit und lassen sich nicht auf Persönlichkeits- und Beziehungsdynamik reduzieren, dann beginnt sich die Wahrnehmung für institutionelle Prozesse und Strukturen zu erweitern, und das Interesse an deren Weiterentwicklung und Veränderung wächst. Diese von innen kommende Entwicklung wird derzeit von außen ergänzt, da Gesundheitsreform, Finanzknappheit, veränderte Trägerinteressen verbunden mit einer stärker werdenden gesellschaftlichen Erwartung nach Klarheit, Transparenz und Überprüfbarkeit den institutionellen Blick des Managements und der Mitarbeiter schärfen.

Die Frage nach dem richtigen Berater und dem entsprechenden Beratungskonzept für Organisationsentwicklung in der Psychiatrie muß erst dann beantwortet werden, wenn geklärt ist, inwieweit das Management die institutionelle Realität in die Verwirklichung seines therapeutischen Konzeptes einbezieht und die Organisation und sich selbst zum Gegenstand der Reflexion und Veränderung macht. Sind Organisationsaufgaben originär und primäre Aufgaben des Managements einer psychiatrischen Klinik, oder lenkt diese Beschäftigung mit der Organisation nur vom »Eigentlichen« ab? Versteht sich die Einrichtung im Sinne einer »lernenden Organisation«, die institutionelle Strukturen und Prozesse, Hierarchie und Machtumgang, Kommunikation und Kooperation, Entscheidungskompetenzen und -verfahren, Kontrollfunktionen, die Analyse unbewußter Themen der Organisationsrealität reflektiert und zum Gegenstand der Entwicklung macht?

Die Organisation als Klient

Für den Klinikleiter gibt es also nicht nur therapiebedürftige Klienten, sondern auch eine entwicklungsbedürftige Organisation, die im wesentlichen den Therapieerfolg bestimmt. Überspitzt formuliert, kann man sagen: Der Klient des Klinikchefs ist primär die Organisation mit ihren Patienten und erst dann der individuelle Patient. Leiten und Führen sind keine Aufgaben am Rande und nebenbei, sondern zentrale Funktionen der Organisationsspitze.

Diese Feststellungen verändern das Berufs- und Rollenbild der Leitungskräfte. Ausbildung und Berufssozialisation konzentrierten sich bisher auf die Klienten; Führung wurde als natürliche Kompetenz verstanden, die professionell nicht eigens ausgebildet werden muß, sondern entweder mit in die Wiege gelegt ist oder bei den eigenen Vorgesetzten abgeguckt wird. Rollenveränderungen sind dann in der Regel von viel Skepsis und Widerstand begleitet. Berufliches Selbstverständnis, Statusfragen, Gewohnheit und Routine stehen dem entgegen. Solche Neudefinitionen von Rollen ziehen einen Prozeß des Umlernens und der Neuorientierung nach sich.

An dieser Bewußtseins-, Einstellungs- und Verhaltensänderung, die mit der Fähigkeit gepaart ist, institutionell zu intervenieren, kann mit dem Berater gearbeitet werden, unabhängig vom Beratungssetting und auch unabhängig davon, ob der unmittelbare Gegenstand der Beratung ein einzelner, ein Team, eine Projektgruppe oder eine Führungskraft ist. Institutionelles Bewußtsein und organisatorische Handlungskompetenz sind Qualifikationen für das Management in psychiatrischen Institutionen, die nicht einfach vorhanden sind, sondern erarbeitet und erlernt werden müssen.

Der institutionelle Blick: Organisationsentwicklung

Organisationsentwicklung bezieht alle Rollen, Funktionen und Personen der Organisation, die vom Veränderungsprozeß betroffen sind, direkt oder indirekt in die Entwicklungsarbeit mit ein, um die Identifikation mit der sich verändernden Organisation zu sichern und die Motivation der Mitarbeiter, in der neuen Struktur zu arbeiten, zu gewährleisten. Der Supervisor und Organisationsentwickler erarbeitet mit seiner Klientel, in welchem Beratungssetting, in welchen Veränderungsschritten, mit welcher Zielsetzung die Verbesserung und Veränderung der organisatorischen Realität erfolgen soll. Eine gründliche Diagnose der Anfragesituation und des Auftrags, die zu einem Kontrakt führen, der permanent fortgeschrieben wird, leitet einen Beratungsprozeß ein, der sich im Schritt-für-Schritt-Tempo vollzieht und aus der permanenten Dialektik von Diagnose und Intervention lebt. In der Begleitung dieses Prozesses liegt die Verantwortung des Beraters; die Verantwortung für die organisationsverändernden Entscheidungen bleibt bei den Rollenträgern der Organisation.

Ein solcher Organisationsentwicklungsprozeß hat beispielsweise zum Ziel:
- die Leistungsfähigkeit der Klinik zu erhöhen,
- die Zufriedenheit der Klientel zu sichern,
- das Arbeitsklima positiv zu gestalten,
- die materiellen und ökonomischen Ressourcen optimal auszunutzen,
- den Bezug zur gesellschaftlichen Umwelt herzustellen und zu nutzen.

Die Probleme, die es zu beraten gilt, sind wie die Krankheit des Patienten ganzheitlich zu behandeln. Die institutionelle Perspektive muß in den Diagnose- und Interventionskonzepten psychiatrischer Einrichtungen einen permanenten und ausreichenden Platz haben. Die Fragen, in welchem Beratungssetting die unterschiedlichen Aspekte der Organisationsentwicklung am effektivsten zu erreichen sind, wird im Prozeß selbst entschieden. Denn nicht ein bestimmtes Beratungssetting steht am Anfang der Überlegungen zur Organisationsentwicklung, sondern das Problem, das bearbeitet werden soll, und das Ziel, auf das sich die Organisation hinbewegen will.

Fazit

Der Chef, die mittlere Führungsebene und schließlich alle Mitarbeiter sollten Organisationsentwicklung aus ihrer jeweiligen Verantwortung zu ihrer permanenten Aufgabe machen. Dafür müssen die notwendigen Ressourcen zur Verfügung stehen und die entsprechenden Rahmenbedingungen geschaffen sein, die diese Organisationsentwicklungsarbeit ermöglichen. Die erste Frage lautet also: Sind der Chef der Klinik und seine ärztlichen und therapeutischen Mitarbeiter Organisationsentwickler? Wenn dies positiv beantwortet worden ist, dann ist die Grundlage für ein Arbeitsbündnis mit einem Supervisor und Organisationsentwickler vorhanden, um Veränderungen begleitend zu unterstützen und zu fördern.

Wen diese Schlußfolgerung überrascht, der mag bedenken, daß z. B. Coaching oder Leitungsberatung für Führungskräfte die Führungsverantwortung und die Entscheidungskompetenz des Managements nicht relativiert, sondern hilft, diese Verantwortung möglichst problem- und organisationsadäquat wahrzunehmen. Auch die Organisationsentwicklung kann im Sinne einer »lernenden Organisation« nicht an den Supervisor und Organisationsentwickler delegiert werden, sondern bleibt in der Verantwortung des Managements, das sich allerdings dazu die professionelle Beratung und Unterstützung von außen holen kann und sollte. Daß dies nicht der Vorstellung vieler Führungskräfte in der Psychiatrie entspricht, mag stimmen; es spricht aber nicht dagegen, die Verantwortung für die Organisationsentwicklung beim Management zu belassen und sie dort einzufordern.

PETER UFFELMANN

Die Organisationskultur als Basiskonzept

Vor dem Hintergrund von Kostendruck, Wettbewerb, steigenden Qualitätsanforderungen etc. ist die psychiatrische Versorgung nicht nur eine Sache engagierter Ärzte, Therapeuten und Pflegekräfte, sondern ebenso eine Sache all derer, die die finanziellen Mittel dafür auftreiben und bereitstellen, und eine Sache derer, die pflegerische, therapeutische und rehabilitative Maßnahmen organisieren, leiten und juristisch absichern. Supervision findet in diesem Spannungsfeld statt und muß mehr denn je personale, organisationsbezogene und gesellschaftspolitische Perspektiven in ihre Arbeit einbeziehen.

Die Erweiterung supervisorischen Handelns um sozialwissenschaftliche, sozialökologische und organisationssoziologische Konzepte (PETZOLD 1997) erfordern übergreifende Modelle des Verstehens komplexer sozialer Systeme. Ein solches Modell bietet das Konstrukt »Organisationskultur«, welches in einer vorläufigen Definition die Gesamtheit jener Werte, Annahmen, Standards, Normen und Regeln umfaßt, die die Wahrnehmung, die Wirklichkeitsinterpretationen sowie das Verhalten von Organisationsmitgliedern prägen (FANKHAUSER 1996).

Als betriebswissenschaftliches Konzept, das vor allem die Wirkungen von Unternehmenskulturen auf den wirtschaftlichen Erfolg in den Blick nimmt, ist es modifiziert auf die Analyse institutioneller Dynamik anwendbar. Der Text versucht entlang einer Institutionsanalyse der Psychiatrie das Konzept »Organisationskultur« vorzustellen und es für die supervisorische Arbeit fruchtbar zu machen.

Die Psychiatrie als totale Institution

Bei allen sozialpsychiatrischen Versuchen, die Geisteskranken aus ihrer Verbannung herauszuholen, sie von der Devianz zu befreien, blieb die Psychiatrie bis zum heutigen Tag eine totale Institution (GOFFMAN 1961) und der Modellfall »einer geschlossenen Gesellschaft« (MARCUSE 1968).

Im Unterschied zu Organisationen, deren Ziel es ist, das Überleben am Markt zu sichern, haben Institutionen eine Entlastungsfunktion für die Gesellschaft (GEHLEN 1964). Die Begründung und Sicherung von Institutionen werden sehr stark durch Gesetze geregelt. Das Sinnsystem einer Institution wird demzufolge von Protagonisten politischer Willensbildung geprägt. Am

Anfang von Institutionen stehen die Auseinandersetzungen mit existentiellen Problemen, die Menschen im Zusammenleben bearbeiten müssen. Wie kann sich eine Gesellschaft vor krimineller Gewalt schützen? Wie sichern wir unsere Grenzen? Was passiert mit den Kranken? Werden Lösungen erfolgreich erprobt, entwickeln sie sich zu Gewohnheiten, »die im Laufe der Zeit normativen Charakter bekommen und zu Sitten werden, bis sie schließlich einen stabilen und zwingenden Orientierungswert haben und zu Institutionen geworden sind« (SCHÜLEIN 1996). Ihr Charakter ist formal, sie haben einen hierarchischen Strukturaufbau, sie haben eine stabilisierende Wirkung, weil sie dem menschlichen Zusammenleben eine Form geben, die die Handlungen der anderen zu einem gewissen Grad erwartbar und in den Gemeinsamkeiten erkennbar macht. Mit jeder Institutionalisierung ist allerdings auch eine Fragmentierung der »Lebenswelt« verbunden. Kreativität, Spontaneität und experimentelle Freiräume sind eingeschränkt und haben sich den Rationalisierungskriterien unterzuordnen.

DEUTSCH (1969) zeigt, wie Institutionen ihre Außenabhängigkeiten verleugnen und im Binnenraum alles tun, um (Macht-)Positionen aufrechtzuerhalten. Macht ist dann die paradoxe Fähigkeit, in gewissem Sinne »nichts lernen zu müssen«. Auch wenn Macht nicht einer bestimmten Person gehört, weil sie sich gewissermaßen zwischen den Personen befindet als Ausdruck einer sozialen Konfiguration, reproduzieren und sichern die Mitarbeiter einer Institution durch Gesten der Unterwerfung oder Auflehnung dieses Beziehungsgefüge.

Speziell Krankenhäuser haben durch ihre absolutistische Tradition die Tendenz, Altes zu stabilisieren. Krankenhäuser waren immer auch Disziplinierungseinrichtungen (FOUCAULT 1973), und das monarchische Prinzip reproduzierte sich: Der Chefarzt als »Lehnsherr« hat(te) alle Rechte des Königs. Bis heute haben Gefängnisse und Krankenhäuser Direktoren. Diese kontrollieren monarchistisch. In der modernen Triade der ärztlichen Leitung, Verwaltungsleitung und der Pflegedienstleitung wird oligarchisch regiert, und Krankenhausgesetz kontrolliert die Monarchie der Krankenhausleitung.

Foucaults Analyse psychiatrischer Institutionen beschreibt die »Disziplinarmacht« von Institutionen, die als Einschließungs- und Ausschließungsstätten Rollenkonfigurationen produzieren (Geisteskranker-Pfleger), die die Freiheit des »Diskurses« einschränken und die Individuen ihrer Subjektivität berauben.

Viele Supervisionskollegen, die in psychiatrischen Institutionen arbeiten, beklagen diesen Zustand des zähen Ringens um Veränderung, obwohl die einzelnen Mitarbeiterinnen und Mitarbeiter engagiert und motiviert ihre Arbeit immer wieder zur Disposition stellen. Der Widerstand gegenüber der Verflüssigung von Strukturen, Deutungsmustern und institutionellen Gewohnheiten zeigt sich im folgenden Beispiel auf fast satirische Art und Weise:

Während einer Patientenversammlung macht ein Patient darauf aufmerksam, daß zum Frühstück nur schwarzer Kaffee ausgeschenkt und die Milch zum Mittag- und Abendessen verteilt wird. Er schlägt vor, morgens zum Kaffee ein wenig Milch zur Verfügung zu stellen, so daß die, die lieber Milchkaffee statt schwarzen Kaffee trinken, auch zufriedengestellt würden. Dieser schüchterne Ausdruck eines »individuellen« Wunsches wird prompt von einigen älteren Patienten und einigen Pflegekräften als beunruhigend empfunden. Die Begründung für die Ablehnung des Vorschlags lautet: Die Milch wird in einem großen Behälter kalt in die Küche gebracht, und der Kaffee kommt heiß in einem anderen Behälter an. Man kann die Milch nicht im kalten Zustand ausschenken, da der Kaffee dann nicht sehr heiß wäre. Andererseits hat man keine Zeit, die Milch aufzuwärmen. Schließlich verlangt der aufrührerische Patient eine Abstimmung. Eine wichtige und handlungsbereite Minorität stimmt für den Milchkaffee. Daraufhin schlägt ein Pfleger vor, die Küche zu bitten, statt schwarzen Kaffee Milchkaffee zu servieren. Sofort erfolgt ein heftiger Einspruch einiger alteingesessener Schizophrener, die an den schwarzen Kaffee gewöhnt sind. Die Situation ist verfahren.

Ein älterer Pfleger rät schließlich zur Rückkehr zu einem alten System, das angeblich früher einmal gut funktioniert hat: An drei Tagen in der Woche soll es schwarzen Kaffee und an drei Tagen Milchkaffee geben. Dieses System, das den seltenen Vorzug hat, niemandem zu behagen, wird abgelehnt. Erneute Verwirrung. Die Diskussion zieht sich noch eine ganze Stunde hin, bis man sich auf ein System mit einem Verantwortlichen geeinigt hat. Man glaubt nun alles geregelt zu haben.

Einige Tage vergehen, und die ersten Probleme tauchen auf. Zunächst hat der verantwortliche Patient vergessen, die Milch am Abend zu kochen. Der diensthabende Pfleger verweigert ihm daraufhin das Recht, sie am Morgen aufzuwärmen, und interpretiert den Beschluß der Vollversammlung rein formalistisch. An einem anderen Tag läuft die Milch über, und ein Pfleger beschließt, die Aufgabe selbst zu übernehmen und schüttet als Resultat schlechter Kommunikation einfach Milch und schwarzen Kaffee zusammen und verhindert die Wahl derer, die schwarzen Kaffee wollten. Neue Anweisungen vermutend, beschließt ein anderer Pfleger, die Verteilung der Milch am Mittag zu stoppen (um sie am Morgen zu ermöglichen).

Vierzehn Tage später ist alles vergessen und niemand spricht mehr von Milch.

Diese Geschichte zeigt, wie der Ausdruck eines individuellen Wunsches das homöostatische System in Frage stellt und auf welche Art und Weise die Institution sich dagegen verteidigt. HOCHMANN (1973) nennt dies das »Gesetz der Homologie«. Dies bedeutet, daß totale Institutionen eine Uniformierung der »Insassen« anstreben und die Vielfältigkeit, die Differenzierung individueller Wünsche und Interessen meist als bedrohlich erleben. Das obige Beispiel zeigt zudem die Unmöglichkeit, eine Differenzierung vorzunehmen bei allen engagierten Bemühungen der Vollversammlungsmitglieder. Deutlich wird dies in einem starken »Gruppengeist« der verschiedenen Professionen, am deutlichsten ausgeprägt im Pflegebereich. Supervisoren finden in den Pflegeteams häufig eine hohe Homogenisierung und Solidarität mit klaren Feindbildern nach oben und unten. Konkurrenz und Konflikt bilden dort einen unsichtbaren Bodensatz. Wer daran rührt, wird bekämpft und ausgestoßen. Die Angst der Mitarbeiterinnen und Mitarbeiter vor Individualität und Differenzierung ist kein persönlicher Mangel, sondern trägt zum Erhalt der Institution bei. Institutionelle Regelsysteme, die sich im persönlichen wie im kollektiven Unbewußten fest etabliert haben, sind sehr machtvoll und nur im institutionsanalytischen Diskurs verstehbar. Dem Bewußtmachen der kollektiven Handlungsregeln und den dazugehörigen Kognitionen einer Institution kommt eine wichtige Rolle zu.

Alle institutionellen Handlungen zielen darauf ab, den Status quo der Institution aufrecht zu erhalten. Dies führt naturgemäß zu einem Konflikt zwischen den persönlichen Vorstellungen, Normen und Wertorientierungen der Mitarbeiter und den rigiden Handlungsregeln der Institution sowie derer, die sie bewachen. Infolgedessen sind innovative, unbürokratische Therapiemaßnahmen schwer zu realisieren, weil damit die institutionelle Sicherheit in Frage gestellt wird. Ob die psychiatrische Versorgung durch Institutionen im obigen Sinne optimal gewährleistet werden kann, ist fraglich, zumal in der Bundesrepublik anders als in den USA Krankenhäuser aufgrund von (politischen) Bedürfnissen entstanden sind und nicht aufgrund eines Bedarfs.

Dieses macht deutlich, daß eine institutionsanalytische Auswertung in den Supervisionsprozessen von erheblicher Wichtigkeit ist, da die Ebene einer Individualisierung von mißlungenen Interaktionen im Sinne von Schuldzuschreibung überschritten wird. Erst das Verstehen der »anonymen Diskurse« (Foucault), der »Ursachen hinter den Ursachen« (PETZOLD u.a. 1997) hat wirkliche Entlastungsfunktion und gibt realistische Perspektiven für institutionelle Veränderungen. Ich habe während meiner therapeutischen Tätigkeit wie als Supervisor in psychiatrischen Institutionen häufig die Erfahrung gemacht, wie sich kompetente, engagierte und motivierte Mitarbeiter an der institutionellen Starrheit wundgerieben haben. Diese Verwundungen alleine auf Übertragungskonstellationen und konflikthafte familiäre Re-Inszenierungen von Mitarbeitern zurückzuführen, halte ich für einen supervisorischen Kunstfehler, der die (macht-)politische Dimension institutioneller Veränderungsprozesse außer acht läßt und letztlich die Potentiale einer kritisch-konstruktiven Auseinandersetzung schwächt.

Besonders in der Psychiatrie hat eine Dienstboten-Mentalität, wie sie bei den Mägden Christi als Schwestern früh entstand, fatale Folgen. Viele Pflegekräfte fühlen sich als Materialbehälter für diagnostische Informationen benutzt, psychotherapeutische Kompetenzen werden kritisch beäugt und die Mitarbeiter als therapeutische Exekutive speziell in der Kinder- und Jugendpsychiatrie ihrer pädagogischen Fähigkeiten beraubt. Burn out, innere Kündigung und Mobbing sind die Folge, wenn die eigene »Wirkmächtigkeit« beschnitten ist.

Glücklicherweise kommt es aufgrund des Kostendrucks und der Senkung der Dauer des stationären Aufenthaltes in den psychiatrischen Kliniken mehr und mehr zu einer Verflüssigung von Positionen. Es kommt Bewegung in die totale Institution, interessanterweise eher durch die Kräfte im Feld (Krankenversicherung, Krankenhausgesetz etc.) und nicht so sehr aus dem Binnenraum der Institution, etwa durch neue Therapieverfahren oder ähnliches.

Befragt man Mitarbeiterinnen und Mitarbeiter, was sie in ihrer Einrichtung bemängeln, erhält man durch alle Hierarchieebenen ähnliche Beschreibungen (HINKEL/SCHMITT 1993).

Auf der Ebene der Organisation ergaben sich:

- zu viele äußere Regularien
- fehlende Leitbilder auf Trägerseite
- Unklarheit über die Struktur und Strategie des Trägers
- mangelnde Information und Unterstützung des Krankenhauses durch den Träger
- unklare Kompetenzen im Direktorium und, wenn überhaupt vorhanden, veraltete Stellenbeschreibungen
- mangelnde Transparenz bei größeren Projekten wie Umbaumaßnahmen, Schließung von Stationen etc.
- häufig reaktive, hektische Krisenbewältigung bei finanziellen Engpässen statt proaktiver Intervention

Auf der Ebene des Direktoriums:

- kein Selbstverständnis als Leitungsteam
- keine gemeinsame Vision
- taktloser Umgang mit Mitarbeitern
- wenig ausgeprägte soziale Kompetenz, Führungsfähigkeit und Management-Know-How
- kein oder nur geringes gegenseitiges Feedback
- destruktive Machtkämpfe innerhalb des Leitungsteams (Pflegedienstleitung, Verwaltungsdirektor, ärztlicher Direktor)

Auf der Ebene der Stationen:

- streng territoriales Denken zwischen den einzelnen Berufsgruppen
- unterentwickelte Kommunikations- und Besprechungskultur
- ständige Klagen über die Arbeitssituation
- geringer Stellenwert der Mitarbeitervertretungen
- Mißtrauen gegenüber Neuerungen
- kein Konzept für das pflegerische Selbstverständnis

- dauernde Veränderung von Therapiekonzepten durch wechselnde Assistenzärzte
- wenig Beteiligung der Mitarbeiter an organisatorischen und inhaltlichen Entscheidungen

Diese Listen beschreiben einen enormen Handlungsbedarf nach Reflexion und Veränderung, wenn vor allem Kliniken im Hinblick auf Qualitätssicherung und -erweiterung in Zukunft bestehen wollen. Offenbar brauchen institutionelle Veränderungen den Druck des Feldes (Gesetzgeber, Krankenkassen), weil Institutionen von Natur aus auf Sicherung des Bestehenden, auf Orientierung an und Festigung von Machtkonstellationen ausgerichtet sind. Mit Hilfe des folgenden Konzeptes lassen sich Schwachstellen, Entwicklungspotentiale und nicht genutzte Ressourcen komplex erfassen und einer interventiven Beeinflussung zuführen.

Das Konzept Organisationskultur

Im Zuge der Einsparungen innerhalb stationärer Einrichtungen stehen viele Kliniken vor dem Problem, bei schwindenden Finanzmitteln eine hohe Qualität gewährleisten zu müssen. Verhängnisvoll in diesem Zusammenhang ist allerdings, daß speziell in Kliniken der Therapieerfolg individualisiert, d.h. einem Mitarbeiter oder einer Gruppe von Mitarbeitern zugeschrieben wird. Diese Attributionspraxis fördert die unheilvolle Rivalität zwischen Abteilungen und Berufsgruppen. Sie fokussiert nur scheinbar auf das »Heil« des Patienten. Meist geht es um die Verteilung narzißtischer Gratifikationen, die helfen sollen, eigene Unsicherheiten und Insuffizienzgefühle zu kompensieren. Hinzu kommt, daß Krankheit im traditionellen medizinischen Paradigma ursächlich dem Individuum zugerechnet wird. Diese Individualisierung von Erkrankung und Therapieerfolg oder -mißerfolg verhindert die Orientierung auf Systemzusammenhänge, indem das Ganze nicht nur mehr, sondern auch noch *wichtiger* ist als die Teile.

In einem Vergleich amerikanischer und japanischer Unternehmen hat PASCALE (1978) gezeigt, daß sich Kultur auf mindestens zwei Ebenen ausdrückt, nämlich die der Oberflächenphänomene (Perceptas) und der darunter liegenden Bedeutungen und Sinnzusammenhänge (Konzeptas).

Ein Beispiel aus dem klinischen Alltag soll dies verdeutlichen: Im Rahmen der Visite besuchen der Chefarzt und sein Gefolge die Patienten in ihren Krankenzimmern. Für dieses Ritual wurde von den Pflegekräften eifrigst dafür gesorgt, daß sich die Krankenzimmer in einem vorzeigbaren Zustand befinden – was bei psychisch Kranken häufig erhebliche Arbeit bedeutet. Nun spricht der Chefarzt mit dem Patienten ein paar Worte, nickt wichtig und entfernt sich wieder aus dem Krankenzimmer. Im Anschluß an die Visite treffen sich die Stationsärzte mit einigen Pflegekräften zum Kaffeetrinken und lästern zum zigsten Mal über die Arroganz und Überheblichkeit des Chefarztes.

Hier ist das Oberflächenereignis »Chefvisite« Ausdruck und Zementierung der institutionellen Hierarchie und ein wiederkehrendes Ritual, das die Stellung und die Funktion des Chefarztes bekräftigt und steht nicht unmittelbar im Kontext einer therapeutischen Handlung. Unterschwellig zeigt sich, daß sich die Stationsärzte nur unzureichend mit der Hierarchie identifizieren. Die Frage, ob ein solches Ritual der Genesung des Patienten dient, ist hiervon zunächst unberührt.

In der Literatur zur Organisationskultur lassen sich verschiedene Kulturansätze ausmachen, die je nach Forschungstradition (Kulturanthropologie, Soziologie, Organisationstheorie, Managementlehre) unterschiedliche Aspekte der Betrachtung hervorheben. Dabei kommen bei der Entstehung und Entwicklung von Organisationskulturen Erkenntnisse der Systemtheorie (MALIK 1981), Theorien zur Gruppendynamik, Lerntheorien (SCHEIN 1985), Lebenszyklusmodelle (BLEICHER 1984) und Konzepte der Kulturanthropologie (HEINEN 1997) zum Tragen, ohne daß sich eine in sich konsistente Theorie zur Organisationskultur entwickeln konnte (GABELE 1993). Ebenso gibt es in der Beschreibung der Wirkungen, die Organisationskulturen auf die Organisation und deren Mitglieder ausüben, keine gesicherten Erkenntnisse (FANKHAUSER 1996). Ob und wie Organisationskulturen einen positiven Einfluß auf den Erfolg einer Unternehmung haben, das ist allenfalls mit Wirkungshypothesen zu beschreiben. Das Konstrukt »Organisationskultur« ist somit ein heuristischer Versuch, Kulturphänomene in Organisationen zu beschreiben, deren untergründigen Sinn zu verstehen und vor dem Hintergrund von Wirkungshypothesen Möglichkeiten zur Steuerung und Veränderung von Organisationskulturen zu entwickeln.

Dennoch ist die Unternehmenskultur einer der am häufigsten verwendeten Begriffe in der modernen Management- und Führungsliteratur. Eine Fülle von Theorien, Kulturtypologien und Zauberformeln, wie die Organisationskultur zu steuern wäre, tummeln sich auf dem Markt. Tatsache ist zunächst einmal, daß die Hoffnungsträgerin Organisationskultur nur bescheidene Erfolge nachweisen kann und im Grunde alte Wahrheiten und Erkenntnisse in einem neuen Gewande verkauft. Was aber ist nun dennoch bei aller Uneinheitlichkeit der Forschungsergebnisse unter diesem Konzept zu verstehen und in die supervisorische Arbeit im psychiatrischen Feld zu integrieren?

Nach FANKHAUSER (1996) haben sich drei Strömungen der Kulturansätze (social fact paradigm, social behaviour paradigm, social definition paradigm) herausgebildet.

Das *social fact paradigm* erfaßt die Kultur einer Unternehmung als eine Variable neben Technologie, Führungsstilen, Personalentwicklung, Managementsystemen. Im social fact paradigm befaßt man sich mit den Verhaltens-

dispositionen der Organisationsmitglieder. Sie werden verstanden als sinn-
stiftende Verhaltenskontrolle. Der bekannteste Vertreter ist SCHEIN (1985).
Er unterscheidet drei Ebenen der Organisationskultur:

1. Artefakte – Architektur, Bekleidungsvorschriften, Bürogestaltung, Dokumente, Slang, Jargon, Rituale, Zeremonien, Geschichten, Legenden,
Anekdoten, Mythen
2. Werte – angenommene Werte wie Unternehmensgrundsätze und interna-
lisierte Werte wie Leistung, Innovation, Service
3. Grundannahmen – Beziehung zur Umwelt, Wesen von Realität, Zeit und
Raum, Menschenbild, Wesen menschlicher Aktivität, Wesen menschlicher Beziehungen

Im *social behaviour paradigm* wird die Organisation als eine Art Miniaturgesell-
schaft oder als Netz von Koalitionen konzipiert, die sich aus verschiedenen
Personen zusammensetzt, die durch die Teilnahme am organisationalen Geschehen ihre (individuellen) Ziele verwirklichen wollen. Im social behaviour
paradigm werden menschliches Verhalten, Bedürfnisse, Interessen, Werte,
Erwartungen und Entscheidungen untersucht und diese als aggregierte
Größe auf die Ebene der Organisation gehoben. Somit erscheint die Organisationskultur als Gesamtheit von Werten, Normen und grundlegenden Einstellungen, die real und objektiv wahrnehmbar sind. Hieraus haben sich zwei
Richtungen entwickelt, der Human-Relation-Ansatz (KIESER 1984) und der
entscheidungsorientierte Ansatz (KRYSTEK 1992).

Im *social definition paradigm* wird die Organisation nicht mehr als Maschine,
biologischer Organismus oder als Koalition betrachtet, sondern die Organisation *ist* eine Kultur. Als »root metaphor« fokussiert sie auf die Erforschung des
subjektiven Lebens und Erlebens der Organisation durch die Organisationsmitglieder (HEINEN 1997). Organisationsstrukturen entstehen nicht primär
durch ökonomische Marktzwänge, sondern durch die kognitiven Operationen der Mitglieder. Soziale Strukturen erhalten erst ihre Funktion durch interpretative Leistungen der Mitglieder. Bei diesem Ansatz interessiert nicht
so sehr die bloße Existenz erkennbarer und beobachtbarer Kulturelemente,
sondern vielmehr der Bedeutungszusammenhang, die Interpretation dieser
Elemente durch die Organisationsmitglieder. Die materiellen Ausprägungen
(Artefakte) sind allein nicht sinnvermittelnd. Erst die zugrunde liegenden
Annahmen und die subjektiven Theorien interpretieren die Artefakte und geben ihnen Sinn.

Funktion der Organisationskultur

In Anlehnung an KASPER (1987) fasse ich die unterschiedlichen Perspektiven
der Kulturkonzeptionen unter folgenden Dimensionen zusammen:

1. **Evaluative Dimension**: umfaßt generelle Beurteilungsmaßstäbe und kol-

lektive Handlungsanweisungen (Werte, Normen und den dazugehörigen Sanktions- und Kontrollhandlungen).

2. **Kognitive Dimension**: umfaßt individuelle mentale Orientierungsmuster (Überzeugungen, Einstellungen, Wissen, Fähigkeiten, Wahrnehmungsstile etc.).

3. **Symbolische Dimension**: umfaßt die Verbindung zwischen den sichtbaren Zeichen (Logos, Architektur, Legenden, Zeremonien) und deren kollektiv geteilter Bedeutungen.

4. **Kommunikative Dimension**: umfaßt jene kommunikativen Handlungen, in denen die organisationalen Ereignisse interpretativ ausgelegt werden (Teamsitzungen, Supervision, informelle Gespräche).

5. **Politische Dimension**: umfaßt alle Handlungen, die die Verteilung von materiellen und nicht-materiellen Ressourcen, Macht und Einfluß sowie organisationale Entscheidungen bestimmen (Betriebsversammlungen, Vorstandssitzungen etc.).

Trotz der divergierenden Forschungsergebnisse wurde dem Kulturkonzept »heilenden Wunderkräfte für unternehmerische Krankheiten« unterstellt. Ihre originären Funktionen im Sinne eines sozialen und normativen Klebstoffes sind folgende (SCHEIN 1985, BORSI 1994):

1. **Integrationsfunktion** – die Kultur wirkt sozial integrativ, insofern als sie allen Organisationsmitgliedern als Basiskonsens über Grundfragen dient und damit die Konsensfindung auch in Konflikten erleichtert.

2. **Koordinationsfunktion** – die Kultur wirkt handlungskoordinierend über gemeinsame Werte und Normen. Sie entlastet von fallweisen Handlungsanleitungen und stellt somit ein Substitut für Organisationsstruktur und Personalführung dar.

3. **Motivationsfunktion** – die Kultur vermag zentrale Bedürfnisse der Organisationsmitglieder, etwa nach Sinnvermittlung zu befriedigen. Sie wirkt motivationsfördernd nach innen und handlungsmotivierend nach außen.

4. **Identifikationsfunktion** – die Kultur stiftet Identifikationsmöglichkeiten mit der Organisation, schafft ein Wir-Gefüge und stärkt das Selbstbewußtsein.

Das Interesse an dem formativen und normativen Klebstoff Organisationskultur ist bei den traditionellen Krankenhauswerten offensichtlich:

- strenge Hierarchisierung
- strenge Abgrenzung zwischen Berufsgruppen und Abteilungen
- Ideologie der Berufung im religiösen Sinn
- männlich-paternalistische Dominanz der Ärzte
- weiblich-fürsorgende Rolle der »Schwestern«
- Patient als Opfer seiner Krankheit
- linear-kausales Verständnis des Krankheitsverlaufs und der Gesundung

Bei allen optimistischen Bekundungen zu Effizienz- und Effektivitätswirkungen einer beispielsweise starken und funktionalen Organisationskultur besteht immer wieder die Gefahr – dies gilt für »totale Institutionen« ebenso –, starre und verkrustete Kulturen auszuprägen. Diese sind eher durch formale und juristische Regelungen geprägt als durch das lebendige, durchaus konflikthafte Bemühen um die beste Lösung. So kann eine schulengebundene Therapiekultur in einem psychiatrischen Krankenhaus einerseits klare Identifikationen und Orientierungen ermöglichen, andererseits durch ständige theoretische und praxeologische Selbstbestätigungen (»Der Patient befindet sich im Widerstand« oder »Er ist therapieresistent«) eine Art kultureller Übersozialisation herstellen, in der die Treue zur Therapieschule höher bewertet wird als die Frage, was der Patient für seine Genesung braucht.

Vor dem Hintergrund einer multiprofessionellen Ausrichtung psychiatrischer Behandlungskonzeptionen wird es ohnehin schwierig sein, jenseits formaler und juristischer Regelungen eine starke, einheitliche und funktionale Organisationskultur aufzubauen. In der Praxis stehen sich meist mehrere Kulturen gegenüber: Pflegekultur, Verwaltungskultur, ärztliche Kultur, Patientenkultur usw. bilden in der Regel ein unversöhnliches Konglomerat von Theorien, Zielsetzungen, Bedürfnissen, sprachlichen Besonderheiten, die kaum in eine *einheitliche* Kultur zu bringen sind.

So multifaktoriell und multikausal die Ätiologie psychiatrischer Erkrankungen ist, so multidisziplinär ist der Diskurs über Behandlungsansätze. Nur wenn es gelingt, diesen Diskurs ko-kreativ zu gestalten, d. h. allen Perspektiven Geltung zu verschaffen, wird es möglich sein, eine »responsive Kultur« (WILKE 1997) aufzubauen, die deshalb stark ist, weil sie die Widersprüchlichkeit, das Nicht-Wissen, die Hilflosigkeit und Ohnmacht auf Patientenseite wie auf Mitarbeiterseite kommunizierbar macht und ertragen hilft. Im übrigen ist die Sehnsucht nach ein bißchen Erfolg menschlich. Doch die einseitige Optik auf die Pathologie, auf das, was fehlt oder beschädigt ist, macht das Wahrnehmen und Erleben gelungener Handlungen unmöglich. Überzogene Erwartungen im Hinblick auf die Machbarkeit von Gesundheit führen meist zum resignativen Rückzug auf seiten der Helfer und etablieren eine »Kultur des Klagens« über die Undankbarkeit der Patienten und die mangelnde Gratifikation der Arbeit durch Vorgesetzte. Die Funktion einer starken Kultur in der Psychiatrie wäre dann geprägt durch das Wissen um die Begrenztheit therapeutischer Bemühungen und durch das gemeinsame (Er-)Tragen von seelischem Leid. Dies setzt voraus, die Normen und Handlungsregeln des pflegerischen und therapeutischen Tuns neu zu überdenken, durchaus unter Zuhilfenahme supervisorischer Beratung. Diese hätte zunächst nicht die Funktion, noch ausgeklügeltere therapeutische Interventionen zu entwickeln, sondern darauf hinzuarbeiten, im Dschungel subkultureller Sprach- und Handlungsgewohnheiten eine für alle kompatible Konstruktion von Krankheit, Gesundheit, Therapie, Heilung, Zusammenarbeit, Leitung etc. aufzubauen.

Betrachtet man die Fragmentierung, die Intrigen und Untergrundkämpfe zur Verteidigung von Einzel- und Gruppeninteressen, so wird deutlich, daß eine Krankenhauskultur, die sich durch die Übereinstimmung von Zielen, Verhalten, Kommunikation und Darstellung auszeichnet, ein schwieriges Unterfangen ist.

Im Klinikbereich gibt es in den USA eine interessante Diskussion über sogenannte Magnetspitäler, die durch ihre exzellenten medizinischen, pflegerischen und organisatorischen Leistungen höchstes Ansehen bei der Bevölkerung und den Beschäftigten genießen. Die Magnet-Spitäler zeichnen sich nach KRAMER und SCHMALENBERG (1988) aus durch hohe Qualitätsansprüche, durch die Eigenständigkeit des Pflegepersonals, durch Innovationsgeist bei allen Mitarbeitern, durch das Bemühen, das Beste in jedem Mitarbeiter zu fördern, durch das Bewußtsein, etwas Besonderes zu leisten. Fragt man den Mitarbeiter einer solchen Klinik, was er arbeite, würde er zunächst nicht sagen, er sei Arzt, Krankenpfleger oder Musiktherapeut, sondern betonen, in der »Waldhof-Klinik« zu arbeiten.

Realistischerweise wird im psychiatrischen Bereich durch die Vielfalt der Kulturen nur schwer eine »corporate identity« zu realisieren sein. Supervision kann allenfalls helfen, das Spannungsfeld zwischen Institutionsdynamik, Gruppeninteressen und persönlichen Bedürfnissen unter der Kulturfolie besser zu verstehen. Im Sinne einer diskursiven Kompetenz und Performanz, d. h. die Fähigkeit, gemeinsam gültige Wirklichkeitsauslegungen zu erarbeiten, die zu Behandlungskonzepten führen, ist der Supervisor Dolmetscher und Ethnologe, der die kulturellen Besonderheiten von Professionen, Abteilungen und persönlichen Denk- und Handlungsweisen für den jeweils anderen übersetzt und Konsensbildungen anregt.

Erfassung der Kultur

Der supervisorische Umgang mit Kulturphänomenen steht im Spannungsfeld zwischen »totaler Institution« und modernem Klinikmanagement, zwischen Therapieorientierung und Verwaltung psychosozialen Elends mit ihren völlig verschiedenen Wertorientierungen. Ist die »totale Institution« auf Ordnung und soziale Kontrolle ausgerichtet, geht es im Klinikmanagement um Erfolgszahlen, um Bettenbelegung und Personaleinsparungen. Möchte der Arzt die bestmöglichsten Bedingungen für eine erfolgreiche Therapie, pocht der Verwaltungsleiter auf einer besseren Bettenbelegung, und die Pflegedienstleitung beschwert sich wieder einmal über die schlechte Personalausstattung.

Die Rolle des externen Beraters kann hier nur bescheidene Übersetzungsarbeit leisten, die bei einem langen Atem und dem Glauben an die Ressourcen innerhalb der Einrichtungen langfristig kulturverändernde Wirkung haben kann. Dabei muß sich der Supervisor bewußt sein, daß er selbst in eine »supervisorische Kultur« eingebettet ist mit Qualitätsanforderungen und ideologischen Prägungen seiner theoretischen und praxeologischen Ausbildung. Auch er ist Teil einer Institution, sei es der Berufsverband oder das jeweilige Ausbildungsinstitut, auch er muß immer wieder eine Analyse seiner eigenen lebensweltlichen Prägungen vornehmen.

Supervisoren laufen immer wieder Gefahr, sich mit der Rolle der Hoffnungsträger, der (Er-)Löser zu identifizieren. Dies ermöglicht zwar eine kurzfristige narzißtische Gratifikation, führt aber auf Dauer zu Enttäuschungen auf beiden Seiten. Es bleibt zu hoffen, daß die Heilserwartungen, die an die supervisorische Arbeit bisweilen geknüpft werden, sich auf ein realistisches Maß bescheiden und Supervisoren ihre Kompetenzen im Hinblick auf komplexe organisationstheoretische und praxeologische Fragestellungen sorgfältig abwägen. Es ist hybride zu glauben, man könne mit einem soliden psychosozialen Basiswissen ganze Institutionen umwälzen, zumal diese wie Stehaufmännchen funktionieren und vieles daran setzten, den Status quo aufrechtzuerhalten. Vor allem bei der Auftragsgestaltung ist darauf zu achten, daß supervisorische Ziele, soweit sie die Institution als Ganzes betreffen, vorsichtig formuliert werden und deutlich wird, wer der Supervisor ist, wer der Klient und wer der Auftraggeber, der die Supervision bezahlt. Erst die Abstimmung aller am supervisorischen Prozeß beteiligten Interessen, Wünsche und Erwartungen schafft die Voraussetzung für eine erfolgreiche Arbeit. Supervision steht dann im Kontext einer Institutionskultur, die sich auf ein Nachdenken über die psychiatrische Arbeit und den in ihr wirkenden Menschen einläßt, auch wenn sie sich unter Umständen gar nicht verändern will. Unter solchen Voraussetzungen gilt es, das, was sich bewährt hat, zu bewahren und, wie Freud es in der endlichen und unendlichen Analyse formuliert hat, aus einem unerträglichen Elend ein erträgliches Unglück zu machen. Und allen organisationsentwicklerischen Höhenflügen zum Trotz: »Organisationen halten Leute beschäftigt, unterhalten sie bisweilen, vermitteln ihnen eine Vielfalt von Erfahrungen, halten sie von der Straße fern, liefern Vorwände für Geschichten erzählen und ermöglichen Sozialisation. Sonst haben sie nichts anzubieten.« (WEICK 1995, S. 375)

Literatur

BLEICHER, K. (1984): Unternehmenspolitik und Unternehmenskultur: auf dem Weg zu einer Kulturpolitik der Unternehmung. In: *Zeitschrift für Organisationsberatung*, 2, S. 97–108.

BORSI, G.M. (1994): Das Krankenhaus als lernende Organisation. Heidelberg

DEAL, T.E.; KENNEDY, A.A. (1982): Corporate Cultures. The Rites and Rituals of Corporate Life. Reading (Mass.).

DEUTSCH, K.W. (1969): Politische Kybernetik. Freiburg.

FANKHAUSER, K. (1996): Management von Organisationskulturen. Bern u. a.

FITTKAU, W. (1997): Kommunikation in Organisationskulturen. In: *Integrative Therapie*, 1–2, S. 181–202.

FOUCAULT, M. (1973): Wahnsinn und Gesellschaft. Frankfurt a. M.

GABELE, E. (1993): Unternehmenskultur. In: HAUSSCHILD, GRÜN (Hg): Ergebnisse empirischer betriebswirtschaftlicher Forschung: Zur Theorie einer Realtheorie der Unternehmung. Stuttgart, S. 115.

GEHLEN, A. (1964): Der Mensch. Seine Natur und seine Stellung in der Welt. Frankfurt a. M.

GOFFMAN, E. (1961): Asyle. Über die soziale Situation psychiatrischer Patienten und anderer Insassen. Frankfurt a. M.

HEINEN, E. (1997): Unternehmenskultur als Gegenstand der Betriebswirtschaftslehre. In: HEINEN, E. u. a.: Unternehmenskultur. München.

HINKEL, N.; SCHMITT, M. I. (1993): Organisations- und Kulturentwicklung im Krankenhaus. *Zeitschrift für Organisationsentwicklung*, S. 26–39.

HOCHMANN, J. (1973): Thesen zu einer Gemeindepsychiatrie. Frankfurt a. M.

KASPER, H. (1987): Organisationskultur. Über den Stand der Forschung. Wien.

KIESER, A. (1984): Innovation und Organisationskultur. In: *gdi Impuls*, 4, S. 3–12.

KRAMER, M.; SCHMALENBERG, C. (1988): Magnet hospitals. In: *Journal of nursing administration*, S. 13–24 und S. 11–19.

KRYSTEK, U. (1992): Unternehmenskultur und Aquisition. In: *Zeitschrift für Organisationsberatung*, 62, 5, S. 539–565.

MALIK, F. (1986): Strategie des Managements komplexer Systeme. Bern.

MARCUSE, H. (1968): Psychoanalyse und Politik. Kritische Studien zur Philosophie. Frankfurt u. a.

PASCALE, R. T. (1978): Zen and the Art of Management. In: *Harvard Business Review*.

PETZOLD, H. u. a. (1997): Supervisorische Kultur und Transversalität, Integrative Therapie. Paderborn, S. 17–60.

SCHEIN (1985): Organizational Culture and Leadership. San Francisco u. a.

SCHÜLEIN, J.-A. (1996): Der Institutionsbegriff und seine praktische Relevanz. In: PÜHL, H. (Hg.): Supervision in Institutionen. Frankfurt a. M.

WEICK, K. E. (1995): Der Prozeß des Organisierens. Frankfurt a. M.

WILKE, H. (1997): Kultur der Komplexität. In: *Integrative Therapie*, 1–2, S. 167–181.

MANFRED RAMME

Qualitätszirkelarbeit und Supervision

Einleitung

Sowohl Supervision als auch Qualitätszirkelarbeit sind Instrumente zur Verbesserung der Qualität im Krankenhaus. Supervision kann die Kompetenzen eines Teams erhöhen (im Qualitäts-Jargon auch als Teil der »Strukturqualität« bezeichnet), die Kommunikation und Kooperation fördern (»Prozeßqualität«) und die Behandlungsresultate in der psychiatrischen Versorgung verbessern (»Ergebnisqualität«). Wenn sich die Qualität im Krankenhaus durch Supervision steigern läßt, warum brauchen dann (psychiatrische) Abteilungen und Krankenhäuser mit der Qualitätszirkelarbeit ein weiteres teamgestütztes Verfahren? Handelt es sich bei Qualitätszirkeln und Supervisionsgruppen um ein und dasselbe unter verschiedenem Etikett? Worin unterscheiden sich Qualitätszirkelarbeit und Supervision, was haben sie gemeinsam?

Bevor ich auf die Fragen nach Gemeinsamkeiten und Unterschieden von Supervision und Qualitätszirkelarbeit eingehe, möchte ich zunächst unterschiedliche Ansätze des Qualitätsmanagements im (psychiatrischen) Krankenhaus benennen und die Arbeitsweise von Qualitätszirkeln beschreiben. Abschließend werde ich das Ochsenzoller Modell der Qualitätszirkelarbeit in der Psychiatrie skizzieren, das im übrigen für die Qualitätszirkelmoderatoren auch ein Supervisionsangebot vorsieht.

Qualitätsmanagement im (psychiatrischen) Krankenhaus

Seit mehreren Jahren sind Krankenhäuser nach den §§ 135-140 des fünften Sozialgesetzbuches zur Qualitätssicherung verpflichtet. Dieser Verpflichtung kommen viele operative Fächer durch Teilnahme an externen Qualitätssicherungsprogrammen nach. Die Qualitätssicherung für eine Hüftgelenksoperation etwa erfordert es, daß pro Patient rund 60 Items dokumentiert werden müssen, bei einer Prostata-Resektion sind es gar 105 Items. Dieser hohe Dokumentationsaufwand führt einerseits zur Anhäufung sehr vieler Daten (Kritiker sprechen von Datenfriedhöfen), andererseits zu fallender Akzeptanz unter den Mitarbeiterinnen und Mitarbeitern und damit auch zur Verminderung der Datenqualität. Obwohl derartige QS-Programme die externen Kontrollen der erbrachten Leistungen ermöglichen, sind Qualitätsverbesserungen in der Organisation eines Krankenhauses nur in Kombination mit weiteren internen Maßnahmen zu erzielen. Die Effektivität und Effizienz externer QS-Programme sind aus diesen und anderen Gründen umstritten (SELBMANN 1997). Ansatzpunkte für externe Qualitätssicherungsprogramme für psychiatrische Abteilungen und Kliniken bieten die Basisdokumentationen oder kurz: BADO (CORDING 1995; SPENGLER 1995), deren Bedeutung, Verbreitung und Vereinheitlichung noch weiter diskutiert und vorangetrieben werden müßten. Allgemeine Überlegungen zum Qualitätsmanagement in der Psychiatrie, Psychotherapie, Rehabilitation und Sozialarbeit finden sich bei BÖHME u. a. (1994), GAEBEL/WOLPERT(1994), GAEBEL(1995), SCHMIDT/ NÜBLING (1994, 1995), SCHMIDT u. a. (1995), JASCHKE / BRUCH (1995), WOLFERSDORF u. a. (1995), KISTNER u. a. (1996) und SPENGLER (1996).

Einen zweiten Ansatzpunkt zur externen Qualitätssicherung wählen sogenannte Zertifizierungsverfahren. Sie verzichten weitgehend auf die Erhebung fallbezogener Daten und setzen statt dessen stärker auf organisationsbezogene Daten, wie z. B. auf Qualitätsberichte oder auf vorhandene Dokumente (Krankenakten etc.). Ein viel diskutiertes Zertifizierungsverfahren ist die DIN ISO 9000ff. (DEUTSCHES INSTITUT FÜR NORMUNG 1992), die im industriellen Bereich entwickelt wurde, aber auch auf somatische Krankenhäuser in Deutschland und der Schweiz angewendet wurde (ZERTIFIZIERTE EINRICHTUNGEN IM GESUNDHEITSWESEN 1997; SCHMIDT 1996; PINTER u. a. 1995). Dieses Zertifizierungsverfahren weist nach, daß ein Krankenhaus ein Qualitätsmanagementsystem eingeführt und dieses durch eine unabhängige Organisation auf seine Übereinstimmung mit den Anforderungen der DIN ISO überprüft wurde. Das Qualitätsmanagementsystem stellt u. a. sicher, daß:

- Verantwortungen und Arbeitsabläufe in einem Krankenhaus präzise festgelegt, dokumentiert und für alle Mitarbeiter transparent gemacht werden;
- die Organisation und seine Mitarbeiter sich mit Fehlern, Kritik und Reklamationen auseinandersetzen und diese konstruktiv zur Verbesserung der Qualität nutzen werden;
- interne Qualitätsprüfungen regelmäßig durchgeführt und dokumentiert werden.

Obwohl eine Zertifizierung nach DIN ISO die Organisation eines Krankenhauses stark verändert, wird von vielen Praktikern auch hier der hohe Dokumentationsaufwand beklagt (Erstellung eines Qualitätsmanagement-Handbuches, Ausarbeitung von Verfahrens- und Arbeitsanweisungen für alle relevanten Prozesse und Abläufe, Dokumentation der Qualitätssicherungsaktivitäten usw.). Es bleibt außerdem abzuwarten, ob und mit welchem Erfolg die DIN ISO im Bereich der psychiatrischen Versorgung eingesetzt wird (BERTELMANN u. a. 1996; BEUTEL 1996; SPENGLER 1994).

Aber auch auf regionaler Ebene werden Zertifizierungsverfahren etabliert.

Die im Landesbetrieb Krankenhäuser Hamburg (LBK) zusammengeschlossen Kliniken können sich seit dem Frühjahr 1997 ein Zertifikat namens »Q+« erwerben (KUCK 1996). Dieses Verfahren setzt die Erstellung von Qualitätsberichten nach vorgegebenen Kriterien voraus (ersten Stufe) und wird durch externe Begutachtungen ergänzt (zweite Stufe). Um das Zertifikat »Q+« haben sich auch Krankenhäuser mit psychiatrischen Abteilungen beworben. Ob sich dieses Zertifizierungsverfahren durchsetzen kann, bleibt abzuwarten.

Ein dritter Ansatzpunkt zur Qualitätsverbesserung wurde von der Aktion Psychisch Kranke 1996 vorgestellt und veröffentlicht. Es handelt sich um den *Leitfaden zur Qualitätsbeurteilung Psychiatrischer Kliniken* (BUNDESMINISTER FÜR GESUNDHEIT 1996), der mit Unterstützung des BMG durch eine Projektgruppe unter der Federführung von H. Kunze und L. Kaltenbach entstand. Der Leitfaden verzichtet weitgehend auf die Erhebung von fall- und organisationsbezogenen Daten zum Zwecke der externen Kontrolle. Er favorisiert statt dessen den dezentralen und problemorientierten Zugang zur Qualitätssicherung. Qualität soll dort gesichert werden, wo sie erzeugt wird: im interdisziplinären psychiatrischen Team.

Der Leitfaden formuliert 23 Qualitätsanforderungen bzw. -ziele und wendet diese mit Hilfe von Fragenkatalogen auf 28 ausgewählte Bereiche psychiatrischer Versorgung an. Qualitätsanforderungen sind dann z. B.:

- die Verminderung der psychopathologischen Symptomatik;
- die Förderung der Verantwortungsfähigkeit, des Krankheitsverständnisses und der Compliance;
- die Förderung der sozialen Integration;
- eine hohe Nutzerzufriedenheit;
- soziale Schutzfunktion und Datenschutz;
- positive Wirkung des Krankenhauses nach außen;
- Realisierung einer beziehungsorientierten Behandlung;
- Umsetzung eines mehrdimensionalen Krankheitsverständnisses und multiprofessionelle Behandlung;
- angemessene Dokumentation;
- Wirtschaftlichkeit.

Als Bereiche psychiatrischer Versorgung werden z. B. genannt:

- das Aufnahmeverfahren;
- die Diagnostik;
- medikamentöse und andere somatische Behandlungsverfahren;
- allgemeine und spezielle Psychotherapie und Gespräche;
- Ergotherapie und Bewegungstherapie;
- Hilfen in bezug auf Wohnen, Selbstversorgung, soziale Kontakte und Freizeit, Entlassungsvorbereitungen;
- Handhabung von Zwangsmaßnahmen;
- Behandlungs- und Pflegeplanung;

- Stationskonzepte;
- Kooperation zwischen Verwaltung und Behandlungsteam.

Stellt man sich diesen Ansatz als eine Matrix mit den Qualitätsanforderungen als Zeilen- und den psychiatrischer Versorgungsbereiche als Spaltenüberschriften vor, so ergibt sich eine Tabelle mit 644 Zellen (23 Qualitätsanforderungen mal 28 Bereiche psychiatrischer Versorgung). Der Leitfaden formuliert für jede dieser Zellen konkrete Fragen hinsichtlich der Struktur-, Prozeß- und Ergebnisqualität, z. B. werden in der Zelle »Förderung der Verantwortungsfähigkeit (Qualitätsanforderung) in bezug auf die medikamentösen Behandlungsverfahren (Bereich psychiatrischer Versorgung)« folgende Fragen formuliert (BUNDESMINISTER FÜR GESUNDHEIT 1996, S. 95):

Ergebnis im Einzelfall
- Versteht der Patient die Wirkung und die möglichen Nebenwirkungen der bei ihm eingesetzten Medikamente?
- Ist der Patient in der Lage, seine Medikamente eigenverantwortlich zu verwalten und einzunehmen?
- Ist der Patient mit den verordneten Medikation einverstanden, und wird er diese voraussichtlich draußen weiter einnehmen?

Verlauf im Einzelfall
- Hat der Patient ein systematisches Training im Umgang mit verordneten Medikamenten, deren Wirkungen und Nebenwirkungen teilgenommen?

Konzeption und Abläufe in der Behandlungseinheit
- Können Patienten, die dazu körperlich und hinsichtlich ihrer Einsicht in der Lage sind, ihre Medikamente auf Station selber verwalten?

Institutioneller Rahmen der Behandlung
- Gibt es Informationsveranstaltungen und -material für Patienten und Angehörige in der Klinik?

Benutzt ein Team diese Fragen als Checkliste, so können sich fruchtbare Impulse zur Problemanalyse und Qualitätsverbesserung ergeben. Prädestiniert für diese Form der Qualitätsverbesserung ist die Arbeit in sogenannten Qualitätszirkeln (s. u.).

Qualitätszirkel im Krankenhaus

Der Begriff des Qualitätszirkels wird in der Literatur nicht einheitlich gebraucht. Einige Autoren grenzen Qualitätszirkel und Projektgruppen voneinander ab. Sie verstehen unter einem Qualitätszirkel eine Gruppe von Mitarbeiterinnen und Mitarbeitern einer Hierarchieebene bzw. eines Teams, die auf freiwilliger Basis selbstgewählte Probleme bearbeiten und lösen. Unter Projektgruppen verstehen sie hingegen eine von der Leitung zusammengestellte Gruppe, die an einem vorgegebenen Problem arbeiten soll und aus Mitarbeitern besteht, die zur Problemlösung beitragen können, egal welcher Hierarchieebene oder Berufsgruppe sie angehören. In der praktischen Arbeit hat sich gezeigt, daß diese Unterscheidung eher akademischen Charakter hat, da Qualitätszirkel bzw. Projektgruppen in den oben beschriebenen idealtypischen Formen selten existieren. Aus diesem Grund soll hier in einer weiter gefaßten Definition folgendes unter einem Qualitätszirkel verstanden werden.

    Qualitätszirkel

- sind Kleingruppen, die sich aus Mitarbeitern einer oder mehrerer Hierarchieebenen, Berufsgruppen und Bereichen zusammensetzen können;
- verfolgen von der Leitung vorgegebene, aber selbst präzisierte Ziele;
- tagen mehrfach und regelmäßig über einen definierten Zeitraum (ca. 5-10 Sitzungen);
- werden in der Regel von einem außenstehenden (internen oder externen) Mitarbeiter moderiert;
- analysieren und definieren (Schnittstellen-)Probleme;
- erarbeiten Lösungsvorschläge, die von der Leitung akzeptiert und umgesetzt werden müssen;
- sollen Qualitätsverbesserungen bewirken.

Die Wirksamkeit von Qualitätszirkelarbeit hängt entscheidend davon ab, ob sie von der Krankenhaus- und Abteilungsleitung anerkannt, gefördert und genutzt wird. Ein weiteres Kriterium für die Effektivität eines Qualitätszirkels liegt in seiner Vernetzung mit anderen Qualitätsmanagement-Aktivitäten eines Krankenhauses: Wer erfährt von den Ergebnissen? Welche anderen Organisationseinheiten bzw. Teams können von den Ergebnissen profitieren? Welche anderen Maßnahmen können die Qualitätszirkelarbeit unterstützen?

    Durch die Krankenhaus- und Abteilungsleitung kann die Wirksamkeit der Qualitätszirkelarbeit erhöht werden, indem sie:

- eine Diskussion über Sinn und Zweck, Vorteile und Nachteile der Qualitätszirkelarbeit im Krankenhaus anregt;
- sich für die Arbeit ausspricht und zu dieser Aussage langfristig steht;
- Regeln für die Qualitätszirkelarbeit festlegt und für deren Einhaltung sorgt;
- die Qualitätszirkelarbeit im Krankenhaus von oben nach unten (top down), also über die Abteilungsleitungen einführt und nicht das unkoordinierte Wachsen und Gedeihen der Arbeit von unten nach oben zuläßt (bottom up);
- Mitarbeiter für die Qualitätszirkelarbeit von Linienaufgaben freistellt;
- Ressourcen für die Moderation bzw. für die Ausbildung von Moderatoren bereitstellt;

- Qualitätszirkelarbeit nach und nach – keinesfalls zeitgleich – in den relevanten Teilen der Organisation einführt;
- erkennbares Interesse an den Ergebnissen der Arbeit zeigt und die Umsetzung der akzeptierten Verbesserungsvorschläge sicherstellt;
- die Qualitätszirkelarbeit mit anderen qualitätsverbessernden Maßnahmen kombiniert bzw. in ein übergreifendes Qualitätsmanagement für die gesamte Organisation integriert.

Qualitätszirkel und Supervision

Qualitätszirkel und Supervisionsgruppen bestehen aus Mitarbeitern einer Organisation, die sich in einem von außenstehenden Personen (Moderator bzw. Supervisor) geleiteten Gespräch um das Verständnis und die Lösung von arbeitsbezogenen Problemen bemühen. Die Ebenen dieses Gesprächs sowie das Bemühen um Verständnis und Problemlösungen unterscheidet sich sowohl für die unterschiedlichen Supervisionsansätze als auch für die Qualitätszirkelarbeit. Nähert man sich diesen Unterschieden anhand der in der Literatur genannten Gegenstände und Ziele, so lassen sich die Unterschiede von Supervision und Qualitätszirkelarbeit auf folgende Weise skizzieren.

Kriterium	Fall- bzw. Teamsupervision	Qualitätszirkelarbeit
Gegenstand	Die Beratung von Einzelnen oder Gruppen in beruflichen Kontexten (FÜRSTENAU 1990)	Das Zusammenwirken von Personen und Organisationseinheiten (Prozeßqualität), der Einsatz von Ressourcen (Strukturqualität) und das Erreichen von Zielen in einer und durch eine Organisation (Ergebnisqualität)
	Die unbewußten Beziehungen zwischen Therapeut und Patient im Hinblick auf den Einfluß auf die Krankheit und den Therapieverlauf (ROTH 1990)	
	Arbeitsbezogene Problemstellungen in Verbindung mit der jeweiligen Team- oder Organisationsdynamik (FATZER 1990)	
	Die Realitätskonstruktionen eines Teams (SIMON 1990)	
	Die Ressourcen von einzelnen oder Teams im Arbeitsfeld (HINNEN 1990)	
Ziele	Förderung beruflicher Kompetenzen unter Berücksichtigung des organisatorischen Kontextes (FÜRSTENAU 1990)	Übergeordnete Ebene: Erhöhung der Patientenzufriedenheit und Stärkung der Wettbewerbsposition der Abteilung bzw. des Krankenhauses

Kriterium	Fall- bzw. Teamsupervision	Qualitätszirkelarbeit
	Gewinnung eines umfassenden Verständnisses der bewußten und unbewußten zwischenmenschlichen Beziehungen zwischen Helfern und Hilfesuchenden (ROTH 1990)	
	Unterstützung in einer komplexer werdenden Situation in Organisationen im Bereich des Lernens und Leitens – nicht im Bereich der Legitimation und Kontrolle (FRATZER 1990)	Konkrete Arbeitsebene: Ausarbeitung von Problemlösungen zur Verbesserung des Zusammenwirkens von Personen und Organisationseinheiten (Prozeßqualität), zum effektiven Einsatz von Ressourcen (Strukturqualität) und zum Erreichen der vorgegebenen und selbst gesetzten (Behandlungs-)Ziele (Ergebnisqualität)
	Unterstützung beim Erwerb neuer Realitätskonstruktionen (»Blickwinkel«), die den Supervisanden zur Überwindung von Ohnmacht verhelfen können (SIMON 1990)	
	(Wieder-)Gewinnung von Ressourcen des einzelnen oder des Teams (HINNEN 1990)	

Supervision fokussiert vor unterschiedlichen theoretischen Hintergründen die Beziehungen zwischen Teammitgliedern und/oder Patienten im beruflichen Kontext, während sich die Qualitätszirkelarbeit primär auf die Prozesse, Ressourcen und Ziele einer Abteilung bzw. eines Krankenhauses in bezug auf deren Patientenorientierung und Wettbewerbsfähigkeit konzentriert. Fall- wie auch Teamsupervision wirken in der Regel direkt über die anwesenden Teammitglieder in deren Arbeitszusammenhänge hinein, während ein Qualitätszirkel seine Ergebnisse immer auch anderen vermitteln und zur Entscheidung vorlegen muß – was nicht ausschließt, daß Qualitätszirkel auch auf informeller Ebene wichtige Veränderungen bewirken.

Damit ist die eingangs gestellte Frage nach dem Verhältnis von Qualitätszirkelarbeit und Supervision zumindest im Ansatz beantwortet: Beide Arbeitsformen haben unterschiedliche Gegenstandsbereiche, Ziele und Arbeitsweisen. Sie stehen damit nicht in Konkurrenz, sondern können sich ergänzen. Ein fruchtbares Zusammenwirken zwischen Qualitätszirkelarbeit und Supervision könnte gelingen, wenn sowohl Supervisoren die Möglichkeiten und Grenzen der Qualitätszirkelarbeit als auch Moderatoren von Qualitätszirkeln die Stärken und Grenzen von Supervision kennen würden bzw. erfahren hätten. Dies könnte beide Arbeitsformen vor Versuchen bewahren, Probleme auf Ebenen zu lösen, auf denen sie nicht lösbar sind. Hier sind der untaugliche Versuch einer Lösung von organisatorischen Problemen durch die Reflexion unbewußter Beziehungsanteile im Team im Rahmen einer Supervision ebenso zu nennen, wie der untaugliche Versuch zur Lösung eines Übertragungsphänomens zwischen Patienten und Team durch eine Veränderung der Ablauforganisation im Rahmen eines Qualitätszirkels.

Das Ochsenzoller Modell der Qualitätszirkelarbeit in der Psychiatrie

Im AK Ochsenzoll, das 1997 mit dem AK Heidberg zum »Klinikum Nord« fusionierte, wurde der genannte Leitfaden zur Qualitätsbeurteilung psychiatrischen Kliniken (BUNDESMINISTER FÜR GESUNDHEIT 1996) in ein abteilungsübergreifendes Modell der Qualitätszirkelarbeit einbezogen. Das Modell soll in vier Schritten realisiert werden:

1. Abteilungen, die an der Durchführung eines Qualitätszirkels interessiert sind, schicken eine Mitarbeiterin oder einen Mitarbeiter in eine Moderatorenschulung.
2. In dieser Moderatorenschulung wird der Leitfaden zur Qualitätsbeurteilung vorgestellt und seine Anwendung im Rahmen der Qualitätszirkelarbeit herausgearbeitet. Außerdem ist die Moderation von Qualitätszirkeln Gegenstand der Schulung (Vereinbarung eines Moderationskontrakts, Moderationstechniken, Umgang mit Konflikten usw.).

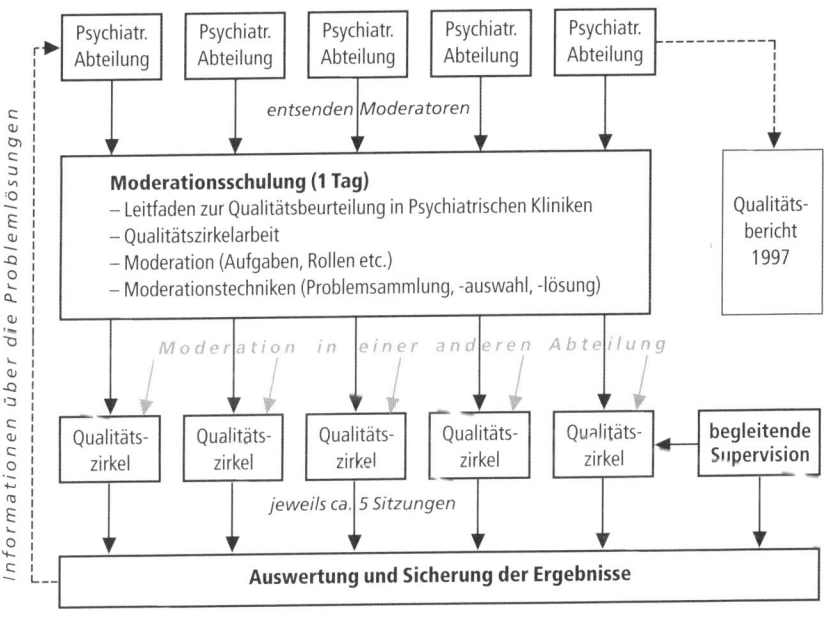

Grafik »Auswertung und Sicherung der Ergebnisse«

1. Die Schulungsteilnehmer moderieren je einen Qualitätszirkel in einer anderen Abteilung und können parallel dazu ein Supervisionsangebot wahrnehmen. Dieses Angebot soll die Moderatoren (falls erforderlich) bei der

Bewältigung auftretender Probleme in der Qualitätszirkelarbeit unterstützen (Treffen eines klaren Kontrakts über Problemstellung, Ziele, Arbeitsweisen und Teilnehmer des Qualitätszirkels, Umgang mit Konflikten, Eingrenzung der einbezogenen Probleme während der Moderation usw.). Supervision erfüllt hier – und damit komme ich auf meine Bemerkung in der Einleitung zurück – eine wichtige qualitätssichernde Funktion für die Qualitätszirkelarbeit.

2. Die Ergebnisse der Qualitätszirkel werden (in anonymisierter Form) dokumentiert und allen anderen Abteilungen als Möglichkeit zur Qualitätsverbesserung ihres Abteilungsangebots zugänglich gemacht. Außerdem können die Ergebnisse der Qualitätszirkelarbeit im Rahmen der Qualitätsberichte zur Erlangung des Qualitätssiegels »Q+« verwendet werden.

Für Supervisorinnen und Supervisoren kann die Beschäftigung mit oder auch die Moderation von Qualitätszirkeln für ihre Tätigkeit nützlich sein, weil diese den Blick für die unterschiedlichen psychologischen und organisatorischen Problemebenen und die auf diesen Ebenen adäquaten Problemlösungen schärft. Zudem könnte es sich in einer Supervision oder in einem Kontraktgespräch über eine zu vereinbarende Supervision erweisen, daß bestimmte Probleme besser und ressourcenschonender in einem Qualitätszirkel zu bearbeiten sind. Umgekehrt kann Supervisionserfahrung bei der Moderation von Qualitätszirkeln helfen, beziehungsbezogene Probleme zu bearbeiten und damit gezielter die oben angesprochenen informellen Veränderungspotentiale zu aktivieren.

Literatur

BÄMFER, W. (1994): Qualitätszirkel als Instrument partizipativer Unternehmensstrategie. In: *führen und wirtschaften im Krankenhaus*, 11, 1, S. 37–42.

BERTELMANN, M.; JANSEN, J.; FEHLING, A. (1996): Qualitätsmanagement in der Psychotherapeutischen Praxis. In: *Report Psychotherapie*, 21, 11/12, S. 892–901.

BEUTEL, M. (1996): DIN EN ISO 9000ff. Ein Modell zur Qualitätssicherung in der Suchtkrankenhilfe. In: *Sucht*, 42, 1, S. 55–61.

BÖHME, K.; CORDING, C.; RITZEL, G.; SPENGLER, A.; TRENCKMANN, U. (1994): Thesen zur Qualitätssicherung (QS). In: *Spektrum*, 2, S. 58–62.

BUNDESMINISTER FÜR GESUNDHEIT [Deutschland] (1996): Leitfaden zur Qualitätsbeurteilung in Psychiatrischen Kliniken. Projekt 1994–1996 im Auftrag des Bundesministeriums für Gesundheit. Band 74 der Schriftenreihe des Bundesministeriums für Gesundheit. Baden-Baden.

BUNDESMINISTERIUM FÜR GESUNDHEIT [Österreich] (1994): Leitfaden zur Qualitätssicherung im Krankenhaus. Hinweise für die praktische Anwendung. Wien.

CONRAD, H.-J. u.a. (1996): Total Quality Management im Klinikum der Phillips-Universität Marburg. In: *Das Krankenhaus*, 6, S. 289–298.

CORDING, C. (1995): Basisdokumentation und Ergebnisqualität. In: GAEBEl, W. (Hg.): Qualitätssicherung im psychiatrischen Krankenhaus. Wien/New York.

DEUTSCHES INSTITUT FÜR NORMUNG (1992): DIN ISO 9004, Teil 2. Qualitätsmanagement und Elemente eines Qualitätssicherungssystems. Leitfaden für Dienstleistungen. Berlin.

FATZER, G. (1990): Phasendynamik und Zielsetzung der Supervision und Organisationsberatung. In: FATZER, G.; ECK, C.D. (Hg.): Supervision und Beratung – ein Handbuch. Köln, S. 53–84.

FÜRSTENAU, P. (1990): Interview mit Prof. Peter Fürstenau. In: *Sozialpsychiatrische Informationen*, 2, S. 2–7.

GAEBEL, W. (1995): Qualitätssicherung in der Psychiatrie. Konzepte – Methodik – Durchführung. In: *Nervenarzt*, 66, S. 481–493.

GAEBEL, W.; WOLPERT, U.E. (1994): Qualitätssicherung in der Psychiatrie. Ein neues Referat der Deutschen Gesellschaft für Psychiatrie, Psychotherapie und Nervenheilkunde (DGPPN). In: *Spektrum*, 1, S. 4–13.

GRAF, V. (1996): Ein Klinikum im Reformprozeß. Erfahrungen mit TQM in Ludwigshafen. In: *führen und wirtschaften im Krankenhaus*, 13, 6, S. 536–542.

GRINELL, Sh. (1990): Rollenverhalten in der Supervisions-/Beratungsbeziehung. In: FATZER, G.; ECK, C.D. (Hg.): Supervision und Beratung – ein Handbuch. Köln, S. 109–113.

GÜNTERT, B.; HORISBERGER, B. (1991): Qualitätssicherung in Krankenhaus. Können Qualitätszirkel (QZ) helfen? In: *führen und wirtschaften im Krankenhaus*, 8, 3, S. 179–183.

HILDEBRAND, R. (1995): Was tun in Sachen Qualität? In: *führen und wirtschaften im Krankenhaus*, 12, 6, S. 568–576.

HINNEN, P. (1990): Die Geschichte vom Eichhörnchen und Maulwurf oder Der Umgang mit Oberfläche und Tiefe in der Supervision. In: FATZER, G.; ECK, C.D. (Hg.): Supervision und Beratung – ein Handbuch. Köln, S. 123–141.

JASCHKE, H.; BRUCH, E. (1995): Kundenorientierung, Qualitäts- und Kostenmanagement in psychiatrischen Kliniken. Prioritäten setzen, Bedürfnisse der Patienten in den Mittelpunkt rücken. In: *Krankenhaus Umschau*, 12, S. 997f.

KALTENBACH, T. (1993): Qualitätsmanagement im Krankenhaus. Qualitäts- und Effizienzsteigerung auf der Grundlage des Total Quality Management. Melsungen.

KISSLING, W. (1994): Qualitätssicherung in der Psychiatrie. In: *psycho*, 20, S. 266–481.

KISTNER, W.; KUNZE, H.; POHL, J. (1996): Qualitätsbeurteilung in der klinischen Psychiatrie. In: *Krankenhauspsychiatrie*, 7, S. 54–60.

KUCK, H. (1996): Qualitätsmanagement im Krankenhaus: quo vadis? In: *Management & Krankenhaus*, 9, 1, S. 24–25.

MÜHLBAUER, B.H.; NIERHOFF, G. (1994): Qualitätszirkel in der Krankenhauspraxis. Erfahrungen im St. Johannes-Hospital, Dortmund. In: *führen und wirtschaften im Krankenhaus*, 11, 1, S. 43–46.

MÜHLBAUER, B.H.; STRACK, D. (1997): Qualitätszirkel als Teil der Krankenhausnormalität? Erfahrungen aus 14 unterschiedlichen Projektkrankenhäusern. In: *führen und wirtschaften im Krankenhaus*, 14, 2, S. 103–108.

NÜBLE, W. (1994): Qualitätssicherung in der Sozialarbeit – Tabu oder Notwendigkeit? In: *neue praxis*, 5, S. 434–442.

PINTER, E. u.a. (1995): DIN ISO 9004, Teil 2 als Leitlinie für ein zeitgemäßes Qualitätsmanagement im Krankenhaus. Umfassendes Qualitätsmanagement. In: *Krankenhaus Umschau Special*, 2–3, S. 22–32.

POLLAK, T. (1994): Was ist psychoanalytische Team-Supervision? In: *Sozialpsychiatrische Informationen*, 24, 2, S. 18–21.

REUCHER, A. (1995): Qualitätszirkel – Maßarbeit aus der Sicht der Pflege. Ein Erfahrungsbericht von Anja Reucher, Stationsleitung. In: *LBK Forum*, 2, S. 5f.

ROTH, J.K. (1990): Die Balint-Gruppe: Ein Klassiker der Supervision. In: FRATZER, G.; ECK, C.D. (Hg.): Supervision und Beratung – ein Handbuch. Köln, S. 143–158.

SCHAUB, H.-A. (1994): Supervision und Beratung in der Klinik. In: *Psychologie in der Medizin*, 5, 3, S. 18–22.

SCHMIDT, J.; NÜBLING, R. (1994): Qualitätssicherung in der Psychotherapie. Teil 1: Grundlagen, Hintergründe, Probleme. In: *GWG-Zeitschrift*, 96, S. 15–25.

SCHMIDT, J.; NÜBLING, R.; VOGEL, H. (1995): Qualitätssicherung in der stationären medizinischen Rehabilitation. Psychologische Beiträge zu einem modernen Trend in der Gesundheitsversorgung. In: *Verhaltenstherapie und psychosoziale Praxis*, 2, S. 245–263.

SCHMIDT, J.; NÜBLING, R.; WITTMANN, W.W. (1995): Praktikable Möglichkeiten der Messung von Ergebnisqualität im Rahmen der Qualitätssicherung. Erfahrungen mit multiplen Ergebniskriterien im Bereich der psychosomatischen Rehabilitation. 5. Rehabilitationswissenschaftliches Kolloquium in Freyung, 6.– 8.3.95.

SCHMIDT, K.-J. (1996): Zertifizierte Qualität. St. Josefs-Hospital Wiesbaden als erstes Krankenhaus in Deutschland zertifiziert. Die Einführung eines Qualitäts-Management-Systems nach der ISO 9001. In: *führen und wirtschaften im Krankenhaus*, 13, 1, S. 1–7.

SELBMANN, H.-K. (1995): Blick und Ausblick auf das Qualitätsmanagement im Krankenhaus. Das Qualitätsmanagement in den deutschen Kliniken steckt noch in den Anfängen. In: *Krankenhaus Umschau Special*, 2–3, S. 2–5.

SELBMANN, H.-K. (1997): Ausführliche Begründung zur Mängelliste bei der vorgesehenen Qualitätskontrolle zu Fallpauschalen und Sonderentgelten in der

Stellungnahme der Baden-Württembergischen Fachvertreter für medizinische Informatik. In: *QualiMed*, 5, 3, S. 11–13.

SEYFATH-METZGER, I.; HANEL, E. (1995): Vertrauen durch Qualität – Die Entwicklung des Münchner Modells im Krankenhaus München-Schabig (KMS). Erfolgreiche Projekte überzeugen, indem Lösungen nicht nur umge setzt, sondern auch überprüft werden. In: *Krankenhaus Umschau Special*, 2–3, S. 6–10.

SIMON, F.B. (1990): Gespräch mit Dr. Fritz B. Simon. In: *Sozialpsychiatrische Informationen*, 2, S. 7–11.

SPENGLER, A. (1995): Qualitätsmanagement in der psychiatrischen Versorgung. Begrifflicheit und Entwicklungsperspektiven. Unveröff. Manuskript.

SPENGLER, A. (1996): Qualitätssicherung in der Psychiatrie. In: ALLGEMEINES KRANKENHAUS OCHSENZOLL (Hg.): Psychiatrie und Gesellschaft. Festschrift zum 60. Geburtstag von Prof. Dr. Klaus Böhme. Hamburg.

STRÖMER, K. (1996): Evaluation von ärztlichen Qualitätszirkeln. In: *Deutsches Ärzteblatt*, 93, 30, S. 1378–1379.

WOLFERSDORF, M. u. a. (1995): Standards stationärer Depressionsbehandlung auf Depressionsstationen. In: *Krankenhauspsychiatrie*, 6, S. 63–69.

ZERTIFIZIERTE EINRICHTUNGEN IM GESUNDHEITSWESEN (1997): Liste der Zertifizierten Einrichtungen im Gesundheitswesen (4. Folge). In: *QualiMed*, 5, 3, S. 47f.

ASTRID SCHREYÖGG

Coaching in Kliniken – eine professionelle Alternative zur Supervision

In den letzten Jahren etablierten sich in psychiatrischen und psychosomatischen Einrichtungen umfassende Supervisionsaktivitäten. Im Rahmen von »Teamsupervisionen« erhalten die Mitarbeiterinnen und Mitarbeiter einzelner Stationen Gelegenheit, ihre aktuell relevanten Themen unter Moderation einer Supervisorin oder eines Supervisors zu verhandeln. Diese meistens als »Burnout-Prophylaxe« (FENGLER 1992) oder »Betriebshygiene« (EPE/FISCHER-EPE 1995) deklarierten Veranstaltungen zentrieren sich neben der »Fallarbeit« im allgemeinen auf abteilungsinterne Beziehungsklärungen. Bei Organisationsmitgliedern, die mit solchen Supervisionen noch nicht vertraut sind, erregen solche Events vielfach Hoffnungen, daß sich »nun endlich etwas ändert«. Nach einer gewissen Zeit aber müssen sie feststellen, daß immer wieder ähnliche Ärgernisse und Querelen verhandelt werden, daß man sich im Kreis dreht, daß doch alles so bleibt, wie es ist, und daß man die Zeit eigentlich nützlicher und vor allem amüsanter verbringen könnte.

Solche Haltungen sind oft allzu berechtigt, denn traditionelle Formen von Supervision erweisen sich als wenig wirkungsvoll, d.h., sie vermögen selten gezielte Veränderungen in Organisationen einzuleiten. Aber auch moderne Varianten der Teamberatung können, wenn sie in großen Kliniken als singuläre Ereignisse stattfinden, keine durchschlagende Wirkung entfalten. Sie fungieren dabei in erster Linie als Feigenblatt für Innovationsschwächen der »Obrigkeit«. Die Beratung organisatorischer Einheiten erhält nämlich überhaupt erst dann einen Sinn und entfaltet erst dann konstruktive Wirkungen, wenn sie in breit angelegte und bewußt geplante organisatorische Veränderungsprozesse integriert ist. Und solche können kaum von der Basis eines Systems angestoßen werden. Sie müssen vielmehr von den Führungskräften in Gang gesetzt und konzeptionell mitgetragen werden.

Meine zentralen Thesen sind, daß organisatorische Veränderungen »von unten«, wie man sie vielfach durch traditionelle Teamsupervisionen anstrebt, zum Scheitern verurteilt sind. Aber selbst moderne Varianten der Beratung ergeben nur dann konstruktive Effekte, wenn sich auch die Spitze eines Systems bewegt. Und zu ihrer Mobilisierung, d.h. zur Fortentwicklung von Führungskräften, dient Coaching bzw. Managementberatung. Darin werden

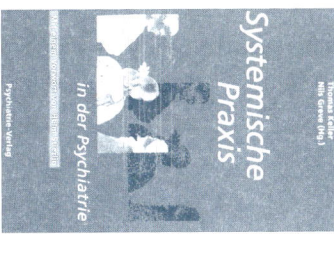

Thomas Keller/Nils Greve (Hg.)

Systemische Praxis in der Psychiatrie

»Die systemische Therapie etablierte sich schon zu Beginn ihrer Entwicklung vor nunmehr 50 Jahren dort, wo sich überwiegend chronische Patienten ansammelten. Auch die Autorinnen und Autoren dieses Buches fanden ihr Tätigkeitsfeld eher auf den »Abstellplätzen« der Psychiatrie. Sie geben in bester systemischer Tradition den direkten Blick in ihre therapeutische »Werkstatt« frei. Sie vermitteln, daß systemisches Arbeiten erstaunlich erfolgreich sein und Spaß machen kann. Vielleicht wird der Band Zeichen setzen für einen systemischen Neubeginn in der Psychiatrie. Gewiß aber ist er ein Tonikum für alle, die in der Routine ihres psychiatrischen Alltags nach starken positiven Reizen suchen.«

(Aus dem Vorwort von Helm Stierlin)

Dieser Band gibt einen spannenden Überblick über den derzeitigen Stand des systemischen Denkens und Handelns in der Psychiatrie der Bundesrepublik sowie einen Einblick in die Praxis amerikanischer und europäischer Systemiker.

»Der Sammelband vereint theoretische Reflexionen und hervorragende praktische Fallberichte.«

Matthias Ochs, Systhema

ISBN 3-88414-186-4
425 S., 39,80 DM
(37 sFr., 291 öS)

Werbeantwort
Postkarte

Psychiatrie-Verlag
Thomas-Mann-Str. 49a
53111 Bonn

Hiermit bestelle ich

☐ Systemische Praxis in der Psychiatrie (39.80 DM)
☐ und kostenlos das Gesamtverzeichnis

Name, Vorname

Beruf

Straße

Ort

Datum, Unterschrift

Bitte schicken Sie Ihr Gesamtverzeichnis auch an:

Name, Vorname

Straße

Ort

im Idealfall auch konzeptionelle Leitlinien für Beratungsprozesse auf nachfolgenden hierarchischen Ebenen entworfen.

Traditionelle Supervisionen

Seit den 80er Jahren setzte sich in sozialen Dienstleistungssystemen, so auch in Kliniken, immer umfassender ein Beratungssetting durch, das als »Teamsupervision« bezeichnet wird. Dabei handelt es sich in der Regel um ein Arrangement, das als »fortlaufende Supervision« über Jahre hinweg alle aktuell anfallenden Fragestellungen der Mitglieder einer organisatorischen Einheit abzudecken sucht. Thematisch umfassen solche Teamsupervisionen »Fallarbeiten«, noch häufiger aber innerorganisatorische Beziehungskrisen – daneben alles, was den Organisationsmitgliedern in den jeweiligen Sitzungen am Herzen liegt. Die personelle Zusammensetzung ist vielfach »hierarchiefrei«, denn die Teammitglieder möchten sich ja endlich einmal »unter sich«, also ohne ihre Vorgesetzten, aussprechen. In psychotherapeutischen und psychiatrischen Milieus werden als Supervisoren meistens Therapeuten engagiert, denn nur sie haben ja aus der Sicht der Teammitglieder das »richtige Feeling« für alle hier relevanten Beziehungsphänomene. Ihnen unterstellt man jedenfalls am ehesten ein umfassendes Verständnis für die jeweiligen Teambelange.

Auf »szenefremde« Personen wirken diese Veranstaltungen meistens merkwürdig ungeplant, ineffizient ... ja, oft sogar kontraproduktiv. Da wird gestritten, lamentiert, und es entwickeln sich turnusmäßig konfliktäre Eskalationen, die dann vom Supervisor notdürftig begrenzt oder gemildert werden. Außenstehende wundern sich über diesen Verschleiß an menschlichen wie materiellen Ressourcen – Teamsupervision kostet nämlich viel Zeit und Geld. Und sie wundern sich insbesondere über die weite Verbreitung derartiger Veranstaltungen.

Auf Insider wirken diese Phänomene weniger überraschend. Wie alle Beratungsformen hat nämlich auch die Teamsupervision eine konzeptionelle Entwicklungsgeschichte, deren historische Wurzeln bis in die Gegenwart hineinragen und die alle diagnostischen Zugänge und methodischen Maßnahmen von Supervisoren mitbestimmen.

Supervision entstand zu Beginn des 20. Jahrhunderts im Milieu sozialer Dienstleister, zuerst in der Sozialarbeit, einige Jahrzehnte später in der Psychotherapie. In den Anfängen berieten in der amerikanischen Armenhilfe einige Professionelle eine Vielzahl von Ehrenamtlichen bei ihren karitativen Aktivitäten (BELARDI 1992). Während diese Beratung anfangs auf faktische Vorgänge zentriert war, wie etwa ein Hausbesuch in einem Slumdistrikt sinnvoll auszugestalten sei, wandelte sie sich im weiteren Verlauf immer mehr in Richtung auf therapeutische Analysen und Arbeitsstrategien. Durch die sprunghafte Entwicklung von Psychotherapien und entsprechender Ausbildungsprogramme adaptierten nämlich auch Supervisoren außerhalb therapeutischer Ausbildungen therapie-orientierte Muster für ihre Beratung. Dadurch ergab sich ein genereller Perspektivenwechsel (SCHREYÖGG 1994). Jetzt stand nicht mehr die Förderung fachlicher Qualifikationen der zu Beratenden im Vordergrund, sondern ihre innerpsychische Beteiligung. Je nach dem unterlegten therapeutischen Ansatz sollten nun entweder ihre persönlichen Defizite, die sich in der beruflichen Praxis offenbarten, aufgedeckt und beseitigt werden, oder man beabsichtigte, ihre besonderen personalen Ressourcen auszubauen bzw. zu vervollkommnen.

Aufgrund dieser oft sehr persönlichen Auseinandersetzungen hielt man einen intimen Rahmen für notwendig. Deshalb wurde lange am supervisorischen Einzelsetting festgehalten. Im Verlauf der 60er und 70er Jahre entwickelten sich aber umfassende gruppentherapeutische und gruppendynamische Aktivitäten, bei denen es üblich wurde, innerpsychische Befindlichkeiten vor anderen auszubreiten. In der Folge etablierten sich auch in der Supervision Mehrpersonensettings, zuerst im Sinne von Gruppensupervision, bei der Supervisanden aus unterschiedlichen beruflichen Zusammenhängen gemeinsam beraten wurden. Die Teamsupervision entwickelte sich dagegen erst in der Folgezeit.

Aus der gruppendynamischen Bewegung, die schon durch Lewin angestoßen wurde, resultierten jetzt neuartige Formen der Organisationsberatung (RECHTIEN 1992). Dabei wurden die Organisationsmitglieder kleingruppenweise zur Entfaltung ihrer persönlichen Handlungsspielräume, ihrer Autonomie, ihrer Kommunikationsfähigkeit, ihrer Kreativität usw. animiert. Bis dato hatte man organisatorische Veränderung immer nur als Korrektur formal-struktureller Muster mit dem Ziel erhöhter betrieblicher Effizienz begriffen. Vor dem Hintergrund eines organisatorischen Maschinenmodells veränderte man dabei Funktionsbereiche, Hierarchie-Ebenen, Formen der Arbeitsteilung usw. Die Protagonisten der neuen Bewegung (ARGYRIS 1975; LICKERT 1975), die jetzt unter dem Begriff »Organisationsentwicklung« (OE) firmierte, hofften durch ihre Beratungspraxis nun auch einen neuen Organisationstyp zu erzeugen. In diesem sollten sich Menschen nicht mehr ausschließlich als gut funktionierende Werkzeuge im Dienste des jeweiligen Unternehmensziels begreifen, sondern als autonome Individuen die organisatorische Situation zunehmend menschengerecht und selbsttätig ausgestalten. So verschoben sich auch im Bereich der Organisationsberatung die Perspektiven von der beruflichen Funktionsfähigkeit hin zum gut entwickelten, kooperationsfähigen Menschen.

Diese antibürokratische und zu großen Teilen humanistische Bewegung wurde ebenfalls von Supervisoren aufgegriffen. Unter dem Begriff »Teamsupervision« flossen nun Positionen der OE in die Supervision ein. Seit den 80er Jahren wurde es dann üblich, ganze organisatorische Einheiten zu supervidieren, bzw. sie zu kollektiven Veränderungsprozessen zu animieren. Während man sich in Unternehmen aber methodisch noch auf gruppendynamische Aktivitäten beschränkte, enthielten Supervisionen im sozialen Dienstleistungsbereich stets einen höheren Grad an »Ver-Therapeutisierung«.

Besonders in Einrichtungen, die mit psychischer Heilung befaßt sind, also in psychotherapeutischen oder psychiatrischen Systemen, mutet man den Professionellen unter Hinweis auf ihre Patienten-Interaktionen, mit denen ja immer persönliche Involvierungen einhergehen, ein besonders hohes Maß an Selbstreflexion und Selbsteröffnung zu. Aus diesem Grund ähneln viele Teamsupervisionen gruppentherapeutischen Sitzungen. Kontrollanalytischen Settings vergleichbar, arbeiten Supervisoren im Sinne von »Fallsupervision« die »blinden Flecken«, also die personalen Defizite der Supervisanden heraus, die sie an einer angemessenen Interaktion mit den Patienten zu behindern scheinen.

Vor dem Hintergrund von OE-Positionen hat sich aber auch in diesem Milieu die Überzeugung durchgesetzt, daß der organisatorische Kontext einer jeweiligen Einrichtung ebenfalls für die Interaktionen von Professionellen und Klienten maßgeblich ist. Solche Perspektiven sind mehr als berechtigt, denn gerade bei stationären Einrichtungen, in denen ein System von Professionellen auf ein Patientensystem heilend einwirken soll, müssen bei jeder Fallsupervision die institutionellen Implikationen berücksichtigt werden (PÜHL 1996). Aus diesem Grund kann eine Differenzierung zwischen »Fall-« oder »Teamsupervision« immer nur im Sinne einer Akzentsetzung verstanden werden. Auch diese organisationsinternen Phänomene bzw. ihre Verschränkung mit personalen Faktoren werden nun meistens auf der Folie therapeutischer Konzepte zu bearbeiten versucht (ebd.).

Die therapie-orientierten Arbeitsstile in der Supervision führten im allgemeinen dazu, daß man Vorgesetzte von den Veranstaltungen ausschloß. Kollegen auf gleicher hierarchischer Ebene in Intimes einzuweihen mochte gerade noch angehen, einer vorgesetzten Instanz gegenüber wollte man sich aber nicht eine derartige Blöße geben. Solche Überzeugungen trafen sich mit den ideologischen Positionen der Organisationsentwickler, denn als Agenten einer antibürokratischen Bewegung waren sie ebenfalls eher hierarchiefeindlich orientiert. Konstruktive organisatorische Veränderungsprozesse schienen ihnen idealerweise »von unten« auszugehen.

Nun stellten die Intentionen von Supervision und Organisationsentwicklung ursprünglich sicher einen wichtigen gesellschaftlichen Fortschritt dar, nämlich Menschen von bürokratischen Zwängen befreien zu wollen. Als einseitig und notorisch praktizierte Veränderungsstrategien erweisen sie sich aber zunehmend als problematisch. Im Zuge ihres Engagements für Humanisierungen geriet nämlich den meisten Befürwortern traditioneller Teamsupervisionen dreierlei aus dem Blick:

1. Die Supervisanden bzw. die Teamer befinden sich in einem *beruflichen Kontext*, der ihnen immer zielgerichtete Handlungsweisen abverlangt. Aus der Sicht organisationsinterner Agenten erhält ihre Entwicklung als Mensch in Relation zu ihrer Entwicklung als Funktionsträger immer sekundäre Bedeutung.

2. Außerdem bleiben die Supervisanden trotz aller persönlichen »Entwickeltheit« immer Mitglieder einer *formalen Organisation* mit entsprechenden formalen Strukturmustern. Sie können sich im allgemeinen weder ihre Kollegen noch ihre Vorgesetzten oder ihre Klienten frei auswählen. Sie sind dadurch automatisch Zwängen ausgesetzt, die sich niemals zur Gänze beseitigen lassen.

3. Unterschiedliche Vorbildungen führen im Rahmen arbeitsteiliger Systeme zur Übernahme unterschiedlicher Funktionen. Zu ihrer Koordination werden meistens hierarchisch übergeordnete Managementpositionen installiert. Die Inhaber solcher Stellen haben je nach ihrem formalen Rang innerhalb eines Systems Entscheidungsbefugnisse, mit denen sie Veränderungsintentionen unterstellter Mitarbeiter fördern oder behindern können. So sind die Veränderungschancen eines Sytems immer an die *Veränderungsbereitschaft der jeweiligen Entscheidungsträger* gekoppelt. Aus diesem Grund kann es in hierarchisch strukturierten Systemen auch keine automatische »Veränderung von unten« geben.

Supervision, die sich einseitig als »Personenentwicklung« (NEUBERGER 1994), d. h. als Förderung menschlicher Potentiale einzelner versteht, erzeugt also bei den Beteiligten Illusionen, die nicht einzulösen sind. Persönlichkeitsentwicklungen lassen sich ohnedies viel gezielter in Selbsterfahrungsgruppen außerhalb des Arbeitsplatzes realisieren. Wenn man bedenkt, daß es sich auf Dauer kein Arbeitgeber leisten kann, die individuelle Selbstentfaltung seiner Mitarbeiter zu finanzieren, dann taucht der Verdacht auf, daß traditionelle Formen der Teamsupervision einer sedierenden Spritze vergleichbar primär dem Erhalt des Status quo dienen sollen. Als immer wiederkehrende Rituale (EPE/FISCHER-EPE 1995) fungieren sie dann eher beruhigend und vor allem bewahrend.

Auch die Vorstellung, daß Organisationen, zumal große hierarchische Systeme, wie sie bis heute viele psychiatrische und psychosomatische Kliniken darstellen, durch Entwicklungsprozesse von Mitarbeitern auf unteren Ebenen angestoßen oder gar erzwungen werden könnten, erweist sich vor dem Hintergrund meiner bisherigen Ausführungen als Träumerei.

Coaching als professionelle Alternative

Als Alternative zur traditionellen Teamsupervision wird heute immer häufiger »Coaching« im Sinne einer »Veränderungsstrategie von oben« installiert, wenngleich bei dieser natürlich immer Ansprüchen unterer Ränge Rechnung zu tragen ist. Dabei handelt es sich um eine gezielte Form der Beratung, die zunächst als Managementberatung der Führungskräfte bis hinunter auf die untersten Hierarchie-Ebenen eines Systems ausgedehnt werden sollte. Im Bereich von Kliniken begegnet uns Coaching meistens als Bestandteil von breit angelegten und gezielten Veränderungsprozessen. Dabei fungiert eine Gruppe von Beratern als Change Agents. Diese erarbeiten zunächst mit einzelnen hochrangigen Führungskräften angemessene Veränderungsintentionen für das Gesamtsystem, die dann in einem Team-Coaching-Prozeß des Führungskaders weiter präzisiert werden. Daran anschließend findet auf der Ebene der Pflegedienst- und der Stationsleitungen Gruppen-Coaching statt. Die Coaching-Aktivitäten werden dann wieder im Sinne von Team-Coaching auf der Ebene der einzelnen Stationen fortgesetzt. Im Idealfall etabliert man ein Netzwerk, das dazu dient, das in den Teams und in den Gruppen Erarbeitete jeweils nach oben und nach unten zu kommunizieren. Darüber hinaus erhalten einzelne Führungskräfte in besonders exponierten Positionen oder mit besonders komplexen Aufgabenstellungen Einzel-Coaching.

Es handelt sich dabei allerdings nie um Veranstaltungen mit offenem Ende, sondern um thematisch und zeitlich begrenzte Aktivitäten. Das Ziel von Coaching besteht nämlich in der Förderung des Selbstmanagements. Alle Beteiligten sollen in Zukunft ihre Aufgaben, aber auch die Entwicklung des Systems selbstbestimmter und zielgerichteter als bisher in die Hand nehmen können.

Die Funktionen von Coaching

Derzeit setzt sich auch im Bereich sozialer Dienstleistungen die Überzeugung durch, daß es in einem organisatorischen Ensemble nicht primär um die Entwicklung einzelner Personen gehen kann, sondern um gezielte Formen der »Personalentwicklung«. Und diese sollten idealerweise alle hierarchischen Ebenen einschließen.

Unter »Personal« versteht man die Gesamtheit aller Mitarbeiterinnen und Mitarbeiter, die mit der Zielerreichung eines Systems betraut ist. Im Gegensatz zu einzelnen Personen bezeichnet der Begriff »Personal« zunächst eine anonyme Größe von Funktionsträgern, die jedoch ihre Aufgaben natürlich jeweils personenspezifisch verrichtet. Mit »Personalentwicklung« ist dann ein Vorgang gemeint, bei dem die Funktionsträger / Menschen für die Realisierung ihrer jeweiligen innerorganisatorischen Aufgaben »gefittet« werden (NEUBERGER 1994). Dadurch sollen sie ihre Arbeit gezielter, sinnvoller und angemessener als bisher leisten.

Als traditionelle Maßnahmen der Personalentwicklung, auch der von Führungskräften, gelten Trainings und Seminare, bei denen Organisationsmitglieder eine intellektuelle Beschulung erfahren. Diese Veranstaltungen erschöpfen sich im allgemeinen in einer pauschalen Wissensvermittlung, die aber aufgrund ihrer Allgemeinheit oft nicht in befriedigender Weise am konkreten Arbeitsplatz umgesetzt werden kann. Eine andere Gruppe von Personalentwicklungsmaßnahmen besteht in Selbsterfahrungsseminaren, bei denen soziales Lernen befördert werden soll. Auch dieser Seminartyp weist vielfach nicht die gewünschten Transferergebnisse auf, weil das in exklusiven Seminarsituationen Erfahrene oft wenig mit der beruflichen Realität der Betreffenden in Beziehung steht.

Insbesondere wegen der Transferproblematik traditioneller Personalentwicklungsmaßnahmen setzen sich derzeit immer umfassender Coaching-Aktivitäten durch. Dabei handelt es sich um Beratungsgespräche, die entweder »unter vier Augen« oder in einer Kleingruppe im Sinne von Gruppen- oder Team-Coaching stattfinden. Die Personen erhalten hier Gelegenheit, alle für sie aktuell relevanten beruflichen Themen mit einem Coach zu verhandeln. Im Gegensatz zu Trainings oder zu Seminaren handelt es sich also um eine »exklusive« Maßnahme der Personalentwicklung.

Da aber jeder Funktionsträger als Mensch mit einer Vielzahl von konstruktiven wie krisenhaften Erfahrungen an seinem Arbeitsplatz konfrontiert ist, dient Coaching auch als Dialogform über »Freud und Leid im Beruf« (SCHREYÖGG 1995). Selbstverständlich unterliegen auch Führungskräfte Fehlleistungen oder Verengungen, die sie an einer sinnvollen Realisierung ihrer Aufgaben behindern können. Und selbstverständlich wollen auch Führungskräfte ihre bisher bestehenden Potentiale erweitern. Wenn solche Phänomene im Coaching thematisiert werden, weist es Nähe zur Supervision auf, denn es intendiert ja dann auch personale Förderung. Coaching verfolgt aber derartige Ziele in erster Linie im Hinblick auf die Funktionsfähigkeit von Führungskräften, die es perspektivisch immer als Teile eines organisatorischen Ensembles zu begreifen gilt.

Die thematische Orientierung von Coaching

Während traditionelle Formen der Supervision und der Organisationsentwicklung in Nähe zu therapeutischen und gruppendynamischen Milieus entstanden, resultiert Coaching aus dem Feld der betriebswirtschaftlichen Personalentwicklung von Führungskräften. Deshalb zentriert sich Coaching im Sinne von Managementberatung thematisch auch vorrangig auf die Managementfunktionen von Führungskräften und entsprechende Kompetenzen.

Wenn wir uns deutlich machen, daß Kliniken heute gezwungen sind, sich strikt an Gesichtspunkten wirtschaftlicher Effizienz auszurichten, wird die Bedeutung solcher Themen sogleich verständlich. Wenn wir uns weiterhin vergegenwärtigen, daß medizinische und pflegerische Führungskräfte in ihren Grundausbildungen keinerlei Kenntnisse über das Managen von Organisationen erworben haben, erhält solche Beratung in Kliniken sogar erhöhte Dringlichkeit.

Die Beratung von Managementfunktionen

Als Managementfunktionen werden in der aktuellen Literatur die Planung, die Entwicklung angemessener Organisationsformen, die Auswahl sowie Pflege des Personals, die Führung und die Kontrolle begriffen. Eine zentrale Aufgabe von Führungskräften – auch der in Kliniken – ist die *Planung*. Im Sinne von strategischer Planung müssen sie sich nämlich laufend mit Fragen auseinandersetzen, welche Zukunftsvisionen für ihre Klinik sinnvoll sind, wie sie sich von vergleichbaren Einrichtungen absetzen wollen, was sie Besonderes zu bieten haben usw. In diesem Zusammenhang werden Berater auch die Führungskräfte unterstützen, für ihre Klinik entsprechende Leitbilder zu formulieren und sie mit allen nachfolgenden Führungsebenen auf ihre Sinnfälligkeit hin zu diskutieren und abzustimmen. Hier kommt normativen und ethischen Positionen eine besondere Bedeutung zu. In sozialen Dienstleistungssystemen, die immer Mensch-Mensch-Interaktionen mit einschließen, spielen ja stets anthropologische Prämissen eine Rolle, die der Integrität von Menschen mehr oder weniger Rechnung tragen (HÜLLEMANN 1996).

Im Anschluß an alle diese Überlegungen müssen die Führungskräfte Vorstellungen darüber entwickeln, wie sie ihre Strategien, ihre Visionen und ihre Leitbilder konkret umsetzen wollen. Denn »Papier ist geduldig«, d.h., Leitbilder sind erheblich schneller formuliert als umgesetzt (BELZER 1995).

Wenn sich Chefärzte und Pflegedirektoren bezüglich der Planung abstinent verhalten, ergibt sich ein gravierendes Machtgefälle zugunsten von Verwaltungsleitern oder Geschäftsführern. Der heute generell bestehende Sparzwang führt nämlich automatisch dazu, daß die »Wirtschaftsleute« alle Ausgaben pauschal einzuschränken suchen – mit der Folge, daß sie nur noch als »unqualifizierte Bremser« betrachtet werden. Aufgrund ihrer fachlichen Vorbildung können sie auch selten fachspezifische und normative Präferenzen setzen. Die Aufgabe von Chefärzten und Pflegedirektoren besteht aber genau darin, vor dem Hintergrund reflektierter Planungsideen mit dem Verwaltungsbereich fach- und normengerechte Budgetverteilungen auszuhandeln. Und solche Verhandlungen lassen sich ebenfalls durch Team-Coaching im Sinne von Strategieberatung unterstützen.

Eine andere wichtige Managementaufgabe ist die Etablierung planungsgerechter *Organisationsformen*. Wenn sich die Führungskräfte auf der Basis gemeinsamer Planungen auf bestimmte Pflege- und Behandlungskonzepte geeinigt haben, müssen Organisationsstrukturen geschaffen werden, die geeignet sind, solche Konzepte zu realisieren. Hier fallen wieder eine Reihe von Budgetentscheidungen an, die erneut in Kooperation mit Agenten der Verwaltungsabteilung zu treffen sind.

Im Falle organisatorischer Umstrukturierungen müssen dann die »richtigen« Leute für die jeweiligen Aufgaben ausgesucht und entsprechend gefördert werden. Dabei handelt es sich um *Personalfunktionen* des Managements, die ebenfalls möglichst sorgfältig wahrzunehmen sind. Auch bei diesen Aufgaben kann Coaching Unterstützung bieten. Hier kommt ihm häufig die Funktion einer Krisenhilfe zu. So ergeben sich etwa bei der Neubesetzung von Führungspositionen in der Pflege oft gravierende Komplikationen. Wenn etwa die Mitarbeiterschaft eine Person aus ihrer Mitte favorisiert, diese aber die formalen Voraussetzungen für die Position nicht erfüllt und das Direktorium jemanden von außen engagiert, entsteht für diese »neue« Person in der Regel eine schwer bewältigbare Situation (HÜLLEMANN 1996). Dann benötigt sie Unterstützung durch Einzel-Coaching, wie sie ihre Mitarbeiterinnen und Mitarbeiter zur Kooperation gewinnen kann.

Damit ist schon eine weitere Managementfunktion, die *Führung*, angesprochen. Auch hierbei sollte eingehend überlegt werden, welche konzeptionellen Leitlinien für eine jeweilige Klinik die richtigen sind. Im Idealfall besteht nämlich eine maximale Kompatibilität zwischen den Leitbildern für ein Gesamtsystem und dem in ihm praktizierten Führungsstil. Vor allem in diesem Punkt bietet Coaching einen wichtigen Beitrag, weil es durch prozessuale Beratung die Führungshaltungen, die ja immer hochgradig situations- und personenabhängig sind, konstruktiv begleiten kann.

In klinischen Milieus ist oft schon das Grundverständnis von Führung verengt. Alles, was irgendwie nach »Macht« oder »Bemächtigung« klingt, unterliegt einem Verdikt. Es wird dann bagatellisiert oder verleugnet (KLOOS 1996). Bei Führung handelt es sich aber immer um ein interaktives Phänomen. Als »Führen und Geführt-Werden« (NEUBERGER 1995) besteht es einerseits in Beeinflussungsversuchen und andererseits in der Bereitschaft, sich beeinflussen zu lassen – oder eben nicht. Der Erfolg von Beeinflussungsversuchen hängt von vielen Faktoren ab. So läßt sich auch nicht einfach von der »idealen Führungsperson« sprechen, denn der Führungserfolg ist immer hochgradig situationsabhängig. So läßt sich behaupten, daß Führung am ehesten dann erfolgreich ist, wenn es den Führungskräften im Sinne »transformationaler Führung« gelingt, Visionen zu vermitteln, die auch für die übrigen Organisationsmitglieder attraktiv wirken (STEYRER 1995).

Diese Chance besteht gerade bei geplanten organisatorischen Wandlungsprozessen, denn hier müssen ja immer neue Visionen entfaltet und an die Mitarbeiterschaft transportiert werden. Gerade bei solchen Wandlungsprozessen besteht allerdings auch die Gefahr, daß sich eine Vielzahl von Widerstandsphänomenen bei den Mitarbeitern einstellt. Und diese sollte keinesfalls pauschal psychologisiert, sondern als »resistance to change« (WATSON 1966), d. h. als selbstverständlicher Bestandteil eines jeden Veränderungsprozesses begriffen werden. Veränderungen, so auch die in klinischen Organisationen, erzeugen nämlich nicht nur Ängste als psychische Phänomene, sie erzeugen auch reale Befürchtungen, bisher erworbene Privilegien zu verlieren. Coaching kann dann die Führungskräfte unterstützen, diese Phänomene verstehen zu lernen und sie möglichst sinnvoll zu handhaben.

Natürlich müssen Führungskräfte auch immer wieder *kontrollieren*, ob sich die Mitarbeiter planungsgerecht verhalten, ob sie entsprechende Qualitätsstandards einhalten, ob die Planung vielleicht aber auch zu irreal war und dementsprechend modifiziert werden muß. Diese Fragen enthalten in der Regel ein enormes Komplexitätsniveau, das sich ebenfalls leichter mit Hilfe eines Coach bewältigen läßt.

Die Beratung von Managementkompetenzen

Zur erfolgreichen Realisierung der bisher beschriebenen Managementfunktionen benötigen Führungskräfte spezifische Kompetenzen. Sie lassen sich ebenfalls durch Coaching fördern. Als »Schlüsselkompetenzen des Managements« werden sie im allgemeinen in technische, konzeptionelle und soziale differenziert (STEINMANN / SCHREYÖGG 1993).

Bei *technischen Kompetenzen* handelt es sich um sachliches Wissen, also um theoretische und methodische Fertigkeiten, die Führungskräfte benötigen, um ihren Aufgaben gerecht zu werden. Das entsprechende Faktenwissen wird im allgemeinen in eigens dafür vorgesehenen Schulungen erworben, die etwa vermitteln, wie eine entsprechende Personalbedarfsplanung für Kliniken zu erstellen ist, welche Auswahl- und Beurteilungssysteme für welchen Anwendungsfall sinnvoll sind usw. Die Umsetzung dieses Wissens erweist sich aber oft als problematisch, denn jeder Anwendungsfall erfordert eine je spezifische Bewältigungsstrategie. Dabei kann Coaching prozessuale Unterstützung bieten.

Eine andere Gruppe von Kompetenzen stellen die *konzeptionellen* dar. Hierbei geht es um Fähigkeiten, Probleme und Innovationsmöglichkeiten zu erkennen. Im Zuge einer immer turbulenteren Umweltentwicklung müssen auch Führungskräfte sozialer Dienstleistungssysteme lernen, ihr System als Teil spezifischer Umwelten zu begreifen, die in Form gesetzlicher Vorgaben und sonstiger Bedingungen laufend in das System diffundieren. Dabei müssen sie ein hohes Maß an Lernfähigkeit mobilisieren (HASENFELD 1992). Das heißt, sie müssen lernen, in Zusammenhängen zu denken, also Einzelphänomene und einzelne Entscheidungen auf die Folie des organisatorischen Gesamtsystems und seiner relevanten Umwelten zu erfassen; sie müssen lernen, Ereignisse und Prozesse immer wieder von unterschiedlichen Beobachtungsstandorten aus zu untersuchen – kurzum, sie müssen alle ihre Perspektiven flexibilisieren. Auch solche Kompetenzen lassen sich flüssiger mit einem Coach fortentwickeln.

Unter *sozialen Managementkompetenzen* versteht man die Fähigkeit, mit anderen Menschen effektiv und konstruktiv zusammen zu arbeiten, eine gute Kooperationsbereitschaft zu entwickeln, sich in andere hineinzuversetzen usw. Soziale Kompetenzen stellen auch eine entscheidende Basis in Führungszusammenhängen dar. Erst durch sie läßt sich eine konstruktive Kommunikationskultur in Kliniken entfalten. In psychiatrischen Kliniken kommt ihnen eine besondere Bedeutung zu. Wenn sich das Personal nämlich nicht verstanden fühlt, wenn laufend über die Köpfe der Mitarbeiter hinweg gehandelt wird, wenn sie in relevante Entscheidungsprozesse nicht einbezogen sind usw., dann wirkt sich das immer in negativer Weise auf die Interaktionen mit den Klienten und deren Befindlichkeit aus. So berichtet etwa B. BARDÉ (1996) von einer psychiatrischen Klinik, in der gravierende Schwächen der sozialen Kompetenzen von Führungskräften den Selbstmord eines Patienten mitbedingten.

Die Effekte von Coaching für die Mitarbeiter der untersten Ränge

Da ich Coaching als »Veränderungsstrategie von oben« beschrieben habe, läßt sich nun fragen, welche Effekte es für die Mitarbeiter »unten« ergibt. Mit der »Teamsupervision« glauben sie sich oft eine besondere Errungenschaft erkämpft zu haben, bei der gerade sie perspektivisch ins Zentrum der Aufmerksamkeit rücken. Ich habe schon angesprochen, daß es sich dabei meistens um einen Trugschluß handelt. Meinem Eindruck nach nämlich kann er nur deshalb nicht als solcher entlarvt werden, weil sich viele Mitarbeiter von Kliniken im Hinblick auf ihre vorgesetzten Instanzen in einem eklatanten Ohnmachtsstatus befinden. Viele Krankenhäuser stellen nämlich bis heute hoch-bürokratisierte, starre Systeme dar, in denen veraltete Privilegiensysteme angemessene Kooperationen zwischen unterschiedlichen Berufsgruppen verhindern, in denen Mitarbeiter unterer Ränge eher objektiviert werden, in denen qualifizierte Führung durch ominöse Statussymbole oder guru-hafte Attitüden ersetzt wird usw. In solchen Fällen wirkt Teamsupervision einzelner Stationen eher als Kompensat für die mangelnden Einflußmöglichkeiten unterer Ränge.

Wenn jedoch in einem klinischen System Coaching mit den hier beschriebenen Themenschwerpunkten etabliert wird, besteht die Chance, Haltungen von Führungskräften auf allen Ebenen gegenüber den Mitarbeitern zu modifizieren. Vorgesetzte werden dann idealerweise von sich aus regelmäßige Teambesprechungen initiieren, sich für die Belange der Mitarbeiter interessieren, sie um Artikulation ihrer Meinung bitten, ihren fachlichen Rat einholen und ihren menschlichen wie fachlichen Beitrag insgesamt zu schätzen wissen. Dann werden Vorgesetzte in ihrer Interaktion zu den Mitarbeitern deutlich machen, daß das Gelingen der gemeinsamen Aufgabe in allererster Linie von denjenigen abhängt, die täglich und stündlich mit den Patienten interagieren. Wenn in einer Klinik derartige Führungsmuster etabliert werden oder etabliert sind, sollte für die Beratung einzelner Stationen folgendes *Setting* mit folgenden *Zielsetzungen* maßgeblich sein:

1. In die Beratung müssen alle für die Station relevanten Funktionsträger und Hierarchie-Ebenen einbezogen sein, denn für die Funktionsfähigkeit sind alle Mitarbeiter einer Station verantwortlich. Außerdem findet solche Beratung in einem zeitlich und thematisch begrenzten Rahmen statt.

2. Sie zielt entweder im Sinne einer »Anschubförderung« auf die Realisierung innovativer Intentionen, die im klinischen Gesamtsystem entwickelt werden, oder sie dient als »Krisenhilfe« bei Komplikationen, die bei der Realisierung solcher Muster auftreten. Darüber hinaus kann die Beratung auch zu reflektierten Modifikationen der »von oben« intendierten Strategien genutzt werden.

Literatur

ARGYRIS, C. (1975): Das Individuum und die Organisation: Einige Probleme gegenseitiger Anpassung. In: TÜRK, K. (Hg.): Organisationstheorie. Hamburg.

BARDÉ, B. (1996): Über den Zusammenhang von Organisation, Führungsstil und Teamdynamik im psychotischen Prozeß. Eine Einzelfallstudie zur stationären Psychotherapie. In: PÜHL, H. (Hg.): Supervision in Institutionen. Eine Bestandsaufnahme. Frankfurt a. M.

BELARDI, N. (1992): Von der Praxisberatung zur Organisationsentwicklung. Paderborn.

BELZER, V. (Hg.) (1995): Sinn in Organisationen. Oder: Warum haben moderne Organisationen Leitbilder? München / Mehring.

EPE, C.; FISCHER-EPE, M. (1995): Wenn die Lösung zum Problem wird: Überlegungen zum Sinn und Unsinn fortlaufender Supervision in Teams. In: WILKER, F.-W. (Hg.): Supervision und Coaching. Bonn.

FENGLER, J. (1992): Helfen macht müde. Zur Analyse von Burnout und beruflicher Deformation. München.

HASENFELD, Y. (1992): Understanding Human Service Organizations. In: HASENFELD, Y. (Hg.): Human Services as Complex Organizations. Newbury Park u. a.

HÜLLEMANN, K.-D. (1996): Organisationsentwicklung in einem Krankenhaus. In: HAUSER, A.; NEUBARTH, R.; OBERMAIR, W. (Hg.): Management-Praxis. Handbuch soziale Dienstleistungen. Berlin.

KLOOS, SCHWESTER BASINA (1996): Der steinige Weg in der Marienhaus GmbH Waldbreitbach. In: HAUSER, A.; NEUBARTH, R.; OBERMAIR, W. (Hg.): Management-Praxis. Handbuch soziale Dienstleistungen. Berlin.

LIKERT, R. (1975): Die integrierte Führungs- und Organisationsstruktur. Frankfurt a. M.

NEUBERGER, O. (1994): Personalentwicklung. Stuttgart.

NEUBERGER, O. (1995): Führen und Geführtwerden. Stuttgart.

PÜHL, H. (Hg.)(1996): Supervision in Institutionen. Eine Bestandsaufnahme. Frankfurt a. M.

RECHTIEN, W. (1992): Angewandte Gruppendynamik. München.

SCHREYÖGG, A. (1994): Wieviele Brillen verwenden Berater? Zur Bedeutung von Mehrperspektivität in Supervision und Organisationsberatung. In: *OSC*, 1, 1, S. 5–28.

SCHREYÖGG, A. (1995): Coaching. Eine Einführung für Praxis und Ausbildung. Coaching für den Coach. Frankfurt a. M. / New York.

STEINMANN, H.; SCHREYÖGG, G. (1993): Management. Wiesbaden.

STEYRER, J. (1995): Charisma in Organisationen. Sozial-kognitive und psycho-dynamisch-interaktive Aspekte von Führung. Frankfurt a. M. / New York.

WATSON, G. (1966): »Resistance to Change«. Concepts for Social Change. Cooperative Projects for Educational Developement, Vol. I. Washington D.C.

HANS-MARTIN ZÖLLNER

Fallstricke der Supervision oder Wer supervidiert die Supervisoren?

Wie in der Psychotherapie auch, so darf, muß und sollte man auch bezüglich der Supervision die Gretchenfrage stellen: Nützt sie eigentlich? Und: Wie wird ihr Nutzen belegt? Jeder Mensch wird wohl zustimmen, wenn ich sage, daß Supervision dann sinnvoll ist, wenn in der Psychiatrie Tätige *mit* ihr ihre Arbeit effizienter verrichten können als *ohne* sie. Auf keinen Fall dürfte es so sein, daß sie *trotz* Supervision ihre Arbeit gut verrichten ...

Ähnlich wie bei der Therapieerfolgsmessung ist es höchst schwierig, Nutzen-Kosten-Analysen bei der Supervision anzustellen. Sowohl dort wie hier stören zuviele Wirkfaktoren, Randbedingungen, zuviel Nichtwägbares und Nichtmeßbares. Dennoch sollte man nichts unversucht lassen und immer wieder den Nutzen der Supervision etwa durch»Konsumentenbefragung« empirisch zu belegen versuchen.

Schon seit vielen Jahren erleben wir einen Boom der Supervision. Dabei ist die Abgrenzung zu Organisations- und Institutionsberatungen einerseits und Gruppentherapien mit Selbsterfahrungscharakter andererseits schwer. Schwierig ist auch die Beurteilung der Qualifikation der Supervisoren und Supervisorinnen – trotz aller möglichen bunten Zertifikate von allen möglichen schillernden Ausbildungsinstituten. Auch hierin besteht kein Unterschied zur Psychotherapie.

Man darf also ohne Gewissensbisse die ketzerische Frage stellen: Wer supervidiert die Supervisoren? Haben sie wirklich den Über-Blick? Viele Jahre Praxiserfahrung haben mich gelehrt, daß es blauäugig ist zu behaupten, Supervision nütze in jedem Fall, schade nie und sei immer gut. Es ist durchaus berechtigt, Supervisionsaktivitäten kritisch zu beleuchten und auch vom ökonomischen Aspekt her zu betrachten.

In diesem Artikel sollen nur einige Probleme angedeutet und auf Fallstricke aufmerksam gemacht werden.

Einige Grundfragen

In vielen Institutionen, die Supervision benötigen, stellt sich die Frage, ob sie durch eine intramurale oder extramurale Fachperson durchgeführt werden soll. Beide Varianten haben Vor- und Nachteile, die sich an den folgenden Begriffen verdeutlichen lassen.

Distanz und Nähe: Der interne Supervisor kennt die institutionellen Verhältnisse gut, ist auch mit Interna und gerne kaschierten Verhältnissen und Situationen im Hause gut vertraut. Unter Umständen unterliegt er der Gefahr der Überidentifizierung mit der Institution aufgrund mangelnder Distanz zu ihr. Der externe Supervisor hingegen kennt die Institution weniger, unterliegt dafür aber nicht der Gefahr der Betriebsblindheit, wenngleich er länger braucht, um die mangelnde Betriebsvertrautheit wettzumachen.

Hierarchie: Oft ist der interne Supervisor gleichzeitig Vorgesetzter der Supervisanden oder zumindest ihnen gegenüber weisungsbefugt. Dies ist besonders bei kleinen Institutionen der Fall, wo es keine leitenden Mitarbeiter gibt, die für bestimmte Gruppen so randständig sind, daß sie keine Vorgesetztenfunktion ausüben. Die Koppelung von Vorgesetzten- und Supervisionsfunktion wirkt sich meist ungünstig aus, da es zu mancherlei Friktionen und Kollisionen kommt. Ein Nischeninhaber, wie es an psychiatrischen Kliniken oft der Klinische Psychologe ist, kann hingegen gut eine Supervisionsrolle einnehmen, da er gegenüber Stationsteams und zentraltherapeutischen Diensten nicht weisungsbefugt ist. Der externe Supervisor ist in diesem Punkt vollständig im Vorteil, da er keinerlei Weisungs- und Disziplinarfunktion gegenüber Supervisanden übernehmen kann.

Kontrolle: Die intrainstitutionelle Kontrolle ist beim internen Supervisor meist gewährleistet, da er und die Supervisanden in vielfältigen Mitarbeiterbeziehungen eingebunden sind und quasi kein Ghetto im Hause bilden können. Diese Gefahr besteht allerdings durchaus beim externen Supervisor, der gewissermaßen einen »Staat im Staate« aufbauen könnte und sich so der institutionellen Kontrolle entziehen würde.

Die Erfahrung zeigt, daß Teams und Dienste in der psychiatrischen Klinik eindeutig externe Supervisoren und Supervisorinnen bevorzugen, weil sie sie für neutraler, oft auch für fachlich besser halten als interne Fachpersonen. Auch fürchten sie die größere Abhängigkeit von der Klinikleitung bei internen Supervisoren. Oder sie fürchten, daß die internen Supervisoren und Supervisorinnen im Auftrag der Klinikleitung bestimmte Konzepte und Meinungen im Sinne von Indoktrination und »Gehirnwäsche« an sie herantragen würden. Oft erhoffen sich Teams und Dienste von externen Supervisoren Unterstützung im Kampf gegen die Klinikleitungen (»Kombattantensyndrom«).

Schließlich ist eine weitere Frage von Bedeutung, nämlich die, ob es sinnvoller ist, homogene oder heterogene Teams zu bilden. Die Vorteile der homogenen Supervisionsgruppen liegen auf der Hand: Man ist unter Gleichgesinnten, traut sich mehr, kann auch einmal über die anderen Berufsgruppen »herziehen« und fühlt sich in der eigenen Berufsidentität gestützt. Dem stehen die Nachteile gegenüber: Die Interdisziplinarität wird nicht gefördert, es kann zu »Inzuchtgruppenbildungen« kommen, und Konflikte mit anderen Berufsgruppen können nicht mit diesen direkt besprochen werden.

Anforderungen an Supervision

Supervision in psychiatrischen Einrichtungen muß inmitten komplexer Strukturen einen klaren Blick behalten. Nicht nur die genannten Grundfragen müssen sorgfältig bedacht sein. Darüber hinaus sollte Supervision folgenden Ansprüchen genügen:

1. Supervision in der Psychiatrie muß stets patientenbezogen bleiben. Auch wenn es um Gefühlsbeziehungen und -verwicklungen der Supervisanden geht, sind sie doch stets »aufgehängt« und »gepuffert« an und durch die Begegnung mit dem Patienten. Die konkret-praktische Arbeit mit dem Patienten ist der Ausgangspunkt der Supervisionssitzung und ihr Endpunkt. Der Supervisor hat immer die Aufgabe, zurückzuführen zum Patienten, wenn sich die Supervisanden in ihren eigenen Problemen verlieren und verstricken. Supervision in der Psychiatrie kann niemals Selbsterfahrung oder Gruppentherapie sein. Wird der Supervisor zum Therapeut seiner Supervisionsgruppen, hat er schon verloren. Er darf sich nicht in diese Rolle hineinmanövrieren lassen, auch wenn die Versuchung noch so groß ist. Seine Aufgabe ist es, die Supervisanden kompetenter und effizienter in der Arbeit zu machen, ihre Dienstleistung zu verbessern. Dafür wird er bezahlt, diesem Ziel hat er zu dienen. Andere Rollenerwartungen hat er zurückzuweisen. Wenn von bestimmter Seite immer wieder die Grauzone und das Ineinanderfließen von Supervisions-, Selbsterfahrungs- und Therapiegruppe betont wird, liegt mir persönlich daran, diese Trennung klar herauszustellen.

2. Jede Supervisionsstunde hat auch einen Kenntnisvermittlungsteil; Lehren und Lernen sind wichtige Bestandteile der Supervision. Sie ist Aus-, Fort- und Weiterbildung. Psychopathologische, psychiatrische, psychologische, nosologische Sachverhalte sollen und dürfen besprochen werden. Der Supervisor darf durchaus auch in die Rolle des Dozenten schlüpfen, genauso wie in die des Beraters. Manchmal kann es nützlich sein, z. B. die fundamentalen Ich-Störungen eines Schizophrenen wieder in Erinnerung zu rufen, um einen bestimmten Patienten besser zu verstehen.

3. Der Supervisor soll als Person und als Mensch offenbar werden, nicht nur als Fachberater. Es muß klar sein, was er denkt. Der Zeitpunkt, wann er ein deutliches persönliches Votum abgibt, liegt bei ihm. Es sollte aber nicht so sein, daß am Schluß einer Supervisionsstunde die Supervisanden im unklaren darüber sind, was der Supervisor zu einem bestimmten betrieblichen oder Patientenproblem denkt. Hier möchte ich einen klaren Unterschied

304 Besondere Formen der Supervision in der Psychiatrie

machen zum psychoanalytischen Setting. Abstinenz steht dem Supervisor nicht gut an. Er sollte den Mut zur Exposition mitbringen und zu ganz persönlichen, durchaus auch wertenden Stellungnahmen bereit sein. Ich stelle ihn mir weniger als abgeklärten, leise und monoton sprechenden, immer souveränen, coolen Menschen vor, sondern eher als einen lebendigen, engagierten, emotional reagierenden Menschen, der auch einmal einen »roten Kopf« bekommen kann. Wenn er dann noch die Zivilcourage zu unzeitgemäßen Urteilen hat, ist er fast perfekt.

4. Daraus ergibt sich auch, daß der Supervisor angreifbar sein und bleiben muß. Er muß dafür sorgen, daß die Gruppenmitglieder in einem Klima stehen, welches Zivilcourage und Mut zum Angriff wachsen läßt. Aus diesem Grund ist es ungünstig, wenn der Supervisor gleichzeitig Vorgesetzter der Supervisanden ist. Ob sich ein solches Klima von Mut und Zivilcourage gebildet hat, kann man daran erkennen, daß das Team es zu äußern wagt, es möchte den Supervisor wechseln.

5. Wie in jeder guten Psychotherapie sollte auch in einer guten Supervision von Zeit zu Zeit Manöverkritik stattfinden. Diese muß der Supervisor selbst initiieren, er kann nicht darmit rechnen, daß das die Gruppenmitglieder von sich aus tun. Metakommunikation sollte (ebenfalls wie bei jeder guten Psychotherapie) ein wichtiger Bestandteil jeder einzelnen Supervisionsstunde sein, damit die Teammitglieder durch das Vorbild des Supervisors ermutigt werden, unzensiert und ungeschminkt über ihr Empfinden zu sprechen.

6. Team-Supervision kann die Einzel-Supervision nicht ersetzen. Viele Detailprobleme der Behandlung können aus den verschiedensten Gründen nicht in der Gruppe, sondern nur im dualen Gespräch besprochen werden. In der Einzel-Supervision kann sich der Supervisand auch eine viel ungeordnetere, diffusere Präsentation seiner Gedanken »leisten«, da diese Situation weniger angstbesetzt ist. In der Einzel-Supervision ist die gegenseitige Sympathie zwischen Supervisor und Supervisand noch wichtiger als in der Gruppen-Supervision, ebenso wie die genaue Detailkenntnis der Anamnese des Patienten seitens des Supervisors.

7. Es ist von Vorteil, wenn der Supervisor das durch die Supervisanden über ihn phantasierte Bild in Erfahrung bringen kann, damit er antizipierend diese Phantasien besprechen und diskutieren kann. Solche Phantasien können sehr irrationaler Natur sein und den Ablauf der Supervision massiv stören. Eine beliebte Phantasie, die auch aus Gruppentherapien bekannt ist, ist etwa: »Wasch uns den Pelz, aber mach uns nicht naß!« Diese Phantasie drückt gleichzeitig den Wunsch nach Konfrontation und die Angst vor ihr aus.

8. Der Supervisor muß darum besorgt sein, daß kein einzelnes Mitglied der Supervisionsgruppe je sein Gesicht verliert. Er muß von emotionalen Wo-

gen, die hochschwappen, wieder zurücksteuern in ruhige Gewässer, zu einer rational bestimmten Arbeitshaltung anhalten und darf keinesfalls dem Trugschluß verfallen, eine emotional turbulente Atmosphäre sei an sich schon heilsbringend.

Fallstricke der Supervision

Dieses komplexe Anforderungsprofil macht deutlich, in wieviele Konflikte ein Supervisor geraten kann. Daraus ergeben sich einige gefährliche Fallgruben für die supervisorische Praxis.

Entstehung eines Schonklimas: Der Supervisor redet den Supervisanden nach dem Munde, um gut bei ihnen anzukommen und fein angeschrieben zu sein. Man darf in allen psychiatrischen Situationen dieses Motiv des Suchens nach Anerkennung und Geliebtwerden niemals unterschätzen. Die Folge einer solchen Supervisorenhaltung ist die Entstehung einer seichten Konversationsatmosphäre, die bei allen Beteiligten ein ungutes und auch schales Gefühl hinterläßt. Der Arbeitscharakter der Supervision geht verloren. Wo keine Forderungen mehr gestellt werden, sind die so Unterforderten auch immer unzufrieden. Im Extrem kommt es zur Degenerierung in eine »Streichel- und Hofiergruppe«, die sich gegenseitig nach dem Munde redet, hofiert und angstvoll-krampfhaft vermeidet, Konfrontation zu suchen. Dauernd nickende Köpfe sind das äußerlich sichtbare Zeichen dafür.

Entstehung einer Verschworenengemeinschaft: Nicht selten denaturiert eine Supervisionsgruppe zu einer »Verschworenengemeinschaft« gegenüber irgendwelchen äußeren »Feinden«. Diese Feinde können die Institution an sich sein, die Verwaltungsdirektion, andere Berufsgruppen wie z. B. *die* Ärzte. Bekanntlich erhöht ein gemeinsamer äußerer Feind die Binnenkohärenz der Gruppe, und es ist ein beliebtes Mittel insbesondere schwacher Gruppen, sich auf diese Art und Weise Pseudostärke zu verschaffen. Äußerlich kenntlich wird die verschworene Gemeinschaft daran, daß eine Art Tribunalsituation in der Supervisionsstunde entsteht, wo über irgend jemand oder irgend etwas bei großer innerer Übereinstimmung zu Gericht gesessen wird. Ich erlebte eine solche Degeneration der Supervision im Falle eines Supervisors, der als früherer Mitarbeiter der Klinik diese im Groll verlassen hatte und später als externer Supervisor angestellt wurde; in einer nicht erkannten Gegenübertragung in Form von unbewußtem Haß auf die Klinik machte er paranoide Entwicklungen der Supervisionsgruppe gegenüber anderen Mitarbeitergruppen unkritisch mit und wurde so vom Supervisor zum »Subversivor«.

Verteidigungs- und Rechtfertigungshaltung des Supervisors: Besonders wenn der Supervisor sich mit der Klinik emotional verbunden fühlt, in ihr zu Hause ist und sie liebt, kann es zu unsachlichen Verteidigungs- und Rechtfertigungsmanövern kommen. Der Supervisor ärgert sich dann quasi innerlich über Angriffe gegenüber der Klinik, wird unfrei und verliert die sachliche Orientierung. Diese Gefahr liegt besonders bei internen Supervisoren nahe, die langjährig im Hause sind.

Förderung von Hausklatsch: Viele Supervisionsstunden enthalten nichts anderes als seichten Hausklatsch, kaschiert als scheinbar gerechtfertigte Reklamationen über andere Mitarbeiter und Berufsgruppen, auch bekannt als Schlechtmachen von Kollegen. Hier ist das ganze Ethos des Supervisors gefordert, der auf den hohen Wert der echten Loyalität gegenüber anderen Mitarbeitern aufmerksam machen muß und auch auf die sehr einfache, aber häufig vergessene Regel in Gruppen, daß man nämlich über abwesende Personen nicht schlecht spricht, besonders auch dann nicht, wenn man sich mit diesem Schlechtmachen bei anderen beliebt machen kann. Im Grunde genommen geht es hier um nichts anderes als eine ethische Grundhaltung, die ganz allgemein im zwischenmenschlichen Kontakt gilt.

Gefahr der zu schnellen Stellungnahme: Spritzige und versatile Supervisoren stehen in der Gefahr, zu schnell zu einem Problem Stellung zu nehmen, sofort Abhilfe zu wissen und mit Ratschlägen zu rasch bei der Hand zu sein. Ein solcher Supervisor verunmöglicht, daß sich eine Problemlösung prozessual in der Gruppendiskussion selber langsam entwickelt und hindert die Gruppenmitglieder daran, stolz zu sein über das Herausfinden einer Lösung. Wer sich selber gern reden hört, wird eben auch sehr viel reden ... Als Vorbild gilt hier die Mäeutik von Sokrates, die sogenannte Hebammenkunst: Bekanntlich entwickelte Sokrates bei seinen Philosophenschülern durch geschickte Fragetechnik philosophische Einsichten und Erkenntnisse, die die Schüler gewissermaßen gleichsam spielerisch erwarben; sie bekamen das Gefühl, daß sie selber die Entdecker der Erkenntnisse seien, obwohl nichts anderes als die geschickte Fragetechnik dafür verantwortlich war.

Der Supervisor als Schulmeister: Auch wenn oben der berechtigte Lerncharakter einer Supervisionsstunde betont wurde, darf keine Schulstunde daraus werden. Eine Schulstundenatmosphäre erzeugt Prüfungsangst und Streß, da die Supervisanden unter den Druck geraten, wohlformulierte, durchdachte, konzeptuell wertvolle Äußerungen abgeben zu müssen. Es wagt dann niemand mehr, frei »von der Leber weg« zu sprechen. Die Gefahr des Schulmeisterns zeigt sich oft daran, daß zu Beginn einer Supervisionsstunde unangenehmes Schweigen herrscht. Der Supervisor ist böse, daß die Supervisanden nichts bringen; und diese sind zornig auf den Supervisor, weil er das Schweigen nicht bricht.

Schweigestunde: Ganz generell warne ich vor dem Narzißmus des Schweigens in Supervisionsgruppen. Meine klinische Erfahrung hat mich gelehrt, daß der Wert und die konstruktive Wirkung des Schweigens in Klein- und Großgruppen maßlos überschätzt wird. Allein durch Schweigen entsteht noch nichts Gutes, erblühen keine Blumen, wachsen keine Wurzeln. Auch die metakommunikative Gefühlsverbalisierung des Schweigens bringt oft nichts, sondern wirkt manieristisch und gekünstelt, wenn der Supervisor etwa blauäugig und oberschlau fragt: »Warum schweigen wir eigentlich alle miteinander?«

Selbsterfahrungsdegeneration: Der Sog zur Selbsterfahrung ist groß. Gefühlsaustausch und Kommunikation über private Probleme sind beliebt und gewünscht. Sachorientiertes Lernen ist weniger beliebt. Der Supervisor darf diesen Tendenzen nicht nachgeben. Natürlich hat in Zeiten großer »Teamturbulenz« die Beziehungsebene ihr Recht und manchmal sogar Priorität: Es ist eine Allerweltsweisheit in der Psychologie, daß Sachen erst besprochen werden können, wenn Personen im reinen miteinander sind. Dennoch, meine ich, muß der Supervisor immer wieder darauf hinweisen, warum man zusammenkommt und zusammensitzt und daß es letztlich, wie immer und überall in der Psychiatrie, um die Behandlung der Patienten und nicht um die Behandlung von uns selber geht. Dafür werden wir bezahlt; das andere müssen wir selber bezahlen.

Teilnehmerfluktuation: Unlösbare Probleme ergeben sich durch die personelle Fluktuation in den Supervisionsgruppen. Diese schafft dauernd und immer wieder neu Unvertrautheit und damit Hemmungen, sich vor anderen zu äußern. Da wir in der Psychiatrie aber viele halboffene Gruppen kennen (z. B. in der Suchtbehandlung), sind wir es gewohnt, mit diesem Problem zu leben und partielle Lösungen akzeptieren zu müssen. Es ist dann eben so, daß der langjährige Supervisor selbst die konstante, stabilisierende Kraft bildet. Immer wieder werden Klagen im Team laut werden über die unterschiedliche Präsenz der Supervisanden. Die Antwort des Supervisors kann stets nur sein: »Das ist eben so und nicht zu ändern.« Alle in der Psychiatrie Tätigen wollen Kontinuität und wissen um ihre heilsame Wirkung; die wenigsten erreichen sie ...

Gefahr der »Einzeltherapie« in der Gruppe: Wenn der Supervisor die Gruppendynamik nicht mehr beachtet, den Ball nicht in die Runde zurückgibt, vorschnell selber Stellung bezieht, sich helfend nur einzelnen zuwendet, dann degeneriert die Gruppensituation zu einer Einzeltherapiesituation. Diese Gefahr ist besonders hoch einzuschätzen bei väterlichen, beschützenden, gütigen Supervisoren. Sie können der Versuchung nicht widerstehen, einem einzelnen hilflosen Gruppenmitglied beizustehen.

Die große Gefahr der Selbstbespiegelung: Wie in der Therapie, so besteht auch in der Supervision die größte Gefahr darin, daß der Supervisor sich selbst zu wichtig nimmt. Er gestaltet die Supervisionsstunde zu einem kleinen narzißtischen Festival aus, sonnt sich im Beifall der Supervisanden und wird am Ende der Stunde befriedigt zu sich selber sagen: »Alles, was ich von mir gegeben habe, hat mir außerordentlich gut gefallen.« Die Hauptforderung, sich immer wieder zu besinnen, daß es bei jeder Unternehmung um das Wohl unserer Patienten geht, geht also nicht nur an die Supervisionsgruppe, sondern auch an den Supervisor selbst. Im Grunde genommen erbringt er nichts anderes als eine Dienstleistung am Patienten, beauftragt durch den, der ihn bezahlt. Wenn wir uns für eine Minute Behandlung am Patienten neunundfünfzig Minuten untereinander besprechen müssen, dann stimmt doch irgend etwas nicht mehr ...

Die Perversion des Seelenstriptease: Seelisch nackt dazustehen voreinander kann nicht Ziel einer Supervisionsstunde sein. Es ist zu bedenken, daß die Supervisionsteilnehmer am Schluß der Supervisionsstunde wieder miteinander arbeiten müssen, miteinander auskommen müssen und zu einer emotional niedrig geladenen Atmosphäre zurückfinden müssen. Vor dem Hintergrund dieser Forderung wird verständlich, warum nicht nur »Hochkochen und Anheizen« Aufgabe des Supervisors sein kann, sondern auch Niedrigkochen und Abkühlen, also Entemotionalisieren, Entdramatisieren. Wenn dem Supervisor dabei noch die Gabe des Humors gegeben ist, so wird er ganz verblüffende Wendungen in »heißen« Stunden herbeiführen können. Wir dürfen uns gewissermaßen manchmal nackt ahnen, aber nicht nackt sehen. Sehen wir uns nackt, können wir nicht mehr zusammen arbeiten.

Die Gefahr der zu pragmatischen Gestaltung: Gewissermaßen als Relativierung zum eben Gesagten will ich nicht verhehlen, daß es auch die Gefahr gibt, zu ängstlich und hölzern bei Detailproblemen steckenzubleiben. Damit wird die Chance vertan, daß die Supervisionsgruppe zum Ort institutioneller Weiterentwicklung werden könnte. Ängstliche Vermeidung, Problembeulen aufzustechen, ist ebenso fehl am Platze wie manische und fanatische Suche nach solchen Beulen und deren lustvolle Inzision.

Der ideale Supervisor ist also ein Mensch der Mitte. Er will nicht radikal das ganze System Klinik ändern, aber er hat durchaus den Mut, einzelne Reformen und Aufweichungen von Verhärtungen anzuregen. Er betreibt nicht die Gefühlsaufdeckung um jeden Preis, aber er scheut sich auch nicht, wenn es am Platze ist, zu konfrontieren und den Finger auf die Wunde zu legen.

Eingreifen in Behandlungsmaßnahmen: Inwieweit und ob überhaupt der Supervisor konkret in Behandlungsmaßnahmen, die von Mitarbeitern der Klinik verordnet wurden, eingreifen, dazu Stellung nehmen oder sogar deren Revision betreiben soll, ist eine umstrittene Frage. Wahrscheinlich ist die Haltung der extremen Abstinenz ebenso falsch wie die des ubiquitären Einmischens.

Ein Beispiel: Bei der Besprechung einer Zwangsmaßnahme gegen den Willen eines hocherregten psychotischen und fremdgefährlichen Patienten kommt der Supervisor in der Supervisionsstunde zum Schluß, daß der Assistenzarzt sich nicht vor der Applikation der Beruhigungsspritze drücken und diese »rauhe Arbeit« gewissermaßen dem Team überlassen darf, sondern selber mit Hand anlegen muß. Nach der Supervisionsstunde sagt das Team zum

Assistenzarzt:»Der Supervisor hat gesagt, du mußt uns beim Spritzen helfen und darfst uns nicht im Stich lassen.« Der Assistenzarzt rennt zum Oberarzt und beklagt sich bitter über das Einmischen des Supervisors in Behandlungsmaßnahmen auf der Station, die ja alleine der Verantwortung des Oberarztes unterstünden. Der Oberarzt greift erbost zum Telefon, ruft dem Supervisor an, sagt ihm alle Schande und verbittet sich solche Eingriffe für die Zukunft. Der Supervisor ist beleidigt und gekränkt und schimpft in der nächsten Supervisionsstunde das Team aus, es habe ihn verraten. Gleichzeitig beschwert er sich telefonisch beim Supervisionsverantwortlichen über den Ungeist, der in der Klinik herrsche.

Schluß und Ausblick in die Zukunft

Die knappe und sicher nicht vollständige Aufzählung von Fallgruben und Fangeisen in der Supervision hat verdeutlicht, in welch schwieriger Situation sich der Supervisor befindet und welch hohe Ansprüche an seine Berufsethik und menschliche Integrität gestellt werden. In vielen Konfliktfällen helfen ihm ethische Grundsätze, wie sie beispielsweise für die Psychotherapie formuliert sind, kaum weiter. Schnell gerät er in die Antagonismen zwischen Forderungen und Ansprüchen der Supervisanden sowie Erwartungen und Hoffnungen der ihn bezahlenden Institution. Es ist völlig evident, daß diametral unterschiedliche Erwartungen an ihn gestellt werden vom einzelnen Gruppenmitglied und etwa vom Verwaltungsdirektor, der für die finanzielle Vergütung zuständig ist. Gerät er erst einmal in den Druck der schnellen Problemlösung bei verfahrenen Situationen und vergifteter Klinikatmosphäre, so wird er bald zerrieben und resignieren aufgeben. Und einen Super-Super-Visor, der ihm dann weiterhilft, gibt es auf Erden und in der Psychiatrie nicht.

Der Supervisor steht nicht auf dem Olymp, von wo aus er alles überblickt und so gelassen und souverän eingreifen kann. Und auch ein Supervisor macht Fehler. Wichtig dabei ist aber, sich um einen klaren Blick zu bemühen und Konflikte gründlich zu analysieren.

Die Heilserwartungen an Supervision sind hoch; was sie wirklich leisten kann, ist eher bescheiden. Auch sie kann Persönlichkeitsstrukturen nicht ändern, private Neurosen nicht heilen, schwierige Charaktere nicht geraderichten, sogenannte Sachzwänge nicht abschaffen.

Kaum eine soziale Institution kann es sich heute noch leisten, keine Supervision anzubieten. Sie würde als hoffnungslos veraltet verschrien werden. Ich wünschte mir manchmal den Klinikdirektor, der den Mut hätte, gegen den Strom zu schwimmen und vielleicht auf andere Weise das sicherzustellen, was die Supervision beabsichtigt: nämlich die Handlungskompetenz in der Behandlung der Patienten durch die Behandelnden zu erhöhen. Die Supervision ist nur *eine* Methode zur Erreichung dieses Ziels.

Literatur

AUCKENTHALER, A. (1995): Supervision psychotherapeutischer Praxis. Stuttgart.

BECKER, H. (Hg.) (1994): Psychoanalytische Teamsupervision. Göttingen.

BELARDI, N. (1996): Supervision. Eine Einführung für soziale Berufe. Freiburg.

BERNLER, G.; JOHNSSON, L. (1993): Supervision in der psychosozialen Arbeit. Weinheim.

BRANDAU, H. (Hg.) (1991): Supervision aus systemischer Sicht. Salzburg.

FATZER, G.; ECK, C.D. (Hg.) (1990): Supervision und Beratung – ein Handbuch. Köln.

PALLASCH, W. (1991): Supervision. Weinheim.

PLESSEN, U.; KAATZ, St. (1995): Supervision in Beratung und Therapie. Salzburg.

RAPPE-GIESECKE, K. (1990/1994): Theorie und Praxis der Gruppen- und Teamsupervision. Berlin.

PÜHL, H. (Hg.) (1990/1994): Handbuch der Supervision, 2 Bde. Berlin.

RÜTTIMANN-YAHALOM, R. (1997): Eine Umfrage über die Teamsupervision. Lizentiatsarbeit Uni Zürich, Phil. I.

SCOBEL, W.A. (1988): Was ist Supervision? Göttingen.

SCHMELZER, D. (1997): Verhaltenstherapeutische Supervision. Göttingen.

SCHREYÖGG, A. (1991): Supervision – ein integratives Modell. Paderborn.

ZÖLLNER, H.-M. (1992): Chancen und Gefahren der Team-Supervision in der Psychiatrie. In: *MMG*, 17, S.32–39.

Schluß

KLAUS DÖRNER, PETER FÜRSTENAU

Supervision und Psychiatrie –
Wohin geht die Entwicklung?

Ein Gespräch

Den Abschluß dieses Buches soll ein Gespräch über Supervision bilden. In den Räumen des Psychiatrie-Verlags trafen sich der Psychoanalytiker Peter Fürstenau, Düsseldorf, und Klaus Dörner, Gütersloh, mit dem Herausgeber Dietrich Eck und Uwe Britten vom Verlag. Peter Fürstenau, seit vielen Jahren als Supervisor tätig, proklamiert ein systemisches Supervisionskonzept, das er im Sinne von Unternehmensberatung darstellt. Klaus Dörner trat zuletzt in die Rolle des vehementen Supervisionskritikers und forderte etwa Supervision für Sozialämter statt für psychiatrische Einrichtungen. Beide lösen sich von der klassischen Supervision und stellen ihre Ansätze und Vorstellungen vor. Unterschiedliche Aspekte aus dem vorliegenden Buch werden im folgenden Gespräch noch einmal aufgenommen.

Herr Fürstenau, Herr Dörner, ist Supervision die Erfindung einer in Selbstzweifel geratenen Berufsgruppe? Oder was ist Supervision?

DÖRNER: Ja, irgendwie gibt es schon eigene Unsicherheiten. Die Supervisionsbedürftigkeit wurde ja erst vor dreißig oder vierzig Jahren erfunden. Da fing es an, daß man sich sagte: Es ist unverantwortlich, ohne Supervision mit Menschen zu arbeiten, und um so mehr, je mehr man allein ist, denn desto weniger ist man kontrolliert. Ich habe immer gesagt, ich sei von dem Augenblick an ein begeisterter Fan von Supervision, wenn man anfangen würde, Supervision erst mal bei den Sachbearbeitern von Sozialämtern und bei der Polizei einzuführen, weil man dort am einsamsten mit Menschen in Not arbeitet. Und wenn die alle versorgt wären, dann könnte man auch noch die psychiatrischen Kliniken angehen, wo man ohnehin viele Reflexions- und Kontrollmöglichkeiten hat.

FÜRSTENAU: Ich habe das so erlebt, daß Supervision aus dem Bedürfnis heraus entstand, psychotherapeutisch tätig zu sein, und die eigenen Leiter (Oberärzte, Klinikleiter) selbst gerade dabei waren, sich psychotherapeutisch fortzubilden und dann als Unterstützung für ihre Teams eine Supervision anregten. Mit der Ausbreitung des psychotherapeutischen und überhaupt des psychologischen Zugangs entstand das Supervisionsbedürfnis. Und mit dem

Aufkommen kam eigentlich schon die Auseinandersetzung um die verschiedenen Ansätze. Eine entscheidende Veränderung trat dann ein, als die sogenannten Bedürfnisse der Teams entstanden. Erst da hatte ich das Gefühl, daß dahinter eine Verantwortungsverweigerung der Leiter stand, die die Unzufriedenheiten, Spannungen, Arbeitsüberlastungen ihrer Mitarbeiter lieber in die Supervision abschoben, als sich selbst damit auseinanderzusetzen.

DÖRNER: Da stimme ich zu, das ist wichtig zu sagen. Historisch kommt hinzu, daß damals gerade die Idee der Therapeutischen Gemeinschaft entstand. Man wollte die Patienten nicht mehr nur noch mit Pillen abfüttern, sondern psychotherapeutisch mit ihnen arbeiten. Dann bestand das Problem, daß man in der nach wie vor hierarchisch strukturierten Institution Krankenhaus zunächst den Chefarzt und den Oberarzt als Supervisor bekam. Man meinte, Leitungsverantwortung und Supervision trennen zu müssen, was übrigens sehr zum Ansehensverlust der ersten Funktion, die dadurch etwas von einem formalistischen Popanz bekam, führte.

FÜRSTENAU: Na ja, das ist eigentlich merkwürdig, denn warum soll nicht das nötige Wissen, wie man einfühlend und verständnisvoll seinen Beruf ausübt, auch von den Vorgesetzten vermittelt werden. Das entwickelte sich erst aus einer psychoanalytischen Ideologie, die das als eine höchst persönliche Sache deklarierte. Dadurch erst entstand Supervision als eine Art Nebenregierung. Der Supervisor bekam eine Funktion, die institutionstheoretisch gar nicht vorgesehen war. Jetzt gab es neben dem Chef jemanden, der über die Behandlung von Patienten mitzubestimmen hatte. Das habe ich nie verstanden. Das hätte ich als Chef nie zugelassen.

DÖRNER: Eine Anekdote dazu: Einer der Begründer in Gütersloh war ja der berühmte Hermann Simon. Der hatte das mit dem hierarchischen System besonders gut drauf. In dem Konferenzraum, in dem heute noch getagt wird, saßen immer links und rechts die Ärzte, und am Kopf saß Hermann Simon und direkt neben ihm der Anstaltspastor.

FÜRSTENAU: Das ist im Grunde ja bis heute so. An sich ist Supervision eine relativ nüchterne Aufgabe: Sie soll die persönliche Kompetenz oder die Gruppenkompetenz bei der Bewältigung beruflicher Arbeit fördern. Aber der pastorale Umgang mit den Gefühlesbedrängnissen der Mitarbeiter ist häufig zu einer wesentlichen Funktion geworden, und zwar unter Duldung oder sogar Begünstigung der Leiter.

Sie sagen, Supervision muß arbeitsorientiert sein, das Team muß funktionieren, muß effektiv sein.

FÜRSTENAU: Aufgabenorientiert! Die Aufgaben, die die Mitarbeiter haben, sind neutral. Ihnen dabei zu helfen ist die Aufgabe der Supervision, nicht einfach eine Gefühlsregulation.

Ja, kann man diese persönliche Komponente denn so sauber raushalten?

FÜRSTENAU: Nein, überhaupt nicht »raushalten«. Es geht um Fokussierung. Der persönliche Einsatz in bezug auf die anstehenden Aufgaben, die zu bewältigen sind, ist wichtig. Sonst geht es um Selbsterfahrung, aber das ist etwas anderes.

DÖRNER: Dann hat ein gut ausgebildeter Vorgesetzter die Funktion zu übernehmen.

FÜRSTENAU: Sicher, deswegen wird in vielen Einrichtungen diese Supervision »über Kreuz« betrieben. Ein kompetenter leitender Mitarbeiter macht in einer anderen Abteilung Supervision. An sich finde ich aber, daß leitende Mitarbeiter in ihrem Bereich die anderen Mitarbeiter so anleiten und fortbilden müßten, daß sie ohne fremde Hilfe gemeinsam ein Konzept finden, wie sie die Patienten betreuen und behandeln, wie sie mit ihnen umgehen wollen. Dann brauchen sie gar keine Supervision.

Das ist doch inzwischen wirklich kurios. Eine soziale Dienstleistung wie die Supervision wird etabliert und gefordert, ohne daß das noch besonders reflektiert würde. Inzwischen ist es ja so, daß es oft eine Auflage der Versicherungsträger, also der Geldgeber ist. Supervision gilt als Qualitätsbeleg. Aber das Ziel müßte sein, daß man ohne Supervision eine kontinuierliche Konzeptreflexion macht, eine kontinuierliche Reflexion der Arbeit und so eine Selbststeuerung entwickelt – das wird ganz vergessen. Natürlich: Supervisoren sind inzwischen interessiert daran, eine Dauernachfrage nach Supervision zu schaffen. Ich finde aber, Supervision ist eine Beratung, und Beratung hat ein Ziel, und Beratung sollte zu einem Ende kommen.

DÖRNER: So etwas konnte ich auch beobachten. Zuerst hieß es, wir brauchen Supervision, weil wir gerade in einem konzeptlichen Umbruch oder momentan in einer Krise stecken. Aber es dauerte nicht lange, da war die Krise dauerhaft geworden und damit war auch der Bedarf nach Supervision dauerhaft.

Aber, Herr Fürstenau, Sie müssen doch auch Ihr Einkommen sichern.

FÜRSTENAU: Ja, aber dann muß man eben immer neue Klienten finden; man muß ja nicht einen Patienten melken wie eine Kuh über zehn Jahre oder noch mehr. Solche Dienstleistungen wie Supervision auf Dauer zu stellen, das ist eigentlich nicht vertretbar.

Gleichwohl existiert noch ein anderer Grund, warum Supervisoren so oft und so lange hinzugerufen werden. In vielen Institutionen verändern sich die Teams so schnell, daß eine wirkliche Erarbeitung eines Teamkonzeptes und einer Kooperationsvorstellung nie zustande kommt, weil eben das halbe Team nach ein paar Monaten schon wieder weg ist und neue Mitarbeiter hinzugekommen sind. Da fehlt einmal mehr Leitungszeit bzw. Leitungskompetenz, die Neuen einzuarbeiten. Damit wird der Supervisor zur Dauerinstanz, um die Kontinuität der Reflexion über die Arbeit zu sichern.

Herr Dörner, in Fürstenaus Konzeption heißt es, wo Supervision ist, ist Leitungsschwäche. Stimmt das so?

Dörner: Hm. Da fällt mir ein, der erste Bereich im Gütersloher Krankenhaus, der das mit der Supervision forderte, war der Suchtbereich. Die haben angefangen, antiautoritär an sich zu arbeiten, und irgendwann waren sie so weit, daß sie gesagt haben, jetzt haben wir die Hierarchie überwunden, jetzt werden in unserer Abteilung alle Beschlüsse nur noch demokratisch gefaßt – und jetzt brauchen wir Supervision! Wenn man da nicht aufpaßt und läßt das durchgehen, dann wird der demokratisch entmachtete Vorgesetzte durch den Supervisor ersetzt.

Fürstenau: Na ja, jedenfalls habe ich das Gefühl, daß Supervision mit Teams oft eine Folge von Leitungsproblemen ist. Deswegen mache ich nicht mehr so viel Teamsupervision. Ich bevorzuge Leitungssupervision und finde, man soll Leitungen in die Lage versetzen, allein mit diesen Problemen fertig zu werden. Es ist zudem ökonomischer, ein Leitungsgremium zu beraten, das dann selbst in die Teams geht, als wenn ich ausschwärme und fünf, sechs oder sieben Stationen in Teamsupervision beackere.

Dörner: Ja, im Prinzip ist es die Aufgabe der Leitung, dafür zu sorgen, daß die Arbeit so geschieht, wie es sein soll.

Insofern könnte der Supervisions-Boom zu tun haben mit dem unreflektierten Anteil des Abbaus von Autorität und Hierarchie im Anschluß an die 68er Jahre.

Fürstenau: Parallel wird in der Zeit als Führungsideologie eine nur locker kontrollierende Haltung deklariert. Die fortschrittlichen Klinikleiter ließen am meisten gewähren – und brauchten dann Supervision, damit im Haus nicht Chaos ausbrach. Daß die Leiter sich für ihre Auffassung engagieren und gegenüber ihren Mitarbeitern Überzeugungsarbeit tun und damit führen, anleiten sollten, das wäre die Aufgabe gewesen.

Dörner: Das ist witzig, so habe ich das überhaupt noch nicht gesehen. Das würde ja heißen, daß Supervision eine zweckmäßige Indikation in der Hinsicht hätte, daß Menschen, die sowieso dazu bestellt und dafür bezahlt werden, andere Menschen anzuleiten, sich das aber nicht trauen oder es nicht gelernt haben, ermutigt werden, diese Aufgabe auch wirklich wahrzunehmen.

Wird das jetzt ein Plädoyer für Hierarchie?

Dörner: Völlige Hierarchiefreiheit ist doch ohnehin eine Illusion. Hierarchie kann übertrieben werden, aber Hierarchie besagt doch noch nicht, wie man miteinander umgeht. Das muß ja nicht heißen, daß man in einer bestimmten Form autoritär miteinander umgeht, sondern es kann sogar eine kooperative Form entstehen, bei der die Erfahrungen der Älteren mitgeteilt und ausgetauscht werden mit den jungen Leuten, es muß nicht in einer einlinigen autoritären Form geschehen. Das Problem ist ja, daß in vielen Kliniken die jungen Ärzte gar nicht angeleitet werden, sondern verbraucht werden für den Routinedienst.

Die 68er Jahre leiteten sich daher ab, daß es eine relativ inhaltslos gewordene

Autorität als Selbstzweck gegeben hat, mit der Institutionen wie das Krankenhaus geleitet wurden. Und dagegen richtete sich mit Recht dieser ganze antiautoritäre Trend. Aber man kann Hierarchie auch konstruktiv nutzen, etwa als Orientierung und Entlastung bei der Verteilung von Verantwortung. Ganz ohne geht es nicht; das spürt man, und das erwarten auch die Mitarbeiter. Vielleicht ist das überhaupt einer der einleuchtendsten Gründe, weswegen die Idee Supervision zustande kam.

FÜRSTENAU: Das ist eine Konsequenz aus der Reflexion über die Entwicklung, und das heißt dann, daß nicht Teamsupervision im Vordergrund steht und auch nicht Fallsupervision von außen, sondern daß eine konsequente Beratung in Hinblick auf Führung für die Leitungskräfte der beste Weg ist, ihnen dazu zu helfen, neben fachlicher Kompetenz auch Führungskompetenz zu entwickeln und den Mut zu haben, in einer angemessenen, förderlichen, aber auch fordernden Form mit ihren Mitarbeitern umzugehen.

Herr Dörner, konnten Sie erkennen, wann jemand ein guter oder ein schlechter Supervisor war?

DÖRNER: Nein, die Chance hatte ich nicht, weil sich meine Mitarbeiter gegen meinen »weisen Rat« irgendwelche Supervisoren von außen angelacht haben. Deswegen kann ich das wirklich nicht sagen. Ich habe in den ganzen Jahren, in denen sicherlich Dutzende von Supervisoren bei uns tätig waren, nicht einen einzigen auch nur einmal gesehen. Es hat keiner – bis auf ein oder zwei Ausnahmen – für nötig befunden, mal guten Tag zu sagen. Ich habe das auch nicht versucht zu erzwingen, habe das aber den Teams zurückgemeldet, um sie nachdenklich zu machen, zunächst mit mäßigem Erfolg.

Herr Fürstenau, das würden Sie dann auch als Mangel in der Supervision beschreiben.

FÜRSTENAU: Auf jeden Fall. Ich vertrete, daß man als Supervisor bei Teamsupervision nicht nur mit der zuständigen Station, sondern auch mit der Leitung einen ausdrücklichen Kontrakt und eine Absprache über Ziele erreichen sollte, das heißt, eine Festlegung, wohin die Reise gehen soll. Das hängt doch immer auch von der Leitung ab.

War in dem Ruf der Teams nach Supervision auch so etwas wie Widerstand gegen Leitung?

DÖRNER: Ja, wie mein Beispiel zuvor schon gezeigt hat. Es war die Abschaffung von Autorität, die das Bedürfnis nach Supervision anregte.

Herr Dörner, hatten Sie denn das Gefühl, daß die Supervision für Ihr Haus hilfreich war?

DÖRNER: Manchmal hatte ich den Eindruck, das Team ist nach einer gewissen Zeit besser drauf. Aber das sind subjektive Eindrücke. Es ist sehr schwer, das zu objektivieren.

Gab es mal einen Fall, wo Sie gesagt haben: Hier bringt ein Supervisor künstliche Unruhe ins Haus?

DÖRNER: Das ist, glaube ich, einmal passiert. Da habe aber nicht ich, sondern da hat zuerst die Abteilungsleitung reagiert. Da brachte einer alles aus dem Ruder. In Absprache mit mir ist es dann dazu gekommen, die Supervision zu beenden. Das war einmal in vielen Jahren. Na ja, ich habe dann irgendwann den Eindruck bekommen, Vor- und Nachteile würden sich einigermaßen ausgleichen.

Wie gelingt es denn eigentlich, bei Teamsupervisionen einerseits einen hierarchiefreien Raum zu schaffen, andererseits einen klaren Kontrakt mit der Leitung zu haben?

FÜRSTENAU: Wieso einen hierarchiefreien Raum? Ich lege Wert darauf, daß der unmittelbare Leiter, also der Oberarzt, an der Supervision teilnimmt, denn für mich ist Supervision etwas, was die gesamte Einrichtung oder zumindest die ganze Abteilung fördern soll. Ich möchte nichts unabhängig von der Hierarchie fördern, sondern in Kooperation. Eine Institution ohne irgendeine Form von Hierarchie ist nicht denkbar. Das wäre keine Institution.

DÖRNER: Wie man damit umgeht, wenn in wichtigen Fragen die Schwester dem Oberarzt etwas sagt, das ist eine zweite Frage. Aber erst mal muß man ja die Realität anerkennen. Sonst verfällt man wieder einem Wunschdenken – was ja fatalerweise durch Supervision gefördert wird. Es sind alle gleich. Unmittelbar gleich, unmittelbar zu Gott.

FÜRSTENAU: Genau. Es können Stolpersteine für die Institution entstehen. Man kann auch die Kooperation der verschiedenen Berufsgruppen in einem Konzept zu lösen versuchen, das Konflikte akzeptiert und nicht verleugnet, aber auch nicht etwa durch Überordnung zu lösen versucht. Aber das entspricht nicht der gängigen Praxis. Die ist eben oft sehr pastoral geprägt, soweit ich das sehe.

DÖRNER: Ist das eigentlich immer so gewesen?

FÜRSTENAU: Na ja, in Deutschland ist Supervision immer sehr von psychoanalytischen Vorstellungen bestimmt gewesen: die Rituale des Höchstpersönlichen und der Ausschließung der Leiter etwa und daß das alles etwas ist, was mit profanen Dingen wie schlichter Berufsausübung nichts zu tun hat, sondern mit ganz persönlichen Fähigkeiten. Das macht die Abgrenzung von persönlicher Therapie so schwer.

Wie grenzen Sie denn eigentlich Supervision von Unternehmensberatung ab?

FÜRSTENAU: Gar nicht. Ich habe eine Beratungsmethodik, die sowohl gewisse psychoanalytische Momente wie institutionelle, also organisationssoziologische integriert. Für mich ist Beratung sehr unterschiedlich, die Zielsetzung ist unterschiedlich, aber methodisch geht es eigentlich immer um ähnliche Dinge. Supervision ist weitgehend geprägt von mangelhafter Reflexion der psychoanalytischen Grundannahmen. In meiner Arbeit will ich auch eine theoretische Revision dieses analytischen Fundamentalismus. Aber das ist eben nicht gängige Praxis. Hinzu kommt, daß viele Supervisoren heute nicht unbedingt eine berufliche Beziehung zur Psychiatrie haben. Die Frage ist, wieviel und was für eine Kompetenz ist da eigentlich gefordert?

Woran würden Sie denn als Klinikleiter einen guten Supervisor erkennen?

FÜRSTENAU: Ich würde ihn daran erkennen, ob er überhaupt mit mir reden will, und ich würde sehen, ob er mir ein gewisses Zutrauen gibt, daß er hilfreich ist in der Institution, um mir und meinen Mitarbeitern zu helfen, das Haus so zu entwickeln, wie es meinen fachlichen Vorstellungen entspricht. Ich stifte jetzt die Leiter von Kliniken an, erst mal für sich selbst und für ihre Leitungsteams Beratung für Führungsmethodik zu suchen.

Wenn man im psychiatrischen Setting mit bestimmten Patientengruppen konfrontiert wird, reagiert jeder Mitarbeiter persönlich und mit emotionalen Erschütterungen darauf. Muß der Supervisor dies nicht vornehmlich im Auge behalten zum Wohl des Mitarbeiters, oder sollte er diese Fakten ausgrenzen und nur die Effektivität der Einrichtungsarbeit als Ganze betrachten?

FÜRSTENAU: Diese Trennung setzt eine bestimmte Denkweise voraus, die nicht meine ist. Ich denke systemisch. Systemisch heißt, daß ich psychiatrisches Handeln in einem Kontext sehe. Die Frage ist: Wie fokussiere ich das? Für mich ist menschliche Tätigkeit gebunden an Ziele. Der Mensch ist ein Wesen, das sich Ziele setzen kann. Und das ist eine sehr wichtige Sache. Dadurch entstehen Aufgaben. Gefühle begleiten Wahrnehmung und Denken. Man kann sie nicht ausschalten. Das wäre auch ganz unsinnig, denn sie akzentuieren. Aber wichtig ist, daß man auch das andere, nämlich die Aufgaben und Ziele, nicht ausschaltet und meint, die Gefühle seien für sich selbst beratungsfähig und veränderbar. Es ist eine komische Vorstellung, finde ich, daß es im beruflichen Leben um Stimmungen bei Teams und um Gefühle gehen soll und nicht darum, wie sie ihre Aufgaben erledigen.

Es gibt eben bisher nicht sehr viele klare theoretische Vorstellungen über Supervision, wie ich sie vertrete, sondern es setzt sich erst jetzt stärker durch, diesen Aufgabenbezug überhaupt zu sehen.

Wer fühlt sich überhaupt fähig, als Supervisor zu arbeiten? Wie kommt man auf diese Idee?

FÜRSTENAU: Viele Menschen fühlen sich fähig zu etwas, fühlen sich berufen – auch wieder etwas, das aus theologischen Zusammenhängen bekannt ist.

Spielen da Größenphantasien eine Rolle?

FÜRSTENAU: Größenphantasien spielen überall eine Rolle. Es gibt inzwischen Diskussionen darüber, wieviel Feldkompetenz etwa nötig ist, um in der Psychiatrie supervisorisch tätig zu sein. Das hängt eben auch sehr damit zusammen, wie Supervision bestimmt wird. Wenn ich Supervision als Förderung der Selbstorganisation der entsprechenden Einrichtungen ansehe, dann brauche ich Experten für die Entwicklung von Systemen in Institutionen und habe die Vorstellung, daß die fachlichen Dinge im Haus selber entschieden werden können, daß die Mitarbeiter dort am besten wissen, welche Möglichkeiten psychiatrischer Behandlung es heute gibt und wie sie ihr Konzept ausrichten wollen.

Glauben Sie auch, daß die Gefahr besteht, als Supervisor sehr schnell in eine Gururolle zu kommen?

FÜRSTENAU: Ja, das kann natürlich sein. Das geschieht leicht, wenn man eine kontinuierliche Abhängigkeit hat, wenn sich eine langjährige Kooperation herausstellt. Aber: Was ist ein Guru?

DÖRNER: Sie kommen wahrscheinlich durch das Wort »Super« in »Supervision« auf die Idee. Ich finde auch, das klingt schon fast wie Superman. Es ist merkwürdig, daß sich so ein Wort gebildet hat.

FÜRSTENAU: Es kommt ja aus dem Englischen. Supervision heißt an sich schlicht: die Kontrolle der Mitarbeiter durch Vorgesetzte, und wurde dann im Bereich der Sozialarbeit eine bestimmte neue Form, diese Kontrolle durch besondere Personen, eben Supervisoren, auszuüben, bezogen auf persönliche Beziehungsaspekte. Erst von da aus ist es dann ins Deutsche übertragen worden. Die Analytiker nannten ja ihre Supervision ursprünglich Kontrollanalyse, das ist nüchterner. Letztlich geht es um eine Art Fremdsicht.

DÖRNER: Dafür gibt es natürlich unendlich viele Möglichkeiten. Es fängt bei Angehörigen an, die Krankenpflegeschüler, die meistens ja auf der Station sind, Praktikanten, Besucher, Schülergruppen, wer auch immer. Sie alle sind natürlich gegebene, unbezahlte Supervisoren. Man könnte das – ich habe das in einem anderen Zusammenhang einmal als ideal bezeichnet – kultivieren: Es müßte eigentlich zu jeder Tageszeit ein Fremder auf der Station sein, damit man nie in die Verlegenheit kommt zu denken, man wäre hermetisch abgeschlossen und könnte sich verselbständigen in seiner eigenen Autonomie und Machtanfälligkeit, die auf jeder Station und Institution gegeben ist. Durch die gerade genannte Definition von Supervision ist es letztlich möglich, Angehörige und Psychiatrie-Erfahrene als Supervisoren auf einer Station einzusetzen.

Aber ich sehe noch ein anderes Problem: Wenn ich allzu früh sage, daß ich einen Supervisionsbedarf habe, dann kann es sein, daß ich nicht nur die natürlichen Ressourcen nicht ausgeschöpft habe, sondern mehr noch, daß ich mich nach den anderen Möglichkeiten gar nicht mehr umsehe, weil ich jetzt die professionelle Supervision habe. In Wirklichkeit verarmt dadurch die Kultur der Station.

FÜRSTENAU: Supervision sollte auch die Auseinandersetzung des Teams mit den Rahmenbedingungen anstoßen, also mit allen Faktoren, die Einfluß auf die Gestaltung der Arbeit haben, um die angesprochene Abschließung zu einem geschlossenen System zu verhindern. Das ist, glaube ich, die eigentliche ökologische Perspektive, daß sich die Arbeit nie beschränken kann auf die Entwicklung eines Konzeptes der Kooperation, sondern daß vor allen Dingen die Auseinandersetzung mit den relevanten Faktoren der Umwelt zur Aufgabe des Teams gehört und damit auch zur Aufgabe der Supervision. Man könnte sagen, ein Kriterium, wann eine Supervision sinnvoll und hilfreich gewesen ist, wäre, daß in der Zeit danach das entsprechende Team stärker als in der Vergangenheit mit seiner Umgebung verbunden ist.

DÖRNER: Die Psychiatrie und überhaupt die engagierte Arbeit in solchen Bereichen erfordert sehr viel Engagement, Zuwendung, aber auch Distanz. Und ein Stück Distanz zu fördern kann natürlich Aufgabe eines externen Supervisors sein, wenn er seinen Job so versteht, daß er nicht nur immer mehr Engagement, sondern auch eine Reflexion, eine Distanz, eine Verarbeitung dessen, was sich unmittelbar ereignet, fördert. Das ist bei jeder Station und bei jeder Aufgabe einer Station anders. Für die eine Station mag es schon wichtig sein, sich mit den anderen Stationen der Klinik zu verflechten. Sich gegenseitig Nachbarn zu sein ist natürlich auch eine Möglichkeit der »Supervision über Kreuz«. Welche Station in welchem Entwicklungsstadium ist, das kann man nie generell sagen, das muß für jede Station wieder neu sortiert werden.

Ökonomie und Politik regieren zunehmend hinein in die Station und damit auch in die Supervision, immer häufiger geht es nur noch um Verknappung von Mitteln, Entlassung von Mitarbeitern.

FÜRSTENAU: Das ist ein wichtiges Thema. Trotzdem: Es gibt viele Möglichkeiten, wie sich ein Team von den zentralen Aufgaben, die es hat, ablenken lassen kann. Es ist nach meiner Auffassung Sache des Supervisors, dafür zu sorgen, daß die zentralen Aufgabe, die die Abteilung hat – also gemeinsam psychiatrische Patienten zu behandeln – aufrecht erhalten bleibt – gerade in solch schwierigen Zeiten. Bedrohung und Verunsicherung kann durch vieles passieren, etwa durch katastrophale Ereignisse auf der Patientenseite oder auf der Personalseite. In all diesen Situationen die Arbeitsorientierung aufrecht zu erhalten unter bestmöglichen Bedingungen, das ist Aufgabe der Supervision. Natürlich kann das sehr schwierig sein. Es hängt vieles davon ab, wie auf der Verwaltungsebene mit Mitarbeitern umgegangen wird. Wenn die Stationsarbeit durch ökonomische Zwänge beeinflußt wird, potenzieren sich die Ängste zusammen mit den speziellen Herausforderungen durch die psychiatrischen Patienten. Das kann sich hochschaukeln, wie man beobachten kann.

Was wäre an der Stelle der Sinn der Supervision?

DÖRNER: Das ist ganz einfach, da gibt es nichts anderes zu sagen als: Liebe Leute, das gehört nicht hierher, da müßt ihr euch nachmittags oder abends treffen und Demonstrationen machen und politisch handeln. Natürlich: Der Supervisor gerät mit in diesen Sog. Supervision wird durch diese ökonomischen Entwicklungen auf den Stationen zukünftig schwieriger werden.

FÜRSTENAU: Na ja, die Supervision wird nicht unbedingt schwieriger. Bereitschaft und Aufnahmefähigkeit der Mitarbeiter werden belastet, wenn die

Mitarbeiter sehr beunruhigt sind. Dann haben sie eigentlich wenig freie Ressourcen. Das zeigt wieder, daß es nicht Ziel der Supervision sein kann, nun alle Einheiten einer Einrichtung mit Supervision zu versorgen. Wenn, wie jetzt, Ressourcen knapp werden und wenn es nicht mehr möglich ist, großzügig beliebig viele Supervisoren für alle Einheiten im Hause einzustellen, dann muß Supervision eben eher Beratung von Leitungsgremien werden.

Arbeiten Sie auch mal mit einem Team verschiedener Supervisoren in einer Klinik?

FÜRSTENAU: Das Arbeiten im Team ist in der Industrie sehr verbreitet, weil man mit anderen Größenordnungen zu tun hat, wo mehr Fachkräfte erforderlich sind, um eine bestimmte Weiterentwicklungsaufgabe zu übernehmen. Auch in der Psychiatrie sind solche Kooperationen durchaus nötig. Es gibt oft in einem Haus mehrere parallel in verschiedenen Abteilungen oder Stationen arbeitende Supervisoren. Ich fördere sehr, daß diese Supervisoren miteinander Kontakt haben und darüber hinaus regelmäßige Sitzungen mit den Leitungsgremien stattfinden, allerdings transparent gegenüber den Teams nach Absprache mit ihnen. Das ist allerdings auch noch nicht die Krone. Die Krone wäre, einen ausdrücklichen Beratungsauftrag gegenüber der Leitung zu bekommen. Das heißt, daß Supervisoren Einfluß nehmen auf die Leitung unter Wahrung von Diskretion durch Rückmeldung von Informationen, die für die Steuerung des Hauses wichtig sind, um jeden Rollenträger bezüglich seiner Rolle zu beraten, ohne zum Briefträger der Rollenträger zu werden.

Sie sind auf der einen Seite im Team und erfahren dort Intimeres, Prekäres, gleichzeitig ist es wichtig, sich mit der Leitung auszutauschen, also den Finger auf die Wunde zu legen, wo etwas nicht läuft.

FÜRSTENAU: Das Prinzip wurde in der Familientherapie entwickelt. Daß man mit jedem über seine Rolle und seine Verantwortung spricht, nicht über den anderen. Ich spreche in der Supervision mit den Leitungen über das, was die Leitungen tun können. Das muß überhaupt nicht mit einem Loyalitätsproblem gegenüber den Mitarbeitern verbunden sein.

DÖRNER: Wir reden hier immer von der stationären Psychiatrie, vom Krankenhaus. Wieso eigentlich? Der Anteil der Kliniken an der Gesamtpsychiatrie wird immer bedeutungsloser. Auch die Aufnahme-Zeiträume werden immer kürzer. Egal aus welchen Gründen, aus ökonomischen oder sonst welchen Gründen.

Ganz wichtig ist doch, die Weichen zu stellen, daß außerhalb der Klinik die beste Form von Behandlung, von Therapie gesucht und gefunden wird. So etwas wie ein psychiatrisches Netz entwickelt sich erst. Eigentlich müßten alle Stationsärzte von der Station runter und müßten Mitarbeiter der Institutsambulanz werden. Sie hätten dann ihre ambulanten Patienten, und wenn von denen einer in eine Krise gerät, nimmt er ihn auf seine Station auf, wird der Arzt gewissermaßen Belegarzt. Das ist natürlich eine etwas utopische Idee, aber in kleinen Schrittchen müßte man auf so etwas zugehen: Ich als Arzt behandle auch Patienten ambulant. Wir gehen unseren Weg zusammen und machen das recht und schlecht. Zwischendurch kommt der eine oder andere Patient in die Krise, da darf dann eine stationäre Aufnahme erfolgen, und ich kann ihn als sein zuständiger Arzt natürlich auch weiterhin begleiten. Es wäre zu überlegen, ob die sozialen Arbeitsgemeinschaften, die sich um das Krankenhaus herum bilden, vielleicht als supervisorische Einheit gesehen werden könnten.

Wenn sich die Zusammenarbeit der Ärzte mit anderen Berufen, auch im ambulanten Bereich, weiterentwickelt und außerdem Vernetzungen verschiedenster Einrichtungen für psychisch Kranke entstehen, und wenn weiter die Supervisoren dem folgen und für diese Veränderung des Feldes auch offen sind und sich theoretisch in diese Richtung orientieren, also weg von einem reinen institutionellen Konzept, dann schiene mir das besser für alle Beteiligten.

Der Anteil an psychologischer Therapie bei der Ausbildung ist ständig gewachsen, in allen Berufen. Dem muß sich die Supervision anpassen.

Sind denn die meisten Supervisoren für neue Entwicklungen schon gewappnet, oder fordert das noch eine Menge Arbeit?

FÜRSTENAU: Da besteht durchaus ein Fortbildungsbedarf für Supervisoren. Aber es gibt schon heute Supervision für größere Praxen und Praxisgemeinschaften.

Was meinen Sie, wie sich die Psychiatrie in den nächsten Jahren entwickelt?

DÖRNER: Ein immer größerer Teil der stationären psychiatrischen Versorgung wird sich nicht in ehemaligen Anstalten, sondern in allgemeinen Krankenhäusern abspielen, also auch mit einer gewissen Medizinisierung. Und wenn neben mir eine chirurgische oder internistische Abteilung ist, dann sagen die: Wieso kriegen diese blöden Psychiater Supervision und wir nicht? Wir haben doch genauso mit Menschen zu tun, sind denn die internistisch Kranken nicht auch Menschen? Da geht es viel eher um Leben und Tod als bei euch Psychiatern. Das wäre eine berechtigte Diskussion.

Dann könnten die psychiatrischen Abteilungen wieder überlegen, welcher Teil ihres Anspruchs auf Supervision sich auch langfristig gut begründen läßt. Wieso etwa dort mehr Supervision gebraucht wird als bei den Internisten und Chirurgen. Als psychiatrisch Tätiger habe ich es im Grunde genommen besser als fast alle anderen Menschen, die im psychosozialen Bereich arbeiten. Ich habe in Griffnähe wesentlich mehr Hilfen als etwa der Arzt, der mit seiner Arzthelferin in der Praxis sitzt, der seine Probleme nie mit einem Kollegen besprechen kann, sondern immer im eigenen Saft schmort und entsprechend leichter Fehler macht. Ganz anders als jeder Mitarbeiter einer psychiatri-

schen Klinik. Da existiert eine Schieflage. Alle Menschen kommen in eine Situation, wo sie eine »Aufsicht«, Kontrolle brauchen.
Haben Sie sich je supervisorische Hilfe geholt?
DÖRNER: Nein, nie. Vielleicht war ich dafür zu alt. Für mich ist meine Frau die wichtigste Kontrolle, Supervision.
Herr Fürstenau, welcher war Ihr größter Konflikt in einer Einrichtung?
FÜRSTENAU: Zu allzu großen Konflikten laß ich es gar nicht kommen. Mit großen Konflikten bringt man nämlich beide Seiten in Schwierigkeiten.
Dann verraten Sie uns Ihr Erfolgsrezept!
FÜRSTENAU: Wer systemisch arbeitet und eben nicht nur pastoral, kann Konflikte dadurch vermeiden, daß er bemerkt, daß bestimmte Instanzen innerhalb einer Einrichtung oder die Einrichtung insgesamt etwas anderes will als man selbst. Dann kann man sich zurückziehen mit einer die Institution nicht kränkenden Begründung. Insofern muß man keine großen Konflikte austragen. Eine meiner Hauptauseinandersetzungen besteht im Augenblick darin, meinen psychoanalytischen Kollegen mitzuteilen, daß ich finde, man muß den Beruf eines analytisch orientierten Therapeuten nicht so ausüben, daß man darunter persönlich leidet. Wenn ich mich nüchtern mit den Wünschen meiner Klienten auseinandersetze, dann stelle ich manchmal fest, daß ich sie falsch eingeschätzt habe und sie etwas anderes wollen als ich. Wenn ich den Eindruck habe, ich kann nicht mehr hilfreich sein, kann ich mich aus einer Beziehung auf anständige Art und Weise zurückziehen. Deswegen habe ich nicht so viele große Konflikte wie manche Kolleginnen und Kollegen.
Herr Dörner, welcher war denn Ihr größter Konflikt?
DÖRNER: Mir fällt auf, daß viele meiner Gedanken hierzu in die Zeit der Patientenmorde bei uns in Gütersloh zurückgehen. Wir haben damals schon kurz danach in einer unheimlich anstrengenden, aber auch sehr spannenden Art und Weise etwa 30 Regeln aufgestellt, was wir tun können, um ein solches Ereignis zukünftig unwahrscheinlicher zu machen. In diesem Kontext kam zudem eine ganze Menge anderer, ganz kluger Gedanken zustande. Man hatte mir und auch der gesamten Betriebsleitung, also Verwaltung, Pflegedienst, die Beurlaubung angeboten, was ich weit von mir gewiesen habe. Es kann sein, daß Stolz und Eitelkeit eine Rolle spielten, aber ich habe diese Zeit durchlitten und mir gesagt: Ich darf mir das Leiden nicht abhandeln lassen. Es gab eine kleine Gruppe von Leuten aus verschiedenen Berufen, die sich ein Jahr lang jede Woche getroffen hat. Wir haben diese schlimme Zeit benutzt, um sie als Chance zu nutzen, die Gedanken dazu für uns zu sammeln und schließlich auch anderen Krankenhäusern zur Verfügung zu stellen. Ich denke, ich habe gut daran getan, mich zu beschränken auf das, was an Gesprächsmöglichkeiten von den Mitarbeitern selber zustande kam. Hätte ich in dieser schlimmen Zeit einen Supervisor einbeziehen sollen, wäre ich mir vermutlich ähnlich vorgekommen, wie ich es öfters bei Freunden und Verwandten höre,

wenn jemand gestorben ist und sie sagen: Jetzt muß ich aber erst mal eine Valium nehmen, sonst kann ich das nicht durchhalten. Das ist ein gutes Beispiel, wie in einer schweren Situation eine Einrichtung auch selber eine Möglichkeit finden kann, sich produktiv auseinanderzusetzen.

Als das damals passiert war, sagte man mir in Wuppertal, wo zuvor ähnliches geschehen war: Wenn so was passiert, muß man das ganz schnell unter den Teppich kehren, damit wieder Vertrauen hergestellt wird und die Betten belegt bleiben. Das hat mir sehr geholfen, denn plötzlich wußte ich, was ich *nicht* tun würde.

Wenn man eine Krise hat, muß man die als Chance nutzen. Das erfordert Verantwortungsbewußtsein von jedem einzelnen und in psychiatrischen Einrichtungen ganz besonders von leitenden Mitarbeitern.

FÜRSTENAU: Das ist ein ausgezeichnetes Beispiel, wie eine Institution einen originellen eigenen Weg findet, schlimme Vorfälle produktiv zu verarbeiten. Genau das will Supervision in dem von mir vertretenen Sinne anregen und fördern. Nicht alle Einrichtungen sind allerdings von sich aus stets in der Lage, so zu reagieren wie, dank der kompetenten Leitung durch Herrn Dörner, die seine. Aber Kriterium für die Beurteilung von Supervision als begrenzter Hilfe zur Selbstgestaltung und Fortentwicklung einer Institution bleibt der Grad der dadurch erreichten Kompetenz der betreffenden Einrichtung, sich immer wieder neu mit sich verändernden inneren und Umweltbedingungen durch Mobilisierung der Fähigkeiten *all* ihrer Mitarbeiter kreativ zum Wohle der Klienten wie des Personals auseinanderzusetzen.

Der Herausgeber

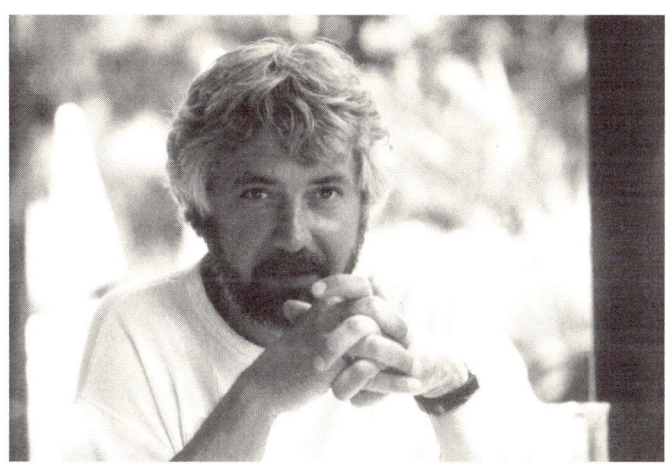

Dietrich Eck, Jg. 1949, Dr. med., Dipl.-Psych., Klinischer Psychologe
(BDP). Facharzt für Psychiatrie und Psychotherapie, Leitender Oberarzt
der IV. Psychiatrischen Abteilung für Psychiatrie und Psychotherapie des
Klinikums Nord-Ochsenzoll in Hamburg. Lehrtherapeut und ärztlicher
Leiter am Fritz Perls Institut. Als Supervisor (DGSv, BDP, ÖVS) im klini-
schen Feld und als Lehrsupervisor (EAG) in Aus- und Weiterbildung tätig.
Adresse: Klinikum Nord, Langenhorner Chaussee 560, 22419 Hamburg.

Autorinnen und Autoren

Frauke Adam: Jg. 1954, Fachkrankenschwester für Psychiatrie, Supervisorin und tätig als Fortbildungsreferentin am Klinikum Nord, Hamburg-Ochsenzoll. Adresse: Langenhorner Chaussee 560, 22419 Hamburg.

Hansjörg Becker: Adresse: Wiesenau 27-29, 60323 Frankfurt a. M.

Monika Brinkmann: Jg. 1958, Dipl.-Psychologin, Krankenschwester, Ausbildung in Gestaltpsychotherapie, vier Jahre in sozialpsychiatrischem Übergangs-Wohnheim tätig; dort Schwerpunkt: Doppeldiagnose »Psychische Erkrankung und Suchtmittelmißbrauch«. Adresse: GPZE, Hochallee 1-3, 20149 Hamburg.

Klaus Dörner: Jg. 1933, Prof. Dr. med, Dr. phil., von 1980 bis 1996 leitender Arzt der Westfälischen Klinik für Psychiatrie in Gütersloh. Lehrtätigkeiten. Autor zahlreicher Bücher. Adresse: Fichtenstraße 16, 33334 Gütersloh.

Birger Dulz: Jg. 1952, Dr. med., Facharzt für Psychotherapeutische Medizin, Facharzt für Psychiatrie und Psychotherapie. Oberarzt der IV. Abt. für Psychiatrie und Psychotherapie im Klinikum Nord, Hamburg. Mitherausgeber von *Persönlichkeitsstörungen. Theorie und Therapie*. Mitglied der Planungsgruppe des jährlich in Hamburg stattfindenden Kongresses »Forum Rehabilitation – Brennpunkte in der Psychiatrie«. Adresse: AKO, Langenhorner Chaussee 560, 22419 Hamburg.

Jörg Fengler: Prof. Dr., tätig an der Heilpädagogischen Fakultät am Seminar für Heilpädagogische Psychologie und Psychiatrie in Köln. Adresse: Frangenheimstraße 4, 50931 Köln.

Peter Fürstenau: Jg. 1930, Prof. Dr. phil., Psychoanalytiker, Unternehmensberater und Supervisor. Lehranalytiker (DPV, DGPT). Seit 1972 Leiter des Instituts für angewandte Psychoanalyse in Düsseldorf. Honorarprofessor im Fachbereich Humanmedizin der Universität Gießen. Adresse: Grafenberger Allee 365, 40235 Düsseldorf.

Iris Grünewald: Dr. biol. hum., Dipl.-Psych., tätig in der Depressionsabteilung am Zentrum für Psychiatrie Weissenau. Adresse: Weingartshofer Straße 2, 88214 Ravensburg-Weissenau.

Rudolf Heltzel: Jg. 1948, Arzt für Psychiatrie und Neurologie mit langjähriger Erfahrung in der gemeindepsychiatrischen Arbeit. Psychoanalytiker (DGPT) und Gruppenanalytiker (DAGG). In freier psychoanalytisch-psychotherapeutischer Praxis und als Berater, Supervisor und Fortbilder in den verschiedensten psychiatrischen Kontexten tätig. 1. Vorsitzender der Norddeutschen Arbeitsgemeinschaft für psychodynamische Psychiatrie (NAPP). Adresse: Außer der Schleifmühle 56, 28203 Bremen.

Jürgen Hille: Professor für Methoden Sozialer Arbeit an der Fachhochschule Hamburg und seit über fünfzehn Jahren als Supervisor (auch) im psychiatrischen Arbeitsfeld tätig. Jürgen Hille ist Diplom-Psychologe und Diplom-Sozialarbeiter,

Psychotherapeut und u. a. als Lehrsupervisor (Mitglied in der DGSv) in der Ausbildung von Supervisoren tätig. Adresse: Schlankreye 34, 20144 Hamburg.
Karl König: Jg. 1931, Prof. Dr. med. Von 1968 bis 1981 Assistenzarzt an der Fachklinik für Psychotherapie und Psychosomatik Tiefenbrunn bei Göttingen. Von 1981 bis 1997 Leiter der Abteilung für klinische Gruppenpsychotherapie der Universität Göttingen. Lehranalytiker und Supervisor am Lou Andreas-Salomé-Institut für Psychoanalyse und Psychotherapie (DGPT) in Göttingen. Vorsitz in der des Instituts von 1977 bis 1993. Adresse: Hermann-Föge-Weg 6, 37073 Göttingen.
Jürgen Lemke: Psychotherapeut (DGIK), Supervisor (DGSv), 1993–1997 Postgraduierten-Studium Supervision an der FU Amsterdam. Arbeitet als Supervisor in psychiatrischen, psychosomatischen und Suchtkliniken. Aufbau und Begleitung von Weiterbildungsgruppen im europäischen Ausland. Adresse: Haubenhof 14, 91126 Kammerstein.
Ulrich Lorenzen: Jg. 1953, Dipl.-Psychologe, Dipl.-Pädagoge, Ausbildung in integrativer Psychotherapie. Seit 18 Jahren in sozialpsychiatrischem Übergangs-Wohnheim tätig; dort Schwerpunkt: Doppeldiagnose »Psychische Erkrankung und Suchtmittelmißbrauch«. Adresse: Tresckowstraße 54, 20253 Hamburg.
Bruno Metzmacher: Dipl.-Päd., langjährige klinische Arbeit in der Kinder- und Jugendpsychiatrie sowie in freier Praxis. Lehrtherapeut und Leiter des Fachbereichs Integrative Kinder- und Jugendpsychiatrie am Fritz Perls Institut. Adresse: Rochusstraße 48, 40479 Düsseldorf.
Heidi Möller: Dr. phil., Dipl.-Psych., Psychotherapeutin und Supervisorin, fünfjährige Tätigkeit in unterschiedlichen Strafvollzugsanstalten des Landes Nordrhein-Westfalen. Zur Zeit Hochschulassistentin an der TU Berlin, Klinische Psychologie. Supervisorin in Forensischen Psychiatrien. Adresse: Kaiserin-Augusta-Allee 84, 10589 Berlin
Christa Petzold: Diplom-Supervisorin, Freie Universität Amsterdam, Psychiatrieausbildung am Fritz Perls Institut, Ergotherapeutin, langjährige Tätigkeit in der Gerontopsychiatrie, Lehrsupervision an der »Europäischen Akademie für psychosoziale Gesundheit«, Hückeswagen, Veröffentlichungen im Bereich der Supervision und Gerontologie. Adresse: Wörthstraße 52, 45138 Essen
Hilarion G. Petzold. Prof. Dr. Dr. Dr., Lehrstuhl für Psychologie mit Schwerpunkt klinische Bewegungstherapie, Psychomotorik in der Lebensspanne, Begründer der Integrativen Therapie, Leiter des postgradualen Studienganges Supervision, wissenschaftlicher Leiter der »Europäischen Akademie für psychosoziale Gesundheit«; internationale Tätigkeit in Organisationsberatung und Metaconsulting im Profit- und Non-Profit-Bereich; zahlreiche Buchveröffentlichungen zur Psychotherapie, Entwicklungspsychologie der Lebensspanne, Supervision. Adresse: Europäische Akademie für psychosoziale Gesundheit, Kühlwetterstraße 49, 40239 Düsseldorf.
Manfred Ramme: Jg. 1955, Dr. der Sportwissenschaft. Wissenschaftliche, konzeptionelle, Fortbildungs- und Beratungstätigkeit in regionaler und betrieblicher

Gesundheitsförderung für gesetzliche und private Krankenkassen, Kommunen und Forschungseinrichtungen (1987–95). Freiberuflich: Supervision, Projektmanagement und Organisationsberatung im Gesundheitsbereich. Seit 1995 Beauftragter für Qualitätssicherung im Klinikum Nord (ehemals AK Ochsenzoll). Adresse: Hofweg 49, 22085 Hamburg.

Maria Rave-Schwank: Ärztin für Neurologie und Psychiatrie/Psychotherapie. Adresse: Kaiserallee 10, 76133 Karlsruhe.

Francisca Rodriguez-Petzold: Dipl.-Soz.-Päd., Ausbildung als Supervisorin an der »Europäischen Akademie für psychologische Gesundheit«, Lehrbeauftragte für Supervision (FPI/EAG), Therapeutin und Supervisorin an einer sozialpsychiatrischen Einrichtung in England; Produktionen im Bereich Supervision im Profit- und Non-Profit-Bereich. Adresse: 9 Acacia House, Chalfont St. Peter, Buckinghamshire, SL9 OBD-England.

Astrid Schreyögg: Jg. 1946, Dr. phil., Psychotherapeutin, Supervisorin, Organisationsberaterin. Herausgeberin der Zeitschrift *Organisationsberatung, Supervision, Clinical Management*; Autorin zahlreicher Publikationen zu den Themen Coaching, Supervision, Organisationsberatung. Adresse: Breisgauer Straße 29, 14129 Berlin.

Stephan Steiner: Dr. med., Spezialarzt für Psychiatrie und Psychotherapie FMH. 1978 bis 1991 Stationsleiter an der Psychiatrischen Universitätspoliklinik Bern (Psychotherapieabteilung). Ab 1991 Tätigkeit in freier Praxis. Zusatzausbildungen. Seit 1981 Supervision von Teams in psychiatrischen Institutionen, Heimen, Beratungsstellen und Allgemeinkrankenhäusern sowie Einzelsupervisionen von Assistenzärzten und weiteren Berufsgruppen. Adresse: Neubrückstraße 93, CH-3012 Bern.

Peter Uffelmann: Jg. 1954, Landmaschinenmechaniker, Sport-, Germanistik-, Pädagogik-Studium, Supervision, Integrativer Gestalttherapeut (DGIK), Supervisor (DGSV), Lehrsupervisor (EAG). 12 Jahre therapeutische Arbeit in psychiatrischen Kliniken, 5 Jahre Leiter des Instituts für Bewegungsbildung und Persönlichkeitsforschung in München. Psychotherapeut und Supervisor in privater Praxis. Adresse: Hauptstraße 16, 82266 Inning/Buch.

Frank Urbaniok: Jg. 1962, Dr. med., Chefarzt Psychiatrisch-Psychologischer Dienst der Justizdirektion des Kantons Zürich. Mitarbeiter am »Langenfelder Modell zur Behandlung von Sexualstraftätern«. Schwerpunktthemen außerdem: Qualitätssicherung und Opferarbeit. Adresse: Hofwiesenstraße 370, CH-8050 Zürich.

Wolfgang Vollmoeller: Jg. 1947, Priv.-Doz., Dr. med., Dipl.-Psych., Weiterbildung zum Neurologen, Psychiater und Psychotherapeuten, Habilitation im Fach Psychiatrie, stellvertretender Ärztlicher Leiter des Westfälischen Zentrums für Psychiatrie und Psychotherapie der Ruhr-Universität Bochum, Weiterbildungsermächtigter der Ärztekammer Westfalen-Lippe. Adresse: Alexandrinenstr. 1, 44791 Bochum.

Wolfgang Weigand: Jg. 1945, Professor für Erziehungswissenschaften an der FH Bielefeld. Studium der Theologie und Sozialwissenschaften. Neben der Lehrtätigkeit auch Supervisor, gruppendynamischer Trainer und Berater von Organisationen im Profit- und Non-Profitbereich. Mitherausgeber der Zeitschrift *Supervision*. Adresse: Nachtigallengrund 7, 48301 Nottuln.

Mario Wernado: Jg. 1946. Dr. med., Psychotherapeut, seit 1979 mit der Behandlung von Abhängigkeitskranken befaßt, Chefarzt der Soteria-Klinik Leipzig. Adresse: Soteria-Klinik, Morawitzstraße 4, 04289 Leipzig.

Manfred Wolfersdorf: Jg. 1948, Prof. Dr. med., Ärztlicher Direktor des Nervenkrankenhauses Bayreuth und Chefarzt der Klinik für Psychiatrie und Psychotherapie, Abteilung Allgemeine Akutpsychiatrie/Depression. Zahlreiche Veröffentlichungen. Adresse: Nordring 2, 95445 Bayreuth.

Helmut Zaepfel: Dipl. Psych. und Dipl. Päd., arbeitet als Therapeut (Integrative Therapie/Gestalttherapie und Verhaltenstherapie). Adresse: Menzelstraße 68, 70192 Stuttgart.

Hans-Martin Zöllner: Jg. 1947, Dr. phil., seit 1970 leitender Psychologe an der Psychiatrischen Universitätsklinik Zürich, Lehrbeauftragter an der Universität Zürich, Leiter der Supervision an der PUK Zürich. Zahlreiche Veröffentlichungen. Adresse: Psychiatrische Universitätsklinik Zürich, Lengstr. 31, CH-8029 Zürich.